试卷标识码：

U0651253

中西医结合执业医师资格考试
最后成功四套胜卷（一）

（医学综合考试部分）

第一单元

考生姓名：＿＿＿＿＿＿＿

准考证号：＿＿＿＿＿＿＿

考　　点：＿＿＿＿＿＿＿

考　场　号：＿＿＿＿＿＿＿

A1 型题

> **答题说明**
>
> 　　每一道试题下面有 A、B、C、D、E 五个备选答案，请从中选择一个最佳答案，并在答题卡上将相应题号的相应字母所属的方框涂黑。

1. 创"戾气"说的医家是
   A. 吴又可
   B. 吴鞠通
   C. 薛生白
   D. 叶天士
   E. 王孟英

2. 下列对中医"证"叙述正确的是
   A. 一个完整的异常生命过程
   B. 是疾病过程中的某一阶段或某一类型的病理概括
   C. 是疾病过程中表现出的个别、孤立的现象
   D. 是病人异常的主观感觉或行为表现
   E. 头痛、发热、恶心、呕吐属于证

3. 天地万物相互联系的中介是
   A. 天气
   B. 地气
   C. 精气
   D. 阴气
   E. 阳气

4. 下述药性都属阳的是
   A. 辛甘酸
   B. 辛甘温
   C. 酸苦辛
   D. 辛苦咸
   E. 酸苦咸

5. "阳盛则阴病，阴盛则阳病"体现阴阳之间的关系为
   A. 对立制约
   B. 相互转化
   C. 消长平衡
   D. 互根互用
   E. 交感互藏

6. 先有肾阴不足，后出现肝肾阴虚，肝阳上亢的证候，体现了五行之间哪种关系
   A. 相克
   B. 相乘
   C. 相侮
   D. 子病及母
   E. 母病及子

7. 下列有关五脏生理功能及特点的表述，错误的是
   A. 化生精气
   B. 贮藏精气
   C. 藏精气而不泻
   D. 满而不能实
   E. 实而不能满

8. 下列各项，不属肺生理特性的是
   A. 肺为华盖
   B. 肺为娇脏
   C. 肺气宣发
   D. 肺气肃降
   E. 肺朝百脉

9. 肝被称为"罢极之本"的理论基础是
   A. 在体合筋
   B. 在体合骨
   C. 在体合肉
   D. 在体合脉
   E. 在体合皮

10. 下列各项，与精神调节关系最密切的是
    A. 心与肾
    B. 心与脾
    C. 心与肺
    D. 心与肝
    E. 肝与肾

11. 体现"精血同源""藏泄互用"关系的两脏是
    A. 心与肺
    B. 心与肾
    C. 脾与肾
    D. 肝与肾
    E. 肺与肾

12. 五脏与五液的关系中，与肺相应的液是
    A. 涕
    B. 汗
    C. 唾
    D. 泪
    E. 津

13. "利小便，所以实大便"的生理基础是
    A. 大肠主津
    B. 肾主水液
    C. 膀胱贮尿
    D. 脾主运化
    E. 小肠主液

14. 与女子胞关系密切的是
    A. 心肝脾胃、带脉、任脉
    B. 心肝脾肾、任脉、冲脉
    C. 肝肺脾肾、冲脉、带脉
    D. 心肝脾肾、阴维脉、督脉
    E. 肝肺脾肾、任脉、督脉

15. "正气存内，邪不可干"指气的何种作用
    A. 推动和调控作用
    B. 温煦与凉润作用
    C. 防御作用
    D. 固摄作用
    E. 中介作用

16. 具有"走息道以司呼吸，贯心脉以行气血"功能的气是
    A. 心气
    B. 肺气
    C. 营气
    D. 卫气
    E. 宗气

17. 治疗血虚，常配伍补气药，其根据是
    A. 气能生血
    B. 气能摄血
    C. 气能行血
    D. 血能载气
    E. 血能生气

18. 行于头部两侧的经脉是
    A. 太阳经
    B. 阳明经
    C. 少阳经
    D. 厥阴经
    E. 少阴经

19. 具有约束骨骼，屈伸关节功能的是
    A. 十二经脉
    B. 络脉
    C. 皮部
    D. 经筋
    E. 经别

20. 体质差异的根本是
    A. 精的多少与优劣
    B. 气的充盈与否
    C. 血的充盈状态
    D. 津液充足与否
    E. 水谷精微状态

21. 下列各项，易袭身体下部，阻遏气机的
外邪是
A. 风邪
B. 火邪
C. 湿邪
D. 寒邪
E. 暑邪

22. 下列各项，其致病特点为"一气一病，
症状相似"的是
A. 六淫
B. 疠气
C. 痰饮
D. 七情内伤
E. 劳逸失度

23.《素问·举痛论》中，如劳力过度会出现
A. 劳则气上
B. 劳则气缓
C. 劳则气乱
D. 劳则气耗
E. 劳则气结

24. 痰饮致病可阻滞气血运行，若痰饮结于
局部可表现为
A. 肢体麻木
B. 咳嗽吐痰
C. 恶心呕吐
D. 头晕目眩
E. 瘰疬痰核

25. 小儿由食积发展为疳积，体现了中医发
病的
A. 感邪即发
B. 徐发
C. 伏而后发
D. 继发
E. 复发

26. 疾病过程中，邪气深伏伤正，正气无力
祛除病邪，疾病缠绵难愈，疾病后期遗
留某些后遗症的病机状态是
A. 正盛邪退
B. 邪胜正衰
C. 真实假虚
D. 实中夹虚
E. 正虚邪恋

27. 邪热内盛，出现寒象的病机是
A. 阴胜则寒
B. 阴损及阳
C. 阳虚则寒
D. 阴盛格阳
E. 阳盛格阴

28. 邪热炽盛，燔灼津液，劫伤肝阴，筋脉
失养，则
A. 热极生风
B. 寒从中生
C. 湿浊内生
D. 津伤化燥
E. 火热内生

29. 下列可以应用通因通用治法的是
A. 食积泄泻
B. 血虚崩漏
C. 气虚便秘
D. 痰湿闭经
E. 癥瘕积聚

30. 下列各项，可用"阴中求阳"治疗的是
A. 虚热证
B. 实热证
C. 实寒证
D. 虚寒证
E. 真热假寒证

31. 疹的主要特点是

A. 色深红或青紫

B. 平铺于皮肤

C. 抚之碍手

D. 压之不褪色

E. 点大成片

32. 外感热病中，正邪相争，提示病变发展转折点的是

A. 战汗

B. 自汗

C. 盗汗

D. 冷汗

E. 热汗

33. 有形实邪阻闭气机所致的疼痛，其疼痛性质是

A. 胀痛

B. 灼痛

C. 冷痛

D. 绞痛

E. 隐痛

34. 患者口淡乏味，常提示的是

A. 痰热内盛

B. 湿热蕴脾

C. 肝胃郁热

D. 脾胃虚弱

E. 食滞胃脘

35. 提示瘀血日久的面色特点是

A. 面色苍白

B. 面色黧黑

C. 面色青黄

D. 面色青灰

E. 面黑暗淡

36. 下列各项，与牙齿干燥如枯骨关系最密切的是

A. 热盛伤津

B. 阳明热盛

C. 胃阴不足

D. 肾阴枯涸

E. 肺阴亏虚

37. 阳虚湿盛的舌象是

A. 舌红苔白滑

B. 舌淡嫩苔白滑

C. 舌边红苔黑润

D. 舌红瘦苔黑

E. 舌绛苔黏腻

38. 舌绛少苔有裂纹，多见于

A. 热邪内盛

B. 气血两虚

C. 阴虚火旺

D. 瘀血内阻

E. 脾虚湿侵

39. 自言自语，喃喃不休，见人语止，首尾不续者，其病因多属

A. 热扰心神

B. 痰火扰心

C. 风痰阻络

D. 心气不足

E. 心阴大伤

40. 外感风寒或风热袭肺，或痰湿壅肺，肺失清肃，导致的音哑或失音，称为

A. 子喑

B. 金破不鸣

C. 金实不鸣

D. 少气

E. 短气

41. 下列脉象除哪项外，均主实证

A. 弦

B. 濡

C. 滑

D. 紧

E. 长

42. 寒滞肝脉或肝郁气滞所致疼痛，常见脉象为
A. 弦数脉
B. 弦紧脉
C. 滑数脉
D. 弦细脉
E. 沉缓脉

43. 腹内结块，痛有定处，按之有形而不移。病属
A. 鼓胀
B. 痞满
C. 癥积
D. 痕聚
E. 虫积

44. 危重患者，突然头额冷汗大出，四肢厥冷。属于
A. 亡阴
B. 亡阳
C. 阳虚
D. 阴虚
E. 以上均非

45. 下列各项，不是血虚证临床表现的是
A. 经少经闭
B. 头晕眼花
C. 心烦失眠
D. 面色淡白
E. 肢体麻木

46. 痰湿内阻所致头晕的特征是伴有
A. 胀痛
B. 刺痛
C. 眼花
D. 耳鸣

E. 昏沉

47. 下列肝胆病辨证中，不会出现眩晕的是
A. 肝血虚
B. 肝阴虚
C. 胆郁痰扰
D. 肝阳上亢
E. 肝郁气滞

48. 大便中夹有不消化的食物，酸腐臭秽，其常见病因是
A. 肝脾不调
B. 寒湿内盛
C. 大肠湿热
D. 湿热蕴脾
E. 食滞胃肠

49. 阳明经证与腑证的鉴别要点是
A. 有无发热
B. 有无汗出
C. 有无神志改变
D. 有无燥屎内结
E. 有无舌苔黄燥

50. 假神的病机是
A. 气血不足，精神亏损
B. 邪气亢盛，热扰神明
C. 脏腑虚衰，功能低下
D. 精气衰竭，虚阳外越
E. 阴盛于内，格阳于外

51. 治疗瘰疬、痰核、瘿瘤所用药物多具有的是
A. 甘味
B. 辛味
C. 咸味
D. 涩味
E. 苦味

52. 具有升浮性质的性味是
　　A. 苦、甘、寒
　　B. 辛、甘、温
　　C. 甘、酸、凉
　　D. 苦、酸、咸
　　E. 以上都不是

53. 妊娠禁用药是
　　A. 牛膝
　　B. 莪术
　　C. 砂仁
　　D. 黄芩
　　E. 桑寄生

54. 旋覆花入汤剂宜
　　A. 久煎
　　B. 先煎
　　C. 包煎
　　D. 另行溶化
　　E. 另煎

55. 为治疗风疹瘙痒常用药的是
　　A. 羌活
　　B. 紫苏叶
　　C. 防风
　　D. 桂枝
　　E. 淡豆豉

56. 荆芥与蝉蜕的共同功效是
　　A. 透疹
　　B. 解毒
　　C. 消疮
　　D. 止血
　　E. 平肝

57. 紫苏叶不具有的功效是
　　A. 解表散寒
　　B. 行气
　　C. 宽中

D. 解鱼蟹毒
E. 平喘利水

58. 具有峻下冷积功效的药物是
　　A. 巴豆霜
　　B. 大黄
　　C. 火麻仁
　　D. 郁李仁
　　E. 松子仁

59. 威灵仙除能祛风湿，通络止痛外，还具有的功效是
　　A. 清虚热
　　B. 补肝肾
　　C. 消骨鲠
　　D. 消积平喘
　　E. 行气温中

60. 具有补肝肾、强腰膝、祛风湿功效的药物是
　　A. 阿胶
　　B. 三七
　　C. 狗脊
　　D. 骨碎补
　　E. 菟丝子

61. 下列药物中可消肿排脓、生津止渴的是
　　A. 夏枯草
　　B. 栀子
　　C. 天花粉
　　D. 青蒿
　　E. 紫草

62. 可用于治疗温病初起及热毒血痢的药物是
　　A. 金银花
　　B. 板蓝根
　　C. 白头翁
　　D. 蒲公英

E. 鱼腥草

63. 下列药物中可养阴生津的是
A. 生地黄
B. 山慈菇
C. 牡丹皮
D. 水牛角
E. 银柴胡

64. 可凉血除蒸，清肺降火的药物是
A. 黄芩
B. 石膏
C. 青蒿
D. 鱼腥草
E. 地骨皮

65. 砂仁具有的功效是
A. 化湿解表，健脾宁心
B. 燥湿健脾，祛风明目
C. 燥湿消痰，下气除满
D. 化湿理气，温脾止泻
E. 燥湿温中，除痰截疟

66. 茯苓和薏苡仁共同具有的功效是
A. 清热
B. 燥湿
C. 透疹
D. 健脾
E. 升阳

67. 具有利湿去浊，祛风除痹功效的药物是
A. 泽泻
B. 滑石
C. 茵陈
D. 萆薢
E. 地肤子

68. 治疗亡阳证，寒饮喘咳，应选用的药物是

A. 附子
B. 肉桂
C. 干姜
D. 吴茱萸
E. 小茴香

69. 可治疗肝郁气滞，食积，腹痛的药物是
A. 川楝子
B. 青皮
C. 乌药
D. 厚朴
E. 沉香

70. 治疗食积气滞，咳喘痰多，应选用的药物是
A. 山楂
B. 神曲
C. 麦芽
D. 莱菔子
E. 鸡内金

71. 既能治肠道寄生虫病，又能治水肿、脚气肿痛、疟疾的药物是
A. 苦楝皮
B. 槟榔
C. 榧子
D. 使君子
E. 雷丸

72. 既能化瘀止血，又能通淋的药物是
A. 三七
B. 蒲黄
C. 茜草
D. 白及
E. 白茅根

73. 具有活血，凉血功效的药组是
A. 延胡索，姜黄
B. 土鳖虫，乳香

C. 郁金，丹参

D. 姜黄，红花

E. 水蛭，莪术

74. 牛膝治疗眩晕、齿龈肿痛、口舌生疮、
衄血，体现其功效是

A. 引火（血）下行

B. 活血通经

C. 补肝肾

D. 强筋骨

E. 利水通淋

75. 治疗肺热咳嗽，胃热呕吐，应选用的的
药物是

A. 苦杏仁

B. 竹茹

C. 百部

D. 桔梗

E. 瓜蒌

76. 琥珀具有的功效是

A. 养血安神

B. 润肠通便

C. 收敛固涩

D. 平肝潜阳

E. 活血散瘀

77. 麝香具有的功效是

A. 消肿止痛

B. 通络止痛

C. 祛风止痛

D. 清热止痛

E. 行气止痛

78. 具有补气升阳，利水消肿功效的药物是

A. 黄芪

B. 甘草

C. 白术

D. 大枣

E. 党参

79. 既可用于肾虚腰痛，又可用于肝肾亏虚，
胎动不安的药物是

A. 杜仲

B. 补骨脂

C. 益智仁

D. 沙苑子

E. 肉苁蓉

80. 用于治疗肾虚筋骨痿弱，失眠健忘的药
物是

A. 龟甲

B. 茯苓

C. 丹参

D. 鳖甲

E. 龙眼肉

81. 治疗久泻不止并见脘腹胀痛、食少呕吐
者，应选用

A. 藿香

B. 赤石脂

C. 草果

D. 白术

E. 肉豆蔻

82. 关于反佐药含义的表述正确的是

A. 针对次要兼证起直接治疗作用

B. 针对重要的兼病或兼证起主要治疗
作用

C. 针对主病或主证起主要治疗作用

D. 消减或者制约君、臣药的毒性和峻烈
之性

E. 防止病重邪甚时药病格拒

83. 逍遥散的君药是

A. 柴胡

B. 白芍

C. 白术

D. 枳实

E. 当归

84. 小柴胡汤中柴胡的配伍意义是

A. 疏利肝胆

B. 升举清阳

C. 疏肝解郁

D. 和解少阳

E. 透邪疏郁

85. 身大热，汗大出，大渴引饮，脉洪大，治疗首选

A. 白虎汤

B. 清营汤

C. 竹叶石膏汤

D. 大承气汤

E. 麻子仁丸

86. 小柴胡汤的配伍特点是

A. 疏利肝胆

B. 解表清里

C. 疏肝解郁

D. 和解少阳，兼扶正气

E. 和解少阳，兼泻阳明

87. 风温初起，邪客肺络用

A. 桑菊饮

B. 防风通圣散

C. 银翘散

D. 大柴胡汤

E. 小柴胡汤

88. 主治脾虚湿盛之泄泻的首选方剂是

A. 四君子汤

B. 参苓白术散

C. 补中益气汤

D. 真人养脏汤

E. 乌梅丸

89. 以"补血而不滞血，行血而不伤血"为配伍特点的方剂是

A. 四物汤

B. 归脾汤

C. 炙甘草汤

D. 补中益气汤

E. 当归补血汤

90. 当归补血汤中，黄芪、当归的比例是

A. 8∶1

B. 7∶1

C. 6∶1

D. 5∶1

E. 4∶1

91. 气血双补的方剂是

A. 八珍汤

B. 当归补血汤

C. 百合固金汤

D. 地黄饮子

E. 四物汤

92. 黄芪在补中益气汤中的作用是

A. 益气升阳

B. 补气生血

C. 补气行血

D. 益气生津

E. 固表止汗

93. 四神丸的主治病证是

A. 脾肾阳虚之肾泄证

B. 久泻久痢，脾肾虚寒证

C. 寒热错杂，久泻久痢

D. 协热下利

E. 肾阳虚弱，精血不足

94. 治疗阴虚血少，神志不安的方剂是

A. 朱砂安神丸

B. 酸枣仁汤

C. 天王补心丹

D. 天台乌药散

E. 镇肝息风汤

95. 川芎茶调散中偏于治太阳经头痛的药物是

A. 防风

B. 细辛

C. 白芷

D. 川芎

E. 羌活

96. 清营汤证发热的特点是

A. 夜热早凉

B. 高热不退

C. 身热夜甚

D. 长期低热

E. 白天高热

97. 治疗外感温燥证，应首选

A. 桑杏汤

B. 杏苏散

C. 养阴清肺汤

D. 百合固金汤

E. 清燥救肺汤

98. 治疗虚热肺痿，应首先考虑的方剂是

A. 清燥救肺汤

B. 炙甘草汤

C. 麦门冬汤

D. 百合固金汤

E. 养阴清肺汤

99. 五苓散的功用是

A. 利水渗湿，养阴清热

B. 温阳健脾，行气利水

C. 利水渗湿，温阳化气

D. 益气祛风，健脾利水

E. 温补脾肾，利水渗湿

100. 组成中含有黄芪、白术的方剂是

A. 五苓散

B. 理中丸

C. 炙甘草汤

D. 防己黄芪汤

E. 真人养脏汤

101. 手足不温，腹痛，泻利下重，脉弦者，治宜选用

A. 健脾丸

B. 保和丸

C. 四逆散

D. 痛泻要方

E. 葛根黄芩黄连汤

102. 真人养脏汤的主治病证是

A. 泻利无度，滑脱不禁

B. 五更泄泻

C. 久咳不已

D. 寒热夹杂，久泻久痢

E. 体虚自汗

103. 银翘散与桑菊饮的共同药物组成是

A. 薄荷

B. 竹叶

C. 淡豆豉

D. 杏仁

E. 石膏

104. 济川煎中利小便而泄肾浊的是

A. 当归

B. 牛膝

C. 泽泻

D. 升麻

E. 茯苓

105. 治疗肝肾阴虚，肝气郁滞证的方剂是

A. 暖肝煎

B. 逍遥散

C. 六味地黄丸

D. 四逆散

E. 一贯煎

106. 理中丸可用以治疗的病证是

A. 胸痹

B. 心悸

C. 胁痛

D. 眩晕

E. 头痛

107. 羚角钩藤汤功效是

A. 镇肝息风，滋阴潜阳

B. 凉肝息风，增液舒筋

C. 平肝息风，清热活血

D. 清肝泻火，降逆止呕

E. 清肝宁肺，凉血止血

108. 独活寄生汤含有药物

A. 防风、羌活

B. 防风、细辛

C. 防风、荆芥

D. 羌活、当归

E. 桑寄生、羌活

109. 被誉为"疮痈之圣药，外科之首方"的方剂是

A. 阳和汤

B. 仙方活命饮

C. 甘露消毒丹

D. 普济消毒饮

E. 龙胆泻肝汤

110. 半夏泻心汤中体现"苦降"配伍的药物是

A. 黄芩、黄连

B. 人参、半夏

C. 人参、黄芩

D. 干姜、人参

E. 甘草、大枣

111. 《传染病防治法》是由哪里制定的

A. 全国人大常委会

B. 国务院

C. 全国政协

D. 市级人民政府

E. 卫健委

112. 卫生法中的法律责任，分别是

A. 赔偿责任、补偿责任、刑事责任

B. 经济责任、民事责任、刑事责任

C. 行政处分、经济补偿、刑事责任

D. 行政处罚、经济赔偿、刑事责任

E. 民事责任、行政责任、刑事责任

113. 医师不按规定使用精神药品，情节严重的，有关部门有权暂停其执业活动的时间规定是

A. 六个月以上一年以下

B. 一年以上三年以下

C. 三年以上五年以下

D. 一个月以上三个月以下

E. 三个月以上六个月以下

114. 对医疗机构内的甲类传染病患者的密切接触者，医疗机构应采取的措施是

A. 对疫点进行卫生处理

B. 强制隔离治疗

C. 在指定场所进行医学观察

D. 在指定场所单独治疗

E. 划定疫点

115. 所标明的适应证或者功能主治超出规定范围的药品是

A. 劣药

B. 假药

C. 残次药品

D. 仿制药品

E. 特殊管理药品

116. 普通处方、急诊处方、儿科处方的保存期是
   A. 6 个月
   B. 1 年
   C. 2 年
   D. 3 年
   E. 4 年

117. 医疗机构发现不明原因群体疾病，向所在地县级人民政府卫生行政主管部门报告的时限要求是
   A. 1 小时内
   B. 2 小时内
   C. 3 小时内
   D. 3.5 小时内
   E. 4 小时内

118. 依据《医疗事故处理条例》，医患双方当事人对患者死因有异议且具备尸体冻存条件的，进行尸检确定死因的时限可以延长至
   A. 72 小时
   B. 7 日
   C. 48 小时后
   D. 48 小时内
   E. 10 日

A2 型题

答题说明

　　每道考题由两个以上相关因素组成或以一个简要病历形式出现，其下面有 A、B、C、D、E 五个备选答案，请从中选择一个最佳答案，并在答题卡上将相应题号的相应字母所属的方框涂黑。

119. 患者症见面赤，口渴，心胸烦闷不宁，头晕，伴神疲乏力、气短、四肢困重，其病因为
   A. 湿浊内生
   B. 外感寒湿
   C. 火扰心神
   D. 外感暑邪
   E. 火热内生

120. 患者，男，60 岁。形寒便溏，完谷不化，夜尿频多清长，下肢不温，舌质淡白，脉沉细。其舌苔应是
   A. 白滑苔
   B. 白干苔
   C. 黄滑苔
   D. 黄腻苔
   E. 灰干苔

121. 患者胸腹灼热，口臭息粗，口渴引饮，神志昏沉，面色紫暗，便秘溲赤，手足逆冷，舌红苔黄而干，脉沉迟有力。其证候是
   A. 表寒里热
   B. 表热里寒
   C. 真热假寒
   D. 真寒假热
   E. 上热下寒

122. 患者，男，35 岁。2 日来微有发热恶寒，鼻流清涕，身痛无汗，口苦，胁痛，尿短黄，大便黏臭，舌红苔薄白，脉数。其证候是
   A. 表里俱热
   B. 表寒里热
   C. 真寒假热
   D. 真热假寒

E. 表热里寒

123. 患者发热恶热，汗出，口渴喜饮，气
短，神疲，小便短黄，舌红苔白，脉虚
数。其证候是
A. 湿淫证
B. 火淫证
C. 暑淫证
D. 寒淫证
E. 风淫证

124. 患者，男，56岁。素患眩晕，因情急
恼怒而突发头痛而胀，继则昏厥仆倒，
呕血，不省人事，肢体强痉，舌红苔
黄，脉弦。其病机是
A. 气郁
B. 气逆
C. 气脱
D. 气陷
E. 气滞

125. 患者，男，46岁。腹痛腹泻2天。日
泻10余次水便，经治已缓。目前口渴
心烦，皮肤干瘪，眼窝凹陷，舌红脉细
数无力。其证候是
A. 津亏
B. 阴虚
C. 亡阴
D. 外燥
E. 实热

126. 患者，男，50岁。咳嗽无力，气短而
喘，呼多吸少，动则益甚，耳鸣，腰膝
酸软，舌淡，脉弱。证属
A. 肺气虚损
B. 肺阴亏虚
C. 肺肾气虚
D. 肺肾阴虚
E. 肾气虚衰

127. 患者身目发黄，黄色鲜明，脘腹胀闷，
肢体困重，便溏尿黄，身热不扬，舌红
苔黄腻，脉濡数。其证候是
A. 肝胆湿热
B. 肠道湿热
C. 肝火炽盛
D. 湿热蕴脾
E. 寒湿困脾

128. 患者，女，26岁，已婚。胃脘嘈杂不
舒，饥不欲食，频频泛恶，干呕，大便
秘结，舌红少津，脉细数。辨证为
A. 脾气虚证
B. 胃阴虚证
C. 胃实热证
D. 胃阳虚证
E. 肝胃不和

129. 患者心悸怔忡，神疲乏力，畏寒肢凉，
肢体浮肿，腰膝酸冷，舌淡紫苔白滑，
脉弱。其证候是
A. 寒湿困脾
B. 脾气虚弱
C. 心肾阳虚
D. 脾肾阳虚
E. 心肝血虚

130. 患者心烦不得卧，口燥咽干，舌尖红少
苔，脉细数。其诊断是
A. 太阴病证
B. 厥阴病证
C. 少阳病证
D. 少阴热化证
E. 少阴寒化证

131. 患者心胸中大寒痛，呕不能食，腹中
寒，上冲皮起，出见有头足，上下痛而
不可触近，舌苔白滑，脉细沉紧，治疗
应首选

A. 四逆汤

B. 当归四逆汤

C. 四逆散

D. 右归丸

E. 大建中汤

132. 患者脘腹胀痛，嗳腐吞酸，恶食呕逆，

大便泄泻，舌苔厚腻，脉滑，治宜选用

A. 健脾丸

B. 保和丸

C. 四逆散

D. 痛泻要方

E. 葛根黄芩黄连汤

B 型题

> **答题说明**
>
> 两道试题共用 A、B、C、D、E 五个备选答案，备选答案在上，题干在下。每题请从中选择一个最佳答案，并在答题卡上将相应题号的相应字母所属的方框涂黑。每个备选答案可能被选择一次、两次或不被选择。

（133～134 题共用备选答案）

A. 心

B. 肝

C. 脾

D. 肺

E. 肾

133. 与食物的消化吸收及水谷精微的转输关系最为密切的脏为

134. 有主水和纳气功能的脏为

（135～136 题共用备选答案）

A. 气能生血

B. 气能摄血

C. 气能行血

D. 血能载气

E. 血能生气

135. 治疗血行瘀滞，多配用补气、行气药，是由于

136. 气随血脱的生理基础是

（137～138 题共用备选答案）

A. 肝阳化风证

B. 阴虚动风证

C. 血虚生风证

D. 热极生风证

E. 肝阳上亢证

137. 可见步履不稳，眩晕欲仆，肢体震颤，头胀头痛症状的是

138. 可见眩晕，肢体震颤，皮肤瘙痒，面白无华症状的是

（139～140 题共用备选答案）

A. 外感表证

B. 里热证

C. 脾虚疳积

D. 疼痛惊风

E. 血络郁闭

139. 小儿食指络脉鲜红，属于

140. 小儿食指络脉紫红，属于

（141～142 题共用备选答案）

A. 石决明

B. 羚羊角

C. 磁石

D. 赭石

E. 地龙

141. 具有平肝潜阳，降逆，止血功效的药是

142. 既能平肝息风，又能清肝明目的药物是

（143～144 题共用备选答案）

A. 收湿止痒敛疮

B. 补肾益肺

C. 祛痰截疟

D. 解毒止痛

E. 杀虫止血

143. 蟾酥的功效是

144. 炉甘石的功效是

（145～146题共用备选答案）

A. 黄连解毒汤

B. 白头翁汤

C. 葛根黄芩黄连汤

D. 犀角地黄汤

E. 芍药汤

145. 用药体现"行血则便脓自愈，调气则后重自除"的方剂是

146. 用药体现"入血就恐耗血动血，直须凉血散血"的方剂是

（147～148题共用备选答案）

A. 辛凉透表，清热解毒

B. 疏风清热，宣肺止咳

C. 辛凉疏表，清肺平喘

D. 疏风解表，泻热通便

E. 清热解毒，消肿溃坚

147. 麻黄杏仁甘草石膏汤的功用是

148. 银翘散的功用是

（149～150题共用备选答案）

A. 3 日

B. 5 日

C. 15 日

D. 20 日

E. 30 日

149. 医患双方申请医疗纠纷行政调解的，卫生主管部门应当自收到申请之日起多少个工作日内做出是否受理的决定

150. 医患双方申请医疗纠纷行政调解的，卫生主管部门应当自受理之日起多少个工作日内完成调解

中西医结合执业医师资格考试
最后成功四套胜卷（一）

（医学综合考试部分）

第二单元

考生姓名：＿＿＿＿＿＿＿

准考证号：＿＿＿＿＿＿＿

考　　点：＿＿＿＿＿＿＿

考　场　号：＿＿＿＿＿＿＿

A1 型题

1. 头痛在早晨起床时较为明显的是
   A. 紧张性头痛
   B. 丛集性头痛
   C. 颅内占位性头痛
   D. 药物性头痛
   E. 鼻窦炎头痛

2. 呈压榨样痛，可伴有窒息感的是
   A. 心肌梗死
   B. 干性胸膜炎
   C. 心绞痛
   D. 纵隔肿瘤
   E. 原发性肺癌

3. 出现腹痛伴休克的疾病是
   A. 肝炎
   B. 胃炎
   C. 肠炎
   D. 脾破裂大出血
   E. 肾结石

4. 表现为呼气性呼吸困难的是
   A. 肺不张
   B. 胸腔积液
   C. 气管异物
   D. 慢性支气管炎
   E. 气胸

5. 脉压差增大的疾病不包括
   A. 主动脉瓣关闭不全
   B. 动脉导管未闭
   C. 动静脉瘘
   D. 高热
   E. 主动脉瓣狭窄

6. 下列各项，属被动体位的是
   A. 角弓反张
   B. 胆绞痛
   C. 意识丧失
   D. 端坐呼吸
   E. 以上均非

7. 震颤麻痹患者常采取的步态是
   A. 醉酒步态
   B. 蹒跚步态
   C. 慌张步态
   D. 痉挛性偏瘫步态
   E. 剪刀步态

8. 可能引起小颅的是
   A. 囟门早闭
   B. 先天性梅毒
   C. 佝偻病
   D. 脑积水
   E. 脑出血

9. 双侧眼睑闭合不全的常见疾病是
   A. 眼外伤
   B. 脑出血
   C. 沙眼
   D. 面神经麻痹
   E. 甲状腺功能亢进症

10. 肺部叩诊出现实音应考虑的疾病是
    A. 肺炎链球菌肺炎
    B. 肺大疱
    C. 肺空洞
    D. 阻塞性肺疾病
    E. 支气管哮喘发作时

11. 两肺满布干啰音见于
　　A. 支气管异物
　　B. 支气管内膜结核
　　C. 支气管扩张症
　　D. 支气管哮喘
　　E. 肺癌

12. 符合二尖瓣狭窄震颤特点的是
　　A. 胸骨右缘第2肋间收缩期震颤
　　B. 胸骨左缘第2肋间收缩期震颤
　　C. 胸骨左缘第3、4肋间收缩期震颤
　　D. 心尖部舒张期震颤
　　E. 胸骨左缘第2肋间及其附近连续性震颤

13. 舒张早期奔马律常见于
　　A. 房间隔缺损
　　B. 急性心肌梗死
　　C. 肥厚梗阻型心肌病
　　D. 肺动脉高压
　　E. 主动脉粥样硬化

14. 下列哪种情况可见毛细血管搏动征
　　A. 主动脉瓣狭窄
　　B. 主动脉瓣关闭不全
　　C. 二尖瓣狭窄
　　D. 二尖瓣关闭不全
　　E. 动脉导管未闭

15. 机械性肠梗阻常出现的体征是
　　A. 脾肿大
　　B. 肠鸣音亢进
　　C. 腹壁静脉曲张
　　D. 腹膜刺激征
　　E. 移动性浊音

16. 类风湿性关节炎，常表现为
　　A. 指关节梭状畸形
　　B. 杵状指

　　C. 匙状甲
　　D. 浮髌现象
　　E. 肢端肥大

17. 感觉障碍呈手套状、袜子状分布的是
　　A. 椎间盘突出症
　　B. 急性脊髓炎
　　C. 多发性神经炎
　　D. 脑梗死
　　E. 颈椎病

18. 下列各项，不属红细胞增多的疾病是
　　A. 严重腹泻
　　B. 大面积烧伤
　　C. 肺源性心脏病
　　D. 再生障碍性贫血
　　E. 真性红细胞增多症

19. 外周血中性粒细胞增多的是
　　A. 再生障碍性贫血
　　B. 急性心肌梗死
　　C. 疟疾
　　D. 伤寒
　　E. 流行性感冒

20. 中性粒细胞核左移不会出现在下列哪种疾病中
　　A. 急性中毒
　　B. 急性溶血反应
　　C. 急性化脓性感染
　　D. 急性失血
　　E. 巨幼细胞贫血

21. 下列疾病，可以出现凝血时间缩短的是
　　A. 先天性凝血酶原缺乏症
　　B. 纤维蛋白原缺乏症
　　C. DIC早期
　　D. 血小板减少症
　　E. 严重肝病

22. 血清总胆红素、结合胆红素、非结合胆红素均中度增加，可见于
  A. 蚕豆病
  B. 胆石症
  C. 珠蛋白生成障碍性贫血
  D. 病毒性肝炎
  E. 胰头癌

23. 引起病理性血糖升高的原因不包括下列哪种疾病
  A. 甲状腺功能亢进症
  B. 嗜铬细胞瘤
  C. 糖尿病
  D. 肾上腺皮质功能亢进症
  E. 胰岛 β 细胞瘤

24. 血型不合的输液反应尿外观改变是
  A. 血尿
  B. 脓尿
  C. 乳糜尿
  D. 胆红素尿
  E. 血红蛋白尿

25. 脑脊液蛋白质定量显著提升的是
  A. 化脓性脑膜炎
  B. 病毒性脑膜炎
  C. 蛛网膜下腔出血
  D. 结核性脑膜炎
  E. 脑肿瘤

26. 下列各项中，心电图表现为 P 波与 QRS 波群无固定关系的是
  A. 窦性心动过速
  B. 一度房室传导阻滞
  C. 二度Ⅰ型房室传导阻滞
  D. 二度Ⅱ型房室传导阻滞
  E. 三度房室传导阻滞

27. 肠梗阻的 X 线表现是

  A. 阶梯状气液平面
  B. 膈下游离气体
  C. 腔内不规则充盈缺损
  D. 肠壁僵硬钙化
  E. 腹部均致密，腰大肌清晰

28. 下列各项，不属于慢性支气管炎 X 线特点的是
  A. 两肺纹理增多
  B. 支气管充气征
  C. 两肺纹理紊乱
  D. 两肺纹理增粗
  E. 肺纹理延伸到肺野外带

29. 下列有关效能的叙述，正确的是
  A. 指药物作用强弱的程度
  B. 指药物产生的最大效应
  C. 以曲线的斜率来表示
  D. 以此值表示个体差异
  E. 表示药物安全性的指标

30. 下列有关胎盘屏障的叙述，错误的是
  A. 是胎盘绒毛与子宫血窦间的屏障
  B. 通透性与一般毛细血管相同
  C. 几乎所有药物均可通过
  D. 可阻止药物从母体进入胎儿血液循环中
  E. 妊娠妇女原则上应禁用一切影响胎儿发育的药物

31. 毛果芸香碱临床应用于
  A. 心动过缓
  B. 青光眼
  C. 重症肌无力
  D. 尿潴留
  E. 腹痛

32. 抢救有机磷酸酯类中毒的患者，下列哪项措施不正确

A. 及时带离中毒现场

B. 配合注射新斯的明

C. 及早、足量注射阿托品

D. 经皮肤中毒者应清洗皮肤

E. 使用胆碱酯酶复活剂

33. 可用于治疗感染性休克的药物是

A. 普鲁本辛

B. 胃复康

C. 后马托品

D. 山莨菪碱

E. 东莨菪碱

34. 异丙肾上腺素的不良反应，包括

A. 引起肾衰竭，少尿或无尿

B. 兴奋神经中枢

C. 心悸、头晕

D. 恶心、呕吐

E. 诱发支气管哮喘

35. 肾上腺素的作用是

A. 主要激动 α 受体，对 β₁ 受体作用较弱，对 β₂ 受体几乎无作用

B. 主要激动 α 受体，对 β₂ 受体作用较弱，对 β₁ 受体几乎无作用

C. 激动 α、β 受体

D. 主要激动 β 受体，对 α 受体几乎无作用

E. 主要激动 α、β 受体及多巴胺受体

36. 下列不属于 β 受体阻滞药适应证的是

A. 心绞痛

B. 甲状腺功能亢进症

C. 窦性心动过速

D. 高血压

E. 支气管哮喘

37. 治疗癫痫持续状态的首选药物是

A. 苯巴比妥

B. 地西泮

C. 卡马西平

D. 乙琥胺

E. 丙戊酸钠

38. 左旋多巴抗帕金森病的机制是

A. 抑制多巴胺的再摄取

B. 促进多巴胺的释放

C. 直接激动多巴胺受体

D. 对抗纹状体中乙酰胆碱的作用

E. 补充纹状体中多巴胺的不足

39. 吗啡急性中毒致死的最主要原因是

A. 呼吸麻痹

B. 肾功能衰竭

C. 消化道出血

D. 中枢兴奋

E. 循环衰竭

40. 下列关于阿司匹林的表述，错误的是

A. 有较强的解热、镇痛作用

B. 有抗炎、抗风湿作用

C. 可以影响血栓的形成

D. 非典患儿发热宜选用

E. 有哮喘病史者禁用

41. H_1 受体阻滞剂在中枢系统的作用为

A. 抗帕金森

B. 抗抑郁

C. 镇静

D. 抗癫痫

E. 镇痛

42. 呋塞米的利尿作用机制是

A. 抑制远曲小管近端稀释功能

B. 抑制近曲小管重吸收功能

C. 抑制髓袢升支粗段稀释和浓缩功能

D. 与醛固酮竞争醛固酮受体

E. 抑制远曲小管和集合管的 Na^+ 通道

43. 高血压合并消化道溃疡的患者宜选
    A. 利血平
    B. 可乐定
    C. 硝苯地平
    D. 卡托普利
    E. 厄贝沙坦

44. 急性心梗所致室性心律失常，治疗首选
    A. 胺碘酮
    B. 奎尼丁
    C. 美托洛尔
    D. 利多卡因
    E. 维拉帕米

45. 强心苷中毒最常见的早期症状是
    A. Q-T 间期缩短
    B. 胃肠道反应
    C. 头痛
    D. 房室传导阻滞
    E. 低血钾

46. 伴有快速性心律失常的心绞痛适用的药物是
    A. 硝酸甘油
    B. 单硝酸异山梨酯
    C. 普萘洛尔
    D. 硝苯地平
    E. 卡托普利

47. 肝素抗凝作用的特点是
    A. 仅在体内有效
    B. 仅在体外有效
    C. 体内、体外均有效
    D. 仅口服有效
    E. 仅对血栓患者有效

48. 雷尼替丁治疗十二指肠溃疡的作用机制是
    A. 中和胃酸
    B. 直接抑制胃蛋白酶活性
    C. 阻断胃壁细胞 H_2 受体，抑制胃酸分泌
    D. 形成保护膜，覆盖溃疡面
    E. 加速胃蛋白酶的分解

49. 对反复发作的顽固性哮喘和哮喘持续状态疗效较好的药物是
    A. 哌替啶
    B. 异丙肾上腺素
    C. 色甘酸钠
    D. 氯化铵
    E. 二丙酸倍氯米松

50. 治疗过敏性紫癜、血小板减少症，可考虑的药物是
    A. 肾上腺素
    B. 去甲肾上腺素
    C. 异丙肾上腺素
    D. 糖皮质激素
    E. 多巴胺

51. 对胰岛功能完全丧失的糖尿病患者，仍有降血糖作用的药物是
    A. 格列本脲
    B. 二甲双胍
    C. 瑞格列奈
    D. 格列齐特
    E. 格列喹酮

52. 通过抑制细菌二氢叶酸还原酶，产生抗菌作用的药物是
    A. 环丙沙星
    B. 呋喃妥因
    C. 甲氧苄啶
    D. 甲硝唑
    E. 青霉素 G

53. 可在内耳蓄积，对前庭神经功能和耳蜗听神经有损害作用的药物是

A. 氨基糖苷类

B. 大环内酯类

C. 头孢菌素类

D. 林可霉素类

E. 四环素类

54. 下列不属于一线抗结核药的是

A. 氨基水杨酸

B. 利福平

C. 异烟肼

D. 乙胺丁醇

E. 链霉素

55. 在感染过程的五种表现形式中最不常见的是

A. 病原体被清除

B. 隐性感染

C. 显性感染

D. 病原携带状态

E. 潜伏性感染

56. 下列不属于重型肝炎典型表现的是

A. 黄疸迅速加深

B. 出血倾向明显

C. 肝肿大

D. 出现烦躁、谵妄等神经系统症状

E. 急性肾功能不全

57. 下列有关流行性出血热的描述，正确的是

A. 发病以青少年为主

B. 一般不经呼吸道传播

C. 无明显季节性

D. 所有患者均有五期经过

E. 可有母婴传播

58. 下列不支持艾滋病诊断的是

A. 口腔念珠菌感染

B. 持续发热

C. 头痛，进行性痴呆

D. 皮肤黏膜出血

E. 慢性腹泻

59. 下列各项中，不支持流行性脑脊髓膜炎诊断的脑脊液检查结果是

A. 外观混浊呈脓性

B. 蛋白质含量增高

C. 白细胞明显减少

D. 糖含量明显减少

E. 氯化物含量减少

60. 乙型脑炎的主要传染源是

A. 猪

B. 乙脑病毒携带者

C. 乙脑患者

D. 蚊虫

E. 野鼠

61. 伤寒患者出现玫瑰疹，多见于

A. 潜伏期

B. 发热初期

C. 极期

D. 缓解期

E. 恢复期

62. 腹痛，腹泻，里急后重，黏液脓血便，伴发热恶寒，最可能的诊断是

A. 细菌性痢疾

B. 阿米巴痢疾

C. 急性上消化道出血

D. 流行性脑脊髓膜炎

E. 霍乱

63. 伤寒菌血液培养，阳性率最高的时间是

A. 第1周

B. 第2周

C. 第3周

D. 第4周

E. 第 5 周

64. 下列各项，不符合淤胆型肝炎临床表现的是
   A. 黄疸深
   B. 自觉症状重
   C. 皮肤瘙痒
   D. 大便颜色变浅
   E. 血清胆固醇升高

65. HIV 造成机体免疫功能损害主要侵犯的细胞是
   A. CD_4^+T 淋巴细胞
   B. CD_8^+T 淋巴细胞
   C. B 淋巴细胞
   D. NK 细胞
   E. 浆细胞

66. 下列各项中，不属于传染病基本特征的是
   A. 有病原体
   B. 有感染后免疫性
   C. 有流行病学特征
   D. 有发热
   E. 有传染性

67. 下列各项，不属于感染过程中病原体作用的是
   A. 侵袭力
   B. 免疫力
   C. 数量
   D. 毒力
   E. 变异性

68. 流行性感冒的临床表现中最明显的是
   A. 呼吸道症状
   B. 胃肠道症状
   C. 泌尿系统症状
   D. 神经系统症状

E. 全身中毒症状

69. 艾滋病肺部感染最常见的病原体是
   A. 念珠菌
   B. 隐球菌
   C. 肺孢子菌
   D. 结核杆菌
   E. 疱疹病毒

70. 不属于艾滋病高危人群的是
   A. 性乱者
   B. 静脉注射吸毒者
   C. 血友病患者
   D. 同性恋
   E. 年老体弱者

71. 流行性出血热发生的原发性休克属于
   A. 低血容量休克
   B. 心源性休克
   C. 过敏性休克
   D. 细胞性休克
   E. 神经源性休克

72. 狂犬病病理变化中，特异且具有诊断价值的病变为
   A. 急性弥漫性脑脊髓炎
   B. 脑膜多正常
   C. 脑实质和脊髓充血水肿
   D. 内基小体
   E. 脊髓段病变较严重

73. 8 岁以下儿童布鲁菌病治疗的首选方案是
   A. 多西环素 + 利福平
   B. 多西环素 + 复方新诺明
   C. 氟喹诺酮 + 利福平
   D. 三代头孢 + 复方新诺明
   E. 利福平 + 复方新诺明

74. 对乙脑最有早期诊断价值的标志物是

A. 特异性 IgM 抗体

B. 病毒分离

C. 补体结合抗体

D. 血凝抑制抗体

E. Vi 抗体

75. 治疗流行性脑脊髓膜炎应首选的抗菌药物是

A. 磺胺嘧啶

B. 氯霉素

C. 红霉素

D. 磷霉素

E. 青霉素

76. 有关消毒方法叙述错误的是

A. 灭菌法有微波、热力等物理消毒法

B. 紫外线消毒法属于高效消毒法

C. 通风换气属于低效消毒法

D. 超声波消毒法属于中效消毒法

E. 高效消毒法能杀灭一切微生物

77. 肾经交心包经于

A. 心中

B. 胸中

C. 肺中

D. 手足末端

E. 头面部

78. 奇经八脉中，主一身之里的经脉是

A. 任脉

B. 督脉

C. 冲脉

D. 带脉

E. 阴维脉

79. 根据腧穴主治规律，足三阳经腧穴主治相同的病证是

A. 胃肠病

B. 咽喉病

C. 头面病

D. 神志病

E. 耳病

80. 胆的募穴是

A. 中极

B. 日月

C. 京门

D. 石门

E. 巨阙

81. 肩胛骨内侧缘至后正中线的骨度分寸是

A. 3 寸

B. 5 寸

C. 8 寸

D. 9 寸

E. 12 寸

82. 善于治疗无脉症的腧穴是

A. 孔最

B. 尺泽

C. 列缺

D. 太渊

E. 少商

83. 既可治疗咳嗽气喘，又可治疗头痛齿痛等头面部疾患的是

A. 少泽

B. 少海

C. 曲泽

D. 曲池

E. 列缺

84. 以下对阴陵泉的定位叙述正确的是

A. 腓骨小头前下方

B. 内踝上 3 寸，胫骨内侧面后缘

C. 犊鼻下 3 寸，胫骨前嵴外一横指

D. 胫骨内侧髁下缘与胫骨内侧缘之间的凹陷中

E. 内踝尖与跟腱之间的凹陷中

85. 常用于治疗吐血等血证的腧穴是
    A. 极泉
    B. 少海
    C. 通里
    D. 阴郄
    E. 少府

86. 膈俞穴的主治病证是
    A. 惊悸
    B. 目疾
    C. 腹痛
    D. 呃逆
    E. 耳鸣

87. 在踝区，内踝尖下 1 寸，内踝下缘边际凹陷中的腧穴是
    A. 商丘
    B. 丘墟
    C. 照海
    D. 申脉
    E. 然谷

88. 位于小腿外侧，腓骨小头前下方凹陷中的腧穴是
    A. 膝阳关
    B. 足三里
    C. 阑尾穴
    D. 阳陵泉
    E. 胆囊穴

89. 中脘的定位是
    A. 脐中央
    B. 颈前区，胸骨上窝正中央，前正中线上
    C. 前正中线上，脐中上 2 寸
    D. 前正中线上，脐中上 3 寸
    E. 前正中线上，脐中上 4 寸

90. 适用于皮肤松弛部位腧穴的进针方法是
    A. 单手进针法
    B. 舒张进针法
    C. 提捏进针法
    D. 夹持进针法
    E. 指切进针法

91. 隔附子饼灸的作用是
    A. 温胃止呕
    B. 清热解毒
    C. 温补肾阳
    D. 回阳救逆
    E. 散寒止痛

92. 化脓灸所属的灸法种类是
    A. 悬起灸
    B. 实按灸
    C. 直接灸
    D. 间接灸
    E. 天灸

93. 电针疏波的频次为
    A. 2 ～ 5 次 / 秒
    B. 5 ～ 10 次 / 秒
    C. 10 ～ 20 次 / 秒
    D. 20 ～ 50 次 / 秒
    E. 50 ～ 100 次 / 秒

94. 下列各项，属表里经配穴的是
    A. 感冒取列缺、合谷
    B. 咳嗽取尺泽、太渊
    C. 胃痛取中脘、内庭
    D. 痛经取公孙、隐白
    E. 膝痛取阳陵泉、阴陵泉

95. 针灸治疗风寒头痛的配穴是
    A. 风池、风府
    B. 合谷、风府
    C. 合谷、太阳

D. 风门、列缺

E. 风门、印堂

96. 治疗阳明头痛，除主穴外，还应选取的配穴是

A. 天柱，后溪

B. 太冲，四神聪

C. 阳白，内庭

D. 率谷，足临泣

E. 血海，膈俞

97. 着痹的治疗配穴是

A. 膈俞、血海

B. 肾俞、关元

C. 阴陵泉、足三里

D. 大椎、曲池

E. 百会、内关

98. 治疗瘀血停胃型胃痛，除主穴外，还应选取的配穴是

A. 内庭、胃俞

B. 期门、太冲

C. 胃俞、脾俞

D. 膈俞、三阴交

E. 脾俞、关元

99. 月经先后无定期应选取的主穴是

A. 关元、三阴交、血海

B. 关元、三阴交、肝俞

C. 气海、三阴交、归来

D. 次髎、地机、三阴交

E. 关元、足三里、三阴交

100. 治疗瘾疹胃肠积热证，除主穴外，还应选取

A. 大椎、曲池

B. 风门、肺俞

C. 天枢、足三里

D. 脾俞、足三里

E. 太溪、太冲

101. 针灸治疗耳聋虚证，应选取的主穴是

A. 合谷、神门、翳风、耳门

B. 太白、耳门、风池、听会

C. 太溪、耳门、听宫、听会

D. 太冲、耳门、听宫、养老

E. 翳风、听宫、太溪、肾俞

102. 咽喉肿痛，伴恶寒发热等表证，针灸治疗应选取的主穴是

A. 太溪、照海、列缺、鱼际

B. 少商、合谷、尺泽、关冲

C. 太阳、风池、合谷、太冲

D. 合谷、太冲、内庭、关冲

E. 曲池、外关、合谷、尺泽

103. 虚证晕厥的配穴为

A. 太阳、风池

B. 心俞、脾俞

C. 气海、关元

D. 合谷、太冲

E. 肝俞、肾俞

104. 据《素问·阴阳应象大论》原文，其在皮者

A. 散而泻之

B. 引而竭之

C. 因而越之

D. 按而收之

E. 汗而发之

105. 《素问·太阴阳明论》认为四肢不用的机理是

A. 肝风动摇

B. 脾运化失常

C. 阳气偏阻

D. 气血不足

E. 风寒湿袭

106.《素问·举痛论》曰："余知百病生于气也。"认为多种疾病发生的基本病机是
 A. 正气虚
 B. 气机失调
 C. 邪气盛
 D. 心气不足
 E. 肾气虚

107.《素问·评热病论》认为"劳风"的治则为
 A. 平治于权衡
 B. 疏涤五脏
 C. 巨阳引
 D. 溃形以为汗
 E. 因其衰而彰之

108. 据《灵枢·决气》原文，液脱者，可能出现的表现是
 A. 色夭，脑髓消，胫酸
 B. 色白，夭然不泽
 C. 汗大泄
 D. 目不明
 E. 脉空虚

109. 生姜泻心汤证的审证要点是
 A. 心下，按之则痛
 B. 心下痞硬，干噫食臭
 C. 心中悸而烦
 D. 心下痞硬，噫气不除
 E. 胃中干，欲得饮水

110. 真武汤的主要病机是
 A. 肾阳虚衰，寒湿内盛
 B. 肾阳虚衰，水气泛滥
 C. 脾肾阳虚，关门不利
 D. 下元亏虚，气化不利
 E. 邪侵少阴，肾失所主

111. 少阴病辨证纲要是

 A. 欲吐不吐，心烦但欲寐
 B. 下利便脓血
 C. 下利清谷，里寒外热，脉微欲绝
 D. 脉微细，但欲寐
 E. 利不止，厥逆无脉，干呕烦者

112. 白头翁汤证病机为
 A. 太阳表热下迫大肠
 B. 阳明燥热内结
 C. 厥阴肝热下迫大肠
 D. 肾阴亏虚，心火亢旺
 E. 少阳胆热下迫大肠

113. 服用下列何方需要采用"坐被围腰法"进行护理
 A. 麻黄加术汤
 B. 麻杏苡甘汤
 C. 防己黄芪汤
 D. 越婢加术汤
 E. 麻杏石甘汤

114. 百合病的病机是
 A. 感染虫毒，湿热不化
 B. 阴阳两虚
 C. 心肺阴虚内热
 D. 肝肾阴虚
 E. 心脾两虚

115. 治疗风水夹热水肿，应选用
 A. 越婢汤
 B. 越婢加术汤
 C. 杏子汤
 D. 防己茯苓汤
 E. 甘草麻黄汤

116. "呕而肠鸣，心下痞者"，治疗首选
 A. 小半夏汤
 B. 半夏干姜散
 C. 生姜半夏汤

D. 橘皮汤

E. 半夏泻心汤

117. 叶天士所论"斑出热不解者"，其病机为

　　A. 肺津亡也

　　B. 肠津亡也

　　C. 胃津亡也

　　D. 肾津亡也

　　E. 脾津亡也

118. 温病厥证与伤寒厥证的鉴别要点是

　　A. 脉象

　　B. 面色

　　C. 神志

　　D. 舌象

　　E. 出汗

119. 温病后期，"夜热早凉，热退无汗，热自阴来者"，治宜选用

　　A. 加减复脉汤

　　B. 三甲复脉汤

　　C. 大定风珠

　　D. 青蒿鳖甲汤

　　E. 黄连阿胶汤

120. 温病后期，湿热余邪未清，余湿困脾，胃气未醒，湿邪蒙绕三焦者，表现为

　　A. 知饥不食，脘中微闷

　　B. 知饥欲食，脘中微闷

　　C. 消谷善饥，脘中胀闷

　　D. 饮食不香，食后化迟

　　E. 不饥不食，脘中胀闷

A2 型题

答题说明

　　每道考题由两个以上相关因素组成或以一个简要病历形式出现，其下面有 A、B、C、D、E 五个备选答案，请从中选择一个最佳答案，并在答题卡上将相应题号的相应字母所属的方框涂黑。

121. 患者，男，20 岁。近 2 周自觉乏力，食欲不振，厌油，腹胀。检查：巩膜无黄染；肝肋缘下 2cm，有压痛；丙氨酸氨基转移酶升高。应首先考虑的是

　　A. 急性肝炎

　　B. 慢性肝炎

　　C. 重型肝炎

　　D. 淤胆型肝炎

　　E. 肝炎肝硬化

122. 某患者由印尼入境后 2 天，频繁腹泻，无腹痛及里急后重，伴有呕吐。最重要的检查是

　　A. 血常规

　　B. 尿常规

　　C. 电解质检查

　　D. 粪便悬滴检查

　　E. 影像学检查

123. 患者，男，20 岁。咳嗽伴低热，盗汗，乏力 1 个月。X 线显示右肺尖云雾状阴影。应首先考虑的是

　　A. 肺炎

　　B. 慢性支气管炎

　　C. 支气管扩张

　　D. 肺癌

　　E. 肺结核

124. 患者，男，18 岁。突然出现无痛性腹泻，米泔水样便，量多，大便频繁，继

之出现喷射状呕吐，呕吐物为米泔水样。查体：神志淡漠，声音嘶哑，眼窝深凹，口唇干燥。治疗的关键措施是
A. 休息
B. 使用抗生素
C. 使用抗病毒药物
D. 及时足量补液
E. 预防 DIC

125. 患者在针刺胸背部腧穴过程中，突感胸闷，气短，心悸，继而出现呼吸困难，头身出冷汗，急测血压，发现血压下降，应首先考虑的是
A. 晕针
B. 创伤性气胸
C. 刺伤脊髓
D. 伤及肾脏
E. 伤及肝脏

126. 患者，男，64 岁。3 年来腰部时常酸软疼痛，遇劳则甚，舌红少苔，脉细数，除主穴外应选取的配穴是
A. 命门、腰阳关
B. 膈俞、次髎
C. 肾俞、太溪
D. 大椎、曲池
E. 阴陵泉、足三里

127. 患者，男，58 岁。突然出现半身不遂，舌强语謇，口角㖞斜，伴面红目赤，眩晕头痛，心烦易怒，口苦咽干，便秘尿黄，舌红绛，苔黄燥，脉弦而有力，治疗除主穴外，还应选取的配穴是
A. 太冲、太溪
B. 气海、血海
C. 太溪、风池
D. 丰隆、合谷
E. 曲池、内庭

128. 患者头晕目眩，耳鸣，少寐健忘，腰膝酸软，舌红，脉弦细。治疗应选主穴是
A. 内关，水沟，尺泽，委中，足三里
B. 内关，水沟，三阴交，极泉，委中
C. 风池，百会，肝俞，肾俞，足三里
D. 内关，水沟，中冲，涌泉，足三里
E. 风池，百会，内关，太冲，三阴交

129. 患者，男，42 岁。哮喘反复发作 5 年，本次发作喘促不能平卧，喉中哮鸣如水鸡声，痰多、色白、稀薄，无汗，头痛，苔薄白，脉浮紧。治疗应首选
A. 膻中、太渊、太溪、肾俞、关元
B. 列缺、尺泽、肺俞、中府、定喘
C. 肺俞、风门、丰隆、太渊、太溪
D. 天突、定喘、尺泽、膻中、太渊
E. 膏肓、肾俞、太溪、丰隆、太渊

130. 某患者大便秘结，便质不干硬，临厕努挣乏力，面色无华，舌淡苔薄，脉细弱，配穴上选用
A. 合谷、内庭
B. 太冲、中脘
C. 三阴交、气海
D. 足三里、脾俞
E. 神阙、关元

131. 患儿睡中遗尿，白天小便频而量少，面色萎黄，少气懒言，纳差，便溏，自汗出，舌淡，苔薄，脉细无力，针灸治疗除中极、关元、三阴交、膀胱俞外，还应选
A. 大都、太白
B. 百会、神门
C. 行间、阳陵泉
D. 肾俞、命门、太溪
E. 气海、肺俞、足三里

132. 患者左侧胁部出现簇集性粟粒大小丘状

疱疹，呈带状排列，针灸治疗除阿是穴外，还应选取的主穴为

A. 内庭

B. 血海

C. 行间

D. 背俞穴

E. 夹脊穴

133. 患者，男，56 岁。右侧肩关节疼痛 1 周。疼痛部位以肩前部为主，肩前部压痛明显。其经络辨证是

A. 手阳明经证

B. 手太阴经证

C. 手少阴经证

D. 手少阳经证

E. 手太阳经证

134. 患者症见一身浮肿，按之没指，不恶风，腹部肿胀，不渴，小便不利，脉浮，此为

A. 风水

B. 皮水

C. 正水

D. 石水

E. 黄汗

B 型题

答题说明

　　两道试题共用 A、B、C、D、E 五个备选答案，备选答案在上，题干在下。每题请从中选择一个最佳答案，并在答题卡上将相应题号的相应字母所属的方框涂黑。每个备选答案可能被选择一次、两次或不被选择。

（135 ～ 136 题共用备选答案）

A. 面色苍白，睑厚面宽，颜面浮肿

B. 面色晦暗，双颊紫红，口唇发绀

C. 面色潮红，兴奋不安，口唇干燥

D. 表情淡漠，反应迟钝，呈无欲状态

E. 眼裂增大，眼球突出，目光闪烁，呈惊恐状

135. 黏液性水肿面容的特点是

136. 典型伤寒面容的特点是

（137 ～ 138 题共用备选答案）

A. 青霉素

B. 四环素

C. 利福平

D. 卡那霉素

E. 氯霉素

137. 严重抑制骨髓造血功能的药物是

138. 大剂量使用可引起肌肉麻痹的药物是

（139 ～ 140 题共用备选答案）

A. 美托洛尔

B. 哌唑嗪

C. 厄贝沙坦

D. 可乐定

E. 肼屈嗪

139. 用于伴有冠心病的高血压患者，能减少心输出量的是

140. 用于伴有糖尿病肾病的高血压患者，能减轻肾损害的是

（141 ～ 142 题共用备选答案）

A. 潜伏期

B. 恢复期

C. 前驱期

D. 症状明显期

E. 后遗症

141. 从病原体侵入人体至开始出现临床症状为止的时期是

142. 机体免疫力增长到一定程度，体内病理
生理过程基本终止，症状及体征基本消
失的时期是

（143～144题共用备选答案）
A. 3 日
B. 5 日
C. 7 日
D. 9 日
E. 14 日

143. 流脑患者的隔离期一般是症状消失后
144. 流脑密切接触者应医学观察

（145～146题共用备选答案）
A. 睛明治眼病
B. 下脘治疗胃痛
C. 大椎退热
D. 合谷治疗五官病证
E. 听宫治疗耳鸣

145. 属于腧穴特殊作用的是
146. 属于腧穴远治作用的是

（147～148题共用备选答案）
A. 胸部病
B. 前阴病
C. 神志病
D. 妇科病
E. 眼病

147. 手三阴经的相同主治是
148. 足少阴经与足厥阴经的相同主治是

（149～150题共用备选答案）
A. 桑叶、菊花之属
B. 荆芥、防风之属
C. 薄荷、牛蒡之属
D. 芦根、滑石之类
E. 苡仁、泽泻之类

149. 《温热论》说"在表初用辛凉轻剂"挟
风则加入
150. 《温热论》说"在表初用辛凉轻剂"挟
湿则加入

中西医结合执业医师资格考试
最后成功四套胜卷（一）

（医学综合考试部分）

第三单元

A1 型题

答题说明

每一道试题下面有 A、B、C、D、E 五个备选答案，请从中选择一个最佳答案，并在答题卡上将相应题号的相应字母所属的方框涂黑。

---

1. 常见的引起急性上呼吸道感染的病毒是
   A. 腺病毒
   B. 流感病毒
   C. 鼻病毒
   D. 呼吸道合胞病毒
   E. 以上都是

2. 下列急性支气管炎的表现不正确的是
   A. 主要表现为咳嗽、咳痰
   B. 肺部听诊散在干、湿性啰音
   C. 全身症状较明显
   D. X 线胸片可正常或肺纹理增粗
   E. 白细胞分类和计数多无明显改变

3. 支气管哮喘的典型表现为
   A. 慢性咳痰喘，吸气性呼吸困难
   B. 高热，胸痛，呼吸困难
   C. 低热，呼吸困难，胸痛
   D. 呼吸困难，唇甲紫绀，水肿
   E. 慢性咳喘，夜间加重，呼气性哮鸣音

4. 属于寒哮的证候表现是
   A. 胸膈满闷如窒
   B. 烦闷不安
   C. 咳呛阵作
   D. 痰黏浊稠厚
   E. 气粗息涌

5. 长期吸烟史病人，某一肺段反复发生炎症且不易消散，首先考虑
   A. 肺癌
   B. 真菌性肺炎
   C. 艾滋病
   D. 支气管扩张症

6. 心力衰竭的最常见、最重要诱因是
   A. 过度劳累
   B. 心律失常
   C. 呼吸道感染
   D. 吸烟
   E. 情绪激动

7. 不符合左心衰竭诊断标准的是
   A. 夜间阵发性呼吸困难
   B. 颈静脉怒张
   C. 急性肺水肿
   D. 心源性哮喘
   E. 心尖区奔马律

8. 对心衰诊断和鉴别有肯定价值的生物标志物是
   A. 肌酸激酶同工酶（CK-MB）
   B. 心肌肌钙蛋白 I（cTnI）
   C. 乳酸脱氢酶同工酶 1（LDH_1）
   D. 肌红蛋白
   E. 脑钠肽（BNP/NT-pro BNP）

9. 下面关于缓慢性心律失常心电图特点说法错误的是
   A. Ⅲ度房室传导阻滞，P 波与 QRS 波无固定关系，心房速率快于心室率
   B. Ⅱ度Ⅱ型房室传导阻滞，P-R 间期固定，QRS 波有脱漏
   C. Ⅰ度房室传导阻滞，窦性 P 波，每个 P 波后都有相应的 QRS 波群
   D. Ⅰ度房室传导阻滞，P-R 间期延长至 0.12 秒以上

E.Ⅱ度Ⅰ型房室传导阻滞，P-R间隔期逐渐延长；R-R间隔相应的逐渐缩短，直到P波后无QRS波群出现

10. 下列哪项心脏骤停紧急处理原则是错误的
　　A.人工呼吸
　　B.待心电图确诊后开始心脏按摩
　　C.立即开放静脉输液通路
　　D.心内注射加强心肌张力的药物
　　E.准备好电击除颤

11. 下列各项，属于符合原发性高血压中医病机的是
　　A.气滞，血瘀，水停腹中
　　B.寒凝，气滞，血瘀，痰阻
　　C.正气亏虚，邪毒凝结于内
　　D.肝阳上亢，痰浊内蕴
　　E.气滞血瘀，寒热错杂

12. 患者，男，48岁。吸烟、高脂血症。门诊查体，血压190/110 mmHg。该患者高血压病应属于
　　A.低危
　　B.中危
　　C.高危
　　D.很高危
　　E.以上都不是

13. 典型心绞痛的五大症状特点描述不正确的是
　　A.部位位于胸骨体中段或上段之后
　　B.胸痛常为压榨性、闷胀性或窒息性
　　C.发作常有体力劳动或情绪激动等诱因
　　D.3～5分钟内逐渐消失，很少超过15分钟
　　E.休息或送服硝酸甘油能缓解

14. 心绞痛发作时，心电图的改变是

A.P波高尖
B.异常Q波
C.ST段水平或下斜型压低0.1mV以上
D.完全性右束支传导阻滞
E.P-R间期延长

15. 急性心肌梗死最常见的心律失常是
　　A.房性早搏或心房纤颤
　　B.室性期前收缩
　　C.房室传导阻滞
　　D.预激综合征
　　E.右束支传导阻滞

16. 与消化性溃疡关系最密切的是
　　A.心、脾
　　B.肝、胆
　　C.肝、脾
　　D.肺、脾
　　E.心、肾

17. 怀疑胃溃疡恶变时的最佳处理措施是
　　A.边治疗溃疡边密切观察
　　B.胃镜取活检明确诊断，指导治疗
　　C.服中药活血化瘀，清热解毒
　　D.立即化疗
　　E.立即手术

18. 早期胃癌Ⅱb的内镜表现为
　　A.浅表隆起
　　B.浅表凹陷
　　C.浅表平坦
　　D.溃疡
　　E.息肉

19. 下列可引起脾脏肿大的疾病是
　　A.肝硬化
　　B.胃炎
　　C.胆囊炎
　　D.风湿性二尖瓣狭窄

E. 肾衰

E. 金匮肾气丸

20. 原发性肝癌湿热瘀毒证的主要临床表现是
   A. 腹大胀满，形体羸瘦，头晕目眩
   B. 胁下结块，痛如锥刺，脘腹胀满
   C. 两胁胀痛，腹部结块，大便不实
   D. 脘腹胀闷，纳呆乏力，舌有瘀斑
   E. 两胁隐隐作痛，嗳气泛酸，大便干结

21. 不属于慢性肾小球肾炎基本临床表现的是
   A. 水肿
   B. 高血压
   C. 发热
   D. 血尿
   E. 蛋白尿

22. 慢性肾小球肾炎患者尿蛋白为 0.9g/d，其血压应控制在
   A. 120/80mmHg 以下
   B. 125/75mmHg 以下
   C. 130/80mmHg 以下
   D. 125/90mmHg 以下
   E. 130/90mmHg 以下

23. 慢性肾小球肾炎脾肾阳虚证的治法是
   A. 补气健脾益肾
   B. 益气养阴
   C. 滋养肝肾
   D. 补益肺肾
   E. 温补脾肾

24. 治疗尿路感染肝胆郁热证，应首选的方剂是
   A. 八正散
   B. 丹栀逍遥散合石韦散
   C. 无比山药丸
   D. 知柏地黄丸

25. 急性肾损伤少尿期出现电解质紊乱，主要表现是
   A. 高钠血症
   B. 高氯血症
   C. 高钾血症
   D. 高钙血症
   E. 高镁血症

26. 急性肾损伤紧急透析的指征是
   A. 少尿或无尿 2 天
   B. 肌酐清除率较正常下降超过 40%
   C. 血尿素氮升高达 18mmol/L
   D. 血钾超过 5.5mmol/L
   E. 代谢性碱中毒

27. 治疗慢性肾衰竭阴阳两虚证，应首选的方剂是
   A. 金匮肾气丸
   B. 六君子汤
   C. 大补元煎
   D. 参芪地黄汤
   E. 枸杞地黄丸

28. 符合缺铁性贫血诊断的实验室检查结果是
   A. 男性 Hb 130g/L
   B. 血清铁蛋白 22μg/L
   C. 血清铁 9μmol/L
   D. 女性 Hb 120g/L
   E. 孕妇 Hb 90g/L

29. 治疗缺铁性贫血脾胃虚弱证，应首选
   A. 香砂六君子汤合当归补血汤
   B. 八珍汤
   C. 四神丸
   D. 四物汤
   E. 金匮肾气丸

30. 再生障碍性贫血的中医病位是
    A. 心、肝
    B. 心、脾
    C. 骨髓
    D. 心、肝、脾、肾
    E. 肺、心、脾、肾

31. 骨髓造血功能降低，引起的是
    A. 溶血性贫血
    B. 铁粒幼细胞性贫血
    C. 地中海贫血
    D. 再生障碍性贫血
    E. 缺铁性贫血

32. 对再障诊断最有意义的是
    A. 全血细胞减少
    B. 脾肿大
    C. 抗贫血药物治疗有效
    D. 淋巴细胞减少
    E. 巨核细胞增多

33. 治疗白细胞减少症外感温热证，应首选
    的方剂是
    A. 黄芪建中汤合右归丸
    B. 犀角地黄汤合玉女煎
    C. 生脉散合八珍汤
    D. 六味地黄丸合二至丸
    E. 归脾汤合四君子汤

34. 对急性白血病具有决定性诊断价值的是
    A. 血象
    B. 骨髓象
    C. 红细胞内卟啉代谢
    D. 血液生化
    E. 细胞遗传学及分子生物学改变

35. 治疗急性白血病热毒炽盛证，应首选的
    方剂是
    A. 加味清胃散合泻心汤

B. 黄连解毒汤合清营汤
C. 六味地黄汤合茜根散
D. 龙胆泻肝汤合犀角地黄汤
E. 白虎汤合知柏地黄丸

36. 葛根芩连汤治疗急性白血病的何种证型
    A. 热毒炽盛证
    B. 痰热瘀阻证
    C. 阴虚火旺证
    D. 气阴两虚证
    E. 湿热内蕴证

37. 慢性髓细胞白血病阴虚内热证，治疗
    首选
    A. 清营汤
    B. 葛根芩连汤
    C. 五阴煎
    D. 青蒿鳖甲汤
    E. 知柏地黄丸合二至丸

38. 治疗原发免疫性血小板减少症血热妄行
    证，首选
    A. 茜根散
    B. 玉女煎
    C. 犀角地黄汤
    D. 归脾汤
    E. 十灰散

39. 下列各项，符合甲状腺功能亢进症临床
    表现的是
    A. 皮肤干燥
    B. 记忆力减退
    C. 心动过速
    D. 收缩压正常，舒张压升高
    E. 心包积液

40. 下列甲减黏液性水肿昏迷的抢救措施，
    错误的是
    A. 补充甲状腺激素首选 L-T$_3$ 静脉注射

B. 氢化可的松静脉滴注，患者清醒后逐渐减量

C. 保暖、给氧、保证呼吸道通畅，必要时气管切开

D. 控制感染，防治休克

E. 补液宜多宜速

41. 治疗亚急性甲状腺炎阴虚火旺证，首选方剂是
　　A. 清骨散
　　B. 海藻玉壶汤
　　C. 逍遥散
　　D. 天王补心丹
　　E. 生脉散

42. 下列各项，不属于糖尿病主要中医病因的是
　　A. 禀赋不足
　　B. 饮食失节
　　C. 气血瘀滞
　　D. 情志失调
　　E. 劳欲过度

43. 治疗体形肥胖并伴有血脂异常的糖尿病患者，应首选的药物是
　　A. α－葡萄糖苷酶抑制剂
　　B. 双胍类
　　C. 胰岛素
　　D. 噻唑烷二酮类
　　E. 磺脲类

44. 适合用七味白术散治疗的糖尿病中医证型是
　　A. 阴虚燥热证
　　B. 阴阳两虚证
　　C. 脉络瘀阻证
　　D. 痰瘀互结证
　　E. 气阴两虚证

45. 治疗高胆固醇血症，首选
　　A. 贝特类
　　B. 烟酸
　　C. 他汀类
　　D. 胆固醇吸收抑制剂
　　E. 普罗布考

46. 类风湿关节炎寒热错杂证的选方是
　　A. 四妙丸
　　B. 丁氏清络丸
　　C. 桂枝芍药知母汤
　　D. 身痛逐瘀汤
　　E. 独活寄生汤

47. 癫痫全面性强直－阵挛发作的表现是
　　A. 意识丧失，全身对称性抽搐
　　B. 短暂意识不清，失去对周围的知觉，但无惊厥
　　C. 神志清楚，一侧肢体抽搐发作
　　D. 全身肌肉突然、短暂的重复跳动
　　E. 全身肌肉张力突然丧失，跌倒在地

48. 动脉硬化性脑梗死阴虚风动证的首选方剂是
　　A. 大秦艽汤
　　B. 镇肝息风汤
　　C. 真方白丸子
　　D. 补阳还五汤
　　E. 天麻钩藤饮

49. 脑出血疑似病例的首选诊断方法
　　A. MRI
　　B. 腰脊穿刺
　　C. 脑血管造影
　　D. 体格检查
　　E. 颅脑 CT

50. 下列各项，不属于急性一氧化碳中毒迟发性脑病临床表现的是

A. 失语、失明

B. 偏瘫

C. 震颤麻痹综合征

D. 脑出血

E. 痴呆状态

51. 轻度有机磷杀虫药中毒瞳孔变化情况是

A. 瞳孔缩小

B. 瞳孔扩大

C. 两侧瞳孔大小不等

D. 瞳孔形状不规则

E. 乳白色瞳孔

52. 口服敌敌畏 1 小时，昏迷，双瞳孔针尖大小，除洗胃外还应采用的措施包括

A. 吸氧，阿托品

B. 阿托品，氯磷定

C. 肾上腺素

D. 吸氧

E. 新斯的明，氯磷定

53. 临床上观察是否存在休克的首选指标是

A. 心率和血压

B. 呼吸和脉搏

C. 体温和呼吸

D. 心律

E. 意识模糊

54. 治疗过敏性休克首选

A. 血管活性药物

B. 肾上腺素

C. 液体复苏

D. 糖皮质激素

E. 抗胆碱能药物

55. 下列不属于休克一般处理需监测的指标的是

A. 精神状态

B. 体重

C. 血氧饱和度

D. 脉搏和血压

E. 尿量

56. 表现为高热，体温常 41℃，无汗和意识障碍，应诊断为

A. 热痉挛

B. 热衰竭

C. 先兆中暑

D. 热射病

E. 轻症中暑

57. 下列各项，不属于实喘的是

A. 风寒壅肺证

B. 痰热郁肺证

C. 痰浊阻肺证

D. 肺气郁痹证

E. 肾虚不纳证

58. 泄泻湿热伤中证的临床表现是

A. 黎明前脐腹作痛，肠鸣即泻，泻后则安

B. 泄泻肠鸣，腹痛攻窜，抑郁恼怒则发

C. 大便色黄褐而臭，泻下急迫，肛门灼热

D. 泄泻清稀如水，腹痛肠鸣

E. 腹痛肠鸣泻下，粪臭如败卵，嗳腐吞酸

59. 胁痛肝胆湿热证的临床特征是

A. 胁肋灼痛，口苦口黏

B. 胁肋冷痛，喜暖畏寒

C. 胁肋刺痛，痛有定处

D. 胁肋隐痛，悠悠不休

E. 胁肋胀痛，走窜不定

60. 治疗黄疸寒湿困脾证，应首选的方剂是

A. 茵陈五苓散

B. 黄芪建中汤

C. 附子理中汤

D. 归芍六君子汤

E. 茵陈术附汤

C. 知柏地黄丸

D. 当归六黄汤

E. 黄连阿胶汤

61. 腹内结块，望之有形，但按之无块，聚散无常，痛无定处，此为

A. 积证

B. 聚证

C. 气鼓

D. 水鼓

E. 血鼓

62. 水肿湿毒浸淫证，中医治疗首选

A. 麻黄连翘赤小豆汤合五味消毒饮

B. 越婢加术汤

C. 五皮饮合胃苓汤

D. 疏凿饮子

E. 实脾饮

63. 六郁中，与食郁、痰郁、湿郁关系最密切的脏腑是

A. 肝

B. 心

C. 脾

D. 肺

E. 肾

64. 属悬饮的临床特征的是

A. 身体疼痛而沉重，甚则肢体浮肿，当汗出而不汗出

B. 其形如肿，汗出恶风

C. 心下满闷，呕吐清水痰涎，胃肠辘辘有声

D. 胸胁胀满，咳唾引痛，喘促不能平卧

E. 咳逆倚息，短气不能平卧，其形如肿

65. 盗汗阴虚火旺证，治疗首选

A. 清骨散

B. 天王补心丹

66. 治疗痿证肝肾亏损，髓枯筋痿证，首选

A. 大补阴煎

B. 参苓白术散

C. 清瘟败毒饮

D. 清燥救肺汤

E. 加味二妙散

67. 治疗气厥虚证，应首选

A. 安宫牛黄丸

B. 补中益气汤

C. 四味回阳饮

D. 四君子汤

E. 通瘀煎

68. 医学伦理学的理论基础不包括

A. 生命论

B. 人道论

C. 美德论

D. 功利论

E. 伦理论

69. "上以疗君亲之疾，下以救贫贱之厄，中可保身长全"体现的医学道德原则是

A. 尊重原则

B. 保密原则

C. 公益原则

D. 审慎原则

E. 公正原则

70. 医患关系模式包括是

A. 主动 - 被动型，互相 - 合作型，平等参与型

B. 主动 - 合作型，相互 - 指导型，共同参与型

C. 主动 - 配合型，指导 - 合作型，共同

参与型

D. 主动 – 被动型，指导 – 合作型，共同
参与型

E. 主动 – 被动型，共同参与型，父权主
义型

A. 提高医德认识
B. 培养医德情感
C. 养成医德行为
D. 养成医德习惯
E. 坚守内心信念

71. 下列各项，符合体格检查道德要求的是

A. 尊重病人，心正无私
B. 全神贯注，语言得当
C. 客观求实，科学探索
D. 安全保密，谨慎行事
E. 综合分析，合理运用

72. 与患者沟通的方法不包括

A. 有针对性地说明
B. 在沟通中深入分析
C. 认真、仔细地倾听
D. 用专业术语沟通
E. 在沟通中及时判断

73. 医学道德教育的方法不包括

74.《吉汉宣言》的内容是

A. 主张科技必须考虑公共利益
B. 涉及人类受试者医学研究的伦理准则
C. 涉及发展中国家的临床试验
D. 规范各国的人体生物医学研究政策
E. 涉及人类辅助生殖技术和人类精子库
伦理原则

75. 国家科技部、卫生部《人胚胎干细胞研
究伦理指导原则》制定的时间是

A. 1902 年
B. 1994 年
C. 2000 年
D. 2003 年
E. 2005 年

A2 型题

答题说明

每道考题由两个以上相关因素组成或以一个简要病历形式出现，其下面有 A、B、C、D、E 五个备选答案，请从中选择一个最佳答案，并在答题卡上将相应题号的相应字母所属的方框涂黑。

76. 患者，男，30 岁。身热微恶风 2 日余，汗少，肢体酸重，头昏重胀痛，咳嗽痰黏，鼻流浊涕，心烦口渴，渴不多饮，口中黏腻，胸脘痞闷，泛恶，小便短赤，舌苔薄黄而腻，脉濡数。首选方

A. 荆防败毒散
B. 银翘散
C. 新加香薷饮
D. 参苏饮
E. 加减葳蕤汤

77. 患者，男，28 岁。呼吸困难，咳嗽，汗出 1 小时而就诊。查体：端坐呼吸，呼吸急促，口唇微绀。心率 114 次 / 分，律不齐，双肺满布哮鸣音。为迅速缓解症状，应立即采取的最佳治法是

A. 口服氨茶碱
B. 肌注氨茶碱
C. 喷吸沙丁胺醇
D. 口服孟鲁司特
E. 口服阿托品

78. 患者，干咳少痰，咳嗽声低，气短神疲，身热，手足心热，自汗盗汗，心胸烦闷，口渴欲饮，虚烦不眠，舌红，苔薄黄，脉细数。血常规检查：白细胞总数增高，以中性粒细胞增加为主。胸部 X 线检查：肺大叶见浸润阴影。选方为
　　A. 清营汤
　　B. 清暑益气汤
　　C. 生脉散
　　D. 竹叶石膏汤
　　E. 千金苇茎汤

79. 患者，咳嗽，咳铁锈色痰，呼吸气促，高热不退，胸膈痞满，按之疼痛，口渴烦躁，小便黄赤，大便干燥，舌红苔黄，脉滑数。胸部 X 线检查：肺大叶见实变影。其证型是
　　A. 邪犯肺卫证
　　B. 痰热壅肺证
　　C. 热闭心神证
　　D. 阴竭阳脱证
　　E. 正虚邪恋证

80. 患者，男，60 岁。咳嗽无力，痰中带血，肺中积块，神疲乏力，时有心悸，汗出气短，口干，午后潮热，手足心热，纳呆脘胀，舌质红苔薄，脉细数无力。胸部 CT 示：近右肺门处类圆形阴影，边缘毛糙，有分叶。治疗首选
　　A. 人参乌梅汤
　　B. 人参五味子汤
　　C. 生脉散合沙参麦冬汤
　　D. 七味白术散
　　E. 补中益气汤

81. 患者，肺气肿病史 3 年，呼吸浅短难续，声低气怯，张口抬肩，倚息不能平卧，心慌，形寒，汗出，舌暗紫，脉沉细微无力。超声心动图有肺动脉增宽和右心

增大、肥厚的征象。治疗首选
　　A. 越婢加半夏汤
　　B. 生脉散合血府逐瘀汤
　　C. 真武汤
　　D. 苏子降气汤
　　E. 补肺汤

82. 慢性肺心病，咳喘无力，气短难续，咳痰不爽，面色晦暗，心悸，胸闷，唇甲紫绀，神疲乏力，舌淡暗，脉细涩无力。治疗应首选
　　A. 越婢加半夏汤
　　B. 生脉散合血府逐瘀汤
　　C. 真武汤
　　D. 苏子降气汤
　　E. 补肺汤

83. 患者反复咳、痰、喘 10 年，加重伴下肢水肿 1 周入院。查体：体温 37.8℃，血压 140/80mmHg，HR110 次 / 分钟，律齐，两肺闻及湿啰音，肝肋下 3 厘米，肝颈静脉反流征阳性，双下肢凹陷性水肿。应首先考虑的诊断是
　　A. 右心衰竭
　　B. 肝硬化
　　C. 高血压肾病
　　D. 急性肾炎
　　E. 慢性肾衰竭

84. 患者，女，70 岁。既往有冠心病、高血压病和慢性心功能不全病史。近日外感后，心悸气短，身重乏力，心烦不寐，口咽干燥，小便短赤，肢肿形瘦，唇甲稍暗，舌质暗红，少苔，脉细数。X 线胸片示：心影增大，两肺淤血征象。BNP：1005pg/mL。治疗应首先考虑的方剂是
　　A. 养心汤合补肺汤
　　B. 桂枝甘草龙骨牡蛎汤合金匮肾气丸

C. 真武汤

D. 葶苈大枣泻肺汤

E. 生脉饮合血府逐瘀汤

85. 患者，女，65 岁。Ⅱ度Ⅰ型房室传导阻滞病史 3 年。现症见：心悸气短，乏力，失眠多梦，自汗盗汗，五心烦热，舌质淡红少津，脉虚弱。治疗首选

A. 人参养荣汤

B. 天王补心丹

C. 归脾汤

D. 养心汤

E. 炙甘草汤

86. 患者，男，60 岁。高血压病史 6 年，慢性左心衰竭病史 1 年，现症见：夜间阵发性呼吸困难，呼吸急促，咳泡沫样痰，乏力、心慌明显，治疗用药

A. ARB 和 β 受体阻滞剂

B. 肾上腺素

C. CCB

D. α 受体阻滞剂

E. 阿托品

87. 患者，女，45 岁。血压 160/95mmHg，已持续 2 年。现头晕头痛，头重如裹，困倦乏力，胸闷，腹胀痞满，少食多寐，呕吐痰涎，肢体沉重，舌胖苔腻，脉濡滑。治疗首选

A. 黄连解毒汤

B. 半夏白术天麻汤

C. 龙胆泻肝汤

D. 涤痰汤

E. 天麻钩藤饮

88. 患者，男，56 岁。心绞痛病史 2 年，现症见：胸闷隐痛，时作时止，心悸气短，倦怠懒言，头晕目眩，心烦多梦，手足心热，舌红少津，脉细弱，治疗首选方

剂是

A. 左归丸

B. 归脾汤

C. 补阳还五汤

D. 生脉散合炙甘草汤

E. 参附汤合右归丸

89. 患者，男，54 岁。常于安静时突发胸骨后疼痛，每次约半小时，含硝酸甘油片不能缓解。心电图示有关导联 ST 段抬高。诊断为心绞痛，其类型是

A. 稳定型

B. 变异型

C. 卧位型

D. 中间型

E. 恶化型

90. 患者，男，40 岁。既往有心肌梗死病史。近日胸痛胸闷，喘促心悸，气短乏力，畏寒肢冷，腰部、下肢浮肿，面色苍白，唇甲淡白，舌淡胖，苔滑，脉沉细。治疗应首选

A. 苓桂术甘汤合丹参饮

B. 葶苈大枣泻肺汤合二至丸

C. 补阳还五汤合独参汤

D. 真武汤合葶苈大枣泻肺汤

E. 生脉散合左归饮

91. 患者，女，35 岁。2 周前有感冒症状，现发热微恶寒，头身疼痛，鼻塞流涕，咽痛口渴，口干口苦，小便黄赤，心悸气短，胸闷，舌红苔薄黄，脉浮数，实验室检查：血清 TNI、CK–MB 明显增高，治法是

A. 辛温通阳，开痹散寒

B. 益气活血，通脉止痛

C. 益气养阴，活血通络

D. 滋阴益肾，养心安神

E. 清热解毒，宁心安神

92. 患者进食冷饮后胃脘暴痛，得热痛减，喜热饮食，脘腹胀满，舌淡，苔白，脉弦紧迟。急查尿淀粉酶、腹部 B 超均正常。选方最宜
    A. 香苏散合良附丸
    B. 柴胡疏肝散
    C. 大建中汤
    D. 清胃散
    E. 黄芪建中汤

93. 患者，男，40 岁。近 1 年来上腹部不适，消化不良，偶有上腹部轻度压痛，胃镜检查：镜下可见黏膜充血、色泽较红、边缘模糊，现症见：胃脘隐隐作痛，嘈杂，口干咽燥，五心烦热，大便干结，舌红少津，脉细，治疗首选方剂是
    A. 益胃汤
    B. 一贯煎
    C. 芍药甘草汤
    D. 三仁汤
    E. 左金丸

94. 患者近 2 个月胃脘胀痛，每因情志不舒而病情加重，得嗳气或矢气后稍缓，嗳气频作，泛酸嘈杂，舌淡红，苔薄白，脉弦。胃镜示胃窦部黏膜充血、水肿，呈红白相间。其证型是
    A. 脾胃虚弱证
    B. 肝胃不和证
    C. 脾胃湿热证
    D. 胃阴不足证
    E. 胃络瘀血证

95. 患者，男，50 岁。胃脘灼热疼痛，多为餐后痛，胸胁胀满，泛酸，口苦口干，烦躁易怒，大便秘结，舌红，苔黄，脉弦数。胃镜见胃小弯处溃疡。治法是
    A. 养阴益胃，和中止痛
    B. 疏肝理气，和胃止痛

    C. 清热利湿，醒脾化浊
    D. 健脾养阴，益胃止痛
    E. 清胃泄热，疏肝理气

96. 患者反复腹部隐痛 10 余年，现症见胃痛隐隐，喜温喜按，畏寒肢冷，泛吐清水，腹胀便溏，舌淡胖边有齿痕，苔白，脉迟缓。胃镜示胃体溃疡，治疗首选方剂是
    A. 大建中汤
    B. 疏凿饮子
    C. 大柴胡汤
    D. 小建中汤
    E. 黄芪建中汤

97. 患者，男，65 岁。胃癌大部切除术后半年。现症见神疲乏力，面色无华，少气懒言，动则气促，自汗，消瘦。舌苔薄白，舌质淡白，边有齿痕，脉沉细无力。首选方
    A. 八珍汤
    B. 柴胡疏肝散
    C. 海藻玉壶汤
    D. 理中汤合四君子汤
    E. 玉女煎

98. 患者，男，65 岁。胃脘无节律性胀痛 1 年，脘膈痞闷，呕吐痰涎，进食发噎不利，口淡纳呆，大便时结时溏，舌体胖大有齿痕，苔白厚腻，脉滑。X 线钡餐检查示胃小弯部有充盈缺损。治法
    A. 理气化痰，消食散结
    B. 疏肝和胃，降逆止痛
    C. 温中散寒，健脾益气
    D. 清热和胃，养阴润燥
    E. 燥湿健脾，消痰和胃

99. 患者，男，50 岁。腹大胀满，按之如囊裹水，下肢浮肿，怯寒懒动，精神困倦，

脘腹痞胀，得热则舒，食少便溏，小便短少，舌苔白滑，脉沉迟。体征：腹部膨隆，腹壁静脉曲张，移动性浊音阳性，脾脏肿大。B超：肝缩小，脾肿大，腹腔内可见到液性暗区。治法是

A. 清热利湿，攻下逐水

B. 疏肝理气，健脾利湿

C. 温肾补脾，化气利水

D. 温中散寒，行气利水

E. 活血化瘀，化气行水

100. 患者，男，50岁。肝硬化腹水，腹大胀满，形如蛙腹，神疲怯寒，面色苍黄，脘闷纳呆，下肢浮肿，小便短少不利，舌淡胖，苔白滑，脉沉迟无力。治疗首选

A. 一贯煎合膈下逐瘀汤

B. 附子理中汤合五苓散

C. 中满分消丸合茵陈蒿汤

D. 参附汤

E. 实脾饮

101. 患者，女，33岁。素有肝炎，近两个月体重明显下降，消瘦，右上腹不适、腹胀、乏力，两次检查 AFP 均示增高，应首先考虑为

A. 肝硬化

B. 肝脓肿

C. 原发性肝癌

D. 慢性肝炎急性发作期

E. 急性胰腺炎

102. 患者，男，50岁。半天来呕血4次，量约1200mL，黑便2次，量约600g，伴头晕心悸。查体：血压80/60mmHg（10.6/8kPa），心率118次/分，神志淡漠，巩膜轻度黄染，腹部膨隆，移动性浊音（+）。应首先采取的措施是

A. 等待输血

B. 配血，快速输液，等待输血

C. 紧急胃镜检查明确出血部位

D. 诊断性腹腔穿刺，明确腹水性质

E. 急查血细胞比容

103. 患者，男，突然吐血倾盆盈碗，大便溏黑，面色苍白，大汗淋漓，四肢厥冷，眩晕心悸，烦躁口干，神志恍惚，昏迷，舌淡红，脉细数无力。治疗首选

A. 龙胆泻肝汤

B. 归脾汤

C. 独参汤

D. 参附汤

E. 泻心汤合十灰散

104. 患者，男，56岁，慢性肾小球肾炎病史2年。现症见：腰脊酸痛，神疲乏力，脘胀，大便溏薄，夜尿多，舌质淡，有齿痕，苔薄白，脉细，其证型是

A. 脾肾气虚证

B. 肺肾气虚证

C. 脾肾阳虚证

D. 肝肾阴虚证

E. 气阴两虚证

105. 患者，男，41岁，因眼睑浮肿4个月就诊。兼症见腰脊酸痛，目睛干涩，头晕耳鸣，五心烦热，舌红，少苔，脉细数，血压150/90mmHg。实验室检查：尿蛋白1.5g/24小时，红细胞镜检10～15个/HP，白细胞0～2个/HP；血常规检查未见异常；血肌酐68μmol/L，尿素氮5.7mmol/L，尿酸338μmol/L。治疗应首选的中西药是

A. 氨氯地平加六味地黄丸

B. 苯那普利加异功散

C. 硝苯地平加真武汤

D. 氢氯噻嗪加玉屏风散

E. 贝那普利加杞菊肾气丸

106. 患者，男，38岁。近日出现全身高度浮肿，按之没指，伴胸闷腹胀，身体困重，纳呆尿少，舌苔白腻，脉濡缓。实验室检查：尿蛋白（+++），24小时尿蛋白定量为4.8g，血清总胆固醇增高，血浆蛋白25g/L。应首先考虑的诊断是
    A. 急性肾小球肾炎肾阴亏虚证
    B. 慢性肾小球肾炎肾阳衰微证
    C. 肾病综合征脾虚湿困证
    D. 慢性肾小球肾炎脾虚湿困证
    E. 肾病综合征水湿浸渍证

107. 患者，女，35岁。尿频、尿急、尿痛3天，伴腰痛，高热，寒战，恶心呕吐。既往有尿路感染反复发作史。查体：39.8℃，肋腰点有压痛，有肾区叩击痛。血常规 WBC $11.8×10^9$/L。尿常规示白细胞 ++++/HP，红细胞 +++/HP。临床诊断最可能是
    A. 肾结核
    B. 尿道综合征
    C. 急性肾小球肾炎
    D. 慢性肾小球肾炎
    E. 慢性肾盂肾炎急性发作

108. 患者，男，60岁，慢性肾衰竭病史1年。现症见：恶心呕吐，胸闷纳呆，口淡黏腻，且有尿味，治疗首选方剂是
    A. 小半夏加茯苓汤
    B. 黄连温胆汤
    C. 四妙丸
    D. 五苓散
    E. 甘露消毒丹

109. 患者，女，15岁，患贫血2年。面黄浮肿，头晕眼花，活动后则心悸，气促，饮食尚可，喜好进食生米。实验室检查：血常规示血红蛋白80g/L；大便常规发现钩虫卵。应首先考虑的贫血是

A. 缺铁性贫血
B. 再障性贫血
C. 溶血性贫血
D. 海洋性贫血
E. 肾性贫血

110. 某再生障碍性贫血患者，面色苍白，颧红盗汗，腰膝酸软，便结，舌红少苔，脉细数。其中医证型是
    A. 气血两虚证
    B. 肾阴虚证
    C. 阴阳两虚证
    D. 肾虚血瘀证
    E. 阳虚水停证

111. 患者，女，22岁。起病急骤，现症见皮肤瘀斑，齿龈出血，五心烦热，口苦口干，盗汗，乏力，体倦，面色晦滞，舌质红，苔黄，脉细数。骨髓细胞学检查示：有核细胞增生明显，西医诊为"急性白血病"，其中医证型应为
    A. 热毒炽盛
    B. 痰热瘀阻
    C. 阴虚火旺
    D. 气虚血瘀
    E. 气阴两虚

112. 患儿，女，6岁。上呼吸道感染3天，寒战、发热，皮肤、黏膜出现瘀斑瘀点，色泽新鲜，以下肢最为多见，形状不一，大小不等。查血常规：血红蛋白115g/L，白细胞 $9.7×10^9$/L，血小板 $14×10^9$/L。骨髓检查巨核细胞增多，有成熟障碍。诊断最有可能为
    A. 急性白血病
    B. 地中海贫血
    C. 急性肾小球肾炎
    D. 过敏性紫癜
    E. 原发免疫性血小板减少症

113. 患者，男，50岁。面色苍白，周身乏力1年余，伴牙龈出血1个月。实验室检查：Hb 68g/L，WBC $2.6×10^9$/L，PLT $32×10^9$/L，骨髓检查增生明显活跃，原始细胞22%，可见到 Auer 小体。诊断为骨髓增生异常综合征（MDS），其 FAB 分型应为
    A. RA 型
    B. RARS 型
    C. RAEB 型
    D. RAEB-t 型
    E. CMML 型

114. 患者老年女性，心烦、乏力伴牙龈出血5个月。经详细检查后，确诊为骨髓增生异常综合征。现症见：颜面潮红，五心烦热，虚烦不眠，午后低热，夜间盗汗，口干咽燥，腰膝酸软，大便干结，小便黄赤，舌瘦而紫红，苔薄少，脉细数。治疗首选
    A. 清骨散
    B. 膈下逐瘀汤
    C. 生脉散
    D. 八珍汤
    E. 大补元煎

115. 患者，男，25岁。半年来常有心悸失眠，消瘦，神疲乏力，气短汗出，口干咽燥，手足心热，纳差便溏，双眼突出，颈前肿大，双手颤抖，舌淡红，少苔，脉细。诊断为甲状腺功能亢进症。其证型是
    A. 气滞痰凝
    B. 肝火旺盛
    C. 阴虚火旺
    D. 气阴两虚
    E. 气血两虚

116. TIA 患者头晕目眩，甚则欲仆，目胀耳鸣，心中烦热，多梦健忘，猝然半身不遂，言语謇涩，但瞬时即过，舌质红，苔薄白，脉细数，其证型是
    A. 肝肾阴虚，风阳上扰证
    B. 气虚血瘀，脉络瘀阻证
    C. 痰瘀互结，阻滞脉络证
    D. 肝阳暴亢，风火上扰证
    E. 脉络空虚，风邪入中证

117. 患者，男，32岁。突然出现剧烈头痛来急诊。查体：神清，颈强直，四肢肌力 V 级。肌张力正常，布鲁津斯基征（+），最可能的诊断是
    A. 腰椎间盘突出症
    B. 高血压脑病
    C. 脑出血
    D. 蛛网膜下腔出血
    E. 脑栓塞

118. 患者，女，32岁。晨起被发现不能叫醒，未见呕吐，房间有一煤火炉，口唇樱桃红色，面色潮红，最有效的抢救措施是
    A. 鼻导管吸氧
    B. 20% 甘露醇快速静脉推入
    C. 冬眠疗法
    D. 血液透析
    E. 送入高压氧舱治疗

119. 休克患者症见精神萎靡，面色苍白，气短息促，心烦口渴，汗出热黏，神昏，舌红，脉细数无力，中医证型为
    A. 气阴耗伤证
    B. 真阴衰竭证
    C. 心气不足证
    D. 气滞血瘀证
    E. 阳气暴脱证

120. 患者，男，55岁。心烦不寐，入睡困

难，心悸多梦，伴头晕耳鸣，腰膝酸软，潮热盗汗，五心烦热，咽干少津，遗精，舌红少苔，脉细数，治疗首选方剂是

A. 六味地黄汤合黄连阿胶汤
B. 黄连温胆汤
C. 安神定志丸合酸枣仁汤
D. 甘麦大枣汤
E. 天王补心丹合六味地黄丸

121. 患者泄泻清稀，腹痛肠鸣，脘闷食少，恶寒头痛，舌苔白，脉濡缓。其中医治法是

A. 消食导滞，和中止泻
B. 健脾益气，化湿止泻
C. 芳香化湿，解表散寒
D. 清热燥湿，分利止泻
E. 抑肝扶脾，燥湿止泻

122. 患者突发黄疸，迅速加深，其色金黄鲜明，高热烦渴，呕吐频作，胁痛腹满，神昏谵语，肌肤出现瘀斑，尿少便结，舌质红绛，苔黄而燥，脉弦数，其治法为

A. 清热解毒
B. 利湿化浊运脾
C. 清泄胆热
D. 清热化湿解表
E. 健脾益气

123. 患者腹大胀满，按之如囊裹水，颜面微浮，下肢浮肿，脘腹痞胀，得热则舒，精神困倦，怯寒懒动，小便少，大便溏，舌苔白腻，脉缓。其中医治法是

A. 疏肝理气，运脾利湿
B. 温中健脾，行气利水
C. 活血化瘀，行气利水
D. 温补脾肾，化气利水
E. 清热利湿，攻下逐水

124. 眩晕，动则加剧，劳累即发，神疲懒言，气短声低，面白少华，心悸失眠，纳减，唇甲淡白，舌质淡胖嫩，边有齿印，苔少，脉细，其证型是

A. 肝阳上亢证
B. 气血亏虚证
C. 肾精不足证
D. 痰湿中阻证
E. 瘀血阻窍证

125. 患者鼻燥衄血，口干咽燥，身热恶风，头痛，咳嗽痰少，舌质红，苔薄，脉数。治疗首选

A. 银翘散
B. 葱豉汤
C. 桑菊饮
D. 杏苏散
E. 清营汤

126. 患者，女，35岁。时常发热，热势常随情绪波动而起伏，精神抑郁，胁肋胀满，烦躁易怒，口干而苦，纳食减少，舌红，苔黄，脉弦数。治疗首选

A. 清骨散
B. 天王补心丹
C. 丹栀逍遥散
D. 柴胡疏肝散
E. 黄连阿胶汤

127. 患者有腰部外伤史，现症见腰痛如刺，痛有定处，痛处拒按，昼轻夜重，俯仰不便，舌质暗紫，脉涩。治疗首选

A. 甘姜苓术汤
B. 四妙丸
C. 身痛逐瘀汤
D. 右归丸
E. 血府逐瘀汤

A3 型题

<table>
<tr><td>答题说明
　　以下提供若干个案例，每个案例下设若干道试题。请根据案例所提供的信息，在每一道试题下面的 A、B、C、D、E 五个备选答案中选择一个最佳答案，并在答题卡上将相应题号的相应字母所属的方框涂黑。</td></tr>
</table>

（128 ～ 130 题共用题干）

患者，男，近 2 年常出现咳嗽、咳痰症状，迁延数月，近日再次复发，现症见：咳嗽，咳声重浊，痰多色白而黏，胸满窒闷，纳呆，口黏不渴，舌苔白腻，脉滑。辅助检查：血常规：WBC $12×10^9$/L，N 82.7%。胸片：可见肺纹理增多、变粗、扭曲，呈条索状阴影，向肺野周围延伸，以两肺中下野明显。

128. 该病的中医治法为
　　A. 补肺健脾，止咳化痰
　　B. 燥湿和胃，降逆平喘
　　C. 温中散寒，健脾益气
　　D. 清热和胃，养阴润燥
　　E. 燥湿化痰，降气止咳

129. 治疗首选
　　A. 三拗汤合苍耳子散
　　B. 二陈汤合三子养亲汤
　　C. 清气化痰汤
　　D. 黛蛤散合泻白散
　　E. 异功散合玉屏风散

130. 该病最常见的并发症是
　　A. 肺癌
　　B. 肺心病
　　C. 支气管肺炎
　　D. 支气管扩张症
　　E. 阻塞性肺气肿

（131 ～ 133 题共用题干）

患者，女，30 岁。1 周来发热，出现尿频、尿急、尿痛，伴腰痛，既往体健。查体：体温 38.3℃，心肺检查未见异常，腹软，肝脾肋下未触及，双肾区有叩击痛。化验：尿蛋白（+），白细胞 30 ～ 50/HP，可见白细胞管型。

131. 对该患者最可能的诊断是
　　A. 急性肾小球肾炎
　　B. 急性尿道炎
　　C. 急性膀胱炎
　　D. 急性肾盂肾炎
　　E. 尿道综合征

132. 不宜作为首选治疗的药物是
　　A. 氧氟沙星
　　B. 头孢呋辛
　　C. 阿莫西林
　　D. 红霉素
　　E. 环丙沙星

133. 一般的用药疗程是
　　A. 3 天
　　B. 7 天
　　C. 14 天
　　D. 20 天
　　E. 30 天

（134 ～ 136 题共用题干）

患者，女，24 岁。进餐时突然倒地，意识丧失，四肢抽搐，双目上翻，牙关紧闭，口吐白沫，小便失禁，约 5 分钟后抽搐停止，神志清醒，自觉肢体酸痛。自幼有类似发病，自述发病前常有眩

晕、头昏、胸闷、乏力，舌质红，苔黄
腻，脉弦滑。头颅 CT、血液生化检查
均正常。

134. 其诊断是
   A. 癔病性抽搐
   B. 低血钙性抽搐
   C. 脑寄生虫病
   D. 癫痫大发作
   E. 昏厥性抽搐

135. 发作时首选中医方剂为

A. 黄连解毒汤合定痫丸
B. 五生丸合二陈汤
C. 龙胆泻肝汤合涤痰汤
D. 醒脾汤
E. 通窍活血汤

136. 发作时首选西药为
   A. 苯妥英钠
   B. 鲁米那
   C. 丙戊酸钠
   D. 扑痫酮
   E. 地西泮

B 型题

（137～138 题共用备选答案）
A. 射干麻黄汤
B. 定喘汤
C. 麻杏石甘汤
D. 小青龙加石膏汤
E. 三子养亲汤

137. 支气管哮喘寒包热哮证，治疗首选

138. 支气管哮喘热哮证，治疗首选

（139～140 题共用备选答案）
A. 80～100mL
B. 250～300mL
C. 400～500mL
D. 20～40mL
E. 50～70mL

139. 临床出现呕血症状，提示胃出血量是

140. 临床出现心慌、乏力等全身症状，提示胃肠道出血量达到

（141～142 题共用备选答案）

A. 清瘟败毒饮
B. 玉女煎合增液汤
C. 葶苈大枣泻肺汤合泻白散
D. 犀角地黄汤
E. 济生肾气丸

141. 治疗系统性红斑狼疮瘀热痹阻证，应首选

142. 治疗系统性红斑狼疮气营热盛证，应首选

（143～144 题共用备选答案）
A. 鲨肝醇
B. 糖皮质激素
C. 十一酸睾酮
D. 阿糖胞苷
E. 羟基脲

143. 治疗白细胞减少症可升高粒细胞的药物是

144. 治疗骨髓增生异常综合征与蒽环类抗生素联合化疗的药物是

（145～146题共用备选答案）

A.大脑皮质

B.内囊及基底节附近

C.丘脑

D.大脑中动脉

E.大脑后动脉

145.高血压脑出血最好发部位是

146.血栓性脑梗死最好发部位是

（147～148题共用备选答案）

A.四磨饮

B.五磨饮子

C.黄芪汤

D.黄芪建中汤

E.六磨汤

147.治疗气秘的首选方剂是

148.治疗气虚秘的首选方剂是

（149～150题共用备选答案）

A.神灵主义医学模式

B.自然哲学医学模式

C.机械论医学模式

D.生物医学模式

E.生物－心理－社会医学模式

149.中国传统医学中阴阳五行学说体现的医学模式是

150.认为心理、社会因素与疾病的发生、发展、转化有着密切的联系的医学模式是

中西医结合执业医师资格考试
最后成功四套胜卷（一）

（医学综合考试部分）

第四单元

考生姓名：＿＿＿＿＿＿＿

准考证号：＿＿＿＿＿＿＿

考　　点：＿＿＿＿＿＿＿

考　场　号：＿＿＿＿＿＿＿

A1 型题

答题说明

每一道试题下面有 A、B、C、D、E 五个备选答案，请从中选择一个最佳答案，并在答题卡上将相应题号的相应字母所属的方框涂黑。

1. 肿疡的基底根部称为
   A. 根脚
   B. 根盘
   C. 护场
   D. 结核
   E. 应指

2. 攻痛无常，胀痛抽掣，其属于
   A. 风痛
   B. 气痛
   C. 湿痛
   D. 痰痛
   E. 寒痛

3. 可治疗阳证疮疡肿疡期的油膏是
   A. 金黄膏
   B. 冲和散
   C. 回阳玉龙膏
   D. 黄芪六一散
   E. 回阳生肌散

4. 中度缺水，失水量占人体体重的比例是
   A. 2%～3%
   B. 2%～4%
   C. 4%～5%
   D. 4%～6%
   E. 6%～8%

5. 代谢性碱中毒可伴随的电解质异常是
   A. 血钠降低
   B. 血钾降低
   C. 血氯增高
   D. 血钙增高
   E. 血清磷增高

6. 针对输血后的细菌污染反应，应采取的措施为
   A. 血浆交换治疗
   B. 吸氧，使用速效洋地黄制剂及利尿剂
   C. 抗休克、抗感染，包括使用广谱抗生素、补液、利尿、降温、纠酸等
   D. 立即停止输血，半坐位，吸氧和利尿
   E. 停止输血，应用解热镇痛药

7. 治疗感染性休克热伤气阴证，应首选
   A. 保元汤合固阳汤
   B. 生脉饮加清热解毒之品
   C. 四逆汤加味
   D. 人参养荣汤
   E. 三甲复脉汤加减

8. 四肢手术缝线的拆除时间是
   A. 4～5 日
   B. 6～7 日
   C. 7～9 日
   D. 10～12 日
   E. 14 日

9. 世界卫生组织推荐中度癌性疼痛的治疗药物是
   A. 吗啡
   B. 芬太尼
   C. 可待因
   D. 扑热息痛
   E. 阿司匹林

10. 疔病的好发部位是
    A. 面部
    B. 头皮

C. 项背

D. 胁肋

E. 四肢

11. 治疗急性蜂窝织炎臀痈的首选方剂是

 A. 五神汤

 B. 普济消毒饮

 C. 牛蒡解肌汤

 D. 黄连解毒汤合仙方活命饮

 E. 龙胆泻肝汤

12. 干陷证的首选方剂是

 A. 五味消毒饮

 B. 清营汤

 C. 附子理中汤

 D. 托里消毒散

 E. 黄连解毒汤

13. 闭式胸膜腔引流的穿刺部位，气体一般选在

 A. 锁骨中线第 2 肋间

 B. 锁骨中线第 4 肋间

 C. 腋中线第 4 肋间

 D. 腋中线和腋后线之间的第 6～8 肋间

 E. 锁骨中线第 6 肋间

14. 毒蛇咬伤，蛇毒内陷证首选方为

 A. 膈下逐瘀汤

 B. 清营汤

 C. 柴胡疏肝散

 D. 龙胆泻肝汤合五味消毒饮

 E. 黄连解毒汤合五虎追风散

15. 甲亢气阴两虚证的治法为

 A. 清热泻火，宁心柔肝

 B. 补脾健胃，养血安神

 C. 疏肝理气，活血化瘀

 D. 清热泻火，化痰软坚

 E. 益气养阴，泻火化痰

16. 治疗原发性支气管肺癌脾虚痰湿证，首选的方剂是

 A. 百合固金汤

 B. 六君子汤合海藻玉壶汤

 C. 八珍汤

 D. 二陈汤

 E. 四君子汤合清燥救肺汤

17. 胃、十二指肠溃疡瘢痕性幽门梗阻脾胃虚寒证，应首选的方剂是

 A. 麦门冬汤

 B. 天台乌药散

 C. 丁香透膈散

 D. 大黄黄连泻心汤

 E. 小柴胡汤

18. 治疗门静脉高压症瘀血内结证，应首选的方剂是

 A. 少腹逐瘀汤

 B. 血府逐淤汤

 C. 膈下逐瘀汤

 D. 实脾饮

 E. 独参汤

19. 治疗肠梗阻水结湿阻型方选

 A. 复方大承气汤

 B. 小承气汤

 C. 增液承气汤

 D. 甘遂通结汤

 E. 麻子仁丸

20. 茵陈蒿汤合大柴胡汤治疗的胆囊炎证型是

 A. 肝胆蕴热证

 B. 肝胆湿热证

 C. 热毒内蕴证

 D. 血瘀痰凝证

 E. 肝胆脓毒证

21. 腹外疝在平卧、休息或用手向腹腔推送时可回纳腹腔内，首先考虑为
　　A. 易复性斜疝
　　B. 难复性斜疝
　　C. 嵌顿性斜疝
　　D. 绞窄性斜疝
　　E. 股疝

22. 治疗腹股沟管后壁发育尚健全的儿童和青年人较小的斜疝，宜选用的手术是
　　A. 疝高位结扎
　　B. 内环修补
　　C. 巴西尼法
　　D. 弗格森法
　　E. 麦克威法

23. 直肠癌早期的常见症状是
　　A. 便血
　　B. 腹痛
　　C. 腹泻
　　D. 排便习惯改变
　　E. 黏液便

24. 慢性湿疹的表现是
　　A. 好发于躯干，四肢近端，皮疹为椭圆形红斑，上覆较薄细碎鳞屑
　　B. 皮疹局限，边界清楚，皮疹肥厚粗糙，或呈苔藓样变，颜色褐红，阵发瘙痒
　　C. 皮疹为红色的斑丘疹，上覆多层银白色鳞屑，刮之有薄膜和露水珠样出血点
　　D. 好发于头皮部位，淡红色斑片有较厚糠秕状鳞屑，瘙痒，常伴脱发
　　E. 多发于儿童面部的白斑，上覆少量糠状鳞屑，界限不清

25. 治疗银屑病风热血燥证，应首选的方剂是
　　A. 凉血地黄汤

B. 当归饮子
C. 萆薢渗湿汤
D. 桃红四物汤
E. 清营汤

26. 一期梅毒的主要表现是
　　A. 硬下疳
　　B. 脊髓痨
　　C. 杨梅疮
　　D. 神经梅毒
　　E. 心血管梅毒

27. 发生感染时，下列最易形成炎症及脓肿的部位是
　　A. 大阴唇
　　B. 小阴唇
　　C. 前庭大腺
　　D. 阴道前庭
　　E. 处女膜

28. 雌激素的生理作用包括
　　A. 使增生期内膜转为分泌期内膜
　　B. 抑制子宫收缩
　　C. 协同 FSH 促进卵泡发育
　　D. 促进水钠排泄
　　E. 加快阴道上皮细胞脱落

29. 下列不属于胎盘的功能的是
　　A. 气体交换
　　B. 营养物质供应
　　C. 排出胎儿代谢产物
　　D. 生血
　　E. 合成

30. 身无病，每三个月一行经者，称
　　A. 居经
　　B. 暗经
　　C. 闭经
　　D. 激经

E. 并月

31. 月经规律的妇女，推算预产期常用的时间是
    A. 末次月经干净之日
    B. 末次月经开始之日
    C. 初觉胎动之日
    D. 房事之日
    E. 早孕反应开始之日

32. 枕前位分娩机制下，判定产程进展的重要标志是
    A. 衔接
    B. 下降
    C. 内旋转
    D. 俯屈
    E. 仰伸

33. 足月儿枕下前囟径平均值为
    A. 9.5cm
    B. 9.3cm
    C. 13.3cm
    D. 10.5cm
    E. 11.3cm

34. 正常情况下，产后血性恶露持续的时间是
    A. 4～6 周
    B. 6～8 周
    C. 3～4 日
    D. 7～10 日
    E. 2～3 周

35. 下列不是妇科常见情志致病因素的是
    A. 喜
    B. 怒
    C. 忧
    D. 惊
    E. 恐

36. 下列不是妇科的常用治法的是
    A. 滋肾补肾
    B. 疏肝养肝
    C. 健脾和胃
    D. 滋肺养心
    E. 清热解毒

37. 中医认为妊娠剧吐的主要发病机理是
    A. 脾胃虚弱，肝气偏旺
    B. 冲气上逆，胃失和降
    C. 肝失条达，气机郁滞
    D. 痰湿内停，阻郁脾阳
    E. 肝气郁结，胃气上逆

38. 产后出血发生在胎儿娩出后的
    A. 24 小时内
    B. 24 小时后
    C. 48 小时后
    D. 36 小时内
    E. 1 周内

39. 关于羊水栓塞的西医处理错误的是
    A. 给氧
    B. 抗过敏
    C. 抗休克
    D. 清宫
    E. 预防肾衰

40. 产后三病是指
    A. 呕吐、泄泻、盗汗
    B. 尿失禁、缺乳、大便难
    C. 血晕、发热、痉证
    D. 病痉、病郁冒、大便难
    E. 腹痛、恶露不下、发热

41. 治疗产褥中暑，暑入心营证，其中医治法是
    A. 清热凉血，益气生精
    B. 清营泻热，清心开窍

C. 清营解毒，散瘀泄热

D. 清热解毒，凉血化瘀

E. 滋阴清热，活血化瘀

42. 外阴硬化性苔藓脾肾阳虚证应首选

    A. 归肾丸合二至丸

    B. 人参养荣汤

    C. 右归丸

    D. 大补阴煎

    E. 黑逍遥散

43. 外阴阴道假丝酵母菌病的临床表现是

    A. 白带多，呈白色凝乳状

    B. 白带少，色黄质稠，阴痒

    C. 白带少，呈水状，干涩感

    D. 白带多，呈灰黄色稀薄泡沫状

    E. 白带多，呈灰白色稀薄，腥臭味

44. 下列各项，不属子宫颈炎症湿热下注证主要症状的是

    A. 伴少腹胀痛

    B. 阴部灼痛

    C. 带下量多、色黄

    D. 带下质稠有臭味

    E. 舌红，苔黄腻，脉滑数

45. 下列关于排卵性异常子宫出血子宫内膜的病理改变，描述错误的是

    A. 子宫内膜于经前呈分泌反应

    B. 分泌期的子宫内膜腺体呈现分泌反应不良

    C. 子宫内膜可见不典型增生

    D. 月经第 5 ～ 6 天，可以见到分泌反应的子宫内膜

    E. 月经第 5 ～ 6 天，可以见到混合型的子宫内膜

46. 若怀疑子宫内膜不规则脱落，诊断性刮宫的时间是

    A. 随时诊刮

    B. 月经干净后 5 ～ 7 天进行

    C. 经前期或月经来潮 6 小时内

    D. 月经第 14 天进行

    E. 月经第 5 天进行

47. 治疗经前期综合征肝郁气滞证，应首选的方剂是

    A. 逍遥散

    B. 柴胡疏肝散

    C. 启宫丸

    D. 一贯煎

    E. 调肝汤

48. 宫颈癌筛查的主要方法

    A. 宫颈刮片细胞学检查

    B. 阴道镜

    C. 宫腔镜

    D. 宫颈和宫颈管活组织检查

    E. 腹腔镜

49. 宫颈及部分宫体脱出阴道口，诊断为子宫脱垂，其分度为

    A. Ⅰ度轻型

    B. Ⅰ度重型

    C. Ⅱ度轻型

    D. Ⅱ度重型

    E. Ⅲ度

50. 内分泌性不孕的首选促排卵药是

    A. 尿促性素

    B. 卵泡刺激素

    C. 氯米芬

    D. 溴隐亭

    E. 促性腺激素释放激素

51. 治疗不孕症肝气郁结证，应首选的方剂是

    A. 开郁种玉汤

B. 六味地黄丸

C. 养精种玉汤

D. 少腹逐瘀汤

E. 右归丸

52. 行钳刮术终止妊娠，应在

　　A. 妊娠 10 ～ 14 周

　　B. 妊娠 9 ～ 12 周

　　C. 妊娠 8 ～ 10 周

　　D. 妊娠 14 ～ 20 周

　　E. 妊娠 20 ～ 24 周

53. 幼儿期的年龄段范围是

　　A. 出生后脐带结扎至生后满 28 日

　　B. 出生后 28 日至 1 周岁

　　C. 1 ～ 3 周岁

　　D. 3 ～ 7 周岁

　　E. 7 周岁至青春期来临

54. 正常 1 岁小儿，其胸围大小是

　　A. 32cm

　　B. 34cm

　　C. 42cm

　　D. 46cm

　　E. 48cm

55. 6 周岁小儿的标准体重、身高按现行公式
　　计算应为

　　A. 12kg，89cm

　　B. 14kg，105cm

　　C. 16kg，110cm

　　D. 18kg，115cm

　　E. 20kg，117cm

56. 小儿开始更换恒牙的年龄是

　　A. 2 ～ 3 岁

　　B. 4 ～ 5 岁

　　C. 6 ～ 7 岁

　　D. 8 ～ 9 岁

E. 10 岁

57. 下列各项，不属于婴儿辅食添加原则
　　的是

　　A. 从少到多

　　B. 由稀到稠

　　C. 由细到粗

　　D. 由一种到多种

　　E. 患病时添加新品种

58. 小儿出现咳嗽，鼻塞流清涕，咽腔不适，
　　舌淡红苔白，辨寒热时，其指纹为

　　A. 淡

　　B. 滞

　　C. 红

　　D. 紫

　　E. 沉

59. 小儿表实证的脉象是

　　A. 浮而无力

　　B. 沉而有力

　　C. 迟而有力

　　D. 迟而无力

　　E. 浮而有力

60. 小儿等渗性脱水，应首选的液体是

　　A. 1/5 张含钠液

　　B. 1/4 张含钠液

　　C. 1/3 张含钠液

　　D. 1/2 张含钠液

　　E. 2/3 张含钠液

61. 新生儿寒冷损伤综合征治疗基本原则

　　A. 活血

　　B. 益气

　　C. 复温

　　D. 消肿

　　E. 利湿

62. 小儿感冒夹惊的病位是
    A. 肺
    B. 脾
    C. 肾
    D. 肝
    E. 膈

63. 儿童危重哮喘治疗的一线药物为
    A. 静脉糖皮质激素
    B. 口服糖皮质激素
    C. 静脉使用丙球蛋白
    D. 口服转移因子
    E. 吸入 β 受体激动剂

64. 小儿反复呼吸道感染的发病机理不包括
    A. 禀赋不足，体质虚弱
    B. 喂养不当，调护失宜
    C. 用药不当，损伤正气
    D. 正虚邪伏，遇感乃发
    E. 瘀血痰浊内阻

65. 治疗病毒性心肌炎，可改善心肌代谢的药物是
    A. 辅酶 Q10、维生素 C
    B. 阿司匹林
    C. 泼尼松
    D. 地高辛、西地兰
    E. 青霉素

66. 病毒性脑炎痰蒙清窍证的首选方是
    A. 天麻钩藤饮
    B. 指迷茯苓丸合桃红四物汤
    C. 清瘟败毒饮
    D. 黄连温胆汤
    E. 涤痰汤

67. 男孩性早熟，是指几岁以前出现青春期特征
    A. 6

B. 7
C. 8
D. 9
E. 10

68. 下列各项，不属过敏性紫癜临床表现的是
    A. 皮肤出血点
    B. 关节肿痛
    C. 呕吐
    D. 血尿、蛋白尿
    E. 关节畸形

69. 下列除哪项外均是皮肤黏膜淋巴结综合征诊断的条件
    A. 颈淋巴结化脓性肿大
    B. 球结膜充血
    C. 唇红干燥、皲裂
    D. 杨梅舌
    E. 手足呈硬性水肿

70. 维生素 D 缺乏性佝偻病初期的治疗原则
    A. 健脾益肺，调和营卫
    B. 健脾养心，补益气血
    C. 健脾补肺，填精补髓
    D. 健脾助运，平肝息风
    E. 养血柔肝，和脾健运

71. 麻疹初起的皮疹特点是
    A. 玫瑰红色斑丘疹
    B. 鲜红色细小丘疹
    C. 淡红色细小丘疹
    D. 淡红色斑丘疹
    E. 深褐色斑丘疹

72. 小儿麻疹麻毒攻喉证的证候是
    A. 高热骤降，涕泪横流，两目红赤
    B. 高热不退，咳嗽气促，鼻扇痰鸣
    C. 热势起伏，目赤眵多，咳嗽加剧

D. 高热不退，烦躁谵妄，四肢抽搐

E. 身热不退，声音嘶哑，声如犬吠

73. 风疹与水痘初期均可选用的方剂是

A. 杏苏散

B. 桑杏汤

C. 银翘散

D. 桑菊饮

E. 普济消毒饮

74. 猩红热属于

A. 葡萄球菌感染

B. A 组乙型溶血性链球菌感染

C. 柯萨奇病毒感染

D. 白色念珠菌感染

E. 立克次体感染

75. 心脏骤停，颈动脉搏动消失，当存在室颤时可用

A. 碳酸氢钠

B. 阿托品

C. 钙剂

D. 葡萄糖

E. 利多卡因

76. 下列不属于脓毒性休克失代偿期表现的是

A. 面色青灰

B. 四肢厥冷

C. 神志清楚

D. 血压下降

E. 毛细血管再充盈时间 > 3 秒

77. 下列各项属于小儿慢性咳嗽痰热郁肺证临床特点的是

A. 咳嗽不爽，痰黄黏稠，口渴咽痛

B. 咳嗽重浊，痰多壅盛，色白而稀

C. 咳嗽痰多，色黄黏稠，大便干结

D. 干咳无痰，口渴咽干，喉痒声嘶

E. 咳嗽无力，痰白清稀，气短懒言

78. 下列不属于小儿急惊风四证的是

A. 惊

B. 风

C. 痰

D. 搐

E. 热

A2 型题

> **答题说明**
>
> 每道考题由两个以上相关因素组成或以一个简要病历形式出现，其下面有 A、B、C、D、E 五个备选答案，请从中选择一个最佳答案，并在答题卡上将相应题号的相应字母所属的方框涂黑。

79. 患者，男，20 岁。初起颜面部红肿热痛，肿势局限，可见一个脓头，3～5 日化脓，出脓即愈。应首先考虑的是

A. 疖

B. 痈

C. 急性淋巴管炎

D. 急性淋巴结炎

E. 痤疮

80. 初生儿脐腹部见皮肤鲜红，压之皮肤红色减退，放手又显，表面紧张光亮，摸之灼手，肿胀触痛，向外游走遍体；伴发热，舌红，苔黄，脉数。治疗首选

A. 萆薢渗湿汤

B. 五味消毒饮

C. 普济消毒饮

D. 黄连解毒汤

E.犀角地黄汤

81.患者双足不慎烫伤，可见大小不等水疱，基层苍白，疼痛迟钝，其烫伤深度为
A.Ⅰ度
B.浅Ⅱ度
C.深Ⅱ度
D.浅Ⅲ度
E.深Ⅲ度

82.面颊部肿块如蛋大，质软如绵，表面紫红，按之缩小，放手即复原，应首先考虑的诊断是
A.肉瘤
B.纤维瘤
C.神经纤维瘤
D.血管瘤
E.脂瘤

83.女性患者，23岁。产后23天，左乳房肿痛。伴发热恶寒，口干，舌红苔薄黄，脉浮数。查体：左乳外上象限可扪及一硬块，皮肤微红压痛。辨证为
A.痰瘀凝结证
B.肝胃郁热证
C.热毒炽盛证
D.气滞血瘀证
E.正虚毒恋证

84.患者患乳房纤维瘤，乳房肿块较大，重坠不适，圆形、光滑、边缘清楚、无粘连，极易推动，伴烦闷急躁，月经不调，舌质暗红，苔薄腻，脉弦滑。首选方剂是
A.柴胡疏肝散
B.丹栀逍遥散
C.二陈汤
D.逍遥散合桃红四物汤
E.逍遥散

85.单纯性甲状腺肿患者，症见颈部肿块皮宽质软，伴有神情呆滞，倦怠畏寒，行动迟缓，肢冷，性欲下降，舌质淡，脉沉细。其中医治法是
A.疏肝解郁，健脾益气
B.疏肝补肾，调摄冲任
C.疏肝解郁，软坚化痰
D.滋补肝肾，益气健脾
E.补气养血，疏肝补脾

86.患者乳房结块质地硬、表面不光滑，与周围组织粘连、界限不清、不易推动；溃烂后色紫暗，时流污水，臭气难闻；头晕耳鸣，肢体消瘦，五心烦热，面色苍白，夜寐不安；舌淡苔白，脉沉细，治疗首选
A.四逆散合开郁散
B.二仙汤
C.八珍汤
D.生脉饮
E.人参养荣汤

87.患者今晨突发腹痛，后固定于右下腹，1小时前加重，现腹痛剧烈，全腹压痛、反跳痛，腹皮挛急；高热不退，恶心纳差，便秘；舌红绛，苔黄厚，脉洪数。治疗首选
A.大黄牡丹汤合红藤煎剂
B.大黄牡丹汤合透脓散
C.白虎汤
D.大承气汤
E.托里消毒散

88.患者Ⅱ期内痔，便血鲜红，量多，便时肿物脱出，可自行还纳，肛门灼热，舌红苔黄腻，脉弦数。治疗应首选的方剂是
A.增液承气汤
B.知柏地黄丸

C. 龙胆泻肝汤

D. 五神汤

E. 脏连丸

89. 痔核脱出，肛门紧缩，坠胀疼痛，舌暗红苔白，脉涩，中医可辨证为
A. 湿热下注
B. 风伤肠络
C. 气滞血瘀
D. 脾虚气陷
E. 阴虚毒恋

90. 患者，男，32岁。阴囊潮红，睾丸肿痛2天，伴恶寒发热，头痛，口渴；舌红苔黄腻，脉滑数。其治法是
A. 清热利湿，解毒消肿
B. 疏肝解毒，活血散结
C. 疏肝解郁，清热消肿
D. 凉血解毒，活血散结
E. 扶正托毒，散结解毒

91. 患者，男，43岁。尿频、尿急、尿痛，腰膝酸软，头晕目眩，失眠多梦，五心烦热，排尿及大便时有白浊，尿道不适；舌红少苔，脉细数。首选方是
A. 八正散
B. 前列腺汤
C. 龙胆泻肝汤
D. 知柏地黄汤
E. 济生肾气丸

92. 患者，男，68岁。尿频不爽，排尿无力，尿线变细，滴沥不畅，偶见血尿，伴倦怠无力，气短懒言，食欲不振，面色无华，气坠脱肛，舌淡，苔白，脉细弱。直肠指检：直肠前壁触及增生的前列腺。其中医证型是
A. 湿热下注证
B. 气滞血瘀证

C. 脾肾气虚证

D. 肾阳衰微证

E. 肾阴亏虚证

93. 患者腰部带状排列簇集状皮疹，潮红，疱壁紧张，灼热刺痛，伴口苦咽干，烦躁易怒，大便干，小便黄，舌质红，苔黄腻，脉滑数。治疗应首选的方剂是
A. 柴胡疏肝散
B. 银翘散
C. 龙胆泻肝汤
D. 除湿胃苓汤
E. 黄连解毒汤

94. 患者皮肤突然发现多个白色风团，遇风寒加重，得暖则减，恶寒怕冷，口不渴；舌质淡红，苔薄白，脉浮紧，治疗首选
A. 柴胡疏肝散
B. 消风散合四物汤
C. 麻黄桂枝各半汤
D. 当归饮子
E. 防风通圣散

95. 患者，男，32岁。阴茎龟头出现暗红褐色疣状赘生物，菜花状增生突起，表面湿润，根部有蒂，易出血，醋酸白试验阳性。诊断为
A. 软下疳
B. 梅毒
C. 尖锐湿疣
D. 淋病
E. 生殖器疱疹

96. 产后高热，恶露不畅，有臭气，小腹痛剧，便秘，舌红，苔黄而干，脉数有力。最佳选方是
A. 解毒活血汤合生化汤
B. 荆防败毒饮
C. 五味消毒饮合失笑散

D. 清营汤

E. 清瘟败毒饮

97. 患者外阴一侧结块肿胀，隐痛缠绵，皮色不变，经久不消；舌质胖，苔薄，脉细缓。治疗首选

A. 龙胆泻肝汤

B. 止带方

C. 内补丸

D. 阳和汤

E. 完带汤

98. 患者，女，28 岁，已婚。孕 32 周，因剧烈腹痛伴发热，呕吐半日就诊。B 超提示：子宫如孕 32 周，宫底有一 7cm×6cm×4cm 的肌瘤。查血象示 WBC $14.4×10^9$/L。该孕妇最可能继发的子宫肌瘤变性是

A. 玻璃样变

B. 囊性变

C. 脂肪样变

D. 红色样变

E. 肉瘤样变

99. 患者产后血性恶露 4 周未止，量时多时少，色紫暗，夹血块，小腹疼痛拒按，舌紫暗，边尖有瘀斑、瘀点，脉沉涩。其中医证型是

A. 血瘀证

B. 气滞证

C. 气虚证

D. 血虚证

E. 血寒证

100. 患者，女，24 岁，已婚。孕 39 周，阵发性下腹痛约 10 小时，伴阴道少许出血，肛门坠胀，有排便感。检查：宫口已开大达 9cm。其目前所处的产程阶段是

A. 分娩先兆

B. 先兆早产

C. 已临产，第一产程

D. 已临产，第二产程

E. 已临产，第三产程

101. 患者，女，31 岁，已婚。停经 49 天，阴道少量出血，色鲜红，心烦不安，口苦，咽干，小便短赤，大便秘结，舌质红，苔黄，脉滑数。盆腔 B 超提示：宫内早孕，单活胎，治法为

A. 清热凉血，固冲安胎

B. 补肾健脾，益气安胎

C. 补气养血，固肾安胎

D. 凉血化瘀，补肾安胎

E. 凉血活血，补肾安胎

102. 患者，女，32 岁，已婚。现停经 45 天，尿妊娠试验阳性。2 小时前因与爱人吵架出现左下腹撕裂样剧痛，伴肛门坠胀，面色苍白。查体：血压 80/50mmHg（107/67KPa），左下腹压痛、反跳痛明显，有移动性浊音，阴道有少量出血。应首先考虑的是

A. 小产

B. 堕胎

C. 胎动不安

D. 异位妊娠

E. 妊娠腹痛

103. 患者 25 岁，妊娠 30 周，先由脚肿，渐及于腿，皮色不变，随按随起，头晕胀痛，胸闷胁胀，脘胀纳少；苔薄腻，脉弦滑。血压 160/100mmHg，尿蛋白（＋）。首选方剂为

A. 白术散合五苓散

B. 羚角钩藤汤

C. 半夏白术天麻汤

D. 杞菊地黄丸

E. 天仙藤散

104. 患者，女，29 岁。妊娠 31 周，近 1 周时常发生无诱因，无痛性的反复阴道出血，应首先考虑为
A. 先兆流产
B. 前置胎盘
C. 胎盘早剥
D. 早产
E. 胎膜早破

105. 患者，女，28 岁。G2P0，有流产史，现孕 24 周，化验提示母儿 ABO 血型不合，孕后腹胀纳差，皮肤瘙痒，带下量多，色黄质稠，小便黄，大便不爽；舌质红，苔黄腻，脉弦滑。治疗首选
A. 茵陈二黄汤
B. 黄连解毒汤
C. 二丹茜草汤
D. 知柏地黄汤
E. 茵陈附子汤

106. 患者，女，32 岁。糖尿病史，现孕 20 周，烦渴多饮，口干舌燥，尿频量多；舌边尖红，苔薄黄，脉滑数，治疗首选
A. 消渴方
B. 玉女煎
C. 六味地黄丸
D. 生地黄饮子
E. 金匮肾气丸

107. 产后缺乳，乳汁浓稠，乳房胀硬疼痛，情志抑郁，食欲不振；舌质暗红，苔微黄，脉弦，选方
A. 下乳涌泉散
B. 漏芦散
C. 通乳丹
D. 生化汤
E. 苍附导痰丸

108. 患者产后 1 月余，尿频伴夜尿多 1 周，腰膝酸软，头晕耳鸣，无尿痛，面色晦暗，舌淡，苔白滑，脉沉细无力。其中医证型是
A. 肺脾气虚证
B. 气血瘀滞证
C. 气虚下陷证
D. 肝气郁结证
E. 肾气亏虚证

109. 经血非时暴下不止，色淡质稀，神倦懒言，面色㿠白，不思饮食；舌淡胖，边有齿痕，苔薄白，脉缓无力，治当首选
A. 左归丸
B. 逐瘀止血汤
C. 固本止崩汤
D. 保阴煎
E. 右归丸

110. 患者，女，34 岁。月经周期 20 天一行，量少，色淡暗，腰膝酸软，头晕耳鸣，夜尿频多，舌质淡暗，苔薄白，脉沉细。曾 2 次在发现怀孕不足 40 天时流产。现测基础体温双相型。其病证结合诊断是
A. 排卵性月经过多，肾气不固证
B. 排卵期出血，肾气不固证
C. 黄体功能不足，肾气虚证
D. 黄体功能不足，脾气虚弱证
E. 无排卵性异常子宫出血，肾虚证

111. 患者平素月经周期 28 天，经期 9 天，量较少，色红质稠，口干咽燥，潮热盗汗，舌红，少苔，脉细数。治疗首选
A. 举元煎
B. 安冲汤
C. 两地汤合二至丸
D. 固经丸
E. 失笑散

112. 患者，女，24岁，已婚。闭经7个月，查尿妊娠试验（－），形体肥胖，胸胁满闷，呕恶痰多，面浮足肿，舌淡苔白腻，脉沉滑。治疗首选
    A. 涤痰汤
    B. 丹溪治湿痰方
    C. 启宫丸
    D. 温经汤
    E. 人参养荣汤

113. 足月女婴，25天。出生后2周出现身黄，目黄，其色晦暗，持续不退，精神倦怠，四肢欠温，不欲吮乳，大便溏薄，小便短少，舌质偏淡，舌苔白腻。治疗应首先考虑的方剂
    A. 茵陈理中汤
    B. 茵陈蒿汤
    C. 血府逐瘀汤
    D. 茵陈四苓汤
    E. 茵陈四逆汤

114. 小儿咳嗽而喘，呼吸困难，气急鼻扇，夜间痰鸣加重，泛吐痰涎，舌红苔黄腻，脉象弦滑。听诊双肺底固定中湿啰音。其辨证为
    A. 风热闭肺证
    B. 风寒闭肺证
    C. 阴虚肺热证
    D. 痰热闭肺证
    E. 毒热闭肺证

115. 患儿，7岁。近日气喘发作，喉间哮鸣，咳痰清稀色白，呈黏沫状，形寒无汗，鼻流清涕，面色晦滞带青，四肢不温，口不渴，舌淡红，舌苔薄白，脉象浮滑。治疗首选
    A. 玉屏风散合郁气丸
    B. 大青龙汤合定喘丸
    C. 麻杏石甘汤合苏葶丸

    D. 射干麻黄汤合二陈汤
    E. 小青龙汤合三子养亲汤

116. 患儿，男，6岁。1周前患感冒，现低热绵延，鼻塞流涕，咽红肿痛，咳嗽有痰，肌痛肢楚，头晕乏力，心悸气短，胸闷胸痛，舌质红，舌苔薄，脉数。检查：CK–MB升高。超声心动图示：心脏扩大。治疗首选
    A. 银翘散
    B. 葱豉汤
    C. 桑菊饮
    D. 杏苏散
    E. 清营汤

117. 患儿，6个月。因病长期使用广谱抗生素。症见：满口白屑，状如雪花，不易擦去。应首先考虑的是
    A. 乳垢
    B. 口糜
    C. 疳积
    D. 奶麻
    E. 鹅口疮

118. 患儿，男，9岁。2周前皮肤疮毒感染，现面目浮肿，尿黄，有血尿，皮肤仍有脓疮，烦热口渴，头身困重，舌红，苔黄腻，脉滑数。检查：尿蛋白（++），血清ASO滴度升高，总补体及C_3下降，持续高血压。治疗应首选的方剂是
    A. 麻黄连翘赤小豆汤合五苓散
    B. 清瘟败毒饮
    C. 越婢汤
    D. 五味消毒饮合小蓟饮子
    E. 防己黄芪汤

119. 患儿，男，10岁。经常挤眉弄眼，摇头扭腰，肢体抽动，咽干清嗓，形体偏瘦，性情急躁，两颧潮红，五心烦热，

睡眠不安，大便偏干，舌质红，苔少，脉细数无力。其中医治法是

A. 清泻肝火，息风镇惊

B. 泻火涤痰，清心安神

C. 益气健脾，平肝息风

D. 滋水涵木，柔肝息风

E. 清肝泻火，镇惊安神

120. 患儿，男，9 岁。平素多动多语，烦躁不宁，冲动任性，难以制约，兴趣多变，注意力不集中，胸中烦热，烦闷不眠，纳少口苦，便秘尿赤，舌红，苔黄腻，脉滑数。治疗首选

A. 补中益气汤

B. 当归补血汤

C. 葛根黄芩黄连汤

D. 清肝化痰丸

E. 黄连温胆汤

121. 风湿热患儿，发热恶风，汗出不解，口渴欲饮，关节肿痛，局部灼热，皮肤红斑，小便黄赤，大便秘结，舌质红，苔黄厚腻，脉滑数。治疗首选

A. 宣痹汤

B. 蠲痹汤合独活寄生汤

C. 大秦艽汤

D. 补阳还五汤

E. 真武汤合金匮肾气丸

122. 患儿，女，2 岁。平素易反复感冒，多汗夜惊，烦躁不安，发稀枕秃，囟门未闭，形体虚胖，肌肉松软，纳呆，大便不实，舌质淡红，苔薄白，指纹偏淡，治疗应首选

A. 玉屏风散

B. 右归丸

C. 人参五味子汤

D. 补肾地黄丸

E. 四君子汤合黄芪桂枝五物汤

123. 患儿，5 岁。近 3 日来脘腹胀痛，疼痛拒按，不思乳食，嗳腐吞酸，时有呕吐，吐物酸馊，腹痛欲泻，泻后痛减，矢气频作，粪便秽臭，夜卧不安，舌淡红，苔厚腻，脉沉滑。治疗应首选的方剂是

A. 养脏散

B. 六君子汤

C. 香砂平胃散

D. 小建中汤合理中丸

E. 少腹逐瘀汤合保和丸

124. 患儿不思进食，食少饮多，皮肤失润，大便偏干，小便短黄，手足心热，舌红少津，苔少，脉细数。治疗应首选的方剂是

A. 不换金正气散

B. 保和丸

C. 异功散

D. 养胃增液汤

E. 平胃散

125. 患者，男，7 岁。面色萎黄，形体消瘦，神疲肢倦，不思乳食，食则饱胀，腹满喜按，大便稀溏酸腥，夹有不消化食物残渣，舌质淡，苔白腻，脉细滑。首选

A. 健脾丸

B. 保和丸

C. 异功散

D. 养胃增液汤

E. 平胃散

126. 患儿，6 岁。大便干结，排便困难，脘腹胀满，不思饮食，手足心热，睡眠不安，小便短黄，舌红苔黄厚，脉沉有力。选方最宜

A. 麻子仁丸

B. 枳实导滞丸

C. 六磨汤

D.黄芪汤合润肠丸

E.保和丸

127.患儿，10岁。昨日晨起尿色突然鲜红，伴发热，口渴喜饮，遍身酸痛，少腹胀痛，舌红苔黄腻，脉滑数。其中医证型为

A.风热伤络

B.下焦湿热

C.脾不摄血

D.脾肾两虚

E.阴虚火旺

128.患儿，因打雷暴受惊恐后突然抽搐，惊惕不安，神志不清，四肢厥冷，大便色青，苔薄白，脉乱不齐。其证型为

A.邪陷心肝证

B.感受风邪证

C.暴受惊恐证

D.气营两燔证

E.湿热疫毒证

129.患儿，6岁。寐后汗多，自汗亦汗出较多，精神萎靡，伴低热、口干、手足心灼热，口唇淡红，舌淡苔少，脉细数。选方最宜

A.黄芪桂枝五物汤

B.泻黄散

C.生脉散

D.补中益气丸

E.玉屏风散合牡蛎散

A3 型题

答题说明

　　以下提供若干个案例，每个案例下设若干道试题。请根据案例所提供的信息，在每一道试题下面的 A、B、C、D、E 五个备选答案中选择一个最佳答案，并在答题卡上将相应题号的相应字母所属的方框涂黑。

（130～132 题共用题干）

患者，男，30岁。腹痛2天，遇冷加重，得热稍减，腹部胀满，恶心呕吐，吐出物为胃内容物，无排气排便；脘腹怕冷，四肢畏寒；舌质淡红，苔薄白，脉弦紧。查体：腹部膨隆，压痛，偶见肠型。立位腹部平片示：小肠扩张积气，有大小不等的阶梯状气液平面。

130.其辨证为

A.急性阑尾炎，气滞血瘀证

B.肠梗阻，水结湿阻证

C.急性胆囊炎，气滞血瘀证

D.肠梗阻，肠腑寒凝证

E.急性胆囊炎，肠腑寒凝证

131.中医治疗首选

A.桃核承气汤

B.温脾汤

C.复方大承气汤

D.甘遂通结汤

E.实脾散

132.下列不宜选用的西医治疗方法是

A.禁食与胃肠减压

B.纠正水、电解质和酸碱平衡紊乱

C.灌肠疗法

D.颠簸疗法

E.三腔管压迫止血

（133～135 题共用题干）

患者，女，25岁。月经稀发，量少，色

淡，质稀，渐至经闭，体毛增多，呈男性分布，颈后黑棘皮症。婚久不孕，头晕耳鸣，腰膝酸软，形寒肢冷，小便清长，大便不实，性欲淡漠，形体肥胖，多毛，舌淡，苔白，脉沉无力。

133. 患者所患最可能为
    A. 闭经
    B. 多囊卵巢综合征
    C. 子宫肌瘤
    D. 垂体微腺瘤
    E. 子宫内膜异位症

134. 中医治疗首选
    A. 肾气丸
    B. 苍附导痰丸
    C. 右归丸
    D. 滋水清肝饮
    E. 复元活血汤

135. 治疗该病不可用
    A. 复方醋酸环丙孕酮
    B. 黄体酮
    C. 螺内酯
    D. 二甲双胍
    E. 胰岛素

（136～138题共用题干）

患儿，男，4岁。突发高热，呼吸急促，四肢抽搐，颈项强直，角弓反张。现症见：高热，神志昏迷，谵妄烦躁，腹痛拒按，呕吐，大便黏腻。查体：T 39℃，咽红，扁桃体Ⅱ度肿大，心肺听诊正常。舌红，苔黄腻，脉滑数。

136. 最可能的诊断是
    A. 急惊风湿热疫毒证
    B. 急惊风邪陷心肝证
    C. 急惊风暴受惊恐证
    D. 癫痫脾虚痰盛证
    E. 癫痫脾肾两虚证

137. 西医急救首选药物是
    A. 地西泮
    B. 苯巴比妥
    C. 苯妥英钠
    D. 利多卡因
    E. 糖皮质激素

138. 首选方剂是
    A. 羚角钩藤汤
    B. 黄连解毒汤
    C. 清瘟败毒饮
    D. 琥珀抱龙丸
    E. 龙胆泻肝汤

B 型题

答题说明

　　两道试题共用A、B、C、D、E五个备选答案，备选答案在上，题干在下。每题请从中选择一个最佳答案，并在答题卡上将相应题号的相应字母所属的方框涂黑。每个备选答案可能被选择一次、两次或不被选择。

（139～140题共用备选答案）
    A. 吸入麻醉
    B. 蛛网膜下腔麻醉
    C. 全身麻醉
    D. 表面麻醉
    E. 针刺麻醉

139. 属于局部麻醉的是
140. 属于椎管内麻醉的是

（141～142题共用备选答案）

A. 温阳通脉，祛寒化湿

B. 活血化瘀，通络止痛

C. 清热凉血，疏通经络

D. 温经散寒，活血化瘀

E. 补肾健脾，益气养血

141. 血栓闭塞性脉管炎寒湿证的中医治法是

142. 动脉硬化性闭塞症寒凝血脉证的中医治法是

（143～144题共用备选答案）

A. 先兆流产

B. 难免流产

C. 不全流产

D. 完全流产

E. 稽留流产

143. 中医称之为胎漏者，相当于西医学中的

144. 中医的胎死不下者，相当于西医学中的

（145～146题共用备选答案）

A. 膈下逐瘀汤

B. 少腹逐瘀汤

C. 清热调血汤

D. 血府逐瘀汤

E. 桃红四物汤

145. 患者，女，17岁。经前小腹胀痛，拒按，经血量少，经行不畅，色紫暗有块，块下痛减，经前胸胁乳房胀满；舌紫暗，边有瘀点，脉弦。治疗首选

146. 患者，女，30岁。结婚2年未孕，月经规律，经期小腹胀痛，量少色暗，有血块，胸闷乳胀，舌暗，边尖有瘀点，脉涩。妇科检查：后穹隆可触及触痛性结节。治疗应首选的方剂是

（147～148题共用备选答案）

A. 肺、脾

B. 肺、胃

C. 脾、胃

D. 心、脾

E. 肝、脾

147. 猩红热的病位在

148. 痄证的病位在

（149～150题共用备选答案）

A. 大量蛋白尿，低白蛋白血症，高胆固醇血症，明显浮肿

B. 血尿，水肿，高血压，程度不等的肾功能损害

C. 血尿，低白蛋白血症

D. 高血压，大量蛋白尿

E. 高血压，低白蛋白血症

149. 急性肾炎的临床特征是

150. 肾病综合征的临床特征是

中西医结合执业医师资格考试
最后成功四套胜卷（二）

（医学综合考试部分）

第一单元

A1 型题

答题说明

每一道试题下面有 A、B、C、D、E 五个备选答案，请从中选择一个最佳答案，并在答题卡上将相应题号的相应字母所属的方框涂黑。

---

1. 提出"阳常有余，阴常不足"观点的医家是
   A. 朱丹溪
   B. 刘完素
   C. 张从正
   D. 张元素
   E. 李时珍

2. 感冒的治疗，可分别采用辛温解表或辛凉解表，此属于
   A. 辨病论治
   B. 因人制宜
   C. 同病异治
   D. 异病同治
   E. 对症论治

3.《内经》所谓"阴阳之征兆"是指
   A. 寒热
   B. 上下
   C. 水火
   D. 左右
   E. 动静

4. "重阴必阳，重阳必阴"说明了阴阳之间的哪种关系
   A. 相互交感
   B. 对立制约
   C. 互根互用
   D. 消长平衡
   E. 相互转化

5. "壮水之主，以制阳光"的治法，最适于治疗的是
   A. 阴盛则寒之证
   B. 阴虚则热之证
   C. 阴盛伤阳之证
   D. 阴损及阳之证
   E. 阳损及阴之证

6. 土不足时，木乘土虚而克之，属于
   A. 母病及子
   B. 子病犯母
   C. 相生
   D. 相乘
   E. 相侮

7. 下列选项中，根据五行相克规律确立的治法是
   A. 滋水涵木法
   B. 培土生金法
   C. 泻南补北法
   D. 金水相生法
   E. 益火补土法

8. 藏象学说认为，人体的中心为
   A. 五脏
   B. 六腑
   C. 奇恒之腑
   D. 心
   E. 脑

9. 五脏六腑的病理特点及治疗原则是
   A. 脏病多虚，五脏宜补
   B. 脏病多实，五脏宜泻
   C. 腑病多虚，六腑宜泻
   D. 腑病多实，六腑宜补
   E. 脏病多实，五脏宜补

10. 肺主通调水道的功能主要依赖于
   A. 肺主一身之气
   B. 肺主呼吸
   C. 肺输精于皮毛
   D. 肺朝百脉
   E. 肺主宣发和肃降

11. 肾中精气的主要生理功能是
   A. 促进机体的生长发育
   B. 促进生殖机能的成熟
   C. 主生长发育和生殖
   D. 化生血液的物质基础
   E. 人体生命活动的根本

12. 肝藏血与脾统血的共同生理功能是
   A. 贮藏血液
   B. 调节血量
   C. 净化血液
   D. 防止出血
   E. 化生血液

13. 目的视觉功能主要取决于
   A. 肾中精气的充盈
   B. 肝血的充足
   C. 脾气的健运
   D. 肾阳的蒸化
   E. 肾阴的滋养

14. 胆汁的分泌和排泄主要取决于
   A. 胆贮藏胆汁
   B. 胆排泄胆汁
   C. 脾运化水谷
   D. 肝疏泄气机
   E. 胆主决断

15. 既属于"五体"又属于"奇恒之腑"的是
   A. 脑
   B. 骨

   C. 髓
   D. 胆
   E. 胞宫

16. 下列各项，具有化神作用的是
   A. 脉
   B. 气
   C. 血
   D. 津
   E. 液

17. 与宗气密切相关的脏腑是
   A. 心、肺
   B. 心、肝
   C. 肺、脾
   D. 肝、肺
   E. 脾、肾

18. 水火之宅是指
   A. 脾
   B. 胃
   C. 命门
   D. 肝
   E. 肺

19. 《素问·移精变气论》曰："得神者昌，失神者亡"反映人体之神
   A. 可以调节脏腑的生理机能
   B. 可以调节水液代谢
   C. 可以促进气血生成
   D. 可以主宰人体的生命活动
   E. 是各个脏腑的机能活动协调的结果

20. 十二经别的分布特点，根据其先后顺序，可以概括为
   A. 离、出、入、合
   B. 离、合、出、入
   C. 离、入、出、合
   D. 出、入、离、合

E. 入、出、离、合

21. 不同的体质类型有其潜在的、相对稳定的倾向性，称为
　　A. 质势
　　B. 从化
　　C. 病势
　　D. 趋向性
　　E. 可测性

22. 风邪的性质和致病特点是
　　A. 风为阳邪，其性炎热
　　B. 风为阳邪，其性开泄
　　C. 风为阳邪，伤津耗气
　　D. 风为阳邪，易生风动血
　　E. 风为阳邪，其性炎上

23. 《素问·生气通天论》说"味过于甘"则
　　A. 肝气以津，脾气乃色
　　B. 大骨气劳，短肌，心气抑
　　C. 脾气不濡，胃气乃厚
　　D. 心气喘满，色黑，肾气不衡
　　E. 筋脉沮弛，精神乃央

24. 《素问·生气通天论说》:"冬伤于寒，春必温病。"此说的发病类型是属于
　　A. 感邪即发
　　B. 徐发
　　C. 伏而后发
　　D. 复发
　　E. 继发

25. 重病后期，邪已祛除，但正气耗伤，有待恢复的转归称为
　　A. 正虚邪恋
　　B. 邪胜正复
　　C. 正胜邪退
　　D. 邪正相持
　　E. 邪去正虚

26. 以下可以解释"薄厥"病机的是
　　A. 气滞
　　B. 气逆
　　C. 气虚
　　D. 气脱
　　E. 气陷

27. 形成寒从中生的原因，主要是
　　A. 心肝肾阳虚，温煦气化无力
　　B. 肺脾肾阳虚，温煦气化失常
　　C. 心脾肾阳虚，温煦气化失司
　　D. 心肺肾阳虚，温煦气化失职
　　E. 肺胃肾阳虚，温煦腐熟无力

28. 病人正虚邪实而正气不耐攻伐，此时应采取的治则是
　　A. 扶正
　　B. 祛邪
　　C. 祛邪扶正兼用
　　D. 先祛邪后扶正
　　E. 先扶正后祛邪

29. 概括虚损病证表现虚候，用补益方药治疗的是
　　A. 以通治通
　　B. 以补开塞
　　C. 实者泻之
　　D. 虚则补之
　　E. 虚虚实实

30. 养生的方法不包括
　　A. 适应自然，避其邪气
　　B. 节制情欲，保养肾精
　　C. 饮食有节，谨合五味
　　D. 劳逸结合，不可过劳
　　E. 合于术数，适当调补

31. 下列除哪项外，均有脉率快的特点
　　A. 数

B. 促

C. 滑

D. 疾

E. 动

32. 表现为似喘而不抬肩，气急而无痰声者，称为

   A. 喘证

   B. 哮证

   C. 嗳气

   D. 短气

   E. 少气

33. 下列哪项不会出现口渴多饮

   A. 里实热证

   B. 消渴病

   C. 阴虚证

   D. 外感温病初期

   E. 湿热证

34. 下列哪项不是阴水的临床表现

   A. 水肿先从下肢肿起

   B. 按之凹陷难复

   C. 兼腰酸肢冷

   D. 水肿皮薄光亮

   E. 起病缓，病程长

35. 咳声如犬吠样，可见于

   A. 百日咳

   B. 白喉

   C. 感冒

   D. 肺痨

   F. 肺痿

36. 下列各项属于心阴虚与心血虚共同表现的是

   A. 心悸失眠

   B. 心烦健忘

   C. 乏力自汗

D. 潮热盗汗

E. 脉象细数

37. 属于寒滞胃肠证临床表现的是

   A. 胃脘冷痛，痛势暴急

   B. 胃脘隐痛，饥不欲食

   C. 胃脘胀闷，嗳腐吞酸

   D. 胃脘灼痛，吞酸嘈杂

   E. 胃脘胀痛，走窜不定

38. 不属于气不固证典型表现的是

   A. 气短自汗

   B. 全身瘫软

   C. 小便失禁

   D. 月经淋漓

   E. 遗精滑精

39. 风中经络证常可见

   A. 汗出、恶风、脉浮缓

   B. 咳嗽、咽痛、鼻塞流涕

   C. 皮肤瘙痒、丘疹

   D. 肌肤麻木、口眼㖞斜

   E. 肢体关节游走疼痛

40. 寒证与热证的相互转化，关键因素是

   A. 邪气的性质

   B. 邪气的进退

   C. 邪正的对比

   D. 阴液的盈亏

   E. 阳气的盛衰

41. 下列不是亡阴证证候特点的是

   A. 热汗如油

   B. 肌热烦渴

   C. 四肢厥冷

   D. 唇舌干燥

   E. 脉数疾无力

42. 阵发性腹痛，按之有条索状包块转移不

定者，最宜诊断为

A. 肠痈

B. 食积

C. 癥瘕

D. 虫积

E. 疝气

43. 沉涩脉主病常为

A. 寒凝血瘀

B. 脾肾阳虚

C. 水饮内结

D. 血虚肝郁

E. 肝郁气滞

44. 以下真脏脉的别称，叙述有误的是

A. 怪脉

B. 斜飞脉

C. 败脉

D. 死脉

E. 绝脉

45. 弱脉的脉象特征为

A. 沉细无力而软

B. 脉细如线，应指明显

C. 脉来绷急，状如转索

D. 浮细无力而软

E. 来盛去衰，充实有力

46. 大便时干时稀，多属于

A. 肠燥津枯

B. 胃肠湿热

C. 脾虚气陷

D. 脾肾阳虚

E. 肝脾不调

47. 饥不欲食，兼脘痞，胃中嘈杂灼热者，其病机是

A. 胃强脾弱

B. 胃火炽盛

C. 湿邪困脾

D. 胃阴不足

E. 痰饮内停

48. 病人头痛眩晕，面色苍白，属于

A. 肾虚头痛

B. 风湿头痛

C. 风寒头痛

D. 气虚头痛

E. 血虚头痛

49. 手足心汗出的病机不包括

A. 阳明燥热内结

B. 阴经郁热熏蒸

C. 阴虚不能制阳

D. 阳气内郁不畅

E. 下焦湿热郁蒸

50. 属于阳明潮热发热特点的是

A. 气候炎热时长期发热

B. 长期微热，烦劳则甚

C. 热势较低，午后或夜间发生

D. 身热不扬，午后热甚

E. 热势较高，日晡为甚

51. 口气臭秽难闻，牙龈腐烂者，属于

A. 乳蛾

B. 口疮

C. 肿疡

D. 牙宣

E. 牙疳

52. 淡白舌，黄腻苔的临床意义是

A. 阴虚火旺，复感寒湿

B. 脾胃虚寒，复感湿热

C. 秽浊时邪，热毒相结

D. 内热暴起，津液暴伤

E. 湿热内蕴，食积化腐

53. 舌短缩色青紫而湿润者多属于
    A. 痰湿内阻
    B. 寒凝筋脉
    C. 热盛津伤
    D. 脾虚不运
    E. 气血俱虚

54. 小腿皮肤突然鲜红成片，边缘清楚，灼热肿胀者，称为
    A. 抱头火丹
    B. 流火
    C. 坏疽
    D. 赤游丹
    E. 红丝疔

55. 齿龈出血不痛不红者属于
    A. 肾火伤络
    B. 心火上炎
    C. 外感疫毒
    D. 胃热伤络
    E. 肝胆热盛

56. 小儿发结如穗，枯黄稀疏属于
    A. 疳积病
    B. 劳神伤血
    C. 血热化燥
    D. 肾精亏损
    E. 血虚生风

57. 治疗筋脉拘急疼痛的药物多具有
    A. 苦味
    B. 咸味
    C. 辛味
    D. 甘味
    E. 酸味

58. 药物炮制转变其升降浮沉的性能正确的是
    A. 醋炒则收

B. 姜炒则收
    C. 蜜制上行
    D. 酒制则降
    E. 盐炒上行

59. 麻黄配桂枝，能增强发汗解表、祛风散寒的作用，属于哪种配伍关系
    A. 相使
    B. 相恶
    C. 相杀
    D. 相须
    E. 相畏

60. 下列哪项不属于"十八反"配伍的是
    A. 甘草配海藻
    B. 乌头配贝母
    C. 甘草配半夏
    D. 乌头配瓜蒌
    E. 藜芦配丹参

61. 堪称解表散风通用，无论风寒、风热均可用的药组是
    A. 桂枝与麻黄
    B. 金银花与连翘
    C. 紫苏叶与生姜
    D. 藁本与白芷
    E. 荆芥与防风

62. 既能发汗解肌，又能温经通脉、助阳化气的药物是
    A. 桂枝
    B. 细辛
    C. 防风
    D. 紫苏叶
    E. 羌活

63. 善治颈项强痛及热泻热痢的药物是
    A. 柴胡
    B. 荆芥

C. 葛根

D. 白芷

E. 薄荷

64. 治疗痈肿疮毒，伴大便秘结者，应首选

A. 蔓荆子

B. 薄荷

C. 牛蒡子

D. 菊花

E. 蝉蜕

65. 下列既治风寒头痛，风湿痹痛，又能治疗肺寒痰饮咳喘的药物是

A. 麻黄

B. 藿香

C. 薄荷

D. 荆芥

E. 细辛

66. 下列不属于夏枯草的主治病证的是

A. 目赤肿痛

B. 头痛眩晕

C. 乳痈肿痛

D. 湿热黄疸

E. 瘰疬，瘿瘤

67. 下列不属于青蒿功效的是

A. 清透虚热

B. 凉血除蒸

C. 解暑

D. 截疟

E. 生津止渴

68. 下列除哪项外均为大黄的主治病证

A. 热毒疮疡

B. 黄疸、淋证

C. 水肿胀满

D. 积滞便秘

E. 目赤咽肿

69. 能祛风、通络、止痉，治疗破伤风、小儿惊风的药物是

A. 秦艽

B. 木瓜

C. 威灵仙

D. 乌梢蛇

E. 防己

70. 能燥湿，又下气除胀满，为消除胀满要药的药物是

A. 麻黄

B. 枳壳

C. 大腹皮

D. 陈皮

E. 厚朴

71. 既能治疗水火烫伤、跌打损伤，又能治疗肺热咳嗽的药物是

A. 茵陈

B. 金钱草

C. 石韦

D. 虎杖

E. 海金沙

72. 上助心阳、中温脾阳、下补肾阳的药物是

A. 干姜

B. 附子

C. 肉桂

D. 人参

E. 鹿茸

73. 既为疏肝解郁、行气止痛的要药，又为妇科调经之要药的药物是

A. 沉香

B. 檀香

C. 香附

D. 木香

E. 大腹皮

74. 既能消食健胃、固精止遗，又能通淋化
石的药物是
A. 鸡内金
B. 莱菔子
C. 山楂
D. 麦芽
E. 厚朴

75. 既能解毒消痈，又能凉血止血的药物是
A. 大蓟、小蓟
B. 三七、蒲黄
C. 侧柏叶、茜草
D. 艾叶、炮姜
E. 紫草、赤芍

76. 下列不属于白及常见主治的是
A. 水火烫伤
B. 皮肤皲裂
C. 痈肿疮疡
D. 肺胃出血
E. 疟疾寒热

77. 以下不属于桃仁的主治病证的是
A. 瘀血阻滞诸证
B. 肺痈、肠痈
C. 咳嗽气喘
D. 心悸失眠
E. 肠燥便秘

78. 半夏、天南星均可治疗的病证是
A. 破伤风
B. 梅核气
C. 呕吐
D. 关节肿痛
E. 湿痰，寒痰证

79. 既能治心神不宁、惊悸失眠，又能治耳
鸣耳聋、视物昏花的药物为
A. 石决明

B. 牡蛎
C. 珍珠
D. 蝉蜕
E. 磁石

80. 石决明、决明子的共同作用是
A. 降气化痰
B. 息风止痉
C. 润肠通便
D. 清肝明目
E. 止咳平喘

81. 冰片的功效是
A. 活血止痛
B. 清热止痛
C. 辟秽祛浊
D. 化湿和胃
E. 清心化痰

82. 具有补脾养胃，生津益肺，补肾涩精的
功效的药物是
A. 太子参
B. 山药
C. 白扁豆
D. 黄芪
E. 党参

83. 既能补肾助阳、温脾止泻，又能外用消
风祛斑的药物是
A. 益智
B. 附子
C. 肉苁蓉
D. 补骨脂
E. 沙苑子

84. 白芍具有的功效是
A. 凉血滋阴补精
B. 补血柔肝益精
C. 活血滋阴补精

D. 养血柔肝平肝

E. 凉血补精益髓

85. 麦冬的主治病证不包括

A. 津伤口渴，内热消渴

B. 肠燥便秘

C. 阴虚劳嗽

D. 心烦失眠

E. 目暗不明

86. 能够平补阴阳，为固精止遗、防元气虚脱之要药的药物是

A. 山茱萸

B. 乌梅

C. 赤石脂

D. 桑螵蛸

E. 浮小麦

87. 下列不属于丸剂特点的是

A. 吸收较慢

B. 药效持久

C. 作用涤荡，可去大病

D. 节省药材

E. 适用于慢性、虚弱性疾病

88. 桂枝汤中酸甘化阴的药物组合是

A. 桂枝，炙甘草

B. 芍药，炙甘草

C. 桂枝，饴糖

D. 芍药，饴糖

E. 桂枝，生姜

89. 组成中含有人参、甘草的方剂是

A. 逍遥散

B. 败毒散

C. 银翘散

D. 桑菊饮

E. 川芎茶调散

90. 以大便秘结，小便频数为辨证要点的方剂是

A. 八正散

B. 济川煎

C. 麻子仁丸

D. 温脾汤

E. 大承气汤

91. 十枣汤的最佳服用时间是

A. 清晨空腹服

B. 饭前服

C. 饭后服

D. 睡前服

E. 不拘时服

92. 四逆散中"一升一降"的药物组合是

A. 柴胡、芍药

B. 柴胡、甘草

C. 柴胡、枳实

D. 芍药、甘草

E. 枳实、芍药

93. 牡丹皮在犀角地黄汤中的作用是

A. 清泻肝火

B. 凉血散瘀

C. 清血中伏火

D. 凉血止血

E. 清虚热

94. 治宜用普济消毒饮的是

A. 痈疡肿毒初起，红肿焮痛，身热凛寒，舌苔薄白或黄，脉数有力

B. 痈肿疔毒，大热烦扰，口燥咽干，舌红苔黄，脉数有力

C. 痈疡肿毒漫肿无头，酸痛不热，皮色不变，口中不渴，舌淡苔白，脉沉细

D. 头面红肿焮痛，咽喉不利，舌燥口渴，舌红苔白兼黄，脉浮数有力

E. 疮疖局部红肿热痛，疮形如粟，坚硬

根深如钉丁之状，舌红，脉数

95. 龙胆泻肝汤中清热利湿的药物有
    A. 泽泻、车前子、茯苓
    B. 茯苓、车前子、木通
    C. 泽泻、车前子、木通
    D. 猪苓、茯苓、木通
    E. 茯苓、猪苓、泽泻

96. 白头翁汤的功效是
    A. 清热化湿，涩肠止痢
    B. 清热解毒，凉血散瘀
    C. 清热解毒，凉血止痢
    D. 清热凉血，消肿止痛
    E. 清热泻火，凉血止血

97. 小建中汤重用饴糖和芍药所针对的症状是
    A. 里急腹痛
    B. 面色苍白
    C. 腹满食少
    D. 神疲欲寐
    E. 口淡不渴

98. 具有疏风解表、泄热通便功用的方剂是
    A. 麻黄杏仁甘草石膏汤
    B. 葛根黄芩黄连汤
    C. 防风通圣散
    D. 大柴胡汤
    E. 凉膈散

99. 疮疡溃后，久不愈合者，可选择
    A. 四物汤
    B. 归脾汤
    C. 炙甘草汤
    D. 当归补血汤
    E. 六味地黄丸

100. 苏合香丸的功效为

A. 温通开窍，行气止痛
B. 清热解毒，豁痰开窍
C. 清热开窍，化浊解毒
D. 清热开窍，息风止痉
E. 疏肝解郁，行气止痛

101. 功可通阳散结，行气祛痰的方剂是
    A. 半夏厚朴汤
    B. 瓜蒌薤白白酒汤
    C. 厚朴温中汤
    D. 理中汤
    E. 二陈汤

102. 苏子降气汤主治病证的病机是
    A. 外感风寒，内停水饮
    B. 肾阳不足，痰饮上壅于肺
    C. 素有痰热，复感外寒，郁而为热
    D. 表邪化热，肺热炽盛
    E. 肺有伏火郁热

103. 定喘汤中白果的作用是
    A. 降气止咳
    B. 敛肺定喘
    C. 清泻肺热
    D. 散寒平喘
    E. 降气平喘

104. 有逐瘀泄热功效的方剂是
    A. 桃核承气汤
    B. 生化汤
    C. 血府逐瘀汤
    D. 温经汤
    E. 复元活血汤

105. 九味羌活汤中偏治阳明经头痛的药物是
    A. 羌活
    B. 白芷
    C. 细辛
    D. 川芎

E. 防风

106. 镇肝息风汤主治病证的脉象为
　　A. 脉浮数
　　B. 脉弦长有力
　　C. 脉弦细
　　D. 脉滑数
　　E. 脉弦涩

107. 杏苏散的功效是
　　A. 清肺化痰，宣肺解表
　　B. 清热润肺，止咳化痰
　　C. 轻宣凉燥，散寒发表
　　D. 轻宣凉燥，理肺化痰
　　E. 轻宣凉燥，养阴润肺

108. 藿香正气散的功效是
　　A. 祛暑解表，清热化湿
　　B. 宣畅气机，清热利湿
　　C. 解表化湿，理气和中
　　D. 发汗解表，兼清里热
　　E. 温阳化气，利水渗湿

109. 连朴饮的功用是
　　A. 利湿化浊，清热解毒
　　B. 燥湿运脾，行气和胃
　　C. 清热化湿，理气和中
　　D. 疏风解表，化湿和中
　　E. 清热利湿，疏风止痛

110. 体现"病痰饮者，当以温药和之"之法
　　的方剂是
　　A. 小陷胸汤
　　B. 苓桂术甘汤
　　C. 二陈汤
　　D. 枳实薤白桂枝汤
　　E. 温胆汤

111. 下列方剂，用药中有乌梅的是

A. 杏苏散
B. 止嗽散
C. 清燥救肺汤
D. 百合固金汤
E. 二陈汤

112. 贝母瓜蒌散主治证是
　　A. 湿痰咳嗽
　　B. 热痰咳嗽
　　C. 燥痰咳嗽
　　D. 寒痰咳嗽
　　E. 风痰眩晕

113. 保和丸中清热散结的药物是
　　A. 神曲
　　B. 莱菔子
　　C. 栀子
　　D. 连翘
　　E. 枳实

114. 由卫健委单独或与国务院有关部门联合
　　制定发布的规范性文件是
　　A. 卫生标准
　　B. 卫生法规
　　C. 卫生法律
　　D. 卫生规章
　　E. 地方性卫生法规

115. 关于行政处分的种类不包括的是
　　A. 警告
　　B. 记过
　　C. 撤职
　　D. 责令停产停业
　　E. 开除

116. 管理本行政区域医师执业注册的机构是
　　A. 县级以上人民政府劳动人事部门
　　B. 县级以上人民政府工商行政部门
　　C. 县级以上人民政府卫生健康主管部门

D. 各级医师协会

E. 各级政府

117. 具有高等学校医学专业本科以上学历，在医疗、预防、保健机构中试用期满多久的人员可以申请参加执业医师资格考试

A. 6 个月

B. 18 个月

C. 1 年

D. 2 年

E. 3 年

118. 生产、销售假药的，可做以下行政处罚，除了

A. 没收违法所得

B. 承担损害赔偿责任

C. 罚款

D. 责令停产、停业

E. 吊销药品批准证明文件

119. 具有下列情形之一的，为劣药，除了

A. 超过有效期的

B. 药品成分的含量不符合国家药品标准

C. 未注明或者更改产品批号的药品

D. 变质的药品

E. 被污染的药品

120. 下列属于医生的权利的是

A. 努力钻研业务，更新知识

B. 保护患者的隐私

C. 根据病情开具诊断证明

D. 宣传卫生保健知识

E. 对患者进行健康教育

121. 运送甲类传染病样本，须经哪个部门批准

A. 国务院卫生行政部门

B. 省级以上人民政府

C. 省级以上人民政府卫生行政部门

D. 县级人民政府

E. 县级以上人民政府卫生行政部门指定的机构

A2 型题

> **答题说明**
>
> 每道考题由两个以上相关因素组成或以一个简要病历形式出现，其下面有 A、B、C、D、E 五个备选答案，请从中选择一个最佳答案，并在答题卡上将相应题号的相应字母所属的方框涂黑。

122. 患者因受精神刺激而气逆喘息，面红目赤，呕血，昏厥卒倒，其病机是

A. 怒则气上

B. 悲则气消

C. 喜则气缓

D. 思则气结

E. 恐则气下

123. 患者平素性急易怒，时有胁胀，近日胁胀加重，伴食欲不振，食后腹胀，便溏

不爽，舌苔薄白，脉弦。其证候是

A. 脾气虚

B. 脾阳虚

C. 脾肾阳虚

D. 肝脾不调

E. 肝胃不和

124. 胸廓饱满，胸胁胀闷，咳嗽牵引疼痛，气喘，头晕目眩，舌淡苔白滑，脉沉弦，应诊断为

A. 燥邪犯肺证
B. 寒痰阻肺证
C. 风寒犯肺证
D. 饮停胸胁证
E. 风水相搏证

125. 病人头晕头痛经久不愈，痛如锥刺，失眠健忘，面色晦暗，舌质紫暗有瘀斑，脉细涩。其证候是
A. 肝阳化风证
B. 痰蒙心神证
C. 痰火扰神证
D. 肾精不足证
E. 瘀阻脑络证

126. 患者，女，25岁。新产后出现心悸失眠，神疲乏力，少气懒言，面色晦滞，少腹刺痛拒按，舌紫暗有瘀斑，脉细涩。其证候为
A. 气虚血瘀证
B. 气血两虚证
C. 气滞血瘀证
D. 气随血脱证
E. 气不摄血证

127. 患者久咳，气短而喘促，神疲乏力，纳差痞满，下肢微肿，腹胀喜按，便秘但不燥硬，小便不利，舌淡嫩，脉弱，属于
A. 真实假虚
B. 实中夹虚
C. 真虚假实
D. 真寒假热
E. 寒热错杂

128. 患者，男，8岁。感冒数天，出现高热，心烦口渴，出汗，舌红苔黄，脉洪大，宜用
A. 芦根、淡竹叶

B. 知母、黄柏
C. 金银花、连翘
D. 牡丹皮、赤芍
E. 石膏、知母

129. 患者胸脘胁痛，吞酸吐苦，咽干口燥，舌红少津，脉细弦，治宜用
A. 逍遥散
B. 龙胆泻肝汤
C. 一贯煎
D. 四逆散
E. 复元活血汤

130. 患者诸虚不足，身常汗出，夜卧尤甚，久而不止，心悸惊惕，短气烦倦，舌淡红，脉细弱，治宜用
A. 当归六黄汤
B. 牡蛎散
C. 玉屏风散
D. 生脉散
E. 桂枝汤

131. 患者失眠心悸，虚烦不安，头目眩晕，咽干口燥，舌红，脉弦细，宜选用
A. 栀子豉汤
B. 天王补心丹
C. 酸枣仁汤
D. 温胆汤
E. 朱砂安神丸

132. 患者身有微热，咳嗽痰多，甚则咳吐腥臭脓血，胸中隐隐作痛，舌红苔黄腻，脉滑数，治疗首选
A. 阳和汤
B. 泻白散
C. 苇茎汤
D. 大黄牡丹汤
E. 麻杏石甘汤

B 型题

答题说明

　　两道试题共用 A、B、C、D、E 五个备选答案，备选答案在上，题干在下。每题请从中选择一个最佳答案，并在答题卡上将相应题号的相应字母所属的方框涂黑。每个备选答案可能被选择一次、两次或不被选择。

（133 ～ 134 题共用备选答案）
- A. 急则治标
- B. 缓则治本
- C. 逆治
- D. 从治
- E. 扶正

133. 寒病见寒象，应用的治则是
134. 寒病见热象，应用的治则是

（135 ～ 136 题共用备选答案）
- A. 营养作用
- B. 温煦作用
- C. 推动作用
- D. 气化作用
- E. 固摄作用

135. 机体维持相应的体温有赖于气的
136. 体内物质的新陈代谢和能量的转换有赖于气的

（137 ～ 138 题共用备选答案）
- A. 尿臊气味
- B. 烂苹果样气味
- C. 蒜臭气味
- D. 腐臭气味
- E. 尸臭气味

137. 提示消渴危重并发症的是
138. 提示脏腑衰败，病情重笃的是

（139 ～ 140 题共用备选答案）
- A. 脉律整齐，柔和有力
- B. 从容，和缓，流利
- C. 不浮不沉，不快不慢
- D. 不大不小，不强不弱
- E. 尺脉有力，沉取不绝

139. 脉有胃气的特点是
140. 脉之有根的特点是

（141 ～ 142 题共用备选答案）
- A. 既能散寒，又能升阳
- B. 既能散寒，又能潜阳
- C. 既能散寒，又能回阳
- D. 既能散寒，又能助阳
- E. 既能散寒，又能通阳

141. 附子、干姜都具有的功效是
142. 肉桂、丁香都具有的功效是

（143 ～ 144 题共用备选答案）
- A. 止汗
- B. 止呕
- C. 止咳
- D. 止泻
- E. 止血

143. 金樱子除了固精止带，还能
144. 海螵蛸除了涩精止带，还能

（145 ～ 146 共用备选答案）
- A. 吴茱萸汤
- B. 泻白散
- C. 止嗽散
- D. 左金丸
- E. 定喘汤

145. 功可清肝泻火，降逆止呕的是
146. 功可清泻肺热，止咳平喘的是

（147 ～ 148 题共用备选答案）
- A. 四君子汤

B. 补中益气汤

C. 参苓白术散

D. 六君子汤

E. 生脉散

147. 能体现"培土生金"的方剂是

148. 能体现"甘温除热"的方剂是

（149～150 题共用备选答案）

A. 国务院

B. 人民政府

C. 卫生主管部门

D. 公安机关

E. 司法行政部门

149. 负责将医疗纠纷处理工作纳入社会治安管理系统的部门

150. 负责指导医疗纠纷人民调解工作的部门

中西医结合执业医师资格考试
最后成功四套胜卷（二）

（医学综合考试部分）

第二单元

考生姓名：_____

准考证号：_____

考　　点：_____

考　场　号：_____

A1 型题

答题说明

每一道试题下面有 A、B、C、D、E 五个备选答案，请从中选择一个最佳答案，并在答题卡上将相应题号的相应字母所属的方框涂黑。

1. 头面部阵发性电击样疼痛多见于
   A. 脑供血不足
   B. 紧张性头痛
   C. 三叉神经痛
   D. 血管性头痛
   E. 鼻窦炎

2. 胸痛伴进行性加重的吞咽困难见于
   A. 食管炎
   B. 食管癌
   C. 支气管肺癌
   D. 肺结核
   E. 结核性心包炎

3. 混合性呼吸困难见于
   A. 气管异物
   B. 慢性支气管炎
   C. 重症肺炎
   D. 急性喉炎
   E. 支气管哮喘

4. 上消化道出血者，有黑便提示出血量
   A. 20mL 以上
   B. 60mL 以上
   C. 300mL 以上
   D. 400mL 以上
   E. 800mL 以上

5. 下列哪项不是采录"既往史"所要求的内容
   A. 是否到过传染病流行地区
   B. 过去手术史
   C. 预防接种情况
   D. 传染病史

   E. 过敏史

6. 下列疾病，蜘蛛痣有诊断意义的是
   A. 肝硬化
   B. 麻疹
   C. 猩红热
   D. 伤寒
   E. 药物过敏

7. 在胸骨左缘第 3、4 肋间触及收缩期震颤，应考虑为
   A. 主动脉瓣关闭不全
   B. 室间隔缺损
   C. 二尖瓣狭窄
   D. 三尖瓣狭窄
   E. 肺动脉瓣狭窄

8. 空腹听诊出现振水音。可见于
   A. 肝硬化腹水
   B. 肾病综合征
   C. 结核性腹膜炎
   D. 幽门梗阻
   E. 急性肠炎

9. 胸腔积液病人，常采取的体位是
   A. 健侧卧位
   B. 患侧卧位
   C. 自动体位
   D. 端坐位
   E. 被动体位

10. 下列恶性肿瘤，常能转移到左锁骨上淋巴结的是
    A. 甲状腺癌

B. 肺癌

C. 乳腺癌

D. 胃癌

E. 鼻咽癌

11. 下列疾病，引起双侧瞳孔缩小的是

A. 阿托品中毒

B. 吗啡中毒

C. 视神经萎缩

D. 脑癌

E. 青光眼

12. 梨形心脏常见于

A. 主动脉瓣关闭不全

B. 主动脉瓣狭窄

C. 二尖瓣狭窄

D. 二尖瓣关闭不全

E. 心包积液

13. 全腹紧张呈揉面感，常见于

A. 急性腹膜炎

B. 结核性腹膜炎

C. 肝硬化腹水

D. 胃下垂

E. 肠梗阻

14. 扑翼样震颤见于

A. 甲状腺功能亢进

B. 震颤麻痹

C. 小脑肿瘤

D. 肝性脑病

E. 脑动脉硬化

15. "三偏征"提示病变在

A. 内囊

B. 脑桥

C. 中脑

D. 小脑

E. 延髓

16. 消瘦，两眼球突出，兴奋不安，呈惊恐貌，多见于

A. 苦笑面容

B. 伤寒面容

C. 甲亢面容

D. 二尖瓣面容

E. 慢性病面容

17. 下列可出现奇脉的是

A. 主动脉瓣关闭不全

B. 二尖瓣狭窄

C. 扩张型心肌病

D. 左心功能不全

E. 心包积液

18. 下列情况，不出现尿酮体阳性的是

A. 饥饿状态

B. 暴饮暴食

C. 妊娠剧烈呕吐

D. 糖尿病酮症酸中毒

E. 厌食症

19. 患者排出的新鲜尿液呈氨味可提示

A. 糖尿病酮症酸中毒

B. 有机磷中毒

C. 肝性脑病

D. 慢性膀胱炎

E. 肾病综合征

20. 下列关于血尿素氮的改变及临床意义的叙述，正确的是

A. 上消化道出血时，血尿素氮减少

B. 大面积烧伤时，血尿素氮减少

C. 严重的肾盂肾炎，血尿素氮减少

D. 血尿素氮对早期肾功能损害的敏感性差

E. 血尿素氮对早期肾功能损害的敏感性强

21. 血性脑脊液多见于
　　A. 蛛网膜下腔出血
　　B. 脑血栓形成
　　C. 脑栓塞
　　D. 脑肿瘤
　　E. 脑脓肿

22. 下列对急性肝炎的早期诊断最有意义的指标是
　　A. 血清丙氨酸氨基转移酶
　　B. 血清天门冬氨酸氨基转移酶
　　C. 血清白蛋白
　　D. 血清球蛋白
　　E. 血清 A/G 比值

23. 检测肾小球滤过功能最常用的指标是
　　A. 血清尿素氮测定
　　B. 血清肌酐测定
　　C. 内生肌酐清除率测定
　　D. 酚红排泄率测定
　　E. 二氧化碳结合力测定

24. 弓背向上的 ST 段抬高多见于
　　A. 急性心肌梗死
　　B. 陈旧性心肌梗死
　　C. 急性心包炎
　　D. 慢性心包炎
　　E. 左室肥大

25. 关于胆囊结石的 B 超诊断描述错误的是
　　A. 胆囊内见一个或数个强光团、光斑
　　B. 光斑后方伴声影或彗星尾
　　C. 强光团或光斑可随体位改变而依重力方向移动
　　D. 当结石嵌顿在胆囊颈部，看不到光团或光斑随体位改变
　　E. 充填型胆结石，胆囊回声清晰，其内充满大小不等结石

26. 胃肠道穿孔的主要 X 线表现是
　　A. 高低不平液平
　　B. 膈下游离气体
　　C. 肠管扩张
　　D. 肠道积气
　　E. 肠道积气伴液平

27. 站立位 X 线检查可见外侧肋膈角变钝的疾病考虑为
　　A. 包裹性胸腔积液
　　B. 游离性胸腔积液
　　C. 气胸
　　D. 液气胸
　　E. 胸膜肥厚

28. 常用的表示药物安全性的参数是
　　A. 半数致死量
　　B. 半数有效量
　　C. 最小有效量
　　D. 治疗指数
　　E. 极量

29. 药物的首过消除发生于
　　A. 舌下给药后
　　B. 吸入给药后
　　C. 口服给药后
　　D. 静脉给药后
　　E. 皮下给药后

30. 能不可逆地作用于某些部位而妨碍激动药与受体结合的药物是
　　A. 部分激动药
　　B. 所有阻滞药
　　C. 竞争性拮抗药
　　D. 非竞争性拮抗药
　　E. 酶活性抑制药

31. 氯解磷定对下列哪种毒物无效
　　A. 乐果

B. 内吸磷

C. 敌百虫

D. 对硫磷

E. 敌敌畏

32. 可用于晕动性呕吐的药物是

　　A. 阿托品

　　B. 东莨菪碱

　　C. 山莨菪碱

　　D. 樟柳碱

　　E. 溴丙胺太林

33. 间羟胺临床用于

　　A. 急性心力衰竭

　　B. 休克早期

　　C. 高血压危象

　　D. 窦性心动过缓

　　E. 青光眼

34. 下列何药可用于诊断嗜铬细胞瘤

　　A. 阿托品

　　B. 肾上腺素

　　C. 酚妥拉明

　　D. 普萘洛尔

　　E. 山莨菪碱

35. 以下有关地西泮的叙述，错误的是

　　A. 有镇静、催眠和抗焦虑作用

　　B. 有中枢性肌肉松弛作用

　　C. 是控制癫痫持续状态的首选药物

　　D. 用于控制破伤风等原因引起的惊厥

　　E. 大剂量产生麻醉作用

36. 不属于氯丙嗪作用的是

　　A. 调节体温

　　B. 阻断 M 受体

　　C. 镇静、安定

　　D. 激动 α 受体

　　E. 加强中枢抑制药作用

37. 急性肝功能衰竭所致的肝昏迷，辅助治疗可选用

　　A. 左旋多巴

　　B. 苯海索

　　C. 溴隐亭

　　D. 金刚烷胺

　　E. 司来吉兰

38. 苯海索治疗帕金森病的机制是

　　A. 补充纹状体中多巴胺的不足

　　B. 激动多巴胺受体

　　C. 兴奋中枢胆碱受体

　　D. 阻断中枢胆碱受体

　　E. 抑制多巴脱羧酶活性

39. 下列关于哌替啶各种临床应用的叙述中，错误的是

　　A. 可用于支气管哮喘

　　B. 可用于麻醉前给药

　　C. 可代替吗啡用于各种剧痛

　　D. 可与氯丙嗪、异丙嗪组成冬眠合剂

　　E. 可用于治疗肺水肿

40. 吗啡的外周作用是

　　A. 松弛胃肠道平滑肌

　　B. 促进肠道腺体分泌

　　C. 收缩膀胱括约肌

　　D. 收缩外周血管引起血压升高

　　E. 收缩脑血管引起颅内压降低

41. 不属于阿司匹林不良反应的是

　　A. 瑞夷（Reye）综合征

　　B. 荨麻疹等过敏反应

　　C. 水钠潴留，引起水肿

　　D. 诱发胃溃疡和胃出血

　　E. 水杨酸反应

42. H_1 受体阻断药对下列何种疾病疗效差

　　A. 血管神经性水肿

B. 过敏性鼻炎

C. 过敏性皮炎

D. 过敏性哮喘

E. 荨麻疹

B. 心房颤动

C. 心房扑动

D. 室性早搏

E. 室上性心动过速

43. 有关利尿药叙述不正确的是

　　A. 高效利尿药主要作用于髓袢升支粗段

　　B. 中效利尿药主要作用于远曲小管近端

　　C. 中效利尿药对尿液的浓缩过程有一定影响

　　D. 乙酰唑胺主要作用于近曲小管

　　E. 螺内酯和氨苯蝶啶为保钾利尿药

48. 强心苷可降低心房纤颤患者的心室率，是因为

　　A. 降低心室自律性

　　B. 改善心肌缺血状态

　　C. 降低心房自律性

　　D. 兴奋迷走神经和抑制房室传导

　　E. 抑制迷走神经

44. 下列哪种利尿药的作用强度与肾上腺皮质功能有关

　　A. 呋塞米

　　B. 螺内酯

　　C. 氨苯蝶啶

　　D. 阿米洛利

　　E. 氢氯噻嗪

49. 针对强心苷中毒引起的快速型心律失常，下述哪一项治疗措施是错误的

　　A. 立即停药

　　B. 应用呋塞米

　　C. 应用苯妥英钠

　　D. 应用氯化钾

　　E. 应用利多卡因

45. 下列抗高血压药物中，哪一药物易引起刺激性干咳

　　A. 维拉帕米

　　B. 卡托普利

　　C. 厄贝沙坦

　　D. 硝苯地平

　　E. 美托洛尔

50. 下列关于硝酸甘油的论述，错误的是

　　A. 扩张容量血管

　　B. 降低左心室舒张末期压力

　　C. 刺激侧支生成，开放侧支循环

　　D. 改善心内膜供血作用较差

　　E. 能降低心肌耗氧量

46. 美托洛尔不适用于下列何种高血压

　　A. 高血压伴心绞痛

　　B. 高血压伴精神抑郁

　　C. 高血压伴心动过速

　　D. 高血压伴脑血管病

　　E. 高血压伴心输出量偏高或肾素活性增高

51. 能够刺激胃黏膜，反射性引起呼吸道腺体分泌，使痰液变稀，易于咳出的药物是

　　A. 溴己新

　　B. 氯化铵

　　C. 氨茶碱

　　D. 乙酰半胱氨酸

　　E. 可待因

47. 奎尼丁不能用于治疗

　　A. 三度房室传导阻滞

52. 青霉素治疗何种疾病时可引起赫氏反应

　　A. 大叶性肺炎

B. 梅毒或钩端螺旋体病
C. 草绿色链球菌心内膜炎
D. 回归热
E. 破伤风

53. 流行性出血热病程中，出现"三痛""三红"的时期是
A. 发热期
B. 低血压休克期
C. 少尿期
D. 多尿期
E. 恢复期

54. 对确诊或高度怀疑的人禽流感患者，具有较高预防疾病恶化价值的药物是
A. 金刚烷胺
B. 金刚乙胺
C. 奥司他韦
D. 阿司匹林
E. 甲基金刚烷胺

55. 甲型、戊型肝炎的主要传播途径是
A. 母婴
B. 呼吸道
C. 血液
D. 土壤
E. 粪 – 口

56. 治疗伤寒应首选的药物是
A. 头孢唑啉
B. 氯霉素
C. 链霉素
D. 环丙沙星
E. 庆大霉素

57. 属于乙类传染病按甲类管理的是
A. SARS、肺炭疽
B. 黑热病、艾滋病
C. 高致病性禽流感、天花

D. 鼠疫、霍乱
E. 伤寒、流行性出血热

58. 不属于乙肝传播途径的是
A. 性传播
B. 消化道传播
C. 血液传播
D. 日常生活密切接触传播
E. 母婴传播

59. 预防 HBsAg 阳性母亲所生的新生儿HBV 感染最有效的接种方案是
A. 丙种球蛋白
B. 高效价乙肝免疫球蛋白
C. 乙肝疫苗
D. 高效价乙肝免疫球蛋白加乙肝疫苗
E. 感染率低，不需要预防

60. 目前感染人类的禽流感病毒亚型中，病情重，死亡率高的是
A. H5N1
B. H9N2
C. H7N7
D. H7N3
E. H7N2

61. 有助于人感染高致病性禽流感回顾性诊断的指标是
A. 血清抗体检测
B. 病毒抗原检测
C. 病毒基因检测
D. 病毒分离
E. 骨髓穿刺检测

62. 下列关于艾滋病分期表述错误的是
A. 急性感染期以发热最为常见
B. 前驱期无明显症状
C. 无症状感染期血中可检测出病毒及抗体

D. 艾滋病期可并发各种机会性感染和恶性肿瘤

E. 艾滋病期部分患者可表现为神经精神症状

63. 下列哪项不是肾综合征出血热外周血象的表现
   A. 白细胞计数增高
   B. 有中毒颗粒
   C. 嗜酸性粒细胞减少甚至消失
   D. 异常淋巴细胞增多
   E. 血小板减少

64. 为预防狂犬病，强调在被咬伤后及时处理伤处，下列说法错误的是
   A. 局部挤压、针刺使其尽量出血
   B. 可用 20% 肥皂水充分冲洗创口
   C. 尽快缝合或包扎伤口
   D. 伤口周围局部浸润注射免疫血清
   E. 可用 5% 碘酊反复涂拭创口

65. 乙型脑炎极期三大严重表现是
   A. 高热、抽搐和昏迷
   B. 高热、昏迷和呼吸衰竭
   C. 高热、脑膜刺激征和呼吸衰竭
   D. 高热、抽搐和呼吸衰竭
   E. 高热、失语和呼吸衰竭

66. 流行性脑脊髓膜炎脑膜炎期的病变部位主要为
   A. 软脑膜和蛛网膜
   B. 硬脑膜和软脑膜
   C. 脑神经和脑实质
   D. 脑实质和蛛网膜
   E. 蛛网膜和硬脑膜

67. 乙脑与流脑的临床鉴别，最重要的是
   A. 意识障碍的出现与程度
   B. 生理反射异常及出现病理反射

C. 抽搐发作程度
D. 皮肤瘀点及瘀斑
E. 颅内压升高程度，呼吸衰竭的出现

68. 能使伤寒不断传播或流行的传染源是
   A. 极期病人
   B. 潜伏期末的病人
   C. 恢复期病人
   D. 缓解期病人
   E. 慢性带菌者

69. 伤寒的主要病变部位在
   A. 肝、胆囊
   B. 肠系膜淋巴结
   C. 结肠
   D. 回肠下段集合淋巴结与孤立淋巴滤泡
   E. 乙状结肠和直肠

70. 霍乱病人静脉补液，下列哪项是不适宜的
   A. 早期，快速，足量
   B. 先盐后糖
   C. 先快后慢
   D. 积极补钾
   E. 纠酸补钙

71. 结核病的最主要传播途径是
   A. 呼吸道传播
   B. 消化道传播
   C. 垂直传播
   D. 上呼吸道直接接种
   E. 直接接触传播

72. 布鲁菌属中对人类致病的是
   A. 犬种、沙林鼠种、绵羊附睾种、羊种
   B. 绵羊附睾种、犬种、羊种、牛种
   C. 沙林鼠种、犬种、羊种、猪种
   D. 牛种、羊种、犬种、沙林鼠种
   E. 牛种、羊种、猪种、犬种

73. 关于布鲁菌病，下面哪项描述是错误的
    A. 仅少数患者出现典型波状热
    B. 布鲁菌属是一组革兰阴性短小杆菌
    C. 布鲁菌在自然环境中生存力较强，对常用化学消毒剂较敏感
    D. 发病高峰为冬春季
    E. 病后可获较强免疫力，再次感染者很少

74. 成人及8岁以上儿童布鲁菌病首选的治疗方案是
    A. 多西环素联合复方新诺明
    B. 多西环素联合利福平
    C. 利福平联合复方新诺明
    D. 头孢曲松联合复方新诺明
    E. 多西环素联合头孢曲松

75. 终末消毒不包括
    A. 打开病室抽屉、柜门，紧闭门窗，用紫外线灯照射
    B. 患者遗体用消毒液浸湿的尸单包裹
    C. 病房被服放入污物袋，消毒后再清洗
    D. 病房消毒后打开门窗通风，用消毒液擦拭家居、墙面和地面
    E. 医生接触患者前后洗手

76. 治疗遗尿肾气不足证，除主穴外，还应选取的配穴是
    A. 肾俞、命门
    B. 肺俞、脾俞
    C. 气海、足三里
    D. 百会、神门
    E. 行间、阳陵泉

77. 攒竹穴位于
    A. 目内眦内上方眶内侧壁凹陷中
    B. 眉梢凹陷处
    C. 目外眦外侧0.5寸凹陷中
    D. 两眉毛内侧端中间的凹陷中
    E. 眉头凹陷中，额切迹处

78. 下列十二经脉表里关系错误的是
    A. 手少阴——手太阳
    B. 足厥阴——足少阳
    C. 手阳明——手太阴
    D. 手少阳——手厥阴
    E. 足太阳——足厥阴

79. 带脉的功能是
    A. 涵蓄十二经气血
    B. 调节全身阳经之气
    C. 主管一身之表里
    D. 约束纵行诸经
    E. 以上皆是

80. 以下哪项不属于《四总穴歌》的内容
    A. 腰背委中求
    B. 肚腹三里留
    C. 胸胁内关谋
    D. 面口合谷收
    E. 头项寻列缺

81. 十四经穴总数为
    A. 354个
    B. 349个
    C. 362个
    D. 363个
    E. 364个

82. 除近治作用、远治作用外，腧穴的主治特点还包括
    A. 调和作用
    B. 特殊作用
    C. 平衡作用
    D. 疏通作用
    E. 扶正作用

83. 下列脏腑与募穴对应关系不正确的是

A. 肺——中府

B. 大肠——天枢

C. 膀胱——中极

D. 肝——期门

E. 心——鸠尾

84. 耻骨联合上缘至髌底的骨度折量寸是

A. 18 寸

B. 19 寸

C. 20 寸

D. 21 寸

E. 22 寸

85. "一夫法"是将食、中、无名、小指四指并拢，四横指的间距为 3 寸，其量取标准应按

A. 食指远端指节横纹

B. 中指远端指节横纹

C. 无名指远端指节横纹

D. 小指近端指节横纹

E. 以上都不是

86. 在肘横纹中，肱二头肌腱桡侧凹陷处的腧穴是

A. 小海

B. 少海

C. 曲泽

D. 尺泽

E. 曲池

87. 下列选项中，既是输穴又是原穴，还是八会穴的穴位是

A. 太溪

B. 太渊

C. 大陵

D. 神门

E. 太冲

88. 迎香穴位于

A. 鼻孔外缘，旁开 0.5 寸

B. 鼻翼外缘，旁开 0.5 寸

C. 鼻翼外缘中点旁，鼻唇沟中

D. 鼻翼上缘中点，旁开 0.5 寸

E. 平鼻孔，当鼻唇沟中

89. 手太阴肺经与手阳明大肠经的循行交接部位是

A. 拇指

B. 食指

C. 中指

D. 无名指

E. 小指

90. 横平脐中，前正中线旁开 2 寸的腧穴是

A. 神阙

B. 大横

C. 天枢

D. 大巨

E. 胃俞

91. 治疗月经过多、崩漏的首选穴是

A. 隐白

B. 太白

C. 公孙

D. 地机

E. 三阴交

92. 在手指，小指末节桡侧，指甲根角侧上方 0.1 寸的腧穴是

A. 少冲

B. 少府

C. 少泽

D. 少商

E. 中冲

93. 常用于治疗盗汗的是

A. 极泉

B. 少海

C. 通里

D. 阴郄

E. 神门

94. 位于肩胛冈中点与肩胛骨下角连线的上 1/3 与下 2/3 交点凹陷中的腧穴是

A. 肩贞

B. 臑俞

C. 天宗

D. 秉风

E. 曲垣

95. 治疗腰痛的穴组是

A. 后溪、太渊

B. 委中、后溪

C. 人中、鱼际

D. 委中、合谷

E. 后溪、三间

96. 治疗痔疾常取的腧穴是

A. 天枢

B. 承山

C. 委阳

D. 昆仑

E. 申脉

97. 下列哪项不是照海穴的主治病证

A. 失眠，癫痫

B. 呕吐涎沫，吐舌

C. 月经不调，赤白带下

D. 小便频数，癃闭

E. 咽喉干痛，目赤肿痛

98. 捻转补泻法的泻法操作是

A. 捻转角度小，频率快，用力轻

B. 捻转角度大，频率慢，用力轻

C. 捻转角度大，频率快，用力重

D. 捻转角度小，频率快，用力重

E. 捻转角度大，频率快，用力轻

99. 隔蒜灸多用于治疗

A. 阳痿早泄

B. 呕吐腹痛

C. 未溃疮疡

D. 腹痛泄泻

E. 疮疡久溃

100. 用于镇静、止痛、缓解肌肉痉挛宜选用

A. 疏密波

B. 断续波

C. 锯齿波

D. 疏波

E. 密波

101. 下列哪项不属于同名经配穴

A. 耳鸣取中渚、足临泣

B. 头痛取外关、阳陵泉

C. 失眠取神门、三阴交

D. 牙痛取合谷、内庭

E. 便秘取天枢、曲池

102. 治疗眩晕实证的主穴是

A. 风池、百会、太阳、列缺

B. 风池、头维、太阳、百会

C. 风池、百会、内关、太冲

D. 风池、百会、肝俞、肾俞

E. 百会、内关、后溪、水沟

103. 有关面瘫的针灸辨证论治，叙述不正确的是

A. 以祛风通络，疏调经筋为法

B. 取手足阳明经穴为主

C. 急性期病属实证，面部腧穴应重刺、深刺

D. 恢复期气血受损，可取足三里施予补法

E. 属风寒证者，可加用风池

104. 针刺治疗感冒的主穴是

A. 列缺、合谷、肺俞、太渊、大椎

B. 太渊、肺俞、合谷、鱼际、三阴交

C. 列缺、合谷、大椎、太阳、风池

D. 鱼际、尺泽、膻中、肺俞、定喘

E. 尺泽、肺俞、膏肓、太溪、足三里

A. 气血

B. 营卫

C. 津液

D. 阴阳之脉

E. 男女生殖之精

105. 治疗落枕的主穴是

A. 天柱、肩井、天髎、肩贞

B. 养老、后溪、合谷、阳池

C. 阿是穴、外关、合谷、肩井

D. 阿是穴、外劳宫、后溪、悬钟

E. 后溪、外关、束骨、昆仑

106.《素问·阴阳应象大论》中"治病必求于本"的"本"是指

A. 病因

B. 病机

C. 病性

D. 病位

E. 阴阳

107.《素问·经脉别论》中"毛脉合精"的含义是

A. 皮毛与脉中精气相合

B. 脉中精气滋养皮毛

C. 皮毛开阖正常，脉中精气不泄

D. 气血相合

E. 经脉行于皮肤

108.《素问·至真要大论》认为"皆属于下"的病证为

A. 诸湿肿满

B. 诸厥固泄

C. 诸胀腹大

D. 诸呕吐酸，暴注下迫

E. 诸躁狂越

109.《灵枢·决气》，"两神相搏，合而成形，常先身生"中的"两神"是指

110. 据《灵枢·决气》，血脱的主要表现是

A. 色白，夭然不泽

B. 耳聋

C. 目不明

D. 腠理开，汗大泄

E. 骨属屈伸不利

111. 桂枝汤中桂枝与芍药配伍比例是

A. 1：1

B. 1：2

C. 2：1

D. 1：3

E. 3：1

112. 引起太阴病的主要病机是

A. 脾阳亏虚，饮食内停

B. 脾气下陷，阴血不足

C. 湿邪内盛，脾胃不和

D. 脾运失职，清阳不升

E. 脾阳亏虚，寒湿内盛

113. 黄连阿胶汤证与栀子豉汤证比较，错误的是

A. 两者都有心烦不得眠

B. 两者都有热象

C. 前者为心火亢旺，肾水不足，后者为无形热邪扰于胸膈

D. 前者滋阴泻火，后者清宣郁热

E. 前者多见苔黄，舌红绛，后者则苔多薄腻微黄

114. 太阳病，关节疼痛而烦，脉沉而细，此名

A. 风痹

B. 痛痹

C. 血痹

D. 湿痹

E. 历节

115. 原文"寸口关上微，尺中小紧，外证身体不仁，如风痹状"选方最宜

　　A. 麻黄加术汤

　　B. 麻杏苡甘汤

　　C. 桂枝附子汤

　　D. 黄芪桂枝五物汤

　　E. 桂枝芍药知母汤

116. 胸痹心痛的病机为

　　A. 上焦寒凝

　　B. 经脉闭阻

　　C. 痰涎壅盛

　　D. 中焦阳虚

　　E. 阳微阴弦

117. 叶天士说"急急透斑为要"，"透斑"治法为

　　A. 提透升散

　　B. 宣肺达邪

　　C. 清热凉血

　　D. 清热化湿

　　E. 活血化瘀

118. 叶天士提出的"救阴""通阳"指

　　A. 救阴不在津，而在血与汗；通阳不在温，而在利小便

　　B. 救阴不在津，而在血与汗；通阳当用温，不在利小便

　　C. 救阴不在血，而在津与汗；通阳当用温，不在利小便

　　D. 救阴不在血，而在津与汗；通阳当用温，亦在利小便

　　E. 救阴不在血，而在津与汗；通阳不在温，而在利小便

119. 风温、温热、温疫、冬温初起，如恶风寒较明显者，选方最宜

　　A. 银翘散

　　B. 桑菊饮

　　C. 桂枝汤

　　D. 理中汤

　　E. 正柴胡饮

120. 吴氏指出三焦分证在治疗上的主要特点，治中焦如

　　A. 权

　　B. 羽

　　C. 衡

　　D. 雾

　　E. 渎

A2 型题

答题说明

　　每道考题由两个以上相关因素组成或以一个简要病历形式出现，其下面有 A、B、C、D、E 五个备选答案，请从中选择一个最佳答案，并在答题卡上将相应题号的相应字母所属的方框涂黑。

121. 患者，男，30 岁。发热伴游走性关节痛，体温逐渐升高达 39℃ 以上，数天后逐渐下降至正常水平，数天后再逐渐升高，如此反复。其发热的热型应是

　　A. 波状热

　　B. 弛张热

　　C. 间歇热

　　D. 稽留热

E. 不规则热

122. 某男，52 岁。因突发心前区压榨样疼痛入院，经心电图诊断为急性心肌梗死，给予强心、利尿、扩血管及其他相关治疗，并每 3 小时静脉注射肝素钠 1000U，用药过程中发现患者出现口腔、皮肤黏膜多处出血点，此时应采取的措施是
A. 减少肝素用量
B. 加大肝素用量
C. 停用肝素，注射维生素 K
D. 停用肝素，注射鱼精蛋白
E. 停用肝素，注射氨甲苯酸

123. 肾综合征出血热低血压休克期，某患者经补液、纠酸后，升高的血红蛋白已恢复正常，但血压仍不稳定，宜用
A. 平衡盐
B. 碳酸氢钠
C. 低分子右旋糖酐
D. 血管活性药物
E. 高渗葡萄糖

124. 患者，男，29 岁。发热 7 天，食欲减退，乏力，腹泻，腹胀。起病后曾先后自服氨苄西林及喹诺酮类等药，发热仍不退。体检：腹部胀气，脾肋下 1cm。血白细胞 2.6×10^9/L。高度怀疑伤寒，为进一步确诊应进行
A. 血培养
B. 骨髓培养
C. 粪便培养
D. 尿培养
E. 肥达反应

125. 患者，女，33 岁。昨晚吃街边烧烤后于今晨 3 时突然畏寒、高热、呕吐、腹痛、腹泻，腹泻共 4 次，开始为稀水样

便，继之便中带有黏液和脓血。在未做实验室检查的情况下，该患者可能的诊断
A. 急性轻型细菌性痢疾
B. 急性典型细菌性痢疾
C. 中毒型细菌性痢疾
D. 慢性细菌性痢疾急性发作
E. 慢性迁延型细菌性痢疾

126. 患者，女，35 岁。胃脘部隐痛，痛处喜按，伴胃脘灼热，似饥而不欲食，咽干口燥，大便干结，舌红少津，脉细数。针刺应选择的处方是
A. 内关、天枢、中脘、膈俞、三阴交
B. 内关、足三里、中脘、期门、太冲
C. 内关、天枢、中脘、太冲、合谷
D. 内关、足三里、中脘、下脘、梁门
E. 足三里、中脘、内关、三阴交、内庭

127. 患者，女，45 岁。失眠 2 年，经常多梦少寐，入睡迟，易惊醒，平常遇事惊怕，多疑善感，舌淡苔薄，脉弦细。治疗除取主穴外，还应加
A. 心俞、脾俞
B. 心俞、太溪
C. 心俞、胆俞
D. 肝俞、太冲
E. 足三里、内关

128. 一患者双下肢关节游走性疼痛，肿胀，时有寒热，舌淡苔薄白，脉浮。治疗除主穴外，还可配
A. 肾俞、关元
B. 膈俞、血海
C. 商丘、足三里
D. 大椎、曲池
E. 膝眼、太溪

129. 患者，女，20 岁。每因情志不畅而呕

吐，伴有嗳气吞酸，胸胁胀满，平时多烦善怒，舌苔薄白，脉弦。取穴除内关、足三里、中脘外，应加用

A. 上脘、胃俞

B. 合谷、内庭

C. 梁门、天枢

D. 期门、太冲

E. 脾俞、胃俞

130. 患者，女，18岁。经期下腹部疼痛剧烈，经色紫黑，有血块，经前伴乳房胀痛，舌有瘀斑，脉细弦。治疗宜选取

A. 三阴交、中极、次髎、太冲

B. 三阴交、归来、次髎、地机

C. 三阴交、中极、次髎、内关

D. 三阴交、气海、太溪、肝俞

E. 三阴交、气海、脾俞、胃俞

131. 患者，男，53岁。长期咽喉有不适感，隐痛，入夜尤甚，咽喉稍肿，色暗红，手足心热，舌红少苔，脉细数。针灸时选

A. 少商、合谷、尺泽、关冲

B. 少商、合谷、列缺、外关

C. 太溪、鱼际、照海、列缺

D. 少商、合谷、中渚、太冲

E. 太渊、合谷、太冲、少冲

132. 患者，20岁。发热恶寒，无汗，呕恶、咳喘，痰白清稀，口渴、小便不利、少腹满，脉浮紧，苔白滑。选方为

A. 苓桂术甘汤

B. 小青龙汤

C. 大青龙汤

D. 桂枝汤

E. 五苓散

133. 患者症见心动悸，少气乏力，头晕，面色少华，舌质淡红，脉结代。选方最宜

A. 瓜蒌桂枝汤

B. 枳实薤白汤

C. 桂枝甘草龙骨牡蛎汤

D. 炙甘草汤

E. 瓜蒌薤白半夏汤

134. 妇人妊娠，小腹拘急，绵绵作痛，急躁易怒，身体浮肿，胃纳欠佳。选方最宜

A. 胶艾汤

B. 当归芍药散

C. 温经汤

D. 四物汤

E. 桂枝茯苓丸

B 型题

答题说明

　　两道试题共用 A、B、C、D、E 五个备选答案，备选答案在上，题干在下。每题请从中选择一个最佳答案，并在答题卡上将相应题号的相应字母所属的方框涂黑。每个备选答案可能被选择一次、两次或不被选择。

（135～136 题共用备选答案）

A. T 波

B. QT 间期

C. P 波

D. QRS 波群

E. ST 段

135. 代表心室除极和复极总时间的是

136. 反映心室早期缓慢复极的电位和时间变化的是

（137～138 题共用备选答案）

A. 糖皮质激素大剂量冲击疗法

B. 糖皮质激素一般剂量长期疗法

C. 糖皮质激素小剂量替代疗法

D. 糖皮质激素大剂量长期疗法

E. 维持量疗法

137. 治疗垂体前叶功能减退用

138. 治疗中毒性菌痢用

（139～140 题共用备选答案）

A. 氨茶碱

B. 氢化可的松

C. 色甘酸二钠

D. 沙丁胺醇

E. 特布他林

139. 抑制炎症反应多个环节，减少炎症介质生成的药物是

140. 抑制磷酸二酯酶活性，升高气道平滑肌细胞内 cAMP 水平的药物是

（141～142 题共用备选答案）

A. 隐性感染

B. 首发感染

C. 重复感染

D. 混合感染

E. 重叠感染

141. 在感染某种病原体的基础上再次感染同一病原体，称为

142. 同时感染两种或两种以上的病原体，称为

（143～144 题共用备选答案）

A. 人结核分枝杆菌

B. 牛结核分枝杆菌

C. 非洲分枝杆菌

D. 亚洲分枝杆菌

E. 田鼠分枝杆菌

143. 人类结核病的病原体是

144. 卡介苗的来源是

（145～146 题共用备选答案）

A. 扶正祛邪

B. 调和阴阳

C. 清热温寒

D. 疏通经络

E. 补虚泻实

145. 针刺背俞穴治疗五脏病，体现了针灸治疗的何种作用

146. 三棱针刺络放血治疗足扭伤，体现了针灸治疗的何种作用

（147～148 题共用备选答案）

A. 晕针

B. 滞针

C. 弯针

D. 断针

E. 血肿

147. 行针时医者感觉针下涩滞，捻转、提插、出针均感困难，称为

148. 行针时医者用力过猛，改变了留针时针身的角度和方向，称为

（149～150 题共用备选答案）

A. 脾阳不足，水湿泛滥

B. 肺失宣降，水湿停滞

C. 肾阳不足，水湿停滞

D. 肾阳衰微，阴寒凝结

E. 水湿郁表，继而湿郁化热

149. 风水的病机为

150. 正水的病机为

中西医结合执业医师资格考试
最后成功四套胜卷（二）

（医学综合考试部分）

第三单元

考生姓名：＿＿＿＿＿＿＿＿

准考证号：＿＿＿＿＿＿＿＿

考　　点：＿＿＿＿＿＿＿＿

考 场 号：＿＿＿＿＿＿＿＿

A1 型题

答题说明

　　每一道试题下面有 A、B、C、D、E 五个备选答案，请从中选择一个最佳答案，并在答题卡上将相应题号的相应字母所属的方框涂黑。

1. 急性支气管炎与流行性感冒的鉴别要点是
   A. 发热程度
   B. 白细胞计数
   C. CT
   D. 病毒分离和血清学检查
   E. 支气管舒张试验

2. 支气管哮喘发病的本质是
   A. 气道炎症
   B. 气道高反应
   C. 细胞介导免疫
   D. 体液介导免疫
   E. 胆碱能神经功能亢进

3. 阵发性刺激性呛咳见于
   A. 肺炎支原体肺炎
   B. 肺炎衣原体肺炎
   C. 病毒性肺炎
   D. 放射性肺炎
   E. 葡萄球菌肺炎

4. 中央型肺癌通过 X 线检查表现的直接征象是
   A. 肺不张
   B. 阻塞性肺炎
   C. 局限性肺气肿
   D. 一侧肺门肿块
   E. 继发性肺囊肿

5. 慢性肺心病最常见的心律失常是
   A. 房性早搏和室上性心动过速
   B. 心房纤颤
   C. 心房扑动
   D. 室性心动过速

   E. 室性早搏

6. 肺动脉高压早期的 X 线表现是
   A. 双肺纹理增多
   B. 双肺透亮度增加
   C. 右下肺动脉增宽
   D. 右心房肥大
   E. 左心室肥厚、扩张

7. 抢救急性左心衰竭，静息时明显呼吸困难者应给予的体位是
   A. 半卧位
   B. 端坐位
   C. 平卧位
   D. 高枕卧位
   E. 自动体位

8. 心源性休克的临床表现不包括
   A. 持续低血压
   B. 持续高血压
   C. 组织低灌注状态
   D. PCWP ≥ 18mmHg
   E. 低氧血症和代谢性酸中毒

9. 下列关于房颤的心电图描述正确的是
   A. P 波消失，代之以大小不等、形态不同、间隔不等的 f 波
   B. 提早出现的 P' 波，形态与窦性 P 波不同
   C. 提前出现的 QRS 波，而其前无相关 P 波
   D. QRS 提早出现，宽大、畸形或有切迹，时间达 0.12 秒
   E. T 波亦宽大，其方向与 QRS 主波方向

相反

10. 一般心肺复苏的正确步骤是
    A. 通畅气道，建立呼吸，循环支持，药物治疗
    B. 建立呼吸，通畅气道，胸外心脏按压
    C. 先口对口人工呼吸，再胸外心脏按压，心腔内注射药物
    D. 先胸外按压恢复心跳，再口对口呼吸及药物治疗
    E. 胸外按压，开放气道，人工呼吸

11. 高血压患者伴外周血管病，常用的降压药物是
    A. 利尿剂
    B. β受体阻滞剂
    C. 钙通道阻滞剂
    D. 血管紧张素转换酶抑制剂
    E. 血管紧张素Ⅱ受体拮抗剂

12. 高血压患者发生过心肌梗死，应选用的治疗措施是
    A. α受体阻滞剂、ACEI
    B. β受体阻滞剂、ACEI
    C. 利尿剂、ACEI
    D. ACEI、CCB
    E. 氢吡啶类（CCB）、ARB

13. 血管紧张素转化酶抑制剂的不良反应主要是
    A. 低血钾
    B. 体位性低血压
    C. 心动过缓、乏力、四肢发冷
    D. 心率增快、面部潮红、头痛、下肢水肿
    E. 刺激性干咳和血管性水肿

14. 心绞痛发作时超声显示的是
    A. 长Q–T综合征
    B. 左室射血分数低于30%
    C. 节段性室壁收缩活动减弱
    D. X综合征
    E. 电解质失衡

15. 急性心肌梗死患者溶栓未成功者，应
    A. 控制感染
    B. 立即施行补救性PCI
    C. 补充血容量
    D. 抗凝治疗
    E. 择期PCI

16. 风湿性心脏病最常见的心律失常是
    A. 室性早搏
    B. 房性期前收缩
    C. 交界性期前收缩
    D. 心房颤动
    E. Ⅱ度房室传导阻滞

17. 治疗扩张性心肌病气虚血瘀证，首选
    A. 瓜蒌薤白半夏汤合涤痰汤
    B. 补阳还五汤
    C. 圣愈汤合桃红四物汤
    D. 血府逐瘀汤
    E. 枳实薤白桂枝汤合当归四逆汤

18. 不属于胃癌癌前病变的是
    A. 慢性萎缩性胃炎
    B. 胃溃疡
    C. 慢性浅表型胃炎
    D. 残胃炎
    E. 巨大黏膜皱襞症

19. 不属于胃癌常见的转移途径是
    A. 直接蔓延
    B. 血行转移
    C. 淋巴结转移
    D. 腹腔内种植
    E. 间接性转移

20. 早期胃癌病变侵袭到的部位是
　　A. 肌层或全层
　　B. 胃窦部
　　C. 黏膜层
　　D. 黏膜层和黏膜下层
　　E. 黏膜层和肌层

21. 下列各项，属于我国肝硬化主要病因的是
　　A. 病毒性肝炎
　　B. 肝淤血
　　C. 血吸虫肝病
　　D. 慢性酒精中毒
　　E. 胆汁淤积

22. 肝硬化代偿期可出现
　　A. 出血倾向和贫血
　　B. 腹水
　　C. 食管静脉曲张
　　D. 肝脏缩小
　　E. 肝脾肿大

23. 溃疡性结肠炎患者腹痛的常见规律是
　　A. 疼痛→便意→便后缓解
　　B. 疼痛→呕吐→吐后缓解
　　C. 便意→疼痛→缓解
　　D. 呕吐→疼痛→缓解
　　E. 疼痛→缓解→便意

24. 上消化道出血紧急输血的指征不包括
　　A. 失血性休克
　　B. 血红蛋白低于 70g/L
　　C. 血细胞比容低于 25%
　　D. 较基础血压下降 25%
　　E. 头晕，血压升高

25. 下列各项，不属于慢性肾小球肾炎中医辨证标证的是
　　A. 水湿

B. 血瘀
C. 湿热
D. 湿浊
E. 痰浊

26. 慢性肾衰竭患者，全身浮肿，有胸水、腹水，治疗宜选用
　　A. 茯苓汤加减
　　B. 五皮饮加减
　　C. 小半夏汤加减
　　D. 济生肾气丸加减
　　E. 桃红四物汤加减

27. 尿路感染最常见的感染途径是
　　A. 上行感染
　　B. 直接感染
　　C. 血行感染
　　D. 淋巴感染
　　E. 下行感染

28. 清洁中段尿细菌定量培养菌落计数，可确诊为尿路感染的最低诊断标准是
　　A. 10^7/mL
　　B. 10^3/mL
　　C. 10^4/mL
　　D. 10^5/mL
　　E. 10^2/mL

29. 肾病综合征出现高脂血症的重要原因是
　　A. 高血压影响
　　B. 过度利尿
　　C. 脂肪摄入过多
　　D. 肝脏合成脂蛋白增加
　　E. 肾小管重吸收蛋白增加

30. 下列有关再生障碍性贫血的治疗方法，错误的是
　　A. 应用环磷酰胺
　　B. 应用抗生素、淋巴细胞球蛋白

C. 应用雄激素、造血生长因子

D. 酌情使用护肝药

E. 有感染和其他并发症者考虑造血干细胞移植

31. 急性白血病阴虚火旺证的治法是
   A. 清热化痰，活血散结
   B. 清热解毒，凉血止血
   C. 滋阴降火，凉血解毒
   D. 益气养阴，清热解毒
   E. 清热解毒，利湿化浊

32. 原发免疫性血小板减少症，破坏血小板的主要场所在
   A. 骨髓
   B. 肝脏
   C. 脾脏
   D. 肾脏
   E. 淋巴结

33. 诊断白细胞减少症的标准是
   A. 周围血白细胞持续低于 $5×10^9$/L
   B. 周围血白细胞持续低于 $4.5×10^9$/L
   C. 周围血白细胞持续低于 $4×10^9$/L
   D. 周围血白细胞持续低于 $3×10^9$/L
   E. 周围血白细胞持续低于 $2.5×10^9$/L

34. 糖尿病微血管病变中，引起患者失明的主要原因是
   A. 白内障
   B. 青光眼
   C. 视网膜病变
   D. 角膜炎
   E. 结膜炎

35. 诊断甲亢最有价值的体征是
   A. 皮肤湿润多汗、手颤
   B. 阵发性心房纤颤
   C. 甲状腺肿大伴震颤和血管杂音

D. 收缩压升高，舒张压降低，脉压增大

E. 窦性心动过速

36. 糖尿病酮症酸中毒的临床特点是
   A. 呼吸浅慢，不规则
   B. 呼吸困难伴发绀
   C. 呼吸深大，呼气有烂苹果味
   D. 呼吸浅快，呼气有大蒜味
   E. 潮式呼吸

37. 平胃散合桃红四物汤适用于治疗糖尿病的证型是
   A. 痰瘀互结
   B. 气阴两虚
   C. 阴虚燥热
   D. 阴阳两虚
   E. 脉络瘀阻

38. 治疗痛风风寒湿阻证，其治法为
   A. 益气健脾，生津止渴
   B. 清热除湿，祛风通络
   C. 化痰祛瘀，通络止痛
   D. 补益肝肾，祛风通络
   E. 祛风散寒，除湿通络

39. 下列失水补液措施，错误的是
   A. 高渗性失水以补水为主，补钠为辅
   B. 等渗性失水以补充等渗溶液为主
   C. 等渗性失水首选 0.7% 氯化钠溶液
   D. 低渗性失水以补充高渗性溶液为主
   E. 补液速度，原则是先快后慢

40. 治疗痛风时，常用的抑制尿酸合成药是
   A. 糖皮质激素
   B. 碳酸氢钠
   C. 秋水仙碱
   D. 苯溴马隆
   E. 别嘌醇

41. 类风湿关节炎常见的关节外表现不包括
    A. 类风湿结节
    B. 肺间质病变
    C. 肾脏损害
    D. 心包炎
    E. 轻中度贫血

42. 系统性红斑狼疮相当于中医学之
    A. 风寒湿痹
    B. 风湿热痹
    C. 尪痹
    D. 鹤膝风
    E. 蝶疮流注

43. 癫痫全面性强直－阵挛发作的分期顺序是
    A. 强直期、阵挛期、惊厥后期
    B. 强直期、惊厥后期、阵挛期
    C. 阵挛期、强直期、惊厥后期
    D. 阵挛期、惊厥后期、强直期
    E. 惊厥后期、强直期、阵挛期

44. 癫痫儿童肌阵挛发作首选
    A. 丙戊酸钠
    B. 苯妥英钠
    C. 卡马西平
    D. 乙琥胺
    E. 氯硝西泮

45. 动脉硬化性脑梗死病位在脑，涉及的脏腑是
    A. 肝、脾、肾
    B. 心、肝、肾
    C. 心、肺、脾、肾
    D. 心、肾、肝、脾
    E. 肝、脾

46. 下列关于脑血栓形成急性昏迷期治疗错误的是

A. 保持呼吸道通畅
B. 立即给予鼻饲养
C. 调节血压
D. 翻身拍背、活动肢体
E. 溶栓治疗

47. 下列关于腔隙性脑梗死影像学的叙述，错误的是
    A. CT 增强腔隙灶可见斑片状强化
    B. CT 所示腔隙灶边界不清晰
    C. MRI 可区分陈旧性腔隙系由于腔梗或颅内小出血所致
    D. 脑血管造影无肯定的阳性发现
    E. 头颅 CT 见深穿支供血区单个或多个腔隙性阴影

48. 脑出血风痰瘀血，痹阻脉络证，治疗首选
    A. 天麻钩藤饮
    B. 真方白丸子
    C. 星蒌承气汤
    D. 补阳还五汤
    E. 镇肝息风汤

49. 高血压脑出血为避免脑低流量灌注，应将血压控制在
    A. 130～140/80～90mmHg
    B. 140～150/85～95mmHg
    C. 150～160/90～100mmHg
    D. 155～165/95～105mmHg
    E. 165～170/105～110mmHg

50. 帕金森症的典型临床表现不包括
    A. 静止性震颤
    B. 铅管样强直
    C. 面具脸
    D. 大写征
    E. 齿轮样强直

51. 帕金森病气血亏虚证，中医治法为
    A. 清热化痰，平肝息风
    B. 益气养血，濡养筋脉
    C. 填精补髓，育阴息风
    D. 补肾助阳，温煦筋脉
    E. 补气养血，活血通络

52. 下列各项，不属于急性中毒防治原则的是
    A. 针对发病机制和病因治疗
    B. 对症治疗
    C. 迅速撤离有害环境
    D. 维持患者生命
    E. 开展流行病学调查

53. 对口服有机磷杀虫药中毒患者，清除其未被吸收毒物的首要方法是
    A. 催吐和洗胃
    B. 利尿和导泻
    C. 腹膜透析
    D. 血液净化
    E. 静注 50% 葡萄糖溶液

54. 属有机磷杀虫药中毒烟碱样症状的是
    A. 共济失调
    B. 癔症性瘫痪
    C. 流涎
    D. 横纹肌肌束颤动
    E. 精神抑郁

55. 不属于吩噻嗪类药物中毒表现的是
    A. 震颤麻痹综合征
    B. 休克
    C. 心律失常
    D. 视物模糊
    E. 呼出气体有特异性的大蒜味

56. 热痉挛的发病机制是
    A. 缺钙
    B. 周围血管扩张
    C. 体内热量积蓄，体温过高
    D. 大量出汗使水、盐丢失过多
    E. 散热障碍

57. 胃痞湿热阻胃证，治疗首选
    A. 清中汤
    B. 泻心汤合连朴饮
    C. 二陈平胃汤
    D. 益胃汤
    E. 健脾丸

58. 胁痛的基本治则
    A. 怡情易性
    B. 疏肝和络止痛
    C. 治火、治气、治血
    D. 化湿邪、利小便
    E. 透邪解郁

59. 黄疸最具特征的表现是
    A. 面黄
    B. 目睛黄染
    C. 小便黄
    D. 恶心纳呆
    E. 腹胀呕吐

60. 鉴别痢疾与泄泻，下列选项中无意义的是
    A. 有无里急后重
    B. 泻下爽利与否
    C. 泻下有无脓血
    D. 泻下次数之多少
    E. 泻下稀薄或赤白黏冻

61. 与眩晕发病关系最密切的三个脏腑是
    A. 心、肝、肾
    B. 心、脾、肾

C. 肝、脾、肾

D. 心、肝、脾

E. 肺、脾、肾

62. 水肿风水泛溢证，治疗首选

A. 麻黄连翘赤小豆汤合五味消毒饮

B. 越婢加术汤

C. 五皮饮合胃苓汤

D. 疏凿饮子

E. 实脾饮

63. 血证治疗"三原则"指的是

A. 治火，治气，治血

B. 止血，宁络，祛瘀

C. 益气摄血，凉血止血，祛瘀止血

D. 止血，化瘀，补血

E. 治心，治脾，治肝

64. 道德是人们在社会生活实践中形成，由

A. 经济基础决定的

B. 文化发展决定的

C. 意识形态决定的

D. 社会进步决定的

E. 科技发展决定的

65. 把人比作机器，疾病是机器某部分零件失灵，用机械观解释一切人体现象的医学模式是

A. 神灵主义医学模式

B. 自然哲学医学模式

C. 机械论医学模式

D. 生物医学模式

E. 生物 – 心理 – 社会医学模式

66. 医学人道主义的核心内容包括

A. 尊重病人的生命、人格、权利

B. 尊重病人的生命、自由、意愿

C. 尊重病人的人格、尊严、权利

D. 尊重病人的生命、意愿、尊严

E. 尊重病人的权利、人格、自由

67. 中医四诊的道德要求是

A. 合理配伍，细致观察

B. 目的明确，诊治需要

C. 全面系统，认真细致

D. 安神定志，实事求是

E. 争分夺秒，全力抢救

68. 对急症患者，医生沟通的方式

A. 重点沟通

B. 深入沟通

C. 全面沟通

D. 细致沟通

E. 快速沟通

69. 评价和衡量医务人员医疗行为是否符合道德及道德水平高低的重要标志是

A. 疗效标准

B. 社会标准

C. 经济标准

D. 科学标准

E. 行为标准

70. 药物治疗的道德要求是

A. 全面系统，认真细致

B. 目的明确，诊治需要

C. 合理配伍，细致观察

D. 安神定志，实事求是

E. 争分夺秒，全力抢救

71. 国家卫生部关于《人类辅助生殖技术和人类精子库伦理原则》制定的时间是

A. 1902 年

B. 1994 年

C. 2000 年

D. 2003 年

E. 2005 年

A2 型题

> **答题说明**
>
> 　　每道考题由两个以上相关因素组成或以一个简要病历形式出现，其下面有 A、B、C、D、E 五个备选答案，请从中选择一个最佳答案，并在答题卡上将相应题号的相应字母所属的方框涂黑。

72. 患者，男。咳嗽新起，咳声嘶哑，干咳无痰，咳引胸痛，伴鼻燥咽干，恶风发热，头痛，舌尖红，苔薄黄而干，脉浮数。治疗首选
    A. 桑杏汤
    B. 桑菊饮
    C. 杏苏散
    D. 银翘散
    E. 参苏饮

73. 患者，男。近 2 年每到秋冬季便会出现咳嗽、咳痰症状，迁延数月，近日再次复发，现症见：咳嗽气短，倦怠乏力，咳痰量多易出，面色㿠白，食后腹胀，便溏，舌体胖边有齿痕，舌苔薄白，脉细弱。血常规：WBC 11.2×10^9/L，N 82.7%。胸片：可见肺纹理增多、变粗、扭曲，呈条索状阴影，向肺野周围延伸，以两肺中下野明显。治疗首选
    A. 补肺汤
    B. 沙参麦冬汤合六味地黄丸
    C. 小青龙汤
    D. 三子养亲汤合二陈汤
    E. 平喘固本汤

74. 患者，男，66 岁。近 2 年咳逆喘息不得卧，痰多稀薄，恶寒发热，背冷无汗，渴不多饮，面色青晦，舌苔白滑，脉弦紧。体征：桶状胸，触诊双侧语颤减弱，叩诊呈过清音。X 线胸片：双肺野透亮度增加，纹理增粗。肺功能检查：吸入支气管舒张药后，FEV_1/FVC 为 56%。治疗首选

    A. 小青龙汤
    B. 真武汤合五苓散
    C. 三子养亲汤合二陈汤
    D. 越婢加半夏汤
    E. 涤痰汤

75. 患者，女，22 岁。2 日前自觉鼻、咽、眼、耳发痒，喷嚏，鼻塞，流涕，胸部憋塞，随之迅即发病，喉中痰涎壅盛，声如拽锯，喘急胸满，但坐不得卧，咳痰为白色泡沫痰液，面色青暗，舌苔厚浊，脉滑实。支气管舒张试验阳性。治疗首选
    A. 越婢汤
    B. 麻杏石甘汤
    C. 小青龙加石膏汤
    D. 三子养亲汤
    E. 平喘固本汤合补肺汤

76. 患者，2 周前发热咳嗽，咳痰呈铁锈色。血常规：白细胞 12×10^9/L，中性粒细胞 80%。胸部 X 线片示：右下肺为片状浸润阴影。后症状加重，现高热骤降，大汗淋漓，颜面苍白，呼吸急迫，四肢厥冷，唇甲青紫，神志恍惚，舌淡青紫，脉微欲绝。治疗首选
    A. 四逆加人参汤
    B. 参附汤合苏合香丸
    C. 参附汤合生脉散
    D. 生脉散合四逆汤
    E. 生脉散合参附龙牡救逆汤

77. 患者，女，74 岁。2 个月前开始出现频繁咳嗽，痰中带血，经口服"头孢类抗

生素"等治疗，症状不能缓解，2 个月来进行性体重下降。伴肺中积块，心烦，少寐，手足心热，低热盗汗，口渴，大便秘结，舌质红，苔薄黄，脉细数。胸部 CT：近右肺门处类圆形阴影，边缘毛糙，有分叶。治疗应首选的方剂是

A. 生脉饮

B. 血府逐瘀汤

C. 五味消毒饮合小蓟饮子

D. 沙参麦冬汤合五味消毒饮

E. 人参五味子汤

78. 患者，男，76 岁。慢性肺源性心脏病病史 20 年。现症见：喘息气粗，烦躁，胸满，咳嗽，痰黄，黏稠难咳，溲黄便干，口渴，舌红，舌苔黄腻，边尖红，脉滑数。治疗首选方剂是

A. 射干麻黄汤

B. 定喘汤

C. 越婢加半夏汤

D. 大青龙汤

E. 苏子降气汤

79. 患者，女，76 岁。呼吸短浅难续 1 年余，张口抬肩，胸满气短，咳嗽，痰白如沫，咳吐不利，形寒汗出，舌淡，苔白润，脉沉细无力。PaO_2 55mmHg，$PaCO_2$ 62mmHg。治疗首选

A. 三拗汤合苍耳子散

B. 二陈汤合三子养亲汤

C. 补肺汤合参蛤散

D. 黛蛤散合泻白散

E. 异功散合玉屏风散

80. 患者，男，65 岁。突发气促，端坐呼吸，咳吐粉红色泡沫痰。检查：双肺广泛水泡音，现心悸，喘息不能卧，颜面及肢体浮肿，脘痞腹胀，食少纳呆，形寒肢冷，大便溏泄，小便短少，舌淡胖，苔

白滑，脉沉细无力。治疗首选

A. 五苓散

B. 保元汤

C. 真武汤

D. 归脾汤

E. 玉屏风散

81. 患者，女，70 岁。间断心悸怔忡 1 年余，胸闷气短，喘咳，动则尤甚，神疲乏力，面白，自汗，口唇青紫，舌质紫暗，脉结代。X 线胸片示：心影增大，两肺淤血征象。BNP 1005pg/mL。治疗首选

A. 四逆汤合五苓散

B. 参附汤合炙甘草汤

C. 保元汤合血府逐瘀汤

D. 生脉饮合血府逐瘀汤

E. 真武汤合葶苈大枣泻肺汤

82. 患者，心悸时发时止，胸闷烦躁，失眠多梦，口干口苦，大便秘结，小便黄赤，舌质红，舌苔黄腻，脉弦滑。心率 110 次 / 分，心律不齐，可闻及期前收缩 3 ～ 4 次 / 分钟。治疗首选

A. 黄连解毒汤

B. 天王补心丹

C. 生脉散

D. 黄连温胆汤

E. 安神定志丸

83. 患者，女，65 岁。心悸气短，动则加剧，面色苍白，形寒肢冷，腰膝酸软，小便清长，下肢浮肿，舌质淡胖，脉沉迟。心电图示：Ⅱ度Ⅰ型房室传导阻滞。治疗首选

A. 人参四逆汤合桂枝甘草龙骨牡蛎汤

B. 参附汤合真武汤

C. 炙甘草汤

D. 涤痰汤

E. 血府逐瘀汤

84. 患者，男，心肺复苏后，症见：神志恍惚，面色苍白，四肢厥冷，舌质淡润，脉微细欲绝。治疗首选
   A. 生脉散
   B. 菖蒲郁金汤
   C. 独参汤
   D. 参附汤
   E. 炙甘草汤

85. 患者，男，58岁。高血压病史3年，现症见：头晕耳鸣，目涩，咽干，五心烦热，盗汗，不寐多梦，腰膝酸软，大便干涩，小便热赤，舌质红少苔，脉细数。治疗首选
   A. 济生肾气丸
   B. 知柏地黄丸
   C. 六味地黄丸
   D. 血府逐瘀汤
   E. 杞菊地黄丸

86. 患者，女，60岁。反复发作胸闷胸痛半月余，气短痰多，肢体沉重，形体肥胖，纳呆恶心，舌苔浊腻，脉滑。其证型是
   A. 阴寒凝滞证
   B. 气虚血瘀证
   C. 痰浊内阻证
   D. 心血瘀阻证
   E. 心肾阳虚证

87. 患者，男，45岁。主动脉瓣狭窄病史2年。现症见：心悸气短，倦怠乏力，头晕目眩，面色无华，动则汗出，夜寐不宁，口干，舌质红，苔薄白，脉细数无力。治疗首选
   A. 炙甘草汤
   B. 瓜蒌薤白半夏汤
   C. 当归四逆汤
   D. 生脉散
   E. 参附龙牡汤

88. 患者，女。心悸怔忡，胸闷，气短乏力，失眠多梦，自汗盗汗，舌质红，少苔，脉细数无力。听诊心尖第一心音明显减弱，心电图示心律失常，实验室检查：血清TNI、CK-MB明显增高。治疗首选
   A. 炙甘草汤合生脉散
   B. 桂枝甘草龙骨牡蛎汤
   C. 当归六黄汤
   D. 黄芪桂枝五物汤
   E. 六君子汤

89. 患者，女，45岁。间断胃脘胀痛2年余，每因情志不舒而加重。现症见：胃脘胀痛，得嗳气或矢气后稍缓，嗳气频作，泛酸嘈杂，舌淡红，苔薄白，脉弦。胃镜示胃窦部黏膜充血、水肿，呈红白相间。应首选的方剂是
   A. 黄芪建中汤
   B. 失笑散合丹参饮
   C. 柴胡疏肝散
   D. 疏凿饮子
   E. 化肝煎合左金丸

90. 患者，女，44岁。胃痛如刺，痛处固定，多为餐后痛，肢冷，汗出，黑便，舌质紫暗，有瘀斑，脉涩。胃镜见胃小弯处溃疡。治疗首选
   A. 黄芪建中汤
   B. 失笑散合丹参饮
   C. 柴胡疏肝散
   D. 通窍活血汤合二陈汤
   E. 化肝煎合左金丸

91. 患者，男，45岁。无节律性上腹部疼痛不适2个月，食欲不振。多次大便隐血试验均为阳性。为确诊，最可靠的手段是
   A. 胃肠道钡餐
   B. 胃镜结合黏膜活检

C. 胃液分析

D. 腹腔镜

E. 癌胚抗原

92. 患者，男，45 岁。胃脘无节律性胀痛半年，现胃脘胀满，时而伴两肋不适，呕吐吞酸。食少纳差，舌淡苔薄白，脉弦。X 线钡餐检查示胃小弯部有充盈缺损。其证型是

A. 气血亏虚

B. 肝胃不和

C. 脾胃虚寒

D. 痰食交阻

E. 痰瘀内结

93. 患者，男，43 岁。腹大胀满，脉络怒张，胁腹刺痛，面色晦暗黧黑，胁下癥块，手掌赤痕，口干不欲饮，舌质紫暗，脉细涩。查体见肝掌、蜘蛛痣。实验室检查：上腹部 B 超提示肝回声明显增强、不均、光点粗大。实验室检查：A/G 倒置。治疗应选用

A. 调营饮加减

B. 一贯煎合膈下逐瘀汤加减

C. 中满分消丸

D. 柴胡疏肝散

E. 血府逐瘀汤

94. 患者，男，50 岁。腹大胀满，积块膨隆，形体羸瘦，潮热盗汗，头晕耳鸣，腰膝酸软，两胁隐隐作痛，小便短赤，大便干结，舌红少苔，脉弦细。查体：体温 38.5℃，皮肤巩膜黄染，肝肋下 3.0cm，质硬，表面有结节，AFP 500μg/L。治疗首选

A. 逍遥散合桃红四物汤

B. 茵陈蒿汤合鳖甲煎丸

C. 滋水清肝饮合鳖甲煎丸

D. 中满分消丸合茵陈蒿汤

E. 附子理中汤合五苓散

95. 患者，男。腹泻，脓血便，里急后重，腹痛灼热，发热，肛门灼热，溲赤，舌红苔黄腻，脉滑数。结肠镜检查示：黏膜充血水肿、易脆，伴糜烂和溃疡。治疗首选

A. 痛泻要方

B. 四神丸

C. 柴胡疏肝散

D. 白头翁汤

E. 芍药汤

96. 患者，男，55 岁。慢性肾盂肾炎病史 12 年。现症见：面色少华，神疲乏力，腰膝酸软，口干唇燥，饮水不多，手足心热，大便干燥，夜尿清长，舌淡有齿痕，脉象沉细。检查：血压 180/105mmHg，血清钾 6.8mmol/L，血肌酐 740μmol/L。治疗应首选

A. 降压药加羚角钩藤汤

B. 降压药加镇肝息风汤

C. 透析加参芪地黄汤

D. 透析加天麻钩藤饮

E. 降压药加知柏地黄丸

97. 患者，男，32 岁。慢性肾小球肾炎病史 2 年。现症见：颜面浮肿，疲倦乏力，少语懒言，自汗出，易感冒，腰脊酸痛，面色萎黄，舌淡，苔白，脉细弱。治疗首选的方剂是

A. 真武汤合金匮肾气丸

B. 玉屏风散合金匮肾气丸

C. 附子理中丸合补肺汤

D. 异功散合七味都气丸

E. 五苓散合济生肾气丸

98. 患者，男，46 岁。慢性肾炎病史 6 年，近 1 年来病情明显加重，实验室检查

GFR 18mL/（min·1.73m²），其 CKD 分期诊断是

A. 1 期（GFR 正常或升高）

B. 2 期（GFR 轻度降低）

C. 3a 期（GFR 轻到中度降低）

D. 4 期（GFR 重度降低）

E. 5 期（终末期肾病）

99. 患者，女，51 岁。起始眼睑浮肿，继则四肢、全身亦肿，皮肤光泽，按之凹陷易回复，伴发热、咽痛、咳嗽，小便不利，舌苔薄白，脉浮。实验室检查：尿蛋白（+++），血清白蛋白 22g/L。治疗首选

A. 麻黄连翘赤小豆汤合五味消毒饮

B. 越婢加术汤

C. 疏凿饮子

D. 实脾饮

E. 济生肾气丸合真武汤

100. 患者，女，67 岁。确诊肾病综合征 5 年，长期使用糖皮质激素治疗以控制病情，一旦减药即复发，症状加重。此时宜采取的治疗方案是

A. 抗凝治疗

B. 加大激素用量

C. 激素 + 细胞毒药物

D. 中药治疗

E. 单用细胞毒药物

101. 患者，男，60 岁。慢性肾衰竭病史 3 年。现症见：面色萎黄，下肢浮肿，按之凹陷难复，神疲乏力，五更泄泻，口黏淡不渴，腰部冷痛，畏寒肢冷，夜尿频多清长，舌淡胖嫩，齿痕明显，脉沉弱。宜选择的治法是

A. 滋肾平肝

B. 温补脾肾

C. 补气健脾益肾

D. 活血化瘀

E. 益气养阴，健脾补肾

102. 患者，男，23 岁。因反复皮肤出血、感染、贫血而就诊，检查后被确诊为再生障碍性贫血，最不可能出现的检查结果是

A. 出血时间延长

B. 凝血时间延长

C. 网织红细胞百分比正常

D. 淋巴细胞比例增高

E. 红细胞形态正常

103. 患儿，男，14 岁。2 周前患急性咽炎。1 天前突然牙龈出血，并见口腔血疱，双下肢瘀斑。实验室检查：血红蛋白 110g/L，白细胞 9×10⁹/L，血小板 10×10⁹/L，骨髓增生活跃，巨核细胞 23 个 / 片。应首先考虑的诊断是

A. 急性白血病

B. 再生障碍性贫血

C. 过敏性紫癜

D. 原发免疫性血小板减少症（急性型）

E. 原发免疫性血小板减少症（慢性型）

104. 患者，女，44 岁。患有原发免疫性血小板减少症。现下肢皮肤出现多处紫斑，月经血块多、色紫暗，面色黧黑，眼睑色青，舌紫暗有瘀斑，脉细涩。治疗应首选

A. 归脾汤

B. 桃红四物汤

C. 茜根散

D. 犀角地黄汤

E. 保元汤

105. 某缺铁性贫血患者，现症见：面色萎黄少华，腹胀，善食易饥，时有恶心呕吐，便溏，嗜食生米，神疲肢软，气短

头晕，舌质淡，苔白，脉虚弱。中医辨证为

A. 虫积证

B. 脾胃虚弱证

C. 心脾两虚证

D. 脾肾阳虚证

E. 脾不统血证

106. 某男，27 岁。患慢性髓细胞白血病，曾用药物羟基脲，并采用中医药治疗。现患者面色萎黄，头晕目眩，心悸，疲乏无力，气短懒言，自汗，食欲减退，舌质淡，苔薄白，脉细弱。其辨证及选方是

A. 热毒壅盛证，犀角地黄汤加减

B. 气血两虚证，八珍汤加减

C. 气血两虚证，膈下逐瘀汤加减

D. 阴虚内热证，青蒿鳖甲汤加减

E. 阴虚内热证，犀角地黄汤加减

107. 患者，女，32 岁。因缺铁性贫血给予口服铁剂治疗，用药 2 个月后检查血常规恢复正常，下一步的措施是

A. 立即停服铁剂

B. 逐渐减量停药

C. 继续用药治疗 1～2 个月

D. 继续用药治疗 2～4 个月

E. 继续用药治疗 4～6 个月

108. 患者，男，7 岁。因身材矮小，面色苍白，注意力不集中 1 年多就诊。查血常规示 Hb 70g/L，MCV 62fL，MCH 20pg，MCHC 23%。为明确该患者是否为缺铁性贫血，应首选的检查是

A. 肝功能

B. 肾功能

C. 电解质

D. 血微量元素

E. 血清铁蛋白

109. 慢性髓细胞白血病伴巨脾患者，WBC 65×10⁹/L，突发左上腹剧痛，伴明显压痛，并有摩擦音，最可能的诊断是

A. 急性心肌梗死

B. 急性胰腺炎

C. 急性脾梗死

D. 急性胆囊炎

E. 急性阑尾炎

110. 患者，女，32 岁。颈前肿胀，烦躁易怒，易饥多食，恶热多汗，心悸头晕，大便秘结，失眠，舌红，苔黄，脉弦数。实验室检查：血清 TT_3、FT_3、TT_4、FT_4 增高，TSH 减低。其中医治法是

A. 疏肝理气，化痰散结

B. 清肝泻火，消瘿散结

C. 滋阴降火，消瘿散结

D. 益气养阴，消瘿散结

E. 清肝泻火，益气养阴

111. 患者，男，50 岁。某次查体化验报告示 TC 6.5mmol/L，TG 2.1mmol/L。现症见：心烦易怒，肢体倦怠乏力，口干口苦，胸胁闷痛，脘腹胀满吐酸，纳食不香，舌红，苔白，脉弦细。治疗首选

A. 逍遥散

B. 保和丸

C. 杞菊地黄丸

D. 失笑散

E. 附子理中汤

112. 患者，女，30 岁。1 年前行甲亢 ¹³¹I 放射性治疗。现症见：表情淡漠，神疲乏力，少气懒言，反应迟钝，纳呆腹胀，面色萎黄，腰膝酸软，小便频数，大便溏，舌质淡，脉沉弱。实验室检查：血清 TSH 增高，TT_4、FT_4 均降低。治疗首选

A. 四君子汤合大补元煎

B.炙甘草汤合玉女煎

C.归脾汤

D.理中丸

E.六君子汤

113. 患者，女，40岁。不明原因关节疼痛、肿胀半年余。开始为手指小关节肿胀疼痛，后腕关节亦受累，发作呈对称性，遇寒及晨起时关节发硬，活动后减轻。为诊断最有意义的检查是

A.血沉

B.抗核抗体

C.双手 X 线平片

D.抗链球菌溶血素 "O"

E.肾功能

114. 患者，女，47岁。患类风湿关节炎 3 年。现关节肿痛且变形，屈伸受限，痛处不移，肌肤紫暗，面色黧黑，肢体顽麻，舌质暗红有瘀斑，苔薄白，脉弦涩。其治疗应

A.清热利湿，祛风通络

B.清热养阴，祛风通络

C.活血化瘀，祛痰通络

D.补益肝肾，祛风通络

E.祛风散寒，清热化湿

115. 患者，女，30岁。双颧颊部出现红斑，胸闷胸痛，心悸怔忡，时有微热，咽干口渴，烦热不安，口腔多发溃疡，舌红苔厚腻，脉滑数，对日光过敏。实验室检查：抗 ANA（＋），抗 Sm（＋）。治疗首选

A.清瘟败毒饮

B.玉女煎合增液汤

C.葶苈大枣泻肺汤合泻白散

D.犀角地黄汤

E.实脾饮

116. 患者，男，23岁。有癫痫病史，平素性情急躁，心烦失眠，口苦咽干，时吐痰涎，大便秘结，癫痫发作则昏仆抽搐，口吐涎沫，舌红，苔黄，脉弦滑数。治疗首选

A.大承气汤合定痫丸

B.龙胆泻肝汤合涤痰汤

C.半夏泻心汤合二陈汤

D.左归丸合黄连温胆汤

E.调味承气汤合半夏白术汤

117. 患者发生失语、同向偏盲，对侧面上肢与下肢出现较严重的运动或感觉障碍，根据 OCSP 分型标准，最有可能的是

A.部分前循环坏死

B.完全前循环梗死

C.腔隙性梗死

D.部分后循环梗死

E.完全后循环梗死

118. 患者突然口眼㖞斜，语言不利，口角流涎，半身不遂，兼见恶寒发热，肌体拘急，关节酸痛，舌苔薄白，脉浮弦。治疗首选方剂是

A.大秦艽汤

B.镇肝息风汤

C.大定风珠

D.天麻钩藤饮

E.补阳还五汤

119. 患者，男，60岁。蛛网膜下腔出血，住院治疗 1 周，病情稳定，突然发生剧烈头痛、恶心呕吐、意识障碍加重，此为

A.再出血

B.脑血管痉挛

C.腔隙性梗死

D.急性非交通性脑积水

E.正常颅压脑积水

120. 患者，男，65 岁。阿尔兹海默症病史 3 年，表情迟钝，言语不利，善忘，易惊恐，肌肤甲错，口干不欲饮，舌质暗，脉细涩。治疗首选
    A. 七福饮
    B. 还少丹
    C. 通窍活血汤
    D. 洗心汤
    E. 血府逐瘀汤

121. 患者，男，72 岁。手术后出现感染性休克，现见血压降低，壮热，口渴，烦躁，舌红苔黄燥，脉沉数。治疗首选
    A. 回阳救急汤
    B. 黄连解毒汤
    C. 大定风珠
    D. 麻杏石甘汤
    E. 三甲复脉汤

122. 患者，男，45 岁。喘息咳逆，呼吸急促，胸部胀闷，痰多稀薄而带泡沫，色白质黏，头痛，恶寒，口不渴，无汗，苔薄白而滑，脉浮紧。治疗首选
    A. 桑白皮汤
    B. 小青龙汤
    C. 麻黄汤合华盖散
    D. 二陈汤合三子养亲汤
    E. 麻杏石甘汤合千金苇茎汤

123. 患者，女，50 岁。虚烦不寐，触事易惊，终日惕惕，胆怯心悸，气短自汗，倦怠乏力，舌淡，脉弦细。治疗首选
    A. 生脉散合酸枣仁汤
    B. 安神定志丸合酸枣仁汤
    C. 交泰丸合六味地黄丸
    D. 天王补心丹合六味地黄丸
    E. 桂枝甘草龙骨牡蛎汤合生脉散

124. 患者腹部积块质软不坚，固定不移，胁

肋疼痛，脘腹痞满，舌暗，苔薄白，脉弦。治疗首选
    A. 血府逐瘀汤
    B. 通窍活血汤
    C. 身痛逐瘀汤
    D. 失笑散
    E. 大七气汤

125. 患者，男，50 岁。患血吸虫病，现腹大坚满，脘腹胀急，烦热口苦，渴不欲饮，面、目、皮肤发黄，小便赤涩，大便秘结，舌边尖红，苔黄腻，脉弦数。治疗首选
    A. 一贯煎合膈下逐瘀汤
    B. 附子理中汤合五苓散
    C. 中满分消丸合茵陈蒿汤
    D. 柴胡疏肝散合胃苓汤
    E. 茵陈理中汤

126. 患者，女，45 岁。精神抑郁，胸部窒闷，胁肋胀满，咽中如有物梗塞，吞之不下，咳之不出，苔白腻，脉弦滑。治疗首选
    A. 越鞠丸
    B. 柴胡疏肝散
    C. 半夏厚朴汤
    D. 甘麦大枣汤
    E. 丹栀逍遥散

127. 患者四肢痿软，身体困重，下肢麻木、微肿，胸痞脘闷，小便短赤涩痛，苔黄腻，脉细数。治疗首选
    A. 大补阴煎
    B. 四妙丸
    C. 清瘟败毒饮
    D. 清燥救肺汤
    E. 加味二妙散

A3 型题

> **答题说明**
>
> 　　以下提供若干个案例，每个案例下设若干道试题。请根据案例所提供的信息，在每一道试题下面的 A、B、C、D、E 五个备选答案中选择一个最佳答案，并在答题卡上将相应题号的相应字母所属的方框涂黑。

（128～130 题共用题干）

　　患者，男，35 岁。喉中哮鸣反复发作 8 年，3 天前因气温骤降，喘息又作并逐渐加重。现症见：气粗息涌，咳呛阵作，喉中哮鸣，胸高胁胀，烦闷不安，汗出，口渴喜饮，面赤口苦，咳痰色黄，黏浊稠厚，咳吐不利。查体：呼吸急促，双肺叩诊过清音，听诊满布哮鸣音，呼气延长，舌质红，苔黄腻，脉滑数。辅助检查：X 线胸片示双肺透亮度增加，呼吸功能检查支气管舒张试验阳性。

128. 最可能的诊断是
　　A. 支气管哮喘寒哮证
　　B. 支气管哮喘热哮证
　　C. 肺炎痰热壅肺证
　　D. 肺炎热闭心神证
　　E. 肺结核阴虚火旺证

129. 控制病情最有效的药物是
　　A. 激素
　　B. 祛痰药
　　C. 抗生素
　　D. 阿司匹林
　　E. 可待因

130. 治疗首选方剂是
　　A. 射干麻黄汤
　　B. 定喘汤
　　C. 麻杏石甘汤
　　D. 桑杏汤
　　E. 玉屏风散

（131～133 题共用题干）

　　患者，女，40 岁，贫血病史半年，需间断输血治疗。现症见：面色萎黄，唇甲色淡，头晕目眩，失眠多梦，耳鸣眼花，气短懒言，疲乏无力，胸闷心悸，动则尤甚，肋下癥积，舌体胖大，舌质淡红，舌苔薄白，脉虚无力。实验室检查：血清铁蛋白升高，外周血中性粒细胞 $1.1 \times 10^9/L$，血红蛋白 75g/L，MCV 增大，MCH 增高，血小板 $95 \times 10^9/L$。骨髓象：增生低下，红系可见大红细胞，畸形红细胞，粒系可见类巨幼变，原始细胞 12%。克隆性染色体核型异常。维生素 B_{12}、叶酸水平正常。

131. 该患者最可能诊断为
　　A. 骨髓纤维化
　　B. 巨幼红细胞性贫血
　　C. 骨髓增生异常综合征
　　D. 溶血性贫血
　　E. 阵发性睡眠性血红蛋白尿

132. 治疗首选方剂是
　　A. 归脾汤
　　B. 右归丸
　　C. 八珍汤
　　D. 大补元煎
　　E. 生脉散

133. 该患者可选择的治疗方法除外
　　A. 支持治疗
　　B. 雄激素
　　C. 去甲基化药物

D. 异基因造血干细胞移植

E. 放疗

（134～136题共用题干）

患者，男，45岁。既往有房颤病史。晨起时突然出现口眼㖞斜，语音謇涩，右侧半身不遂，即来医院就诊，急查头颅CT未见异常。现症见：口黏痰多，腹胀便秘，头晕目眩，舌红，苔黄腻，脉弦滑。

134. 最可能的诊断是

A. 脑梗死

B. 高血压脑病

C. 脑出血

D. 蛛网膜下腔出血

E. 脑栓塞

135. 治疗应首选的方剂是

A. 天麻钩藤饮

B. 真方白丸子

C. 星蒌承气汤

D. 补阳还五汤

E. 镇肝息风汤

136. 该疾病CT出现阳性表现的时间为

A. 发病时

B. 发病后1小时内

C. 发病后6～12小时

D. 发病后12～24小时

E. 发病后24～48小时

B型题

答题说明

两道试题共用A、B、C、D、E五个备选答案，备选答案在上，题干在下。每题请从中选择一个最佳答案，并在答题卡上将相应题号的相应字母所属的方框涂黑。每个备选答案可能被选择一次、两次或不被选择。

（137～138题共用备选答案）

A. 肝性脑病

B. 肝肾综合征

C. 原发性肝癌

D. 自发性腹膜炎

E. 上消化道出血

137. 肝硬化最常见的并发症是

138. 肝硬化最严重的并发症是

（139～140题共用备选答案）

A. 外邪引动伏痰，痰阻气道

B. 感受外邪，肺气郁闭

C. 感受外邪，肺气失宣

D. 肺脾肝肾不足，痰饮内伏

E. 脾肾阳虚，肾不纳气

139. 哮喘发作期的主要病机是

140. 哮喘缓解期的主要病机是

（141～142题共用备选答案）

A. 肌无力

B. 干燥综合征

C. 黏液水肿面容

D. 皮肤紫癜

E. 发热寒战伴甲状腺肿痛

141. 与Graves病有关的表现是

142. 与亚急性甲状腺炎有关的表现是

（143～144题共用备选答案）

A. 空腹血糖受损

B. 糖耐量减低

C. 糖尿病

D. 肾性糖尿

E. 低血糖

143. 患者持续尿糖阳性，空腹血糖6.0mmol/L，餐后2小时血糖5.6mmol/L。应诊断为

144. 患者有"三多一少"症状，空腹血糖8mmol/L，餐后2小时血糖7.8mmol/L。应诊断为

（145～146题共用备选答案）

A. 脑桥
B. 丘脑
C. 小脑
D. 壳核
E. 脑室

145. 脑出血出现交叉瘫，最有可能的出血部位是

146. 脑出血出现共济失调，最有可能的出血部位是

（147～148题共用备选答案）

A. 苓桂术甘汤合小半夏加茯苓汤

B. 甘遂半夏汤
C. 柴枳半夏汤
D. 椒目瓜蒌汤
E. 香附旋覆花汤

147. 治疗痰饮饮留胃肠证，应首选

148. 治疗痰饮脾阳虚弱证，应首选

（149～150题共用备选答案）

A. 知情同意原则
B. 尊重原则
C. 效用原则
D. 禁止商业化原则
E. 保密原则

149. 恪守不伤害原则，使接受治疗者所获利益必须远大于风险，获得新生机会，体现了

150. 从事人体器官移植的医疗机构及其医务人员履行对捐献者知情同意、不损害活体器官捐献人正常生理功能、尊重死者捐献者的尊严等，符合

中西医结合执业医师资格考试
最后成功四套胜卷（二）

（医学综合考试部分）

第四单元

考生姓名：＿＿＿＿＿＿＿

准考证号：＿＿＿＿＿＿＿

考　　点：＿＿＿＿＿＿＿

考　场　号：＿＿＿＿＿＿＿

A1 型题

答题说明

　　每一道试题下面有 A、B、C、D、E 五个备选答案，请从中选择一个最佳答案，并在答题卡上将相应题号的相应字母所属的方框涂黑。

---

1. 外科内治中的补法适用于
   A. 一切肿疡初期
   B. 溃疡后期，疮口难敛者
   C. 外科非化脓性肿块性疾病
   D. 肿疡疮形已成者
   E. 溃疡中期，正虚毒盛者

2. 丝线消毒应选用
   A. 10% 甲醛溶液浸泡消毒法
   B. 环氧乙烷（过氧乙酸）熏蒸法
   C. 高压蒸汽灭菌法
   D. 70% ～ 75% 酒精浸泡消毒法
   E. 甲醛气体熏蒸法

3. 下列属于短效麻醉药的是
   A. 普鲁卡因
   B. 利多卡因
   C. 丁卡因
   D. 罗哌卡因
   E. 布比卡因

4. 下列不属于蛛网膜下腔麻醉常见并发症的是
   A. 尿潴留
   B. 腰背痛
   C. 下肢瘫痪
   D. 术后头痛
   E. 呼吸抑制

5. 引起呼吸性碱中毒的原因是
   A. 通气过度
   B. 通气不足
   C. 剧烈呕吐
   D. 肠瘘

E. 肺功能受损

6. 属于肠外营养与代谢有关的并发症的是
   A. 肺与胸膜的损伤
   B. 高血糖与低血糖
   C. 静脉血栓形成和空气栓塞
   D. 导管堵塞
   E. 神经损伤、胸导管损伤、纵隔损伤

7. 术后顽固性呃逆，应首选的治疗措施是
   A. 压迫眶上缘
   B. 星状神经节封闭
   C. 颈部膈神经封闭
   D. 肌肉注射异丙嗪
   E. 肌肉注射地西泮

8. 减张缝线的拆线时间是
   A. 6 ～ 7 日
   B. 7 ～ 9 日
   C. 10 ～ 12 日
   D. 14 日
   E. 4 ～ 5 日

9. 治疗暑疖的首选方剂是
   A. 防风通圣散
   B. 六味地黄丸
   C. 四君子汤
   D. 清暑汤
   E. 托里消毒散

10. 疔疮走黄的首选方剂为
    A. 五味消毒饮合黄连解毒汤
    B. 托里消毒散
    C. 龙胆泻肝汤

D. 五味消毒饮

E. 仙方活命饮

11. 创伤后并发气性坏疽的时间通常是伤后
    A. 1～4 日
    B. 5～8 日
    C. 9～12 日
    D. 13～16 日
    E. 17～20 日

12. 后尿道损伤伴尿潴留未能立即手术者，
    应首选的紧急措施是
    A. 立即导尿
    B. 立即修补
    C. 耻骨上膀胱穿刺造瘘
    D. 尿道扩张术
    E. 结肠造瘘

13. Ⅱ度烧伤面积为 15%，属于
    A. 轻度
    B. 轻度与中度之间
    C. 中度
    D. 重度
    E. 特重度

14. 治疗甲状腺功能亢进术后手足抽搐，应
    首选的药物是
    A. 葡萄糖
    B. 肾上腺素
    C. 氯化钾
    D. 碘剂
    E. 葡萄糖酸钙

15. 瘢痕性幽门梗阻的首选治疗是
    A. 使用抗酸药物治疗
    B. 胃大部切除术
    C. 使用非甾体抗炎药治疗
    D. 经纤维内镜注射硬化剂
    E. 胃小弯局部切除术

16. 门静脉高压症的三大临床主要表现是
    A. 脾肿大、上消化道出血、腹水
    B. 肝大、上消化道出血、腹水
    C. 停止排气排便、脾功能亢进、腹水
    D. 肝大、脾大、腹水
    E. 脾大、腹水、黄疸

17. 最容易发生嵌顿的腹外疝是
    A. 腹股沟直疝
    B. 腹股沟斜疝
    C. 股疝
    D. 切口疝
    E. 脐疝

18. 由许兰毛癣菌引起的是
    A. 手癣
    B. 白癣
    C. 体癣
    D. 黄癣
    E. 足癣

19. 寻常型银屑病的表现是
    A. 好发于躯干，四肢近端，皮疹为椭圆
       形红斑，上覆较薄细碎鳞屑
    B. 皮疹局限，边界清楚，皮疹肥厚粗糙，
       或呈苔藓样变，颜色褐红，阵发瘙痒
    C. 皮疹上覆多层银白色鳞屑，刮之有薄
       膜和露水珠样出血点
    D. 好发于头皮部位，淡红色斑片有较厚
       糠秕状鳞屑，瘙痒，常伴脱发
    E. 多发于儿童面部的白斑，上覆少量糠
       状鳞屑，界限不清

20. 一期梅毒的主要症状，多出现于不洁性
    交后的
    A. 1 周左右
    B. 2～4 周
    C. 5～6 周
    D. 8～10 周

E. 3 天内

21. 判断中骨盆是否狭窄的标志是
    A. 骶结节韧带宽度
    B. 骶棘韧带宽度
    C. 宫骶韧带宽度
    D. 主韧带宽度
    E. 阔韧带宽度

22. 对于正常的月经的临床表现，描述不正确的是
    A. 周期一般是 21 ～ 35 日，平均 28 日
    B. 经期一般为 2 ～ 8 日，多为 4 ～ 6 日
    C. 月经血一般呈暗红色
    D. 月经血可自凝
    E. 有些妇女出现下腹及腰骶部下坠不适或子宫收缩痛等症状

23. 下列属于垂体分泌的激素是
    A. FSH
    B. GnRH
    C. 雌激素
    D. 孕激素
    E. 雄激素

24. 妊娠 20 ～ 36 周，产检的间隔时间为
    A. 1 周
    B. 2 周
    C. 4 周
    D. 6 周
    E. 8 周

25. 新生儿轻度窒息，Apgar 评分标准为
    A. 0 ～ 3 分
    B. 3 ～ 5 分
    C. 4 ～ 7 分
    D. 5 ～ 8 分
    E. 6 ～ 9 分

26. 下列与脾阳虚损有关的是
    A. 月经过少
    B. 月经后期
    C. 闭经
    D. 胎漏
    E. 带下病

27. 下列妊娠剧吐的临床表现中不需考虑终止妊娠的是
    A. 呕吐物中有胆汁或咖啡渣样物
    B. 持续黄疸
    C. 持续蛋白尿
    D. 体温升高（持续在 38℃以上）
    E. 心动过速（≥ 120 次 / 分）

28. 复发性流产因宫颈机能不全而致者，行环扎术的时间是
    A. 妊娠前
    B. 妊娠 12 ～ 14 周
    C. 妊娠 16 ～ 18 周
    D. 妊娠 20 ～ 24 周
    E. 妊娠 25 ～ 30 周

29. 子痫 – 子痫前期的基本病理变化是
    A. 妊娠 20 周后血压升高
    B. 子宫胎盘灌注不足
    C. 胎儿宫内生长受限
    D. 全身小血管痉挛
    E. 可见蛋白尿

30. 母儿 ABO 血型不合瘀热互结证，治疗首选
    A. 黄连解毒汤
    B. 二丹茜草汤
    C. 知柏地黄汤
    D. 茵陈二黄汤
    E. 茵陈大黄汤

31. 关于妊娠与心脏病的相互影响，描述正

确的是

A. 产妇产后心脏负担即刻减轻

B. 妊娠期合并心脏病不会导致围生儿死亡率增加

C. 治疗心脏病的药物对胎儿安全无毒

D. 妊娠合并心脏病患者，流产、早产、死胎发生率均明显增高

E. 心脏负担最重的时期是妊娠期

32. 经产妇规律宫缩 16 小时宫口开 2cm，称为

A. 滞产

B. 潜伏期延长

C. 活跃期延长

D. 第二产程延长

E. 第二产程停滞

33. 产后 24 小时内出血大于 500mL，剖宫产时出血大于 1000mL，最常见的原因为

A. 胎盘植入

B. 子宫收缩乏力

C. 软产道裂伤

D. 凝血功能障碍

E. 妊娠物残留

34. 产后盗汗，属于产后

A. "三冲"

B. "三急"

C. "三病"

D. "三禁"

E. "三审"

35. 产后关节痛风寒证，治疗首选

A. 黄芪桂枝五物汤

B. 独活寄生汤

C. 羌活胜湿汤

D. 归肾丸

E. 养荣壮肾汤

36. 治疗闭经溢乳综合征，应首选

A. 黄体酮

B. 绒毛膜促性腺激素

C. 溴隐亭

D. 丙酸睾丸素

E. 己烯雌酚

37. 下列关于多囊卵巢综合征的药物治疗，描述正确的是

A. 肥胖者应用胰岛素

B. 多毛者应用复方醋酸环丙孕酮

C. 卵泡发育成熟时可应用氯米芬促进排卵

D. 调整月经周期可用安体舒通

E. 痤疮多者可用二甲双胍

38. 经前期综合征痰火上扰证，治疗首选

A. 甘麦大枣汤合养心汤

B. 丹栀逍遥散

C. 癫狂梦醒汤

D. 生铁落饮

E. 至宝丹

39. 治疗绝经综合征心肾不交证，应首选的方剂是

A. 左归饮

B. 天王补心丹

C. 加减一阴煎

D. 二至丸

E. 右归饮

40. 若宫颈癌侵犯盆腔，其 5 年生存率为

A. 85%

B. 75%

C. 50%

D. 25%

E. 5%

41. 子宫内膜异位症的基本病机是

A. 寒凝血瘀

B. 气滞血瘀

C. 脏腑功能失调

D. 气血功能失调

E. 瘀血阻滞冲任胞宫

42. 宫内节育环引起的并发症不包括

　　A. 子宫穿孔

　　B. 宫腔粘连

　　C. 节育器嵌顿

　　D. 节育器下移

　　E. 带器妊娠

43. 患儿，男，3岁。身高96cm，体重17kg。评价其生长发育状况是

　　A. 正常范围

　　B. 身长正常，体重高于标准

　　C. 体重正常，身长低于标准

　　D. 身长体重低于正常

　　E. 身长体重超过正常

44. 正常情况下，小儿颈椎前凸出现的时间是

　　A. 3个月

　　B. 6个月

　　C. 4个月

　　D. 2个月

　　E. 7个月

45. 小儿纯阳之体的含义是

　　A. 阳常有余

　　B. 纯阳无阴

　　C. 阴亏阳亢

　　D. 肝常有余

　　E. 生长发育迅速

46. 看指纹的适用年龄为

　　A. 3岁以内

　　B. 3～5岁

C. 5～8岁

D. 8～12岁

E. 12～18岁

47. 关于小儿发育，下列描述错误的是

　　A. 3个月抬头

　　B. 8～9个月爬行

　　C. 6个月独坐

　　D. 1岁快跑

　　E. 2岁会跳

48. 小儿推拿疗法适用病证是

　　A. 泄泻

　　B. 腹痛

　　C. 厌食

　　D. 斜颈

　　E. 以上均是

49. 病理性黄疸，下列错误的是

　　A. 黄疸出现时间较早

　　B. 黄疸程度较重

　　C. 黄疸持续时间较短

　　D. 黄疸进展快

　　E. 有伴随症状

50. 新生儿寒冷损伤综合征硬肿的顺序依次是

　　A. 双下肢、臀、面颊、两上肢、背、腹、胸部

　　B. 双下肢、臀、背、腹、胸部、面颊、两上肢

　　C. 两上肢、背、腹、胸部、双下肢、臀、面颊

　　D. 双下肢、两上肢、背、腹、胸部、臀、面颊

　　E. 双下肢、臀、面颊、腹、胸部、两上肢、背

51. 小儿肺炎喘嗽的中医病机

A. 肺气闭郁

B. 肺卫失宣

C. 正气亏虚

D. 气血不足

E. 痰火胶结

52. 小儿支气管哮喘的基本病变是

A. 气道慢性炎症

B. 气流受限

C. 细胞介导免疫

D. 体液介导免疫

E. 气道高反应

53. 治疗病毒性心肌炎，通常不主张使用下列哪种药物

A. 地高辛

B. 西地兰

C. 肾上腺皮质激素

D. 维生素 C

E. 辅酶 Q10

54. 高血压脑病的首选药物是

A. 硝普钠

B. 呋塞米

C. 氢氯噻嗪

D. 去甲肾上腺素

E. 可乐定

55. 营养性缺铁性贫血属于的贫血类型是

A. 小细胞正色素性贫血

B. 正细胞正色素性贫血

C. 大细胞性贫血

D. 小细胞低色素性贫血

E. 正细胞性贫血

56. 免疫性血小板减少症慢性型的病程是

A. 病程＞1 个月

B. 病程＞2 个月

C. 病程＞3 个月

D. 病程＞5 个月

E. 病程＞6 个月

57. 小儿性早熟的中医辨证主要应以哪一脏为主

A. 心

B. 肾

C. 脾

D. 肺

E. 胃

58. 皮肤黏膜淋巴结综合征的中医病因病机是

A. 外感温热毒邪，侵犯营血

B. 风邪与气血相搏，侵犯营血

C. 素体阳虚，腠理空疏

D. 卫阳不固，外感风寒湿邪

E. 温邪直中脏腑

59. 外表似"泥膏样"属于哪种营养不良

A. 消瘦型营养不良

B. 水肿型营养不良

C. 消瘦 – 水肿型营养不良

D. 缺铁性营养不良

E. 维生素缺乏性营养不良

60. 维生素 D 缺乏性搐搦症惊厥发作西医治疗可选

A. 地西泮

B. 肾上腺素

C. 氯丙嗪

D. 利多卡因

E. 口服维生素 A

61. 麻疹最常见的并发症是

A. 肺炎

B. 脑膜脑炎

C. 心肌炎

D. 急性肾炎

E. 关节炎

    D. 猩红热

    E. 幼儿急疹

62. 以下选项中属于幼儿急疹的出疹特点的是
    A. 发热 1～2 天出疹，皮疹主要见于面部和躯干
    B. 发热 12～24 小时内出疹
    C. 发热 1～2 天内，出现红色斑丘疹
    D. 发热 3～5 天热退疹出
    E. 发热第 2～3 天，口腔两颊黏膜红赤，贴近臼齿处见微小灰白色黏膜斑

64. 手足口病的中医病位是
    A. 肺、脾
    B. 肺、胃
    C. 脾、肾
    D. 心、脾
    E. 肝、脾

63. 下述哪种传染性疾病易继发急性肾小球肾炎
    A. 麻疹
    B. 风疹
    C. 水痘

65. 治疗心搏呼吸骤停首选
    A. 肾上腺素
    B. 去甲肾上腺素
    C. 糖皮质激素
    D. 阿司匹林
    E. 心得安

A2 型题

答题说明

　　每道考题由两个以上相关因素组成或以一个简要病历形式出现，其下面有 A、B、C、D、E 五个备选答案，请从中选择一个最佳答案，并在答题卡上将相应题号的相应字母所属的方框涂黑。

66. 患者，男，32 岁。因患再生障碍性贫血需要输血，当输入红细胞悬液约 200mL 时，突然畏寒，发热，呕吐一次，尿呈酱油样，血压 75/45mmHg（10.0/6.0kPa）。该患者出现的不良反应最可能是
    A. 非溶血性发热性输血反应
    B. 溶血反应
    C. 过敏反应
    D. 细菌污染反应
    E. 循环超负荷

    A. 痈
    B. 附骨疽
    C. 发
    D. 丹毒
    E. 蜂窝织炎

68. 患者颈部结块，形如鸡卵，皮色不变，肿胀，灼热，疼痛；逐渐漫肿坚实，灼热疼痛，伴有寒热、头痛、项强；舌红，苔黄腻，脉滑数。治疗首选
    A. 牛蒡解肌汤
    B. 柴胡清肝汤
    C. 五神汤
    D. 活血散瘀汤
    E. 清营汤

67. 患者，男，30 岁。右小腿出现红斑，灼热疼痛 4 天，伴发热，口渴。查体：右小腿肿胀，色鲜红，有小水疱，边缘清晰，扪之灼热。其诊断是

69. 脑震荡患者受伤 10 天后仍感头晕，肢倦乏力，精神不振，舌淡，苔薄白，脉细。其中医治法是
    A. 益气补肾，养血健脑
    B. 益气养血，活血化瘀
    C. 疏肝活血，安神健脑
    D. 清热解毒，活血养血
    E. 开窍通闭，活血化瘀

70. 患者上腹部被汽车撞伤，现面色苍白，脉细速，脉搏 140 次 / 分，血压 80/60mmHg，上腹部剧烈疼痛，全腹压痛、反跳痛、肌紧张，肩背部疼痛，伴恶心、呕吐、腹胀，脐周皮肤呈青紫色。首先应考虑为
    A. 肝破裂
    B. 脾破裂
    C. 胃破裂
    D. 肠破裂
    E. 胰腺损伤

71. 患者面部突发肿物，直径约 1cm，质软，边界清楚，肿物中央皮肤表面有一小孔，可见有一黑色粉样小栓。应首先考虑的诊断是
    A. 脂肪瘤
    B. 纤维瘤
    C. 神经纤维瘤
    D. 皮脂腺囊肿
    E. 血管瘤

72. 刘某，女，25 岁。甲状腺对称、弥漫性肿大，边缘不清，皮色如常，质软不痛，随吞咽而上下移动，伴四肢困乏，气短，纳呆体瘦，舌淡红，苔薄，脉弱无力。治疗首选
    A. 四海舒郁丸
    B. 海藻玉壶汤
    C. 牛蒡解肌汤

D. 柴胡清肝汤
E. 通气散坚丸

73. 甲状腺癌患者，肿块坚硬如石，推之不移，局部僵硬，形体消瘦，皮肤枯槁，声音嘶哑，腰酸无力，舌苔红，少苔，脉沉细数。治疗应首选
    A. 海藻玉壶汤合逍遥散
    B. 桃红四物汤合海藻玉壶汤
    C. 通窍活血汤合养阴清肺汤
    D. 柴胡疏肝散合海藻玉壶汤
    E. 龙胆泻肝汤合藻药散

74. 患者有轻微的食管不适，吞咽时稍有梗阻感，胸膈满闷，两胁胀痛，嗳气，口干，舌质偏红，苔薄腻，脉弦滑。X 线钡剂造影：管腔狭窄，腔内充盈缺损，不规则的龛影。首选方剂是
    A. 大补元煎
    B. 启膈散合逍遥散
    C. 二陈汤合旋覆代赭汤
    D. 五汁安中饮
    E. 桃仁四物汤合犀角地黄汤

75. 患者乳房肿块表现突出，结节感明显，经期前稍有增大变硬，经后可稍有缩小变软，乳房胀痛较轻微，有乳头溢液，伴月经紊乱，量少色淡，腰酸乏力，舌质淡红，苔薄白，脉沉细。治疗首选
    A. 桃红四物汤
    B. 逍遥散
    C. 失笑散合开郁散
    D. 二仙汤
    E. 黄连温胆汤

76. 患者乳房结块如石，两胁胀痛，易怒易躁，舌苔薄黄，舌红有瘀点，脉弦有力。治疗首选
    A. 左归丸

B.开郁散

C.逍遥蒌贝散

D.逍遥散

E.六味地黄汤

77.患者，男，26岁。突发剑突下疼痛，6
小时后疼痛转移到右下腹，恶心纳差，
轻度发热，右下腹有压痛，舌苔白腻，
脉弦滑。宜选用

A.复方大柴胡汤

B.阑尾化瘀汤

C.藿香正气散加减

D.大承气汤加减

E.大黄牡丹汤合红藤煎剂

78.患者，男，30岁。进食油腻后胆道感染
突发右上腹阵发性绞痛，疼痛常放射至
右肩部、肩胛部和背部，Murphy 征阳
性。现肩背窜痛，口苦咽干，腹胀纳呆，
大便干结，有时低热，舌红苔腻，脉弦，
其辨证为

A.肝胆蕴热

B.肝胆湿热

C.肝胆脓毒

D.肝郁气滞

E.胆郁痰扰

79.患者，女，30岁。有内痔史，近日大便
带血，血色鲜红，便后滴血，舌淡红，
苔薄黄，脉浮数。其治法是

A.清热利湿

B.补气升提

C.清热凉血祛风

D.通腑泄热

E.润肠通便

80.患者腹胀，腹痛，拒按，矢气胀减，腹
内包块，便下黏液脓血，排便困难，舌
质红有瘀斑，苔黄，脉弦数。查体：腹

部有包块，按之不移。直肠指诊：在距
肛缘3cm处，可触及一肿块，大小约
3cm×5cm，表面凹凸不平，质韧，退指
指套可见暗红色血迹。治疗首选方剂为

A.木香分气丸

B.导痰汤

C.四妙散合白头翁汤

D.涤痰汤

E.参苓白术散合吴茱萸汤

81.患者排尿突然中断，并感涩痛难忍，放
射至阴茎头部和远端尿道，腰痛，少腹
急满，口干欲饮，舌红，苔黄腻，脉弦
细。泌尿系彩超：有强回声光团，后伴
声影。首选方剂是

A.仙方活命饮

B.滋阴除湿汤

C.龙胆泻肝汤

D.补中益气汤

E.八正散

82.患者，男，65岁。有前列腺增生病史，
小便频数不爽，淋沥不尽，伴头晕目眩，
五心烦热，腰膝酸软，舌红少苔，脉细
数。治疗应首选

A.抵当丸

B.济生肾气丸

C.知柏地黄汤

D.前列腺汤

E.补中益气汤

83.患者，男，24岁。无高血压、高脂血
症、糖尿病病史。患肢青紫，下垂时更
甚，抬高则见苍白，足趾茸毛脱落，皮
肤、肌肉萎缩，趾甲变厚，并可有粟粒
样黄褐色瘀点反复出现，跗阳脉搏动消
失，患肢持久性静息痛，尤以夜间痛甚，
不能入睡，舌质紫暗，苔薄白，脉沉细
而涩。中医治法为

A. 温阳通脉，祛寒化湿

B. 活血化瘀，通络止痛

C. 清热解毒，化瘀止痛

D. 补气养血，益气通络

E. 理气活血，清热利湿

84. 患者，男，36岁。手术后1周突然出现左下肢疼痛肿胀，皮肤色泽发绀，皮温增高，浅静脉怒张，大腿内侧有明显压痛，并伴低热。应首先考虑的是

A. 脱疽

B. 血栓性浅静脉炎

C. 下肢深静脉血栓形成

D. 动脉硬化闭塞症

E. 糖尿病坏疽

85. 患者，男，48岁。右侧小腿浅静脉隆起、扩张、迂曲，状如蚯蚓，患肢有沉重感，酸胀痛，遇寒湿加重，久立久坐后加重，患处皮肤颜色紫褐灰暗，平素烦躁易怒，叹息脘闷，舌质淡紫，有瘀斑瘀点，苔白，脉弦细。其辨证考虑为

A. 血栓闭塞性脉管炎，寒湿凝滞证

B. 湿疹，湿热下注证

C. 单纯性下肢静脉曲张，气血瘀滞证

D. 湿疹，气血瘀滞证

E. 单纯性下肢静脉曲张，湿热瘀阻证

86. 林某，男，48岁。患者1周前过食辛辣刺激之物后，全身皮肤灼热，瘙痒剧烈，抓破渗液流脂水。现症见：身热、心烦，口渴，大便干，尿短赤。查体：皮损潮红，对称分布。舌质红，苔黄，脉数。治疗首选

A. 除湿胃苓汤

B. 消风散合四物汤

C. 麻黄桂枝各半汤

D. 萆薢渗湿汤合三妙丸

E. 防风通圣散

87. 患者，男，28岁，已婚。5天前有不洁性生活史，昨天发现尿道口红肿发痒，轻度刺痛，排尿不适，今晨排尿时尿道外口刺痛灼热，排尿后减轻，尿道口有黄色黏稠脓性分泌物，该患者诊断为

A. 前列腺增生

B. 急性淋病

C. 急性肾盂肾炎

D. 急性前列腺炎

E. 慢性前列腺炎

88. 张某，女，23岁。外生殖器及肛门出现疣状赘生物，色灰，质柔软，表面秽浊潮湿，触之易出血。恶臭，小便色黄，不畅，舌苔黄腻，脉弦数。治拟利湿化浊，清热解毒。应首选

A. 黄连解毒汤

B. 萆薢化毒汤

C. 龙胆泻肝汤

D. 知柏地黄丸

E. 土茯苓合剂

89. 患者，女，25岁。妊娠45天，恶心呕吐，重时食入即吐，口淡，吐出物为清水，头晕，神疲倦怠，嗜睡，舌淡，苔白，脉缓滑无力。治疗首选

A. 小半夏加茯苓汤

B. 白术散

C. 橘皮竹茹汤

D. 苏叶黄连汤

E. 香砂六君子汤

90. 患者，女，32岁，停经40天，尿妊试验阳性。近两日下腹一侧隐痛，伴呕恶，B型超声证实输卵管妊娠但未破损，舌暗红，苔薄白，脉弦滑。中西医治疗首选

A. 手术治疗，宫外孕Ⅰ号方

B. 口服米非司酮，宫外孕Ⅱ号方

C. 口服米非司酮，生脉散

D. 口服黄体酮，理中丸

E. 口服黄体酮，血府逐瘀汤

91. 患者，女，29 岁。妊娠 6 个月，现面目及下肢浮肿，肤色淡黄，皮薄而光亮，按之凹陷，即时难起，倦怠无力，气短懒言，食欲不振，下肢逆冷，腰酸膝软，小便短少，大便溏薄，血压 150/100mmHg，舌淡胖边有齿痕，苔白滑，脉沉滑无力。治疗首选

A. 天仙藤散

B. 半夏白术天麻汤

C. 杞菊地黄丸

D. 柴胡疏肝散

E. 白术散合五苓散

92. 患者，女，23 岁。妊娠 6 个月，腹形明显小于妊娠月份，胎儿存活，形寒怕冷，腰腹冷痛，四肢不温，舌淡苔白，脉沉迟。治疗首选

A. 寿胎丸

B. 四君子汤

C. 艾附暖宫丸

D. 长胎白术散

E. 胎元饮

93. 患者，女，30 岁。妊娠 22 周，腹大异常，腹皮绷急光亮，胸膈满闷，阴部水肿，神疲肢软，舌淡胖，脉沉滑无力。治疗首选

A. 茯苓导水汤

B. 鲤鱼汤

C. 真武汤

D. 补中益气汤

E. 半夏白术天麻汤

94. 患者，女，33 岁。孕 24 周，多食易饥，形体消瘦，口干多饮，大便秘结，小便

频数，查空腹血糖 6.3mmol/L，苔黄燥，脉滑实有力。治疗首选

A. 玉女煎

B. 清胃散

C. 六味地黄丸

D. 消渴方

E. 知柏地黄丸

95. 患者，女，23 岁。新产后，突然阴道大量出血，色暗红，夹有血块，小腹疼痛拒按，血块下后腹痛减轻，舌紫暗，有瘀点瘀斑，脉沉涩。B 超查宫内有残留物，中西医治法为

A. 宫缩剂，升举大补汤

B. 刮宫术，化瘀止崩汤

C. 按摩子宫，生化汤

D. 宫缩剂，化瘀止崩汤

E. 刮宫术，补中益气汤

96. 患者，女，26 岁。产后 5 天，高热不退，现神昏谵语，随后昏迷，面色苍白，四肢厥冷，舌红绛，脉微而数。治疗首选

A. 解毒活血汤

B. 犀角地黄汤

C. 普济消毒饮送服紫雪丹

D. 荆防败毒散

E. 清营汤送服安宫牛黄丸

97. 患者，女，27 岁。产后 2 周，郁郁寡欢，神志错乱如见鬼状，喜怒无常，少寐多梦，恶露不下，色紫暗有块，小腹硬痛拒按，舌暗有瘀斑，脉涩。治疗首选

A. 血府逐瘀汤

B. 癫狂梦醒汤

C. 芎归泻心汤

D. 养心汤

E. 归脾汤

98. 患者，女，30 岁。产后小便不通，小腹

胀满，情志抑郁，胸胁胀痛，烦闷不安，舌淡红，脉弦。治疗首选

A. 补气通脬饮

B. 逍遥散

C. 木通散

D. 八正散

E. 加味四物汤

99. 患者，女，50岁，已婚。近3天带下量多，色黄，质稀，有异味，妇科检查：带下量多，灰黄色，质稀，有泡沫。应首先考虑的是

A. 细菌性阴道病

B. 滴虫性阴道炎

C. 外阴阴道假丝酵母菌病

D. 老年性阴道炎

E. 非淋菌性阴道炎

100. 患者，女，34岁。下腹部疼痛拒按1天，现热势起伏，寒热往来，带下量多、色黄、质稠、味臭秽，大便燥结，小便短赤，舌红有瘀点，苔黄厚，脉滑数。治疗首选

A. 仙方活命饮

B. 膈下逐瘀汤

C. 小柴胡汤

D. 银甲丸

E. 五味消毒饮合大黄牡丹汤

101. 患者，女，29岁。近1年小腹冷痛坠胀，经行腹痛加重，喜热恶寒，得热痛缓，经行错后，经血量少，色暗，带下淋漓，神疲乏力，腰骶冷痛，小便频数，婚久不孕，舌暗红，苔白腻，脉沉迟。治疗首选

A. 右归丸

B. 少腹逐瘀汤

C. 膈下逐淤汤

D. 理冲汤

E. 内补丸

102. 患者，女，40岁。近3个月月经提前10天左右来潮，量少，色鲜红，手足心热，咽干口燥，潮热盗汗，心烦失眠，舌红，少苔，脉细数。治疗首选

A. 补中益气汤

B. 保阴煎

C. 清经散

D. 两地汤

E. 六味地黄丸

103. 患者，女，34岁。近半年两次月经中间阴道出血，持续1～2天，色深红，质稠，平时带下量多，色黄，质黏腻，有臭气，小腹时痛，小便短赤，舌红，苔黄腻，脉滑数。治疗首选

A. 龙胆泻肝汤

B. 丹栀逍遥散

C. 两地汤合二至丸

D. 逐瘀止血汤

E. 清肝止淋汤

104. 患者，女，30岁。停经8个月，测尿hCG（−），小腹疼痛，胸胁胀满，以往月经正常，曾生育一胎，人工流产4次。8个月前因孕50天行无痛人流，之后月经再未来潮。曾用孕激素及雌激素序贯治疗无效。最可能的诊断是

A. 下丘脑性闭经

B. 卵巢性闭经

C. 子宫性闭经

D. 营养不良性闭经

E. 垂体性闭经

105. 患者，女，39岁。经期及经后1～2天内小腹隐隐作痛，经色淡，量少，腰膝酸软，头晕耳鸣，舌质淡，脉沉细弱。治疗首选

A. 大补元煎

B. 调肝汤

C. 柴胡疏肝散

D. 八珍汤

E. 温经汤（《金匮》）

B. 归肾丸合桃红四物汤

C. 柴胡疏肝散

D. 苍附导痰汤合桃红四物汤

E. 温经汤（《金匮要略》）

106. 患者，女，32岁。结婚5年未孕，平素月经周期规则，量多，自觉胸闷痞满，带下量多，色白，质黏，舌苔白腻，脉细滑。妇科检查：子宫如孕2个月大小，宫底部明显突出，质硬，B型超声波检查为单个结节，血红蛋白90g/L。应首选的治疗措施是

A. 甲基睾丸酮加开郁二陈汤

B. 雌激素加开郁二陈汤

C. 输血加开郁二陈汤

D. 子宫肌瘤摘除术

E. 子宫次全切除术

107. 患者，女，30岁，已婚。停经9周左右开始出现阴道不规则出血10余天，有时可见水泡状组织排出，下腹隐痛，呕吐剧烈，食入即吐，汤水难咽。查人绒毛膜促性腺激素值明显高于正常妊娠月份值。应首先考虑的诊断是

A. 先兆流产

B. 异位妊娠

C. 葡萄胎

D. 难免流产

E. 不全流产

108. 患者，女，33岁。已婚未育，2次流产史，近半年经行腹痛逐渐加重，痛引腰骶，月经先后不定期，经量时多时少，色淡暗质稀，头晕耳鸣，腰膝酸软，性欲减退，妇科检查：后穹隆可触及触痛性结节。舌淡暗有瘀点，苔薄白，脉沉细而涩。治疗首选

A. 大补元煎

109. 患者，女，70岁。近5年阴中有物脱出，久脱不复，腰酸腿软，头晕耳鸣，小便频数，小腹下坠，舌质淡，苔薄，脉沉弱。治疗首选

A. 六味地黄丸

B. 金匮肾气丸

C. 补中益气汤

D. 大补元煎

E. 右归丸

110. 患者，女，29岁。未避孕未孕2年，配偶查体无异常，平素月经后期，量少，色淡，面色晦暗，腰酸腿软，性欲淡漠，大便不实，小便清长，舌淡苔白，脉沉细。治疗首选

A. 肾气丸

B. 肝郁证

C. 温肾丸

D. 毓麟珠

E. 养精种玉汤

111. 患儿，男，22天。现面目皮肤发黄，颜色晦滞，腹部胀满，右胁下痞块，神疲纳呆，小便短黄，大便灰白，舌紫暗有瘀斑，苔白。治疗首选

A. 通窍活血汤

B. 茵陈蒿汤

C. 血府逐瘀汤

D. 茵陈四苓汤

E. 茵陈四逆汤

112. 患儿，5岁。证见发热，恶寒，无汗，鼻塞流涕，微咳，兼见脘腹胀满，呕吐酸腐，口气秽浊，大便酸臭，小便短

黄，舌质红，苔厚腻，脉滑。其病证是

A. 呕吐

B. 腹痛

C. 积滞

D. 伤食泻

E. 感冒夹滞

113. 患儿，男，10 岁。近 2 日咳嗽、胸闷、气急，活动后加重。现症见：低热绵延，鼻塞流涕，咽红肿痛，咳嗽有痰，肌痛肢楚，头晕乏力，心悸气短，胸闷胸痛。查体：T 37.8℃，P 98 次 / 分，R 28 次 / 分，两肺呼吸音粗，肺底可闻及细湿啰音，心界稍大，偶及早搏，有收缩期奔马律，舌质红，舌苔薄，脉数。辅助检查：超声心动图示心脏扩大，CK–MB 升高，心肌肌钙蛋白阳性。最可能的诊断是

A. 病毒性心肌炎风热犯心证

B. 病毒性心肌炎湿热侵心证

C. 小儿肺炎风热闭肺证

D. 小儿肺炎风寒闭肺证

E. 急性上呼吸道感染风热感冒证

114. 患儿，女，1 岁。口腔内白屑散在，周围红晕不著，形体瘦弱，颧红，手足心热，口干不渴，虚烦不宁，舌红，苔少，指纹紫。治疗应首选

A. 知柏地黄丸

B. 杞菊地黄丸

C. 六味地黄丸

D. 清热泻脾散

E. 泻心导赤散

115. 患儿，女，6 岁。口颊、上颚、齿龈、口角溃烂，周围黏膜焮红，疼痛拒食，烦躁不安，口臭，涎多，小便短赤，大便秘结，伴发热，舌红，苔薄黄，脉浮数，治疗首选

A. 银翘散

B. 清热泻脾散

C. 黄连解毒汤

D. 五味消毒饮

E. 大黄黄连泻心汤

116. 患儿，13 个月。泄泻 2 天，泻下不止，次频量多，精神萎靡，表情淡漠，面色青灰，哭声微弱，啼哭无泪，尿少，四肢厥冷，舌淡无津，脉沉细欲绝。治疗首选

A. 人参乌梅汤

B. 生脉散合参附龙牡救逆汤

C. 参附汤合生脉散

D. 沙参麦冬汤

E. 参苓白术散

117. 患儿，男，9 岁。癫痫病史 3 年。发时突然仆倒，全身肢体抽搐，双目上视，口吐白沫，神志不清，止后如常，舌苔白，脉弦。治疗应首选

A. 定痫丸

B. 涤痰汤

C. 镇惊丸

D. 通窍活血汤

E. 河车八味丸

118. 患儿，10 岁。尿频量多，口干舌燥，五心烦热，头昏乏力，腰膝酸软，形体消瘦，舌红，脉细数。空腹血糖 10.0mmol/L，治疗首选

A. 金匮肾气丸

B. 六味地黄丸

C. 知柏地黄丸

D. 益胃汤

E. 玉女煎

119. 患儿，男，10 岁。因四肢关节游走性疼痛反复发作 2 年而就诊，现症见：四肢

关节游走性疼痛，关节皮下结节，神疲乏力，心悸气短，动则尤甚，面晦，颧红，唇甲发绀，形体瘦弱，舌质紫，苔薄，脉细弱。首选方剂是

A. 九味羌活汤

B. 血府逐瘀汤

C. 桃红四物汤

D. 补中益气汤

E. 补阳还五汤

120. 患儿，男，10岁。3周前曾患感冒，近3日全身皮肤瘀斑瘀点，双膝关节肿痛，阵发性腹痛，呕吐2次，便血2次，小便可，面赤咽干，心烦口渴，喜冷饮。查体：T37.5℃，神清，全身皮肤红疹、瘀点，色泽鲜红，大小不等，压之不褪色，触之碍手，舌红绛，苔黄燥，脉弦数。辅助检查：血常规：白细胞 $8.6×10^9$/L，中性粒细胞62%，淋巴细胞32%，嗜酸性粒细胞6%，血小板计数 $180×10^9$/L。便常规：潜血阳性。最可能的诊断是

A. 免疫性血小板减少症风热伤络证

B. 免疫性血小板减少症气虚血瘀证

C. 过敏性紫癜湿热痹阻证

D. 过敏性紫癜风热伤络证

E. 过敏性紫癜血热妄行证

121. 患儿，男，4岁。发热4天，2天前见口腔麻疹黏膜斑，现发热持续，起伏如潮，疹点由疏转密，稍觉凸起，触之碍手，疹色先红后暗红，伴烦渴嗜睡，目赤眵多，咳嗽加剧，大便秘结，小便短少，舌红苔黄，脉洪数。治疗应首选

A. 宣毒发表汤

B. 清解透表汤

C. 透疹凉解汤

D. 解肌透痧汤

E. 凉营清气汤

122. 患儿，女，8岁。2天前患儿出现发热，鼻塞流涕，偶咳，自服感冒冲剂效果不佳，1天前发现头面部及胸背部皮疹、瘙痒，部分结痂。查体：T 38.2℃，精神可，面红润，躯干部可见散在红色丘疹及疱疹，疱浆清亮，少许结痂，全身淋巴结无肿大，咽充血，双侧扁桃体 I°肿大，心肺未见异常，腹软，肝脾未触及，舌质淡，苔薄白，脉浮数。辅助检查：血常规：白细胞 $6.6×10^9$/L，中性粒细胞45%，淋巴细胞53%。最可能的诊断是

A. 水痘邪郁肺卫证

B. 水痘毒炽气营证

C. 麻疹邪入肺胃证

D. 风疹邪入气营证

E. 幼儿急疹邪蕴肌腠证

123. 患儿，男，7岁。因左腮部肿痛5天、抽搐1次就诊。现症见发热，耳下腮部漫肿，神昏、嗜睡，项强，呕吐，舌绛红，苔黄，脉数。治疗时应用下列哪首方加减

A. 仙方活命饮

B. 普济消毒饮

C. 黄连解毒汤

D. 三仁汤

E. 清瘟败毒饮

124. 患儿，7岁。突然右上腹绞痛，弯腰屈背，辗转不宁，肢冷汗出，恶心呕吐，吐蛔虫1条，舌苔黄腻，脉弦数。治疗应首选

A. 使君子散

B. 加味温胆汤

C. 丁萸理中汤

D. 乌梅丸

E. 定吐丸

125. 患儿，睡中遗尿，醒后方觉，每晚1次

以上，小便清长，面白虚浮，腰膝酸软，形寒肢冷，智力可较同龄儿稍差，舌淡，苔白，脉沉迟无力。治疗应首选

A. 菟丝子散
B. 补中益气汤合缩泉丸
C. 交泰丸合导赤散
D. 龙胆泻肝汤
E. 生脉散

126. 患儿，8岁。腹痛，疼痛拒按，痛如锥刺，舌质紫暗，脉涩。其中医证型是

A. 腹部中寒证
B. 脾胃虚寒证
C. 气滞血瘀证
D. 乳食积滞证
E. 胃肠结热证

127. 患儿，4岁。咳嗽1周，痰多色白，喉间痰鸣，胸闷纳呆，口不渴，神疲肢倦，大便溏薄，舌质淡，苔白腻，脉滑。选方最宜

A. 三拗汤合苍耳子散
B. 二陈汤合三子养亲汤
C. 清气化痰汤

D. 黛蛤散合泻白散
E. 异功散合玉屏风散

128. 患儿，女，8岁。大便并不干硬，虽有便意，但努挣乏力，难于排出，汗出气短，便后疲乏，神倦懒言，面白无华，唇甲色淡，头晕心悸，健忘，多梦，舌淡，苔白，脉弱。其选方最宜

A. 麻子仁丸
B. 枳实导滞丸
C. 六磨汤
D. 黄芪汤合润肠丸
E. 济川煎

129. 患儿，女，10岁。昨日尿色突然鲜红，恶风，平素常有皮肤紫癜，颜色鲜明，偶有腹痛，关节痛，舌红，苔薄黄，脉浮数。其选方最宜

A. 知柏地黄丸
B. 济生肾气丸
C. 归脾汤
D. 小蓟饮子
E. 连翘败毒散

A3 型题

答题说明

以下提供若干个案例，每个案例下设若干道试题。请根据案例所提供的信息，在每一道试题下面的 A、B、C、D、E 五个备选答案中选择一个最佳答案，并在答题卡上将相应题号的相应字母所属的方框涂黑。

（130～132 题共用题干）
患者，女，35岁。产后2个月左乳房发现肿块，逐渐增大，近3日肿块疼痛剧烈，呈持续性搏动性疼痛，皮肤焮红灼热，壮热不退，口渴喜饮，患部拒按，肿块中央变软，按之应指，舌质红，苔黄腻，脉滑数。

130. 其辨证考虑为

A. 急性乳腺炎，痰瘀凝结证
B. 乳腺增生病，肝胃郁热证
C. 急性乳腺炎，热毒炽盛证
D. 乳腺癌，正虚毒恋证
E. 乳腺增生病，冲任失调证

131. 首选方剂为

A. 托里消毒散

B. 二仙汤

C. 普济消毒饮

D. 黄连解毒汤

E. 五味消毒饮合透脓散

132. 在辨证论治的同时，还应进行的治疗为

A. 取芒硝外敷

B. 切开排脓

C. 乳房按摩

D. 给予雌激素

E. 放射治疗

（133～135题共用题干）

患者，女，28岁。结婚2年不孕，月经后期，2～3个月一行，经量或多或少，色暗，头晕耳鸣，腰膝酸软，精神疲倦，小便清长，舌淡，苔薄，脉沉细尺弱。妇科盆腔检查正常，基础体温连续测定4个月均为单相型，男方检查未发现异常。

133. 中医证型为

A. 肾气虚弱证

B. 肾阴虚证

C. 肾阳虚证

D. 痰湿壅阻证

E. 脾肾亏虚证

134. 中医治疗应首选

A. 左归丸

B. 启宫丸

C. 右归丸

D. 毓麟珠

E. 归肾丸

135. 西医治疗应首选

A. 氯米芬

B. 已烯雌酚

C. 溴隐亭

D. 尿促性素

E. 人工辅助生殖

（136～138题共用题干）

患儿，男，7岁。高热2天，头痛剧烈，恶心呕吐，神志不清，谵语妄动，喉中痰鸣，唇干渴饮，颈项强直，烦躁不安，曾四肢抽搐两次。查体：T 39℃，咽红，扁桃体Ⅱ度肿大，心肺听诊正常。神经系统检查：巴氏征阳性，脑膜刺激征阳性。实验室检查：脑脊液外观清亮，血白细胞 $5.8×10^9$/L，中性粒细胞63%，淋巴细胞37%。舌质红绛，舌苔黄腻，脉滑数。

136. 最可能的诊断是

A. 结核性脑膜炎，痰蒙清窍证

B. 链球菌脑膜炎，痰瘀阻络

C. 急性化脓性脑膜炎，痰热壅盛证

D. 病毒性脑炎，痰热壅盛证

E. 病毒性脑炎，痰蒙清窍证

137. 关于本病的西医治疗措施，下列说法错误的是

A. 应注意营养供给，维持水和电解质平衡

B. 应控制高热，给予物理降温及化学药物降温

C. 应控制惊厥，适当给予止惊剂

D. 重症患儿应注意呼吸道和心血管功能的监护与支持

E. 应尽早使用抗生素

138. 治疗首选方剂是

A. 清瘟败毒饮

B. 涤痰汤

C. 定痫丸

D. 醒脾散

E. 大定风珠

B 型题

（139 ～ 140 题共用备选答案）

A. 代谢性碱中毒

B. 代谢性酸中毒

C. 高氯性碱中毒

D. 呼吸性酸中毒

E. 呼吸性碱中毒

139. 剧烈呕吐可引起

140. 严重腹泻可引起

（141 ～ 142 题共用备选答案）

A. 膈下逐瘀汤

B. 清营汤

C. 柴胡疏肝散

D. 越鞠丸合复元活血汤

E. 黄连解毒汤合大承气汤

141. 治疗胰腺损伤气血瘀结证，应首选的方剂是

142. 治疗胰腺损伤热毒内蕴证，应首选的方剂是

（143 ～ 144 题共用备选答案）

A. 300mL

B. 1000mL

C. 800mL

D. 500mL

E. 1500mL

143. 正常妊娠 38 周时羊水量约为

144. 正常足月妊娠时的羊水量约为

（145 ～ 146 题共用备选答案）

A. 胎元饮

B. 寿胎丸

C. 归肾丸

D. 泰山磐石散

E. 补肾固冲丸

145. 治疗复发性流产气血两虚证的首选方剂

146. 治疗先兆流产气血虚弱证的首选方剂

（147 ～ 148 题共用备选答案）

A. 234.7μmol/L

B. 221μmol/L

C. 256.5μmol/L

D. 307.8μmol/L

E. 342.0μmol/L

147. 足月儿生理性黄疸，血清总胆红素峰值一般不超过

148. 早产儿生理性黄疸，血清总胆红素峰值一般不超过

（149 ～ 150 题共用备选答案）

A. 左归丸

B. 大补阴丸合茜根散

C. 归脾汤

D. 八珍汤

E. 知柏地黄丸

149. 免疫性血小板减少症阴虚火旺证，首选方是

150. 治疗小儿过敏性紫癜阴虚火旺证，应首选的方剂是

中西医结合执业医师资格考试
最后成功四套胜卷（三）

（医学综合考试部分）

第一单元

考生姓名：＿＿＿＿＿＿＿

准考证号：＿＿＿＿＿＿＿

考　　点：＿＿＿＿＿＿＿

考　场　号：＿＿＿＿＿＿＿

A1 型题

> **答题说明**
>
> 　　每一道试题下面有 A、B、C、D、E 五个备选答案，请从中选择一个最佳答案，并在答题卡上将相应题号的相应字母所属的方框涂黑。

1. 具有燥湿健脾，祛风散寒，明目功效的药物是
   A. 苍术
   B. 厚朴
   C. 广藿香
   D. 佩兰
   E. 砂仁

2. 善治血热便血、痔血及肝热目赤头痛的药物是
   A. 虎杖
   B. 槐花
   C. 小蓟
   D. 地榆
   E. 大蓟

3. 胃中气体上出咽喉所发出的一种声长而缓的声响称为
   A. 太息
   B. 呃逆
   C. 嗳气
   D. 咳嗽
   E. 哮

4. 病人口中泛酸，其临床意义是
   A. 脾胃虚弱
   B. 燥热伤津
   C. 痰热内盛
   D. 湿热蕴脾
   E. 肝胃郁热

5. 补阳还五汤中通经活络的药物是
   A. 地龙
   B. 当归

C. 川芎
D. 僵蚕
E. 桃仁

6. 下列除哪项外，均是至宝丹的功用
   A. 清热
   B. 开窍
   C. 通便
   D. 化浊
   E. 解毒

7. 白茅根具有的功效是
   A. 解毒敛疮
   B. 消肿生肌
   C. 清热利尿
   D. 祛痰止咳
   E. 活血祛瘀

8. 火的特性是
   A. 曲直
   B. 稼穑
   C. 从革
   D. 炎上
   E. 润下

9. 同病异治的实质是
   A. 证同治异
   B. 证异治异
   C. 病同治异
   D. 证异治同
   E. 病同治同

10. 具有温肾补精，养血益气功效的药物是
    A. 沉香

B. 磁石

C. 蛤蚧

D. 益智

E. 紫河车

11. 具有固表止汗，益气除热功效的药物是

A. 麻黄根

B. 浮小麦

C. 麻黄

D. 五味子

E. 山茱萸

12. 下列各项，属于实证的临床表现是

A. 疼痛喜按

B. 五心烦热

C. 蒸蒸壮热

D. 精神萎靡

E. 舌胖淡嫩

13. 下列各项，不属于六味地黄丸主治证临床表现的是

A. 腰膝酸软，盗汗遗精

B. 耳鸣耳聋，头晕目眩

C. 骨蒸潮热，手足心热

D. 小便不利或反多

E. 舌红少苔，脉沉细数

14. 伸舌时舌体偏向左或右属于

A. 痿软舌

B. 强硬舌

C. 歪斜舌

D. 颤动舌

E. 吐弄舌

15. 以阴阳失调来阐释真寒假热或真热假寒，其病机是

A. 阴阳偏盛

B. 阴阳偏衰

C. 阴阳格拒

D. 阴阳互损

E. 阴阳离决

16. 孕妇应慎用的药物是

A. 金银花

B. 连翘

C. 大黄

D. 鱼腥草

E. 蒲公英

17.《医疗机构管理条例》《麻醉药品和精神药品管理条例》等规范性文件，在我国卫生法律体系中。属于

A. 卫生行政法规

B. 卫生专门法律

C. 卫生法律

D. 基本法律

E. 卫生技术法规

18. 下列药物中，长于清利头目的是

A. 葛根

B. 柴胡

C. 升麻

D. 蔓荆子

E. 淡豆豉

19. 不属于麻子仁丸组成药物的是

A. 芍药

B. 杏仁

C. 大黄

D. 厚朴

E. 甘草

20.《药品管理法》规定对四类药品实行特殊管理。下列药品中不属于法定特殊管理药品的是

A. 生化药品

B. 麻醉药品

C. 精神药品

D. 放射性药品

E. 医疗用毒性药品

21. 归脾汤除益气补血，健脾外，还具有的功用是

A. 养心

B. 渗湿

C. 温胃

D. 益阴

E. 温阳

22.《传染病防治法》规定应予以隔离治疗的是

A. 疑似传染病患者

B. 丙类传染病患者

C. 甲类传染病患者和病原携带者

D. 乙类传染病患者和病原携带者

E. 除艾滋病患者、炭疽中的肺炭疽以外的乙类传染病患者

23. 受理申请医师注册的卫生健康主管部门对不符合条件不予注册的，应当自收到申请之日起多少日内给予申请人书面答复，并说明理由

A. 15 日

B. 20 日

C. 30 日

D. 40 日

E. 45 日

24. 逍遥散与一贯煎相同的功用是

A. 和营

B. 益气

C. 滋阴

D. 疏肝

E. 补脾

25. 人参配莱菔子在药物七情配伍关系中属于

A. 相使

B. 相畏

C. 相杀

D. 相反

E. 相恶

26. 下列各项，与心悸并见时对诊断心肾阳虚证最有意义的是

A. 肢体浮肿，畏寒肢冷

B. 五更泄泻，完谷不化

C. 舌质紫暗，脉象细涩

D. 失眠多梦，面色淡白

E. 胸闷气短，腰膝酸软

27. 小蓟饮子与八正散相同的功用是

A. 利水通淋

B. 燥湿解毒

C. 凉血止血

D. 泻火养阴

E. 利湿化浊

28. 用寒远寒，用热远热，属于

A. 因病制宜

B. 因地制宜

C. 因人制宜

D. 因时制宜

E. 因证制宜

29. 揩舌的目的是

A. 查看舌苔薄厚程度

B. 鉴别舌苔有根无根

C. 判断舌体颤动程度

D. 判断舌体颜色

E. 判断舌形变化

30. 治疗大失血、大吐泻所致体虚欲脱，脉微欲绝之证宜首选

A. 西洋参

B. 太子参

C. 人参

D. 党参

E. 黄芪

31. 治疗夏伤暑湿，小便不利。应首选

　　A. 茯苓

　　B. 猪苓

　　C. 金钱草

　　D. 滑石

　　E. 泽泻

32. 脏腑中有"主津"作用的是

　　A. 脾

　　B. 胃

　　C. 大肠

　　D. 小肠

　　E. 三焦

33. 含有半夏、麦冬、人参的方剂是

　　A. 杏苏散

　　B. 清燥救肺汤

　　C. 桑杏汤

　　D. 麦门冬汤

　　E. 百合固金汤

34. 病机的外在反映是

　　A. 疾病

　　B. 证候

　　C. 病理

　　D. 体征

　　E. 症状

35. 根据体质特征，确定用药宜忌，体质偏阳者忌用

　　A. 甘淡利水药

　　B. 辛散苦泄药

　　C. 辛热温散药

　　D. 芳香化浊药

　　E. 苦寒泻火药

36. 细脉的主病是

　　A. 邪热亢盛

　　B. 实寒证

　　C. 血瘀证

　　D. 虚阳浮越于外

　　E. 湿证

37. 治疗膀胱病常选取的穴位是

　　A. 关元

　　B. 气海

　　C. 足三里

　　D. 太溪

　　E. 中极

38. 三焦经在上肢的循行部位是

　　A. 外侧前缘

　　B. 内侧中线

　　C. 外侧后缘

　　D. 内侧前缘

　　E. 外侧中线

39. 首创卫气营血辨证的医家是

　　A. 吴又可

　　B. 吴鞠通

　　C. 薛生白

　　D. 叶天士

　　E. 王孟英

40. 补骨脂具有的功效是

　　A. 补气健脾

　　B. 温脾止泻

　　C. 祛风除湿

　　D. 固表止汗

　　E. 益气生津

41. 用补益药物治疗具有闭塞不通症状的虚证，其治则是

　　A. 实者泻之

　　B. 虚者补之

C. 通因通用

D. 塞因塞用

E. 攻补兼施

42. 既能润肠通便，又能下气利水的药物是

    A. 知母

    B. 苦杏仁

    C. 决明子

    D. 郁李仁

    E. 火麻仁

43. 脏腑关系中，被称为"燥湿相济"的是

    A. 肺与大肠

    B. 肾与膀胱

    C. 心与肾

    D. 肺与肝

    E. 脾与胃

44. 天王补心丹的君药是

    A. 生地黄

    B. 人参

    C. 麦冬

    D. 柏子仁

    E. 当归

45. 下列关于五脏所藏的叙述，错误的是

    A. 心藏神

    B. 肝藏魂

    C. 肺藏魄

    D. 脾藏意

    E. 肾藏智

46. 脾主升清的确切内涵是

    A. 脾的阳气主升

    B. 脾以升为健

    C. 脾气散精，上归于肺

    D. 与胃的降浊相对而言

    E. 输布津液，防止水湿内生

47. "寒极生热，热极生寒"说明了阴阳之间的哪种关系

    A. 相互转化

    B. 相互交感

    C. 对立制约

    D. 互根互用

    E. 消长平衡

48. 羚角钩藤汤中桑叶和菊花的功效是

    A. 滋阴疏肝，增液舒筋

    B. 祛风清热，养血活血

    C. 平抑肝阳，清肝明目

    D. 疏散风热，清热解毒

    E. 清热平肝，疏散风热

49. 钩藤的功效为

    A. 平肝潜阳，祛风止痛

    B. 平肝潜阳，软坚散结

    C. 息风定惊，清热平肝

    D. 息风止痉，降逆止血

    E. 息风止痉，通络散结

50. 下列各项，属于行政处罚的是

    A. 罚款

    B. 降级

    C. 赔偿损失

    D. 撤职

    E. 赔礼道歉

51. 以一日分阴阳，则上午为

    A. 阴中之阳

    B. 阳中之阳

    C. 阳中之阴

    D. 阴中之阴

    E. 阴中之至阴

52. 五脏中，具有"刚脏"特性的是

    A. 心

    B. 肺

C. 脾

D. 肝

E. 肾

53. 清营汤的功用是

A. 泻火养阴，凉血散瘀

B. 益气养阴，宁心安神

C. 清热凉血，养阴生津

D. 清营解毒，透热养阴

E. 泻火解毒，凉血止血

54. 下列各项中，属于相乘传变的是

A. 肺病及肾

B. 肺病及心

C. 心病及肝

D. 肝病及肾

E. 脾病及肾

55. 依据《素问·宣明五气篇》理论，久卧易伤及的是

A. 气

B. 血

C. 肉

D. 精

E. 筋

56. 二妙散的功用是

A. 清热利水

B. 清热燥湿

C. 清热养阴

D. 利湿消肿

E. 解毒化湿

57. 苏子降气汤中配伍当归和肉桂的意义是

A. 宽胸除满

B. 养血补肝

C. 温补下虚

D. 祛痰止咳

E. 温肾祛寒

58. 丁香主治的病证是

A. 蛔虫腹痛

B. 脚气肿痛

C. 阳虚外感

D. 胃寒呃逆

E. 寒湿痹痛

59. 下列药物中，能燥湿止带的是

A. 防风

B. 白芷

C. 羌活

D. 苍耳子

E. 藁本

60. 既能疏肝破气，又能消积化滞的药物是

A. 陈皮

B. 青皮

C. 枳实

D. 木香

E. 香附

61. 下列关于五行生克规律的叙述，错误的是

A. 木为水之子

B. 火为土之母

C. 水为火之所不胜

D. 金为木之所胜

E. 木为土之所不胜

62. 阳中求阴的适应证是

A. 阴虚

B. 阳虚

C. 阴盛

D. 阳盛

E. 阴阳两虚

63. 小建中汤中配伍芍药的意义是

A. 养血调经，敛阴止汗

B. 温阳散寒，柔肝缓急

C. 清热凉血，活血散瘀

D. 益营养阴，缓急止痛

E. 养阴补血，活血通脉

64. 具有开窍醒神，化湿开胃功效的药物是

A. 石菖蒲

B. 苏合香

C. 麝香

D. 冰片

E. 牛黄

65. 食指络脉浅淡而纤细者，属于

A. 外感表证

B. 里热证

C. 气血两虚

D. 邪气亢盛

E. 血络郁闭

66. 解表药的味多是

A. 辛味

B. 酸味

C. 甘味

D. 苦味

E. 咸味

67. 清热解毒与疏风散邪并用，寓“火郁发之”之义的方剂是

A. 黄连解毒汤

B. 普济消毒饮

C. 清瘟败毒饮

D. 青蒿鳖甲汤

E. 龙胆泻肝汤

68. 乌梅丸的主治证候中可见

A. 虚烦不寐

B. 食入吐蛔

C. 食少难消

D. 口燥咽干

E. 嗳气吞酸

69. 麻黄汤中麻黄和桂枝的比例为

A. 1∶1

B. 3∶2

C. 2∶1

D. 5∶1

E. 6∶1

70. 下列关于流涕临床意义错误的是

A. 新病鼻塞流清涕属外感风寒

B. 新病鼻塞流浊涕属外感风热

C. 阵发性清涕，量多伴喷嚏频作，多属鼻鼽

D. 涕为肺之液，流涕均由外感病引起

E. 久流浊涕，质稠量多，气腥臭为鼻渊

71. 主治久泻久痢，证属脾肾虚寒、肠失固涩的方剂是

A. 乌梅丸

B. 四神丸

C. 枳实消痞丸

D. 真人养脏汤

E. 半夏泻心汤

72. 组成药物中含有炮姜、川芎的方剂是

A. 生化汤

B. 温经汤

C. 血府逐瘀汤

D. 补阳还五汤

E. 复元活血汤

73. 风邪袭表患者的脉象是

A. 浮缓脉

B. 浮紧脉

C. 浮滑脉

D. 沉涩脉

E. 弦滑脉

74. 在“五轮学说”中，黑珠为

A. 血轮

B.气轮

C.水轮

D.肉轮

E.风轮

75.清气化痰丸的主治证候中，不包括的是

A.胸膈痞闷

B.舌苔白腻

C.脉象滑数

D.咳痰黄稠

E.烦躁不宁

76.根据《灵枢·五色》中脏腑在面部的分属，候肝的是

A.阙上

B.阙中

C.阙下

D.下极之下

E.肝下

77.正常脉象多为一息

A.二～三至

B.二～四至

C.三～四至

D.三～五至

E.四～五至

78.治疗咽喉红肿疼痛，兼有肺热咳嗽痰多者，应首选

A.射干

B.鱼腥草

C.马勃

D.板蓝根

E.山豆根

79.在八纲证候间的关系中，寒湿痹病过服温燥药物而致患处红肿灼痛属于

A.寒证转热证

B.热证转寒证

C.真热假寒证

D.真寒假热证

E.寒热错杂证

80.神志清楚而语言错乱，语后自知言错的临床意义是

A.心气不足

B.邪热扰神

C.脏气衰竭

D.情志不遂

E.风痰阻络

81.泽泻具有的功效是

A.泄热

B.清肝

C.健脾

D.清肺

E.解暑

82.白术与苍术并用的方剂是

A.健脾丸

B.完带汤

C.参苓白术散

D.藿香正气散

E.九味羌活汤

83.下列各项，属中焦病证的临床表现是

A.身热不扬，头身困重，胸脘痞闷

B.五心烦热，心中憺憺大动，手指蠕动

C.高热，神昏，肢厥，舌謇，舌绛

D.发热，微恶风寒，微汗出，头痛

E.手足心热甚于手足背，口燥咽干，消瘦无力

84.下列被称为"元神之府"的是

A.脑

B.髓

C.骨

D.脉

E. 胆

85.《突发公共卫生事件应急条例》规定：突发事件应急工作应当遵循的方针是
A. 完善并建立监测与预警手段
B. 预防为主、常备不懈
C. 积极预防、认真报告
D. 及时调查、认真处理
E. 监测分析、综合评价

86. 秽浊时邪与热毒相结可见
A. 苔白而湿润
B. 苔薄白
C. 苔白如积粉
D. 苔黄滑润而舌质淡胖嫩
E. 苔白腻而厚

87. 桑菊饮与桑杏汤中均含有的药物是
A. 杏仁
B. 桔梗
C. 象贝
D. 连翘
E. 苇根

88. 青蒿鳖甲汤主治证的热型是
A. 骨蒸潮热
B. 夜热早凉
C. 日晡潮热
D. 身热夜甚
E. 皮肤蒸热

89. 体现寒热并用、辛开苦降、消补兼施配伍特点的方剂是
A. 半夏泻心汤
B. 半夏厚朴汤
C. 芍药汤
D. 健脾丸
E. 枳实消痞丸

90. 按十二经脉的流注次序，小肠经流注于
A. 膀胱经
B. 胆经
C. 三焦经
D. 心经
E. 胃经

91. 小肠的主要生理功能是
A. 主运化
B. 主通调水道
C. 主受纳
D. 主腐熟水谷
E. 主泌别清浊

92. 气血两虚常见的舌象是
A. 舌体瘦薄而色淡
B. 舌红绛肿胀
C. 舌体瘦薄而色红绛
D. 舌中生点刺
E. 舌淡胖大润有齿痕

93. 寒湿困脾与湿热蕴脾的区别是
A. 面目发黄
B. 兼热、兼寒不同
C. 便溏
D. 恶心呕吐
E. 脘腹胀闷

94. 风寒表证的表现是
A. 恶寒重发热轻
B. 发热重恶寒轻
C. 发热轻而恶风
D. 但寒不热
E. 但热不寒

95. 心脉痹阻证中，胸痛以闷痛为主的是
A. 痰蒙心神
B. 气滞心脉
C. 寒凝心脉

D. 痰阻心脉

E. 瘀阻心脉

96. 根据情志相胜法，可制约大怒的情志是

A. 喜

B. 思

C. 悲

D. 恐

E. 惊

97. 患者自汗，多尿，滑精，是因气的何种作用失常所致

A. 推动

B. 温煦

C. 防御

D. 固摄

E. 气化

98. "气之根"指的是

A. 脾

B. 心

C. 肺

D. 肝

E. 肾

99. 越鞠丸中舒解气郁的药物是

A. 木香

B. 沉香

C. 香附

D. 枳壳

E. 厚朴

100. 下列各项，属于燥邪犯肺证与风热犯肺证共有症状的是

A. 咳嗽少痰

B. 脉象浮紧

C. 喉中痰鸣

D. 潮热盗汗

E. 鼻流黄涕

101. 疮疡按之肿痛不甚，根盘平塌漫肿，常见于

A. 寒证

B. 热证

C. 实证

D. 虚证

E. 成脓

102. 槐花散除清肠止血外，还可

A. 祛湿排脓

B. 清热解毒

C. 行气解郁

D. 疏风行气

E. 解表散邪

103. 七情刺激，易导致心气涣散的是

A. 喜

B. 怒

C. 悲

D. 恐

E. 惊

104. 肌肤麻木，兼见神疲乏力常见于

A. 风寒入络

B. 肝风内动

C. 风痰阻络

D. 瘀血阻络

E. 气血亏虚

105. 参苓白术散中具有芳香醒脾之功的药物是

A. 桔梗

B. 砂仁

C. 藿香

D. 佩兰

E. 厚朴

106. 困倦嗜睡，头目昏沉，肢体困重的病机是

A. 心肾阳衰

B. 痰湿困脾

C. 心肾不交

D. 胆郁痰扰

E. 脾失健运

107. 论治过程的三个步骤是

A. 望闻问切，辨病辨证，遣方用药

B. 辨明病机，确立治则，遣方用药

C. 因证立法，随法选方，据方施治

D. 辨明病机，因证立法，据方施治

E. 辨病辨证，随法选方，据方施治

108. 药品所含成分与国家药品标准规定的成分不符合的是

A. 劣药

B. 假药

C. 保健药品

D. 非处方用药

E. 特殊药品

109. 属于气血两虚证临床表现的是

A. 唇甲淡紫，胁下痞块，拒按，舌暗，脉沉涩

B. 胸胁胀闷窜痛，时轻时重，舌苔薄白，脉弦

C. 面色晦滞，纳呆乏力，舌淡紫，脉细涩

D. 面唇色淡白，疲乏无力，自汗，舌淡，脉弱

E. 少气懒言，疲乏无力，自汗，舌淡，脉弱

110. 下列各项，不属于薄荷功效的是

A. 疏散风热

B. 疏肝行气

C. 清热凉血

D. 透疹利咽

E. 清利头目

111. 既能疏风解表，又能泻热通便的方剂是

A. 麻黄杏仁甘草石膏汤

B. 葛根黄芩黄连汤

C. 防风通圣散

D. 大柴胡汤

E. 凉膈散

112. 痛势较缓，尚可忍耐，但绵绵不休者称为

A. 空痛

B. 酸痛

C. 胀痛

D. 重痛

E. 隐痛

113. 具有清心安神功效的药物是

A. 玉竹

B. 龙眼肉

C. 人参

D. 莲子

E. 百合

114. 固冲汤的组成药物中不含有的是

A. 白术

B. 生黄芪

C. 五味子

D. 海螵蛸

E. 山萸肉

115. 功能祛风散寒止痛，善治巅顶头痛的药物是

A. 白芷

B. 藁本

C. 细辛

D. 吴茱萸

E. 苍耳子

116. 入汤剂宜另煎的药物是

A. 人参

B. 当归

C. 黄芪

D. 杜仲

E. 石斛

A. 神思恍惚，表情淡漠

B. 喜笑不休，心神不安

C. 善悲喜哭，精神萎靡

D. 烦躁多怒，胸胁胀闷

E. 胆怯易惊，恐惧不安

117. 思证临床表现可见

A2 型题

答题说明

　　每道考题由两个以上相关因素组成或以一个简要病历形式出现，其下面有 A、B、C、D、E 五个备选答案，请从中选择一个最佳答案，并在答题卡上将相应题号的相应字母所属的方框涂黑。

118. 患者身热不解，咳逆气急，甚而鼻扇，口渴有汗，苔薄白，脉浮而数，治疗应选用

A. 泻白散

B. 葛根黄芩黄连汤

C. 麻黄杏仁甘草石膏汤

D. 贝母瓜蒌散

E. 小青龙汤

119. 患者，男，56 岁。睾丸坠胀冷痛，右侧少腹时痛，痛引会阴部，畏寒肢冷，舌淡苔白，脉弦紧。其证候是

A. 肾阳虚

B. 肾气不固

C. 寒滞肝脉

D. 肝郁气滞

E. 寒滞胃肠

120. 患者痰壅气逆，咳嗽喘逆，痰多胸闷，食少难消，舌苔白腻，脉滑。治疗宜选用

A. 山楂

B. 莱菔子

C. 神曲

D. 鸡内金

E. 麦芽

121. 患者心胸烦热，口渴面赤，意欲饮冷，口舌生疮，小便赤涩刺痛，舌红，脉数。治疗应选用

A. 玉女煎

B. 导赤散

C. 六一散

D. 黄连解毒汤

E. 竹叶石膏汤

122. 患者，男，50 岁。素体肥胖，胸闷憋气，时感胸痛，甚则胸痛彻背，舌质紫暗，苔薄腻，脉弦滑。治疗应首选

A. 青皮

B. 乌药

C. 薤白

D. 木香

E. 香附

123. 患者，男，50 岁。自觉两目模糊，视物不清，伴有头痛，眩晕，舌红少苔，脉细弦。治疗应首选

A. 升麻

B. 葛根

C. 薄荷

D. 柴胡

E. 菊花

124. 患者久病，纳食减少，疲乏无力，腹部
胀满，但时有缓减，腹痛而喜按，舌胖
嫩而苔润，脉细弱而无力。其病机是
A. 真实假虚
B. 真实病证
C. 真虚假实
D. 实中夹虚证
E. 虚中夹实证

125. 患者痰壅气逆，咳喘痰多，胸闷食少，
甚则不能平卧。宜选用的药物是
A. 紫苏子、白芥子、莱菔子
B. 紫菀、款冬花、川贝母
C. 桑叶、贝母、北沙参
D. 杏仁、麻黄、甘草
E. 麻黄、石膏、杏仁

126. 患者发热口渴，小便灼热涩痛，小腹胀
痛，舌红苔黄腻，脉濡数。其辨证是
A. 小肠实热证
B. 膀胱湿热证
C. 湿热蕴脾证
D. 肝胆湿热证
E. 肺热炽盛证

127. 患者久病湿疹，面垢多眵，大便溏泄，
时发下痢脓血，小溲浑浊不清，湿疹浸
淫流水，舌苔白厚腻，脉濡滑。病属湿
邪为患，此证反映了湿邪的哪种性质
A. 重着
B. 黏腻
C. 趋下
D. 秽浊
E. 类水

128. 患者脾胃虚寒，脘腹冷痛，兼寒饮伏
肺，咳嗽气喘，痰多清稀者，应首选
A. 附子
B. 肉桂

C. 干姜
D. 细辛
E. 高良姜

129. 患者热病伤津，烦热口渴，呕逆时作，
舌燥少津。应首选
A. 石膏
B. 知母
C. 天花粉
D. 芦根
E. 栀子

130. 某药店经营者为贪图利益而违法销售超
过有效期的药品。依据《中华人民共和
国药品管理法》第 75 条的规定，其所
在地的药品监督管理行政执法机构应给
予的处罚是，没收违法销售药品和违法
所得。并
A. 处以违法销售的药品货值金额十倍
以上二十倍以下的罚款
B. 处以违法销售的药品货值金额十五
倍以上三十倍以下罚款
C. 处以二千元以上五千元以下的罚款
D. 处以违法销售药品货值金额两倍以
上五倍以下的罚款
E. 处以违法销售药品货值金额一倍以
上三倍以下的罚款

131. 患者外感风寒，恶寒发热，无汗，腹
痛，吐泻，舌苔白腻。治疗宜选用
A. 麻黄
B. 桂枝
C. 香薷
D. 防风
E. 细辛

132. 患者发病初起恶寒发热，头痛无汗，咳
吐白痰，舌苔白，脉浮紧。2 日后壮热
而不恶寒，面赤口渴，溲赤便干，舌红

而干，脉数。其证候是 | C. 表寒里热
A. 真热假寒 | D. 由寒转热
B. 表热里寒 | E. 真寒假热

B 型题

（133～134题共用备选答案）
A. 心脾
B. 肝肺
C. 脾肾
D. 心肾
E. 肝肾

133. "乙癸同源"的"乙癸"所指的脏是
134. "水火既济"的"水火"所指的脏是

（135～136题共用备选答案）
A. 独活
B. 秦艽
C. 防己
D. 狗脊
E. 川乌

135. 既能祛风湿，又能温经止痛的药物是
136. 既能祛风湿，又能退虚热的药物是

（137～138题共用备选答案）
A. 失神
B. 假神
C. 得神
D. 神乱
E. 少神

137. 患者原本精神极度萎靡，突然神志清楚，想见亲人，但精神烦躁不安，属于
138. 患者焦虑不安，心悸气促，不敢独处，属于

（139～140题共用备选答案）
A. 消风散
B. 二陈汤
C. 川芎茶调散
D. 天麻钩藤饮
E. 半夏白术天麻汤

139. 外感风邪头痛，治宜选用
140. 风痰上扰导致的头痛、眩晕，治宜选用

（141～142题共用备选答案）
A. 顺应自然
B. 养性调神
C. 护肾保精
D. 调养脾肾
E. 体魄锻炼

141. 饮食有节属于哪一种养生原则
142. "春夏养阳，秋冬养阴"属于哪一种养生原则

（143～144题共用备选答案）
A. 艾滋病
B. 肺结核
C. 百日咳
D. 霍乱
E. 流行性和地方性斑疹伤寒

143. 属于丙类传染病的病种是
144. 属于甲类传染病的病种是

（145～146题共用备选答案）

A. 肾虚

B. 寒湿

C. 结石

D. 血瘀

E. 气滞

145. 腰部突然剧痛，向少腹部放射，尿血者，其临床意义是

146. 腰部冷痛沉重，阴雨天加重，其临床意义是

（147～148 题共用备选答案）

A. 温中补虚，理气健脾

B. 温中补虚，祛湿止泻

C. 温中补虚，缓急止痛

D. 温中补虚，降逆止呕

E. 温中补虚，健胃消食

147. 大建中汤的功用是

148. 吴茱萸汤的功用是

（149～150 题共用备选答案）

A. 川芎

B. 丹参

C. 郁金

D. 牛膝

E. 益母草

149. 患者外感风邪，头痛较甚，伴恶寒发热，目眩鼻塞，舌苔薄白，脉浮。治疗宜首选

150. 患者腰痛以酸软为主，喜按喜揉，腿膝无力，遇劳更甚，卧则减轻。治疗应选用

中西医结合执业医师资格考试
最后成功四套胜卷（三）

（医学综合考试部分）

第二单元

A1 型题

1. 适当稀释后口服治疗上消化道出血的是
   A. 肾上腺素
   B. 去甲肾上腺素
   C. 异丙肾上腺素
   D. 多巴胺
   E. 间羟胺

2. 异丙肾上腺素不宜用于
   A. 房室传导阻滞
   B. 心脏骤停
   C. 支气管哮喘
   D. 冠心病
   E. 感染性休克

3. 《素问·上古天真论》指出，养生的重要原则，除下列哪一项以外均是
   A. 法于阴阳
   B. 和于术数
   C. 起居有节
   D. 禁服药物
   E. 食饮有节

4. 下列哪项属于非感染性发热的疾病
   A. 肺结核
   B. 肺炎
   C. 疟疾
   D. 伤寒
   E. 甲状腺功能亢进症

5. 阳明中寒证与太阴虚寒证的主要鉴别在于
   A. 前者为实证，后者为虚证
   B. 前者虚寒较轻，后者虚寒较甚
   C. 前者仅见不能食，后者还有下利腹痛等
   D. 前者为胃阳亏虚，寒邪内盛；后者为脾阳亏虚，寒湿内盛
   E. 前者为小便不利，后者为小便利

6. 可以治疗胆绞痛的平喘药是
   A. 色甘酸钠
   B. 异丙肾上腺素
   C. 氨茶碱
   D. 沙丁胺醇
   E. 二丙酸倍氯米松

7. 下列关于流行性乙型脑炎临床分型的叙述正确的是
   A. 轻型、普通型、重型、极重型
   B. 轻型、普通型、危重型
   C. 轻型、中型、重型
   D. 不典型、典型、暴发型
   E. 不典型、典型、重型

8. 下列药物中，可改善微循环，预防微血管病变的是
   A. 甲苯磺丁脲
   B. 氯磺丙脲
   C. 格列本脲
   D. 格列吡嗪
   E. 格列齐特

9. 吡格列酮的作用是
   A. 促进肝糖原合成
   B. 促进脂肪组织摄取葡萄糖
   C. 增强靶组织对胰岛素的敏感性
   D. 刺激胰岛 B 细胞释放胰岛素
   E. 促进储存胰岛素的释放

10. 流行性脑脊髓膜炎的病原菌是
　　A. 革兰阴性杆菌
　　B. 抗酸杆菌
　　C. 革兰阴性球菌
　　D. 革兰阳性球菌
　　E. 革兰阴性弧菌

11. 确诊流脑最主要的检查是
　　A. 脑脊液细菌培养
　　B. 血液一般检查
　　C. 血凝抑制试验
　　D. 补体结合试验
　　E. 脑脊液常规

12. 治疗梅毒、钩端螺旋体病的首选药物是
　　A. 红霉素
　　B. 四环素
　　C. 氯霉素
　　D. 青霉素
　　E. 诺氟沙星

13. 减轻流脑毒血症，解痉，抗休克的药物是
　　A. 青霉素
　　B. 甘露醇
　　C. 葡萄糖
　　D. 肝素
　　E. 糖皮质激素

14. 对四环素不敏感的病原体是
　　A. 革兰阳性球菌
　　B. 结核杆菌
　　C. 革兰阴性菌
　　D. 肺炎支原体
　　E. 立克次体

15. 伤寒的病原体是
　　A. 汉坦病毒
　　B. 沙门菌

　　C. 人免疫缺陷病毒
　　D. 冠状病毒
　　E. 志贺氏菌

16. 经络系统中，能维持人体正常运动功能的是
　　A. 十二经脉
　　B. 十五络脉
　　C. 十二经别
　　D. 十二经筋
　　E. 十二皮部

17. 伤寒患者粪便培养阳性率最高的时间段是
　　A. 1 周内
　　B. 1～2 周
　　C. 2～3 周
　　D. 3～4 周
　　E. 4 周以后

18. 异烟肼与利福平合用治疗结核病，应定期检查
　　A. 心电图
　　B. 肾功能
　　C. 肝功能
　　D. 心肌酶
　　E. 白细胞计数

19. 按十二经脉气血流注次序，小肠经上接
　　A. 胆经
　　B. 心经
　　C. 胃经
　　D. 膀胱经
　　E. 三焦经

20. 感染后易慢性化的痢疾菌群是
　　A. 福氏志贺菌
　　B. 痢疾志贺菌
　　C. 宋内志贺菌

D. 舒氏志贺菌

E. 鲍氏志贺菌

21. 病者腹满，发热十日，脉浮而数，饮食如故，宜选用

A. 厚朴七物汤

B. 大柴胡汤

C. 厚朴三物汤

D. 大承气汤

E. 大黄附子汤

22. 下列各项，可出现双侧瞳孔散大的是

A. 阿托品影响

B. 氯丙嗪影响

C. 有机磷农药中毒

D. 毒蕈中毒

E. 毛果芸香碱中毒

23. 慢性菌痢是急性菌痢反复发作或迁延不愈达

A. 1 个月以上

B. 2 个月以上

C. 3 个月以上

D. 6 个月以上

E. 1 年以上

24. 确诊霍乱最可靠的依据是

A. 粪便外观及粪便常规

B. 粪便培养霍乱弧菌阳性

C. 重度脱水

D. 流行病学资料

E. 剧烈泻吐

25. 股骨大转子至腘横纹的骨度分寸是

A. 14 寸

B. 15 寸

C. 16 寸

D. 18 寸

E. 19 寸

26. 下列关于结核病临床表现的叙述，错误的是

A. 出现全身中毒症状

B. 长期低热、盗汗

C. 咳嗽轻微、干咳或仅有少量黏液痰

D. 支气管结核患者可闻及局限性哮鸣音，于吸气末较明显

E. 粟粒性肺结核偶可并发急性呼吸窘迫综合征

27. 治疗滞产、胎位不正应首选

A. 合谷

B. 太冲

C. 足三里

D. 血海

E. 至阴

28. 肺结核的基本病变是

A. 纤维化、钙化、结核结节

B. 浸润性病变、干酪样坏死

C. 干酪样坏死、支气管播散

D. 结核结节、血行播散性病变

E. 渗出、增生、干酪样坏死

29. 下列不属于布鲁菌病并发症的是

A. 贫血、白细胞和血小板减少

B. 肾小球肾炎、肾盂肾炎

C. 流产、早产、死产

D. 视神经炎、葡萄膜炎

E. 心内膜炎、心包炎

30. 按十二经脉的流注次序，肝经向下流注的经脉是

A. 膀胱经

B. 胆经

C. 三焦经

D. 心经

E. 肺经

31. 下列不属于布鲁菌病急性感染治疗原则的是
    A. 高热者可用物理方法降温
    B. 合并睾丸炎者，可短期加用小剂量糖皮质激素
    C. 合并脑膜炎者，需给予脱水治疗
    D. 早期、联合、规律、适量、全程用药
    E. 存在合并症者首选手术治疗

32. 足三阴经从起始部至内踝上 8 寸以下的分布是
    A. 厥阴在前，太阴在中，少阴在后
    B. 厥阴在前，少阴在中，太阴在后
    C. 少阴在前，太阴在中，厥阴在后
    D. 太阴在前，厥阴在中，少阴在后
    E. 太阴在前，少阴在中，厥阴在后

33. 患者症见心下痞满，呕吐，肠鸣泄泻，选方最宜
    A. 半夏泻心汤
    B. 生姜半夏汤
    C. 黄芩加半夏生姜汤
    D. 桃花汤
    E. 半夏干姜散

34. 联系舌根，分散于舌下的经脉是
    A. 足厥阴肝经
    B. 足少阴肾经
    C. 足太阴脾经
    D. 足阳明胃经
    E. 足少阳胆经

35. 使用煮沸消毒法消毒属于
    A. 光照消毒法
    B. 高效消毒法
    C. 电离辐射灭菌法
    D. 低效消毒法
    E. 热力消毒法

36. 麦门冬汤中麦冬与半夏的比例为
    A. 3：1
    B. 4：1
    C. 7：1
    D. 10：1
    E. 6：1

37. 胸腔大量积气患者触觉语颤表现的是
    A. 增强
    B. 减弱或消失
    C. 稍增强
    D. 正常
    E. 无变化

38. 心脏收缩期胸骨左缘第 3、4 肋间出现震颤，可见于
    A. 主动脉瓣狭窄
    B. 肺动脉瓣狭窄
    C. 室间隔缺损
    D. 二尖瓣狭窄
    E. 动脉导管未闭

39. 中风邪入于腑的特征为
    A. 半身不遂
    B. 但臂不遂
    C. 即不识人
    D. 口吐涎
    E. 舌即难言

40. 与氯丙嗪、异丙嗪合用组成冬眠合剂的药物是
    A. 曲马多
    B. 罗通定
    C. 哌替啶
    D. 吗啡
    E. 纳洛酮

41. 患者身体沉重，腰以下冷痛，腰重如带五千钱，选方最宜

A. 甘草干姜汤

B. 苓桂术甘汤

C. 甘姜苓术汤

D. 肾气丸

E. 苓桂甘枣汤

A. 猪苓汤

B. 白虎加人参汤

C. 导赤散

D. 冬地三黄汤

E. 五苓散

42. 下列疾病除哪项外，均可见到周围血管征

A. 主动脉瓣关闭不全

B. 发热

C. 贫血

D. 甲亢

E. 主动脉瓣狭窄

43. 叶天士提出，若斑出热不解者，治宜

A. 苦寒清热泻火

B. 辛寒清气泄热

C. 甘寒清热生津

D. 咸寒凉血养阴

E. 咸寒软坚增液

44. 腹部叩诊出现移动性浊音，应首先考虑的是

A. 尿潴留

B. 幽门梗阻

C. 右心衰竭

D. 巨大卵巢囊肿

E. 急性胃炎

45. 吴鞠通作为选用辛温法和辛凉法的重要依据是

A. 恶风寒与否

B. 身重与否

C. 头痛与否

D. 发热与否

E. 见汗与否

46. 原文"阳明温病，无汗，实证未剧……小便不利者，"选方最宜

A. 谷草转氨酶

B. 淀粉酶

47. 《素问·阴阳应象大论》指出对"精不足者"，宜采取的治则是

A. 温之以气

B. 补之以味

C. 阴阳双补

D. 掣引之

E. 引而竭之

48. 下列除哪项外，均可出现反射性呕吐

A. 洋地黄中毒

B. 急性胃炎

C. 肠梗阻

D. 胆囊炎

E. 慢性咽炎

49. 语颤减弱见于

A. 肺脓肿

B. 肺炎链球菌肺炎

C. 肺空洞

D. 阻塞性肺不张

E. 肺梗死

50. 下列可引起中性粒细胞生理性增多的是

A. 睡眠

B. 妊娠后期

C. 休息

D. 缺氧

E. 情绪激动

51. 对诊断急性胰腺炎最有价值的血清酶检查是

A. 谷草转氨酶

B. 淀粉酶

C. 碱性磷酸酶

D. 谷丙转氨酶

E. 乳酸脱氢酶

52. 肠套叠可见腹痛，并伴有
    A. 急性发热
    B. 黄疸
    C. 呕吐
    D. 腹泻
    E. 血便

53. 甲硫氧嘧啶治疗甲状腺功能亢进症的机制是
    A. 抑制食物中碘的吸收
    B. 抑制甲状腺激素的合成
    C. 抑制甲状腺激素的释放
    D. 减少甲状腺激素的贮存
    E. 对抗甲状腺激素的作用

54. 抽搐伴苦笑面容，见于
    A. 癔症
    B. 破伤风
    C. 脑血管疾病
    D. 中毒性痢疾
    E. 菌膜炎

55. 据《灵枢·本神》篇所述，随神往来者谓之
    A. 精
    B. 魂
    C. 魄
    D. 气
    E. 意

56. 嘶哑样咳嗽，可见于
    A. 急性喉炎
    B. 纵隔肿瘤
    C. 百日咳
    D. 胸膜炎

E. 支气管扩张

57. 我国最常见的咯血原因是
    A. 支气管扩张
    B. 肺结核
    C. 二尖瓣狭窄
    D. 肺脓肿
    E. 支气管肺癌

58. 夜间阵发性呼吸困难，可见于
    A. 急性脑血管疾病
    B. 癔症
    C. 急性感染所致的毒血症
    D. 慢性阻塞性肺疾病
    E. 左心衰竭

59. 流行性腮腺炎可出现腮腺管开口处黏膜红肿。其部位在
    A. 上颌第2磨牙牙冠相对的颊黏膜上
    B. 下颌第2磨牙牙冠相对的颊黏膜上
    C. 舌下
    D. 上颌第1磨牙牙冠相对的颊黏膜上
    E. 下颌第1磨牙牙冠相对的颊黏膜上

60. 肺部叩诊出现实音应考虑的疾病是
    A. 破溃的肺脓肿
    B. 支气管哮喘发作时
    C. 肺空洞
    D. 阻塞性肺疾病
    E. 大量胸腔积液

61. 心浊音界向左下扩大，心脏呈靴形，多见于
    A. 二尖瓣关闭不全
    B. 主动脉瓣关闭不全
    C. 三尖瓣关闭不全
    D. 肺动脉瓣关闭不全
    E. 二尖瓣狭窄

62. 下列各项，可出现金属样肠蠕动音的是
    A. 麻痹性肠梗阻
    B. 机械性肠梗阻
    C. 低血钾
    D. 急性肠炎
    E. 败血症

63.《素问·评热病论》中"劳风"证病位在
    A. 腠理
    B. 肌肤
    C. 肺下
    D. 半表半里
    E. 太阳

64. 胃痛，呕吐物含酸腐气味，见于
    A. 上消化道出血
    B. 幽门梗阻
    C. 胆道蛔虫
    D. 肠梗阻
    E. 肠道蛔虫

65. 血白细胞总数增多，可见于
    A. 伤寒杆菌感染
    B. 再生障碍性贫血
    C. 急性失血
    D. 使用氯霉素的影响
    E. 脾功能亢进

66. 据《灵枢·决气》所述，脉的作用是
    A. 熏肤充身泽毛
    B. 宣五谷味
    C. 补益脑髓
    D. 发泄腠理
    E. 壅遏营气，令无所避

67. 下列哪项是支气管哮喘呼吸困难的类型
    A. 呼气性
    B. 吸气性
    C. 混合性

D. 阵发性
E. 腹式呼吸消失

68. 对"阳浮而阴弱"理解错误的是
    A. 既指脉象又指病机
    B. 阳指浮取，阴指沉取
    C. 病机言则阴寒内盛，格阳于外
    D. "而"字有因果转属之意
    E. 病机言则卫阳浮盛，营阴不足

69. 患儿发热，随后出现呕吐和意识障碍。应首先考虑的是
    A. 病毒性脑炎
    B. 尿毒症
    C. 癫痫
    D. 有机磷农药中毒
    E. 先天性心脏病

70. 下列关于溶血性黄疸的叙述，正确的是
    A. 尿胆红素直接迅速反应阳性
    B. 尿中结合胆红素阴性
    C. 血中非结合胆红素不增加
    D. 尿胆原阴性
    E. 大便呈灰白色

71. 十二经脉的命名，主要包含
    A. 阴阳、五行、脏腑
    B. 五行、手足、阴阳
    C. 手足、阴阳、脏腑
    D. 脏腑、手足、五行
    E. 以上均非

72. 以下关于药物选择性的叙述，错误的是
    A. 中毒量时，药物作用范围更广泛
    B. 选择性低的药物作用范围广
    C. 选择性低的药物不良反应多见
    D. 剂量增大，选择性提高
    E. 药物作用的选择性是相对的

第27页

73. 下列关于药物副作用的叙述，错误的是
    A. 治疗量时出现，与治疗目的无关的作用
    B. 难以避免，停药后可恢复
    C. 常因剂量过大引起
    D. 常因药物作用选择性低引起
    E. 副作用可随治疗目的而改变

74. 循行于上肢内侧中线的经脉是
    A. 手太阳经
    B. 手少阳经
    C. 手厥阴经
    D. 手少阴经
    E. 手太阴经

75. 药物最主要的排泄器官是
    A. 肾脏
    B. 胆囊
    C. 肺脏
    D. 胃肠
    E. 汗腺

76. 手三阳经的走向为
    A. 从头走足
    B. 从足走腹
    C. 从胸走手
    D. 从手走头
    E. 从足走头

77. 新斯的明治疗重症肌无力的机制是
    A. 兴奋大脑皮质
    B. 激动骨骼肌 M 胆碱受体
    C. 促进乙酰胆碱合成
    D. 抑制胆碱酯酶和激动骨骼肌 N_2 胆碱受体
    E. 促进骨骼肌细胞 Ca^{2+} 内流

78. "阳脉之海"指的是
    A. 阳跷脉

B. 阳维脉
C. 带脉
D. 督脉
E. 冲脉

79. 阿托品对胆碱受体的作用是
    A. 对 M、N 胆碱受体有同样阻断作用
    B. 对 N_1、N_2 胆碱受体有同样阻断作用
    C. 对 M 胆碱受体有阻断作用，大剂量也阻断 N_1 胆碱受体
    D. 对 M 胆碱受体有阻断作用，大剂量也阻断 N_2 胆碱受体
    E. 对 M 胆碱受体有阻断作用，对 N 胆碱受体无影响

80. 肾上腺素对心脏的作用不包括下列哪一项
    A. 加强心肌收缩性
    B. 加速传导
    C. 加快心率
    D. 增加心肌耗氧量
    E. 减少心肌代谢

81. 足临泣是八脉交会穴中
    A. 通任脉的穴位
    B. 通督脉的穴位
    C. 通冲脉的穴位
    D. 通带脉的穴位
    E. 通阳跷脉的穴位

82. 下列除哪项外均用辛开苦降之法
    A. 生姜泻心汤
    B. 干姜黄芩黄连人参汤
    C. 黄连汤
    D. 小柴胡汤
    E. 小陷胸汤

83. 只引起特异性免疫应答而无临床症状的是

A. 显性感染

B. 隐性感染

C. 病原携带状态

D. 潜伏性感染

E. 病原体被清除

84. 地西泮的药理作用不包括

    A. 抗焦虑

    B. 镇静催眠

    C. 抗惊厥

    D. 中枢性肌肉松弛

    E. 抗晕动

85. 苯巴比妥对各型癫痫皆有疗效，除外

    A. 强直阵挛发作

    B. 肌阵挛性发作

    C. 失神小发作

    D. 失张力发作

    E. 癫痫持续状态

86. 属于足太阴脾经的腧穴是

    A. 血海

    B. 少海

    C. 小海

    D. 照海

    E. 气海

87. 外周血白细胞总数减低可见于

    A. 流行性乙型脑炎

    B. 流行性出血热

    C. 流行性脑脊髓膜炎

    D. 人感染高致病性禽流感

    E. 狂犬病

88. 在腕前区，腕掌侧远端横纹尺侧端，尺侧腕屈肌腱桡侧缘的是

    A. 神门

    B. 大陵

    C. 列缺

D. 太渊

E. 内关

89. 在面部，耳屏正中与下颌骨髁状突之间的凹陷中的腧穴是

    A. 下关

    B. 听宫

    C. 听会

    D. 耳门

    E. 颧髎

90. 急性吗啡中毒的拮抗剂是

    A. 肾上腺素

    B. 美沙酮

    C. 可乐定

    D. 阿托品

    E. 纳洛酮

91. 下列各项，不属于急性肝炎临床表现的是

    A. 食欲不振、恶心呕吐

    B. 肝大、触痛

    C. ALT 显著升高

    D. 肝掌、蜘蛛痣

    E. 尿胆红素阳性

92. 表明乙肝传染性强的标志是

    A. HBsAg（＋）

    B. 抗 –HBs（＋）

    C. HBeAg（＋）

    D. 抗 –HBc（＋）

    E. 抗 –HBe（＋）

93. 悬钟穴在小腿外侧，腓骨前缘，外踝尖上

    A. 1 寸

    B. 2 寸

    C. 3 寸

    D. 4 寸

E. 5 寸

94. 重型肝炎的特征性表现是
    A. 血清转氨酶明显升高
    B. 肝脾肿大
    C. 精神神经症状
    D. 肝区疼痛明显
    E. 黄疸明显

95. 长期应用可引起低血钾的降压药是
    A. 利血平
    B. 厄贝沙坦
    C. 硝苯地平
    D. 氢氯噻嗪
    E. 卡托普利

96. 针刺肌肉浅薄部位的腧穴，常用的进针法是
    A. 指切
    B. 夹持
    C. 舒张
    D. 提捏
    E. 套管

97. 器质性心血管疾病的体征是
    A. 摩擦感
    B. 捻发音
    C. 心脏震颤
    D. 心尖部抬举性冲动
    E. 心前区抬举性冲动

98. 回旋灸属于
    A. 直接灸
    B. 间接灸
    C. 温针灸
    D. 悬起灸
    E. 实按灸

99. 流行性感冒最主要的临床表现是

A. 发热
B. 咳嗽
C. 恶心
D. 惊厥
E. 流涕

100. 下列哪项不宜用三棱针治疗
    A. 高热
    B. 脱证
    C. 顽癣
    D. 中暑
    E. 咽痛

101. 流感传染性最强的时期是
    A. 潜伏期
    B. 发病 3 日内
    C. 发病 1 周内
    D. 发病 10 日内
    E. 全病程

102. 下列属于原络配穴法的是
    A. 合谷、偏历
    B. 太溪、大钟
    C. 太渊、列缺
    D. 合谷、列缺
    E. 冲阳、丰隆

103. 采用背俞穴治疗皮肤瘙痒，应首选
    A. 肝俞
    D. 肺俞
    C. 脾俞
    D. 三焦俞
    E. 心俞

104. 关于强心苷对心电图的影响，错误的是
    A. Q–T 间期缩短
    B. T 波幅度增大
    C. P–P 间期延长
    D. P–R 间期延长

E. ST 段降低呈鱼钩状

105. 关于人感染高致病性禽流感的传播途径，错误的是
   A. 密切接触病禽传播
   B. 病毒经呼吸道传播
   C. 接触被病毒污染的水传播
   D. 与患者接触传播
   E. 接触病禽分泌物传播

106. 利尿药抗心衰的作用机制是
   A. 只减轻前负荷
   B. 只减轻后负荷
   C. 既减轻前负荷又减轻后负荷
   D. 改善心脏泵血功能
   E. 正性肌力作用

107. 治疗乳少的经验效穴是
   A. 中冲
   B. 隐白
   C. 少泽
   D. 少冲
   E. 大敦

108. 艾滋病急性感染期持续时间平均为
   A. 10 年以上
   B. 6～8 年
   C. 12～18 个月
   D. 6～12 个月
   E. 7～14 天

109. 太溪穴位于
   A. 内踝下缘凹陷处
   B. 外踝下缘凹陷处
   C. 内踝前下方凹陷中
   D. 外踝尖与跟腱之间的凹陷中
   E. 内踝尖与跟腱之间的凹陷中

110. 治疗变异型心绞痛宜选择的药物是

A. 普萘洛尔
B. 吲哚洛尔
C. 硝苯地平
D. 硝酸异山梨酯
E. 洛伐他汀

111. 对于应用氨甲蝶呤所引起的巨幼红细胞性贫血，治疗时应选用
   A. 维生素 B_{12}
   B. 叶酸
   C. 叶酸＋维生素 B_{12}
   D. 甲酰四氢叶酸钙
   E. 促红细胞生成素

112. 以鼠类为主要传染源的传染性疾病是
   A. 流行性脑脊髓膜炎
   B. 流行性乙型脑炎
   C. 流行性出血热
   D. 霍乱
   E. 细菌性痢疾

113. 流行性出血热低血压休克期的治疗原则不包括
   A. 补充血容量
   B. 纠正酸中毒
   C. 酌情选用血管活性药
   D. 有心衰者予强心剂
   E. 利尿

114. 下列哪项属于行针基本手法
   A. 捻转法，震颤法
   B. 提插法，弹针法
   C. 震颤法，弹针法
   D. 提插法，刮柄法
   E. 提插法，捻转法

115. 香豆素类药物的作用机制是
   A. 加速凝血因子Ⅱa 的灭活
   B. 激活抗凝血酶Ⅲ

C. 拮抗维生素 K 的作用

D. 加速凝血因子 Ⅶ a、Ⅸ a 的灭活

E. 加速凝血因子 Ⅹ a、Ⅻ a 的灭活

116. 狂犬病麻痹期的典型表现是

A. 恐风

B. 恐水

C. 肢体瘫痪

D. 呼吸急促

E. 心率加快

A2 型题

答题说明

　　每道考题由两个以上相关因素组成或以一个简要病历形式出现，其下面有 A、B、C、D、E 五个备选答案，请从中选择一个最佳答案，并在答题卡上将相应题号的相应字母所属的方框涂黑。

117. 患者，男，22 岁。发热恶寒，寒重热轻，头痛身痛，鼻塞流涕，咳嗽，咳痰清稀，舌苔薄白，脉浮紧。治疗应首选

A. 手太阴、手阳明经穴，督脉穴

B. 手太阴、足太阳经穴，督脉穴

C. 手太阴、足太阳、手少阳经穴

D. 手太阴、手少阳、足少阳经穴

E. 手阳明、足阳明、手太阴经穴

118. 患者，男，45 岁。大便秘结不通，排便艰难，伴腹胀痛，身热，口干口臭，喜冷饮，舌红，苔黄，脉滑数。治疗除取主穴外，还应选用的穴位是

A. 足三里、三阴交

B. 中脘、太冲

C. 神阙、关元

D. 曲池、内庭

E. 气海、脾俞

119. 患者，女，60 岁。因全身关节疼痛，长期服用某药，昨日出现自发性骨折，导致该不良反应的药物是

A. 泼尼松

B. 阿司匹林

C. 对乙酰氨基酚

D. 塞来昔布

E. 布洛芬

120. 患者，男，32 岁。恶寒发热 2 天，伴咽喉肿痛，鼻流浊涕，咳痰黄稠，舌红苔薄黄，脉浮数。治疗除取主穴外，还应选用的穴位是

A. 风门、肺俞

B. 外关、身柱

C. 曲池、中府

D. 阴陵泉、委中

E. 曲池、尺泽

121. 患者，女，45 岁。2 天前感觉胁肋部皮肤灼热疼痛，皮色发红，继则出现簇集性粟粒状大小丘状疱疹，呈带状排列，兼见口苦，烦躁易怒，舌红苔黄，脉弦滑数。治疗除取主穴外，还应选用的穴位是

A. 大椎、曲池

B. 行间、侠溪

C. 血海、内庭

D. 足三里、阴陵泉

E. 内庭、曲池

122. 患者，男，43 岁。两耳轰鸣，按之不减，听力减退，兼见头胀痛，面赤，咽干，脉弦。治疗应首选

A. 手、足太阴经穴

B. 手、足少阴经穴

C. 手、足少阳经穴

D. 手、足阳明经穴

E. 手、足太阳经穴

123. 患者，女，40岁。呕吐痰涎，伴头晕，胸痞，心悸，舌苔白腻，脉滑。治疗除取主穴外，还应加

A. 列缺、尺泽

B. 公孙、丰隆

C. 曲池、外关

D. 风池、尺泽

E. 列缺、合谷

124. 患者，女，43岁。眩晕2个月，加重1周。昏眩欲仆，神疲乏力，面色萎黄，舌淡苔薄白，脉弱。除主穴外，治疗应选择的配穴是

A. 行间、侠溪、太溪

B. 丰隆、中脘、头维

C. 上星、丰隆、合谷

D. 脾俞、胃俞、气海

E. 太溪、悬钟、三阴交

125. 患者，男，70岁。家属代诉：患者于今晨起床后半小时，突然昏仆，不省人事，目合口张，遗溺，手撒，四肢厥冷，脉微细。治疗应选择的主穴是

A. 肾俞、太溪

B. 关元、神阙

C. 脾俞、足三里

D. 胃俞、三阴交

E. 三焦俞、内关

126. 患者咳嗽。查体：气管向左偏移，右侧胸廓较左侧饱满，叩诊出现鼓音。应首先考虑的是

A. 右侧气胸

B. 左侧肺不张

C. 右下肺炎

D. 阻塞性肺疾病

E. 右侧胸腔积液

127. 患者，女，40岁。仰卧时腹部呈蛙状，侧卧时下侧腹部明显膨出。应首先虑的是

A. 胃肠胀气

B. 腹腔积液

C. 巨大卵巢囊肿

D. 肥胖

E. 子宫肌瘤

128. 患者，男，62岁。素患眩晕，今日外出散步时，突然昏仆，不省人事，伴口噤不开，牙关紧闭，肢体强痉。除取十二井穴外，治疗还应选取的经穴是

A. 督脉、任脉经穴

B. 督脉、足太阳经穴

C. 督脉、手厥阴经穴

D. 任脉、手厥阴经穴

E. 任脉、足太阳经穴

129. 患者，男，50岁。高血压病史15年，未坚持服药。2小时前因情绪激动突然意识不清，双侧瞳孔不等大。应首先考虑的是

A. 酒精中毒

B. 药物中毒

C. 脑疝

D. 青光眼

E. 心功能不全

130. 患者见发热恶风，汗出，口渴，小便不利，少腹胀满，渴欲引饮，水入即吐，舌苔白滑，脉浮。选方最宜

A. 小青龙汤

B. 茯苓甘草汤

C. 五苓散

D. 猪苓汤

E.以上都不是

131.患者，女，22岁。月经不调，常提前7天以上，甚至10余日一行。治疗应首选
A.足三里、脾俞、太冲
B.命门、三阴交、足三里
C.关元、三阴交、血海
D.气海、三阴交、归来
E.关元、三阴交、肝俞

132.临床见患者高热，大汗，大渴引饮，饮则喜冷，心烦，张目不眠，神昏谵语，手足厥冷，面红，唇、舌红，苔厚，脉洪大。选方最宜
A.栀子豉汤
B.白虎汤
C.白虎加人参汤
D.猪苓汤
E.茵陈蒿汤

133.患者牙痛剧烈，伴口臭，口渴，便秘，舌红苔黄燥，脉洪数。宜选择的配穴是
A.风池、外关
B.太溪、行间
C.足三里、脾俞
D.风门、内关
E.内庭、二间

134.患者，男，24岁。夜间开窗入睡，晨起后颈项疼痛重着，活动受限，头向患侧倾斜，颈肩部压痛明显，兼见恶风畏寒。治疗除取主穴外，还应选用的穴位是
A.内关、外关
B.肩井、后溪
C.风池、合谷
D.血海、阴陵泉
E.肾俞、关元

B 型题

答题说明

两道试题共用A、B、C、D、E五个备选答案，备选答案在上，题干在下。每题请从中选择一个最佳答案，并在答题卡上将相应题号的相应字母所属的方框涂黑。每个备选答案可能被选择一次、两次或不被选择。

（135～136题共用备选答案）
A.心俞
B.肺俞
C.膈俞
D.风门
E.肾俞
135.第3胸椎棘突下，旁开1.5寸的腧穴是
136.第7胸椎棘突下，旁开1.5寸的腧穴是

（137～138题共用备选答案）
A.指关节梭状畸形
B.杵状指

C.匙状甲
D.浮髌现象
E.肢端肥大
137.支气管扩张，常表现为
138.缺铁性贫血，常表现为

（139～140题共用备选答案）
A.维拉帕米
B.奎尼丁
C.普罗帕酮
D.普鲁卡因胺
E.苯妥英钠

139. 治疗强心苷中毒所致的室性心律失常，疗效显著的是

140. 治疗冠心病并发阵发性室上性心动过速，尤为适用的是

（141～142题共用备选答案）
A. 大量应用激素
B. 积极物理降温
C. 使用利尿剂、强心剂
D. 减轻脑水肿，防止呼吸衰竭
E. 扩充血容量，纠正酸中毒

141. 中毒型菌痢休克型的治疗原则是

142. 中毒型菌痢脑型的治疗原则是

（143～144题共用备选答案）
A. 新加黄龙汤
B. 宣白承气汤
C. 导赤承气汤
D. 牛黄承气汤
E. 增液汤加大黄、芒硝

143. 治疗"阳明温病，下之不通"，吴氏称其法为"脏腑合治法"的是

144. 治疗"阳明温病，下之不通"，吴氏称其法为"两少阴合治法"的是

（145～146题共用备选答案）

A. 高热、咳嗽、呼吸困难
B. 腹痛、腹泻、黏液脓血便
C. 腹泻、喷射状呕吐、米泔水样便
D. 高热、头痛、皮下出血
E. 高热、表情淡漠、相对缓脉

145. 伤寒的特点是

146. 霍乱的特点是

（147～148题共用备选答案）
A. 八会穴
B. 络穴
C. 背俞穴
D. 八脉交会穴
E. 募穴

147. 可治疗各自相通奇经病证的特定穴是

148. 可表里经同治的特定穴是

（149～150题共用备选答案）
A. 呋塞米
B. 螺内酯
C. 乙酰唑胺
D. 氨苯蝶啶
E. 氢氯噻嗪

149. 治疗急性肾功能衰竭早期少尿，应选用的是

150. 治疗高醛固酮型水肿，应选用的是

中西医结合执业医师资格考试
最后成功四套胜卷（三）

（医学综合考试部分）

第三单元

A1 型题

> **答题说明**
>
> 　　每一道试题下面有 A、B、C、D、E 五个备选答案，请从中选择一个最佳答案，并在答题卡上将相应题号的相应字母所属的方框涂黑。

1. 根据经验、直觉或思辨推理进行医疗活动的医学模式是
   A. 神灵主义医学模式
   B. 自然哲学医学模式
   C. 机械论医学模式
   D. 生物医学模式
   E. 生物 – 心理 – 社会医学模式

2. 涉及人类受试者医学研究的伦理准则的国际性著名文件是
   A.《吉汉宣言》
   B.《赫尔辛基宣言》
   C.《希波克拉底誓言》
   D.《东京宣言》
   E.《悉尼宣言》

3. 有关肺癌的病理，说法错误的是
   A. 肺癌中恶性程度最高的是小细胞未分化癌
   B. 肺癌中最常见的类型的是鳞癌
   C. 中央型肺癌以鳞状上皮细胞癌和小细胞未分化癌较为多见
   D. 肺癌中恶性程度最高的是大细胞未分化癌
   E. 周围型肺癌以腺癌较为多见

4. 甲状腺功能亢进症的基本病机是
   A. 痰火结于颈前
   B. 湿邪结于颈前
   C. 寒痰结于颈前
   D. 痰湿结于颈前
   E. 气滞痰凝，气郁化火，耗气伤阴

5. 对慢性淋巴细胞性甲状腺炎有诊断意义的

指标变化是
   A. TgAb 与 TPOAb 明显升高
   B. TSH 减低
   C. T_3、T_4 正常或升高
   D. 甲状腺扫描摄碘功能降低
   E. 血沉增高

6. 糖尿病最关键的病变脏腑是
   A. 心
   B. 肺
   C. 脾
   D. 肝
   E. 肾

7. 反应 8 ～ 12 周内血糖控制水平的是
   A. 糖化血红蛋白
   B. 空腹血糖
   C. 随机血糖
   D. 葡萄糖耐量
   E. 尿糖

8. 肺癌常见的转移部位
   A. 右锁骨上淋巴结
   B. 脑
   C. 肝
   D. 肾
   E. 肾上腺

9. 代谢性酸中毒的呼吸特点是
   A. 呼吸深而快
   B. 呼吸浅慢
   C. 呼吸不规则
   D. 呼吸加快和换气过度
   E. 潮式呼吸

10. 代谢性碱中毒伴有的电解质紊乱是
   A. 低钾血症
   B. 高钾血症
   C. 低镁血症
   D. 高钙血症
   E. 高钠血症

11. 痛风诊断的"金标准"是
   A. 尿酸盐结晶
   B. 尿尿酸测定
   C. X 线检查
   D. 超声检查
   E. 关节疼痛

12. 类风湿关节炎最早出现的关节症状是
   A. 晨僵
   B. 关节肿胀
   C. 关节畸形
   D. 活动障碍
   E. 疼痛与压痛

13. 脑出血最重要的危险因素是
   A. 高血压
   B. 糖尿病
   C. 心脏病
   D. 血脂异常
   E. 吸烟

14. 大脑中动脉主干闭塞的主要表现是
   A. "三偏征"
   B. 共济失调
   C. 吞咽困难
   D. 球麻痹
   E. 眩晕

15. 引起脑栓塞最常见的原因是
   A. 心肌炎
   B. 慢性心房纤颤
   C. 心脏瓣膜狭窄
   D. 心脏瓣膜关闭不全
   E. 冠状动脉粥样硬化性心脏病

16. 血管性痴呆的主要病机是
   A. 髓海不足，神机失用
   B. 痰浊内阻，脏气不平，阴阳偏胜
   C. 阴阳失调，气血逆乱，上犯于脑
   D. 肝失疏泄，脾失健运，心失所养
   E. 气、血、阴、阳的亏虚

17. 治疗帕金森病（PD）最基本、最有效的药物是
   A. 沙丁胺醇
   B. 糖皮质激素
   C. 左旋多巴
   D. 干扰素
   E. 苯海索

18. 水饮流溢于四肢，称为
   A. 痰饮
   B. 伏饮
   C. 悬饮
   D. 溢饮
   E. 支饮

19. 急性中毒者，呼吸带有苦杏仁味，可见于
   A. 有机磷杀虫药中毒
   B. 乙醇中毒
   C. 氰化物中毒
   D. 一氧化碳中毒
   E. 氯丙嗪中毒

20. 下列不属于有机磷杀虫药中毒的毒蕈碱样症状的是
   A. 大汗
   B. 流泪，流涎
   C. 腹泻
   D. 小便失禁

E. 肌纤维颤动

21. 冷秘的治法是
　　A. 泄热导滞，润肠通便
　　B. 肝脾气滞，腑气不通
　　C. 温里散寒，通便止痛
　　D. 益气润肠
　　E. 养血润燥

22. 下列不属于阳水证临床表现的是
　　A. 起病急，病程短
　　B. 水肿先从头面肿起
　　C. 上半身肿甚
　　D. 水肿皮薄光亮
　　E. 肢冷，腰酸冷痛

23. 尿血与血淋的鉴别，主要在于
　　A. 尿色的深浅
　　B. 尿量的多少
　　C. 尿味的情况
　　D. 有无尿痛
　　E. 出血量的多少

24. 胸痛，含化硝酸甘油可缓解的是
　　A. 心肌梗死
　　B. 心绞痛
　　C. 扩张性心肌病
　　D. 心房纤颤
　　E. 心肌炎

25. 痰饮的治疗原则是
　　A. 宣肺
　　B. 健脾
　　C. 温化
　　D. 补肾
　　E. 发汗

26. 肺心病死亡的首要原因是
　　A. 休克

B. 肺性脑病
C. 心律失常
D. 消化道出血
E. 酸碱平衡失调

27. 治疗急性心肌梗死心阳欲脱证，应首选的方剂是
　　A. 生脉散合左归饮
　　B. 补阳还五汤
　　C. 真武汤
　　D. 苏合香丸
　　E. 参附龙牡汤

28. Ⅰ型呼吸衰竭患者吸氧浓度应
　　A. ＞30%
　　B. ＜30%
　　C. ＞35%
　　D. ＜35%
　　E. ＜40%

29. 癫痫发作时间较短，无意识障碍，其类型为
　　A. 全面性强直 - 阵挛发作（GTCS）
　　B. 失神发作
　　C. 肌阵挛发作
　　D. 单纯部分性发作
　　E. 复杂部分性发作

30. 急性上呼吸道感染分为五型，其中不属于五型之一的是
　　A. 普通感冒
　　B. 急性咽结膜炎
　　C. 急性病毒性咽炎和喉炎
　　D. 急性咽 - 扁桃体炎
　　E. 食管炎

31. 系统性红斑狼疮最常见、最严重的临床表现是
　　A. 蝶形红斑

B. 狼疮肺炎

C. 神经精神狼疮

D. 狼疮肾炎

E. 抗磷脂抗体综合征

32. 左心衰竭最早的临床表现是

　　A. 劳力性呼吸困难

　　B. 阵发性夜间呼吸困难

　　C. 哮鸣音及吸气性呼吸困难

　　D. 带有哮鸣音的呼气性呼吸困难

　　E. 端坐呼吸

33. 脑血栓形成后可以溶栓的时间窗是

　　A. 3 小时以内

　　B. 4 小时以内

　　C. 5 小时以内

　　D. 6 小时以内

　　E. 24 小时以内

34. 治疗急性心肌梗死当日出现的室性早搏，应首选

　　A. 利多卡因

　　B. 地高辛

　　C. 异搏定

　　D. 苯妥英钠

　　E. 阿托品

35. 在生命质量标准中，利用智商来测定智能方面的质量属于

　　A. 主要质量

　　B. 根本质量

　　C. 操作质量

　　D. 核心质量

　　E. 理论质量

36. 诊断慢性阻塞性肺疾病（COPD）的主要依据是

　　A. 病史和症状

　　B. 阳性体征

C. 胸部 X 线检查

D. 心电图改变

E. 肺功能检查

37. 胸外按压时，按压深度应为

　　A. 1 ～ 2cm

　　B. 2 ～ 3cm

　　C. 3 ～ 4cm

　　D. 4 ～ 5cm

　　E. 5 ～ 6cm

38. 心绞痛疼痛的典型部位在

　　A. 心尖区

　　B. 心前区

　　C. 胸骨体下段之后

　　D. 胸骨体上或中段之后

　　E. 心窝部

39. 不属于慢性阻塞性肺疾病（COPD）的体征的是

　　A. 桶状胸

　　B. 触觉语颤增强

　　C. 肺下界和肝浊音界下降

　　D. 叩诊呈过清音，心浊音界缩小

　　E. 两肺呼吸音减弱，呼气延长

40. 以下哪项属于医务人员应遵循的医学道德规范

　　A. 不滥施辅助检查

　　D. 不滥用药物

　　C. 救死扶伤，忠于医业

　　D. 不滥施手术

　　E. 尽力提供最佳的诊治

41. 患者因急性前壁心肌梗死入院治疗，其病因最常见的是

　　A. 高血压病

　　B. 冠状动脉粥样硬化

　　C. 体力活动

D. 情绪激动

E. 休克

42. 主动脉瓣第二听诊区闻及叹气样递减型舒张期杂音见于

A. 二尖瓣狭窄

B. 二尖瓣关闭不全

C. 主动脉瓣狭窄

D. 主动脉瓣关闭不全

E. 病毒性心肌炎

43. 哮病发生的"夙根"是

A. 风

B. 痰

C. 气

D. 虚

E. 瘀

44. 治疗慢性阻塞性肺疾病痰浊壅肺证，应首选的方剂是

A. 小青龙汤

B. 真武汤合五苓散

C. 三子养亲汤合二陈汤

D. 越婢加半夏汤

E. 涤痰汤

45. 作为医学道德范畴的良心是指

A. 医学关系中的主体在道义上应享有的权利和利益

B. 医学关系中的主体在道义上应履行的职责和使命

C. 医务人员在履行义务的过程中形成的道德责任感和自我评价能力

D. 医学关系中的主体因履行道德职责受到褒奖而产生的自我赞赏

E. 医务人员对患者、对医疗卫生工作的职业态度和内心体验

46. 扩张性心肌病的主要体征是

A. 听诊心脏杂音

B. 叩诊心界扩大

C. 咳粉红色泡沫痰

D. 心率增快

E. 出现心律失常

47. 消化性溃疡形成的主要病因是

A. 遗传因素

B. 精神因素

C. 胆汁淤积

D. 幽门螺杆菌感染

E. 长期饮用烈酒、浓茶、咖啡等

48. 消化性溃疡最常见的并发症是

A. 幽门梗阻

B. 穿孔

C. 出血

D. 癌变

E. 营养不良

49. 目前能达到治愈胃癌的主要治疗方法是

A. 放射治疗

B. 抗癌治疗

C. 支持治疗

D. 手术治疗

E. 心理治疗

50. 作为医学道德范畴的情感是指

A. 医学关系中的主体在道义上应享有的权利和利益

B. 医学关系中的主体在道义上应履行的职责和使命

C. 医务人员在履行义务的过程中形成的道德责任感和自我评价能力

D. 医学关系中的主体因履行道德职责受到褒奖而产生的自我赞赏

E. 医务人员对患者、对医疗卫生工作的职业态度和内心体验

51. 胃癌最常见的转移途径是
    A. 直接播散
    B. 血行转移
    C. 淋巴结转移
    D. 直接性转移
    E. 以上均对

52. 男性肝硬化患者常出现性欲减退，睾丸萎缩，乳房发育，蜘蛛痣。其主要原因是
    A. 垂体功能减低
    B. 雌激素过多
    C. 雄激素过多
    D. 肾上腺皮质激素过多
    E. 脾功能亢进

53. 对无伤原则的解释，正确的是
    A. 消除任何医疗伤害
    B. 要求医生对患者丝毫不能伤害
    C. 因绝大多数医疗行为都存在着不同程度的伤害，所以不伤害原则是做不到的
    D. 为患者提供最佳的诊治、护理，努力避免对患者造成不应有的伤害
    E. 对肿瘤患者进行化疗意味着绝对伤害

54. 厥证发作时的治疗原则
    A. 回厥醒神
    B. 化痰辟秽
    C. 益气温阳
    D. 解郁顺气
    E. 理气通瘀

55. 治疗癫痫典型失神发作首选的药物是
    A. 苯妥英钠
    B. 鲁米那
    C. 丙戊酸钠
    D. 扑痫酮
    E. 地西泮

56. 肾病综合征的临床特征是
    A. 少尿，水肿，蛋白尿
    B. 血尿，蛋白尿，高脂血症
    C. 水肿，蛋白尿，血尿，高血压
    D. 血尿，少尿，蛋白尿，水肿
    E. 水肿，大量蛋白尿，低蛋白血症，高脂血症

57. 治疗肾病综合征脾虚湿困证，应首选
    A. 实脾饮
    B. 左归丸
    C. 参芪麦味地黄汤
    D. 桂枝茯苓丸合五苓散
    E. 知柏地黄丸

58. 尿路感染肾阴不足，湿热留恋证的治法是
    A. 健脾补肾
    B. 健脾补肺，利水消肿
    C. 健脾补肾，清热通淋
    D. 滋阴益肾，清热通淋
    E. 益气扶正，利水消肿

59. 因中风而致一侧肢体偏废不用，常伴语言謇涩，口眼㖞斜，中医称为
    A. 痹证
    B. 痿证
    C. 闭证
    D. 痫证
    E. 偏枯

60. 尿路感染的主要病机是
    A. 湿热蕴结下焦，肾与膀胱气化不利
    B. 湿热蕴结中焦，膀胱气化失司
    C. 湿热蕴结肝胆，肝胆疏泄失常
    D. 肾气亏虚，肾失蒸化开合
    E. 肾阴亏虚，湿热蕴结

61. 急性肾损伤病位在肾，涉及

A. 肝、脾（胃）、三焦、膀胱

B. 肺、脾（胃）、三焦、膀胱

C. 肝、肺、三焦、膀胱

D. 心、脾（胃）、三焦、膀胱

E. 心、肺、三焦、膀胱

62. 慢性肾衰竭的主要病机是

A. 肺脾气虚，卫表不固

B. 肾与膀胱，气化失司

C. 肺气不宣，脾失健运

D. 脾肾两虚，精微下注

E. 肾元虚衰，湿浊内蕴

63. 不寐的病机是

A. 阴盛阳衰，阴阳失交

B. 阳盛阴衰，阴阳失交

C. 肝胆火盛

D. 肝胆湿热

E. 痰火扰心

64. 医德评价的方式是

A. 疗效标准、社会标准、科学标准

B. 社会舆论、内心信念、传统习俗

C. 社会舆论

D. 传统习俗

E. 内心信念

65. 治疗缺铁性贫血心脾两虚证，应首选

A. 香砂六君子汤合当归补血汤

B. 归脾汤

C. 六味地黄丸

D. 八珍汤合无比山药丸

E. 化虫丸

66. 白血病中医病位在

A. 脑髓

B. 骨髓

C. 肝

D. 脾

E. 肾

67. 白血病中医主要病因是

A. 气阴两虚

B. 阴阳两虚

C. 暑湿

D. 痰浊

E. 热毒和正虚

68. 儿童中枢神经系统白血病最常见于

A. 急性粒细胞白血病

B. 急性单核细胞白血病

C. 急性巨核细胞白血病

D. 急性淋巴细胞白血病

E. 急性红白血病

69. 治疗慢性髓细胞白血病热毒壅盛证，应首选

A. 膈下逐瘀汤

B. 青蒿鳖甲汤

C. 八珍汤

D. 清营汤合犀角地黄汤

E. 沙参麦冬汤

70. 慢性髓细胞白血病最突出的体征是

A. 皮肤黏膜苍白

B. 胸骨明显压痛

C. 脾脏明显肿大

D. 浅表淋巴结肿大

E. 绿色瘤

71. 治疗原发免疫性血小板减少症，应首选

A. 免疫抑制剂

B. 输新鲜血液

C. 脾切除

D. 抗生素

E. 糖皮质激素

72. 下列不属于血鼓的临床表现是

A. 腹部按之空空然，叩之如鼓
B. 脘腹坚实
C. 青筋显露

D. 腹内积块，痛如针刺
E. 面颈部赤丝血缕

A2 型题

73. 患者，男，23 岁。恶寒发热 2 天余，无汗，头痛，肢体酸痛，鼻塞声重，喷嚏，时流清涕，咽痒，咳嗽，口不渴，舌苔薄白而润，脉浮紧。治疗首选
    A. 小青龙汤
    B. 桑白皮汤
    C. 生脉散
    D. 荆防败毒散
    E. 平喘固本汤合补肺汤

74. 患者，男，68 岁。低热 5 天后皮肤出现紫红色斑块 2 周余，下肢尤甚，时发时止。兼有手足烦热，颧红咽干，午后潮热、盗汗，伴齿衄，舌红少苔，脉细数。血常规示：血小板 20×10^9/L，未见其他异常。其治疗宜选用下列何方
    A. 犀角地黄汤
    B. 十灰散
    C. 归脾汤
    D. 泻心汤
    E. 茜根散

75. 患者，女，28 岁。患甲状腺功能亢进症 1 个月，症见颈前肿大，眼突，心悸汗多，手颤，消瘦，口干咽燥，五心烦热，失眠多梦，月经不调，舌红少苔，脉细数。治疗应首选
    A. 生脉散
    B. 天王补心丹

C. 当归补血汤
D. 丹栀逍遥散
E. 右归丸

76. 患者，女，40 岁。自觉全身不适，颈前甲状腺疼痛明显。查体：右侧甲状腺轻度结节性肿大，压痛明显。实验室检查：血沉 110mm/h，甲状腺摄 ^{131}I 率显著降低。最可能的诊断是
    A. 亚急性甲状腺炎
    B. 甲状腺功能亢进症
    C. 神经官能症
    D. 甲状腺功能减退症
    E. 自主神经功能紊乱症

77. 患者，男，45 岁。糖尿病病史 2 年，平素规律运动，饮食控制较好，空腹血糖正常，餐后血糖较高，治疗药物应选用
    A. 阿卡波糖
    B. 格列美脲
    C. 胰岛素
    D. 格列喹酮
    E. 罗格列酮

78. 患者，女，23 岁。面部蝶形红斑，关节、肌肉酸痛，低热绵绵，口苦纳呆，两胁胀痛，月经提前，经血暗紫带块，烦躁易怒，肝脾肿大，皮肤现瘀斑，舌质紫暗，脉弦。其治法是

A. 清热解毒，凉血化斑

B. 清热蠲饮

C. 清心开窍

D. 疏肝清热，凉血活血

E. 清热凉血，活血散瘀

79. 患者，男，51 岁。有大量吸烟史 23 年，咳嗽痰中带血 2 个月。近 1 个月四肢关节疼痛及杵状指。X 线显示右肺上叶肺不张。应首先考虑的诊断是

A. 支气管扩张

B. 肺结核

C. 肺癌

D. 甲状腺功能亢进症

E. 慢性支气管炎阻塞性肺气肿

80. 患者，男，65 岁，高血压病史 15 年。平素头晕头痛，耳鸣目眩，今日突发口眼㖞斜，舌强语謇，半身不遂，肢体麻木，舌红苔黄，脉弦。急查头颅 CT：未见异常。治疗首选

A. 天麻钩藤饮

B. 真方白丸子

C. 星蒌承气汤

D. 补阳还五汤

E. 镇肝息风汤

81. 患者，男，58 岁。清晨活动时突然昏仆，不省人事，牙关紧闭，口噤不开，痰涎壅盛，静而不烦，四肢欠温，舌淡，苔白滑而腻，脉沉。其证型是

A. 肝阳暴亢，风阳上扰证

B. 痰热腑实，风痰上扰证

C. 元气败脱，心神涣散证

D. 痰热内闭清窍证

E. 痰湿壅闭心神证

82. 患者，女，52 岁。发热，畏寒，周身乏力 2 日，左侧甲状腺结节性肿大，质地

坚硬，有明显压痛，痛处不移，入夜尤甚，平日情绪不畅，口干不欲饮，舌质紫暗有瘀点，脉细涩。检查：甲状腺 [131]I 率显著降低，血清 T_3、T_4 水平短暂性升高。治疗宜选择的方药是

A. 清骨散

B. 海藻玉壶汤

C. 逍遥散

D. 天王补心丹

E. 生脉散

83. 患者，男，25 岁。因昏迷而送来急诊。查体：深昏迷状态，呼吸有轻度大蒜味，疑为有机磷中毒。下列对诊断最有帮助的指征是

A. 瞳孔缩小

B. 呕吐物有大蒜臭味

C. 大小便失禁

D. 肌肉抽动

E. 全血胆碱酯酶活力降低

84. 患者，女，40 岁。精神恍惚，心神不宁，多疑易惊，悲忧善哭，喜怒无常，舌质淡，脉弦。其证候是

A. 肝气郁结

B. 痰气郁结

C. 心神失养

D. 心脾两虚

E. 心肾阴虚

85. 患者，男，56 岁，肺气肿病史 6 年。前日酒后受凉，发热，喘息气粗，烦躁，胸满，咳嗽，痰黄，黏稠难咳，溲黄便干，口渴，舌红，舌苔黄腻，边尖红，脉滑数。超声心动图有肺动脉增宽和右心增大、肥厚的征象。其证型是

A. 痰浊壅肺证

B. 痰热郁肺证

C. 痰蒙神窍证

D. 阳虚水泛证

E. 肺肾气虚证

86. 患者，女，60岁。咳喘加重1周，呼吸急促，伴痰鸣，神志恍惚，烦躁不安，嗜睡，面紫绀，舌暗紫，苔白腻，脉滑数。动脉气血分析：PaO_2 50mmHg，$PaCO_2$ 55mmHg。其诊断是

A. Ⅰ型呼吸衰竭痰蒙神窍证

B. Ⅱ型呼吸衰竭痰蒙神窍证

C. Ⅰ型呼吸衰竭脾肾气虚证

D. Ⅱ型呼吸衰竭脾肾气虚证

E. Ⅱ型呼吸衰竭痰浊壅肺证

87. 心脏病患者，体力活动受到轻度的限制，休息时无自觉症状，但平时一般活动下可出现疲乏、心悸、呼吸困难或心绞痛，属于NYHA分级的哪一级

A. Ⅰ级

B. Ⅱ级

C. Ⅲ级

D. Ⅳ级

E. Ⅴ级

88. 患者素有高血压及心脏病病史，因情绪激动突然出现严重呼吸困难，呼吸频率41次/分，强迫端坐位，面色灰白、发绀，大汗，烦躁，频繁咳嗽，咳粉红色泡沫样痰，神志模糊。诊断为

A. 急性肺水肿

B. 肺感染

C. 右心衰竭

D. 过敏性哮喘

E. 高血压脑病

89. 患者，男，18岁。神志不清1小时入院，确诊1型糖尿病4年，长期皮下注射胰岛素治疗。近3天因腹泻而停用。体检：血压80/60mmHg，皮肤中度失水征，呼气有烂苹果味，心率130次/分。需立即采取的治疗措施是

A. 静脉滴注5%碳酸氢钠

B. 纠正电解质紊乱

C. 补液并恢复皮下注射胰岛素

D. 补液加有效的抗生素

E. 补液同时静脉滴注胰岛素

90. 患者，男，40岁。突起发热，伴头痛、乏力、周身不适3天。实验室检查：粒细胞$0.4×10^9/L$。现症见：低热，腰膝酸软，头晕耳鸣，五心烦热，失眠多梦，遗精，口干咽燥，舌红少苔，脉细数。治疗首选方剂是

A. 六味地黄丸

B. 金匮肾气丸

C. 生脉散

D. 黄芪建中汤

E. 玉女煎

91. 患者，男，67岁，有高血压史20年。2年来登二楼时经常喘息。今日反复熟睡中阵发性呼吸困难，坐起后缓解。现症见：喘咳气急，张口抬肩，不能平卧，痰多色黄稠，心悸烦躁，胸闷脘痞，面青汗出，口唇青紫，舌质紫暗，舌苔厚腻，脉弦滑而数。查体：两下肺可闻及湿性啰音，治疗首选

A. 苓桂术甘汤合丹参饮

B. 参附汤合炙甘草汤

C. 保元汤合血府逐瘀汤

D. 生脉饮合血府逐瘀汤

E. 真武汤合葶苈大枣泻肺汤

92. 患者，男，65岁。慢性心功能不全病史8年，上呼吸道感染后症见心悸怔忡，气短喘促，动则尤甚，端坐而不得卧，精神萎靡，乏力懒动，腰膝酸软，形寒肢冷，面色苍白，肢体浮肿，下肢尤甚，

尿少，舌淡苔白，脉沉弱。听诊：两肺底湿性啰音。X线胸片示：心影增大。BNP：1005pg/mL。其中医证型是

A. 心肺气虚证

B. 气阴亏虚证

C. 心肾阳虚证

D. 阳虚水泛证

E. 气虚血瘀证

93. 患者，心悸不安，胸闷不舒，心痛时作，唇甲青紫，舌质紫暗，脉涩。心率110次/分，心律不齐，可闻及期前收缩3～4次/分钟。治疗首选

A. 桃仁红花煎

B. 天王补心丹

C. 血府逐瘀汤

D. 黄连温胆汤

E. 安神定志丸

94. 患者，女，50岁。类风湿关节炎病史7年，未规范治疗。近3个月来自觉双手指关节疼痛加重，晨僵约1小时。查体：双手第2～4掌指关节肿胀，左手第1～4近端指间关节肿胀，压痛明显，双侧腕关节肿胀并屈伸明显受限。双手X线检查示：骨质疏松，双腕关节各骨融合，双手掌指关节和近端指间关节间隙变窄。根据检查，此患者关节病变的分期是

A. Ⅰ期

B. Ⅱ期

C. Ⅲ期

D. Ⅳ期

E. 以上均不是

95. 患者，女，59岁。素有快速性心律失常病史，现症见：心悸不宁，心烦少寐，头晕目眩，手足心热，耳鸣，舌质红，苔少，脉细数。其中医治法是

A. 滋阴清火，养心安神

B. 益气养阴，养心安神

C. 清热化痰，宁心安神

D. 活血化瘀，理气通络

E. 温补心阳，安神定悸

96. 患者，男，70岁。患冠心病多年，胸痛隐隐，时轻时重，遇劳则发，神疲乏力，气短懒言，心悸自汗，舌质淡暗，舌体胖，有齿痕，苔薄白，脉缓弱无力。治疗应选用

A. 瓜蒌薤白半夏汤合涤痰汤

B. 补阳还五汤

C. 生脉散合炙甘草汤

D. 血府逐瘀汤

E. 枳实薤白桂枝汤合当归四逆汤

97. 患者，男，58岁。反复活动性胸痛2年。2小时前，胸痛再次发作，持续不缓解，烦躁不安，大汗淋漓。经检查诊断为急性前间壁心肌梗死。其心电图特征改变出现的导联是

A. V_1、V_2、V_3

B. Ⅱ、Ⅲ、aVF

C. V_1、V_2、V_3、V_4、V_5

D. V_1、V_2、V_3、aVF、Ⅱ、Ⅲ

E. V_1、V_6、aVL

98. 患者，男，59岁。体胖，多年吸烟，近1年常有劳累性心前区疼痛，日前因丧母而致心前区剧痛，并向左肩放射。入院时检查：神志模糊，心电图示广泛心肌缺血，抢救无效死亡。其死因最大的可能是

A. 心肌炎

B. 高血压性心脏病，心力衰竭

C. 急性心肌梗死

D. 心肌病

E. 脑出血

99. 患者，男，45岁，二尖瓣狭窄病史2年。现症见：心悸气短，胸痛憋闷，两颧紫红，舌质瘀暗，脉细数。治疗首选
    A. 导痰汤
    B. 血府逐瘀汤
    C. 沙参麦冬汤
    D. 复原活血汤
    E. 少腹逐瘀汤

100. 患者，女，35岁。2周前有感冒症状，现心悸，气短，心前区隐痛，呼吸困难，听诊心尖第一心音明显减弱，心电图示心律失常，实验室检查：血清TNI、CK-MB明显增高。现症见：发热微恶寒，恶心欲呕，腹胀腹痛，大便稀溏，困倦乏力，口渴，心悸，胸闷，舌红苔黄腻，脉濡数。治疗首选方剂是
    A. 银翘散
    B. 葛根芩连汤合甘露消毒丹
    C. 天王补心丹
    D. 黄连解毒汤
    E. 涤痰汤

101. 患者，近2个月胃脘灼热胀痛，嘈杂，脘腹痞闷，口干口苦，渴不欲饮，身重肢倦，尿黄，舌红，苔黄腻，脉滑。胃镜示胃窦部黏膜充血、水肿，呈红白相间。其方剂应选
    A. 失笑散合丹参饮加减
    B. 益胃汤加减
    C. 三仁汤加减
    D. 四君子汤加减
    E. 柴胡疏肝散加减

102. 患者，男，50岁。胃脘胀痛，痛引两胁，多为餐后痛，情志不遂而加重，嗳气，泛酸，口苦，舌淡红，苔薄白，脉弦。胃镜见胃小弯处溃疡。治法是
    A. 疏肝理气，健脾和胃

B. 温中散寒，健脾和胃
C. 健脾养阴，益胃止痛
D. 清胃泄热，疏肝理气
E. 活血化瘀，通络和胃

103. 患者，男，51岁。胃脘痛剧烈，痛处固定，拒按，上腹肿块，肌肤甲错，眼眶暗黑，舌质紫暗，舌下脉络紫胀，脉弦涩。实验室检查：大便隐血试验示弱阳性。自服三七粉止血。上消化道钡餐检查示：胃黏膜皱襞消失，胃壁僵硬，未见蠕动波，胃腔明显缩小，胃窦部充盈缺损。病理：胃窦部腺癌。治疗应首选
    A. 海藻玉壶汤加减
    B. 膈下逐瘀汤加减
    C. 柴胡疏肝散加减
    D. 血府逐瘀汤加减
    E. 玉女煎加减

104. 患者，女。吐血暗淡，大便漆黑稀溏，面色苍白，头晕心悸，神疲乏力，纳少，舌淡红，苔薄白，脉细弱。治疗首选
    A. 泻心汤合十灰散
    B. 龙胆泻肝汤
    C. 归脾汤
    D. 独参汤
    E. 四味回阳饮

105. 患者，男，42岁。4年来经常腹胀，下肢浮肿。查体：前胸有蜘蛛痣，有腹水，脾大，肝掌。应首先考虑的是
    A. 普通型病毒性肝炎
    B. 肝硬化
    C. 酒精性肝炎
    D. 上消化道出血
    E. 慢性肝淤血

106. 患者，男，50 岁。腹大坚满，脘腹撑急，烦热口苦，渴不欲饮，面目肌肤发黄，小便短黄，大便溏滞不爽，舌红，苔黄腻，脉弦滑数。体征：腹部膨隆，腹壁静脉曲张，移动性浊音阳性，脾脏肿大。B 超：肝缩小，脾肿大，腹腔内可见到液性暗区。治疗首选
    A. 一贯煎合膈下逐瘀汤
    B. 附子理中汤合五苓散
    C. 中满分消丸合茵陈蒿汤
    D. 柴胡疏肝散合胃苓汤
    E. 茵陈理中汤

107. 患者，男，55 岁。右上腹胀痛，消瘦 2 个月，发热 1 周。查体：体温 38.5℃，皮肤巩膜轻度黄染，肝肋下 3.0cm，质硬，表面有结节，AFP 500μg/L。应首先考虑的是
    A. 肝癌
    B. 肝硬化
    C. 乙型肝炎
    D. 甲型肝炎
    E. 丙型肝炎

108. 患者，男，52 岁。右上腹疼痛 2 个月，右胁胀满，胁下结块触痛，脘腹胀闷，纳呆乏力，嗳气泛酸，大便不实，舌质红，有瘀斑，苔薄白，脉弦。实验室检查：AFP 510μg/L，B 型超声波示右肝叶占位性病变，直径 5cm，其证型是
    A. 热毒伤阴
    B. 湿热瘀毒
    C. 气滞血瘀
    D. 水湿内停
    E. 肝脾淤血

109. 患者腹泻 3 ～ 5 次 / 日，便稀，时带黏液及血，2 年来时重时轻。左下腹有压痛。曾用利福平治疗无效。今日结肠镜

检查示：黏膜充血水肿、易脆，伴糜烂和溃疡。应首先考虑的诊断是
    A. 阿米巴肠炎
    B. 溃疡性结肠炎
    C. 结肠癌
    D. 细菌性痢疾
    E. 肠结核

110. 患者，男，50 岁。反复浮肿、尿血 3 年，经常感冒。现症见：面色无华，少气乏力，午后低热，口干咽燥，舌红少苔，脉细。检查：血压 140/95 mmHg，尿蛋白（＋＋）、定量 3g/24h，内生肌酐清除率 48%，血尿素氮 10mmol/L。除对症治疗外，还应加
    A. 参芪地黄汤
    B. 六味地黄汤
    C. 右归丸
    D. 左归饮
    E. 大补元煎

111. 患者，男，55 岁，有 8 年慢性肾病病史。现浮肿明显，下肢尤甚，面色苍白，畏寒肢冷，腰脊冷痛，神疲纳呆，阳痿，舌嫩淡胖有齿痕，脉沉细，血压 150/90mmHg。检查：尿蛋白（＋＋），镜检可见颗粒管型。治疗宜选
    A. 归芍地黄汤
    B. 玉屏风散合六味地黄丸
    C. 济生肾气丸
    D. 参芪地黄汤
    E. 理中丸

112. 患者，男，35 岁。高热 2 天余，咳嗽，咳痰，呈铁锈色，伴右侧胸痛。X 线检查右中肺实变阴影。其诊断是
    A. 急性支气管炎
    B. 肺炎链球菌肺炎
    C. 肺炎支原体肺炎

D. 病毒性肺炎

E. 原发型肺结核

113. 患者，男，43 岁。慢性肾小球肾炎病史5 年。现纳呆，恶心，口中黏腻，身重困倦，浮肿尿少，精神萎靡，舌苔腻，脉沉缓。治疗宜选

A. 胃苓汤加减

B. 五苓散合五皮饮加减

C. 三仁汤加减

D. 参芪地黄汤加减

E. 理中丸加减

114. 患者，女，22 岁。寒战高热，腰痛，尿频、尿急、灼热刺痛，舌红苔黄腻，脉滑数。检查：体温 38℃，双肾区有叩击痛，血白细胞 $19.5 \times 10^9/L$，中性 90%，尿白细胞 20 个 / 高倍视野。治疗首选

A. 八正散

B. 小蓟饮子

C. 丹栀逍遥散合石韦散

D. 无比山药丸

E. 知柏地黄丸

115. 患者，女，26 岁。产后第 3 天出现寒战，高热，腰痛，尿痛，下腹痛。检查：肾区叩击痛（＋），尿白细胞 30 个 / 高倍视野，尿蛋白（＋），血白细胞 $18 \times 10^9/L$，中性粒细胞 0.86。其诊断是

A. 败血症

B. 肾结核

C. 急性肾盂肾炎

D. 急性膀胱炎

E. 急性肾小球肾炎

116. 患者，女，30 岁。贫血原因不明。试服铁剂治疗第 6 天复查血象，网织红细胞上升达 5%，但未见血红蛋白增加，镜检见红细胞大小不等和中心淡染区扩

大。其最可能的诊断是

A. 缺铁性贫血

B. 急性白血病

C. 巨幼细胞性贫血

D. 阵发性睡眠性血红蛋白尿

E. 再生障碍性贫血

117. 患者，男，25 岁。头晕 1 个月，高热，鼻衄 1 周来诊。兼症见口渴，咽痛，皮下紫癜、瘀斑，心悸，舌红而干，苔黄，脉洪数。实验室检查结果示：重度贫血，全血细胞减少，骨髓增生减低，无巨核细胞。治疗应首选

A. 清瘟败毒饮

B. 圣愈汤

C. 右归丸

D. 左归丸

E. 小营煎

118. 患者，低热日久，午后热甚，心内烦热，胸闷脘痞，不思饮食，渴不欲饮，呕恶，大便黏滞不爽，舌苔黄腻，脉濡数。治疗首选

A. 补中益气汤

B. 当归补血汤

C. 葛根黄芩黄连汤

D. 清肝化痰丸

E. 黄连温胆汤合中和汤

119. 患者，男，50 岁。急性心肌梗死第 2 天，少尿，血压 80/50mmHg（10.7/6.7kPa），烦躁不安，面色苍白，表情淡漠，皮肤湿冷，大汗淋漓，脉细弱无力。应首先考虑的是

A. 左心衰竭

B. 急性肾功能衰竭

C. 心肌梗死后综合征

D. 低血糖反应

E. 心源性休克

120. 患者，男，52岁。眩晕日久，精神萎靡，腰膝酸软，遗精滑泄，耳鸣，发落，齿摇，少寐多梦，健忘，舌瘦嫩，少苔，脉弦细。治疗首选
    A. 河车大造丸
    B. 月华丸
    C. 六味地黄丸
    D. 六君子汤
    E. 八珍汤

121. 患者，男，64岁。患有糖尿病3年，血脂、血糖控制不理想。今晨出现昏厥1次，短暂失忆，视物黑蒙，右侧肢体无力、麻木，休息30分钟后症状消失，应首先考虑的诊断是
    A. 糖尿病酮症酸中毒
    B. 脑血栓形成
    C. 脑震荡
    D. 脑出血
    E. 短暂性脑缺血发作

122. 患者，女，30岁。平素常多忧思抑郁，失眠，心悸，每遇情志刺激则诱发喘息，发时突然呼吸短促，息粗气憋，胸闷胸痛，咽中如窒，但喉中无痰声，苔薄，脉弦。治疗首选
    A. 桑白皮汤
    B. 小青龙汤
    C. 逍遥散
    D. 柴胡疏肝散
    E. 五磨饮子

123. 患者齿龈出血，血色鲜红，齿龈红肿疼痛，头痛，口臭，舌红，苔黄，脉洪数。治疗首选
    A. 加味清胃散合泻心汤
    B. 六味地黄丸合茜根散
    C. 加味清胃散合玉女煎
    D. 泻心汤合十灰散

    E. 茜根散

124. 患者久病体弱，腹中积块坚硬，疼痛逐渐加剧，饮食大减，肌肉瘦削，神倦乏力，面色黧黑，舌质淡紫，舌光无苔，脉细数。治疗首选
    A. 血府逐瘀汤
    B. 通窍活血汤
    C. 人参养荣丸
    D. 膈下逐瘀汤合六君子汤
    E. 八珍汤合化积丸

125. 患者脘腹痞闷，嘈杂，饥不欲食，恶心嗳气，口燥咽干，大便秘结，舌红少苔，脉细数。治疗首选
    A. 增液汤
    B. 泻心汤
    C. 二陈平胃汤
    D. 益胃汤
    E. 健脾丸

126. 患者脘腹胀满，疼痛拒按，嗳腐吞酸，厌食呕恶，痛而欲泻，泻后痛减，舌苔厚腻，脉滑。治疗首选
    A. 资生健脾丸
    B. 麻子仁丸
    C. 香砂平胃散
    D. 枳实导滞丸
    E. 泻心导赤散

127. 患者腰部弛痛，痛处伴有热感，暑湿阴雨天加重，活动后减轻，小便短赤，苔黄腻，脉濡数。治疗首选
    A. 甘姜苓术汤
    B. 四妙丸
    C. 身痛逐瘀汤
    D. 右归丸
    E. 中和汤

A3 型题

答题说明

以下提供若干个案例，每个案例下设若干道试题。请根据案例所提供的信息，在每一道试题下面的 A、B、C、D、E 五个备选答案中选择一个最佳答案，并在答题卡上将相应题号的相应字母所属的方框涂黑。

（128～130 题共用题干）

患者，女，66 岁。近 3 年记忆力逐渐减退，出现认知障碍，注意力涣散，经常迷路，口齿不清，腰膝酸软，食少纳呆，少气懒言，流涎。脑电图无特异性改变，CT 和 MRI 检查见侧脑室扩大和脑沟增加，以额颞叶明显。舌淡体胖，苔白，脉沉弱。

128. 最可能的诊断是
　　A. AD
　　B. VD
　　C. PD
　　D. BD
　　E. TIA

129. 中医辨证为
　　A. 髓海不足证
　　B. 痰浊蒙窍证
　　C. 脾肾两虚证
　　D. 心肝火旺证
　　E. 瘀血内阻证

130. 中医治疗首选
　　A. 七福饮
　　B. 还少丹
　　C. 通窍活血汤
　　D. 洗心汤
　　E. 血府逐瘀汤

（131～133 题共用题干）

患者，男，38 岁，高血压病史 3 年。现症见：头晕头痛，口干口苦，面红目赤，烦躁易怒，大便秘结，小便黄赤，舌红苔黄，脉弦。

131. 下列各项中，除哪项外，均是该病的病机环节
　　A. 风
　　B. 火
　　C. 痰
　　D. 瘀
　　E. 燥

132. 治疗首选
　　A. 黄连解毒汤合白头翁汤
　　B. 羚角钩藤汤合牛黄清心丸
　　C. 龙胆泻肝汤
　　D. 清瘟败毒饮
　　E. 天麻钩藤饮

133. 若患者同时伴有心率过快，治疗应首选
　　A. α 受体阻滞剂
　　B. β 受体阻滞剂
　　C. 钙拮抗剂
　　D. 利尿剂
　　E. 血管紧张素转换酶抑制剂

（134～136 题共用题干）

患者，女，28 岁。发热、皮肤紫斑 2 周。兼见心悸气短，周身乏力，面色晦暗，肌肤甲错，头晕耳鸣，腰膝酸软，舌紫暗有瘀点，苔薄，脉细涩。查体：体温 38℃，舌尖可见血疱，双下肢可见瘀斑，浅表淋巴结及肝脾未及，胸骨压痛阴性。实验室检查：血红蛋白 52g/

L，白细胞 $2.0\times10^9/L$。分类：中性粒
细胞 0.24，淋巴细胞 0.75，嗜碱性粒细
胞 0.01，血小板 $22\times10^9/L$，网织红细
胞 0.1%。

134. 该患者最可能的诊断是
　　A. 脾功能亢进
　　B. 再生障碍性贫血
　　C. 淋巴瘤
　　D. 慢性粒细胞白血病
　　E. 多发性骨髓瘤

135. 该患者行骨髓检查后确诊。其中医证型
　　及治法是
　　A. 肾阴虚证，治以滋阴补肾，益气

　　　养血
　　B. 肾阳亏虚证，治以补肾助阳，益气
　　　养血
　　C. 肾阴阳两虚证，治以滋阴助阳，益
　　　气补血
　　D. 热毒壅盛证，治以清热凉血，解毒
　　　养阴
　　E. 肾虚血瘀证，治以补肾活血

136. 首选治疗的方剂是
　　A. 桃仁红花煎加减
　　B. 知柏地黄丸合二至丸加减
　　C. 黄连解毒汤合清营汤加减
　　D. 金匮肾气丸合桃红四物汤加减
　　E. 右归丸合当归补血汤加减

B 型题

答题说明

　　两道试题共用 A、B、C、D、E 五个备选答案，备选答案在上，题干在下。每题请从
中选择一个最佳答案，并在答题卡上将相应题号的相应字母所属的方框涂黑。每个备选答
案可能被选择一次、两次或不被选择。

（137～138 题共用备选答案）
　　A. 80 次 / 分
　　B. 100～150 次 / 分
　　C. 150～250 次 / 分
　　D. 250～350 次 / 分
　　E. 350～600 次 / 分
137. 房扑的心房率是
138. 房颤的心房率为

（139～140 题共用备选答案）
　　A. TT_3
　　B. TSH
　　C. FT_4
　　D. TT_4
　　E. FT_3
139. 鉴别原发性与继发性甲状腺功能减退的
　　指标是

140. 亚临床甲状腺功能减退时可表现为异常
　　的指标是

（141～142 题共用备选答案）
　　A. 当归补血汤
　　B. 生脉散合大定风珠加减
　　C. 四逆汤加味
　　D. 白虎加人参汤合犀角地黄汤
　　E. 三甲复脉汤加减
141. 治疗休克阳气暴脱证，应首选
142. 治疗休克真阴衰竭证，应首选

（143～144 题共用备选答案）
　　A. 重点沟通治疗效果
　　B. 在系统检查中深入沟通
　　C. 及时对家属讲清危险
　　D. 以叮嘱的方式沟通

E. 以关切的问候方式沟通

143. 对住院患者，沟通时最适宜

144. 对出院患者，沟通时最适宜

（145～146 题共用备选答案）

A. 10～15mL/min

B. 20～25mL/min

C. 1～5mL/min

D. 6～10mL/min

E. 16～20mL/min

145. 慢性肾功能衰竭患者应开始接受透析治疗的指征是 GFR 达

146. 糖尿病肾病患者应开始接受透析治疗的指征是 GFR 达

（147～148 题共用备选答案）

A. 肝、胆、脾、胃

B. 肝、胆、肺、肾

C. 肝、心、脾、肾

D. 肝、脾、肾

E. 肝、心、脾

147. 中医学认为肝硬化之病位主要在

148. 胃癌病位在胃，另外关系密切的是

（149～150 题共用备选答案）

A. 数秒至数分钟

B. 3～5 天

C. 7 天

D. 数小时

E. 2 天

149. 脑栓塞症状发展到高峰的时间是

150. 脑出血症状发展到高峰的时间是

中西医结合执业医师资格考试
最后成功四套胜卷（三）

（医学综合考试部分）

第四单元

考生姓名：＿＿＿＿＿＿＿

准考证号：＿＿＿＿＿＿＿

考　　点：＿＿＿＿＿＿＿

考 场 号：＿＿＿＿＿＿＿

A1 型题

1. 我国现阶段采用的围生期范围是
   A. 从胚胎形成至产后 1 周
   B. 从妊娠满 20 周至产后 4 周
   C. 从妊娠满 28 周至产后 1 周
   D. 从妊娠满 28 周至产后 4 周
   E. 从妊娠满 24 周至产后 1 周

2. 癌症晚期的重度疼痛首选
   A. 阿司匹林
   B. 扑热息痛
   C. 强痛定
   D. 吗啡
   E. 可待因

3. 按公式计算，正常 5 岁小儿的收缩压是
   A. 84mmHg
   B. 88mmHg
   C. 90mmHg
   D. 92mmHg
   E. 100mmHg

4. 产后"三急"是指
   A. 呕吐、泄泻、盗汗
   B. 尿失禁、缺乳、大便难
   C. 血晕、发热、痉证
   D. 病痉、病郁冒、大便难
   E. 腹痛、恶露不下、发热

5. 抽动障碍的基本病理改变是
   A. 瘀血阻窍
   B. 痰瘀互阻
   C. 肝风内动
   D. 肝风、痰火胶结成疾
   E. 痰蒙清窍

6. 传染性单核细胞增多症热毒炽盛证的方剂是
   A. 银翘散加减
   B. 普济消毒饮加减
   C. 黛蛤散合清肝化痰汤加减
   D. 茵陈蒿汤加减
   E. 犀角清络饮

7. 导致风湿热的病原菌是
   A. 金黄色葡萄球菌
   B. 肺炎双球菌
   C. A 组 β 型溶血性链球菌
   D. 流感杆菌
   E. 大肠杆菌

8. 多用于复发性疝和腹壁重度薄弱的较大斜疝的修补方法
   A. 麦可威法
   B. 疝高位结扎
   C. 巴西尼法
   D. 内环修补
   E. 疝成形术

9. 恶性卵巢肿瘤与良性卵巢肿瘤相比错误的是
   A. 病程短，迅速增大
   B. 双侧多见
   C. 肿块边界清晰
   D. 多为实性或囊实性
   E. 表面不平

10. 肺炎按病理分类的是
    A. 间质性肺炎
    B. 病毒性肺炎

C. 急性肺炎

D. 重症肺炎

E. 原虫性肺炎

11. 睾丸炎脓出毒泄证宜选用方剂

  A. 龙胆泻肝汤

  B. 仙方活命饮

  C. 滋阴除湿汤

  D. 暖肝煎

  E. 四磨汤

12. 宫颈癌的好发部位是

  A. 鳞状上皮区

  B. 柱状上皮区

  C. 鳞柱交界部

  D. 成熟鳞状上皮化生区

  E. 腺样基底细胞区

13. 关于急性乳腺炎脓肿形成后治疗方法的叙述，正确的是

  A. 及时切开排脓

  B. 乳房按摩

  C. 穿刺排脓

  D. 取芒硝热敷

  E. 内服瓜蒌牛蒡汤

14. 黄芪桂枝五物汤可用于治疗产后关节痛的证型为

  A. 气虚证

  B. 血虚证

  C. 血瘀证

  D. 肾虚证

  E. 风寒证

15. 急性胆管炎的 Charcot 三联征是指

  A. 腹痛、畏寒发热、胆囊肿大

  B. 腹痛、黄疸、低血压

  C. 腹痛、寒战高热、黄疸

  D. 肝区胀痛、寒战高热、低血压

E. 黄疸、胆囊肿大、发热

16. 甲状腺功能亢进术后 48 小时内最危急的并发症是

  A. 呼吸困难

  B. 说话费力

  C. 饮水呛咳

  D. 手足抽搐

  E. 恶寒发热

17. 绝经后阴道出血要首先注意排除的疾病是

  A. 功能失调性子宫出血

  B. 子宫糜烂

  C. 子宫内膜癌

  D. 异常妊娠

  E. 子宫肌瘤

18. 可出现反常呼吸的肋骨骨折是

  A. 两根肋骨骨折

  B. 两根以上肋骨骨折

  C. 双侧肋骨单根骨折

  D. 多根多处肋骨骨折

  E. 多发性肋软骨骨折

19. 可用半夏白术天麻汤治疗的妊娠期高血压的证型是

  A. 脾肾两虚

  B. 气滞湿阻

  C. 阴虚肝旺

  D. 脾虚肝旺

  E. 肝风内动

20. 尿道损伤不包括的症状是

  A. 休克

  B. 尿潴留

  C. 疼痛

  D. 大出血

  E. 硬结

21. 流行性腮腺炎的中医病因是感受
    A. 风热时邪
    B. 时行疫气
    C. 时行邪毒
    D. 风温时邪
    E. 暑热时邪

22. 灭菌的含义是
    A. 杀灭有害微生物
    B. 杀灭一切活的微生物
    C. 杀灭致病细菌
    D. 杀灭所有的细菌
    E. 杀灭所有的病毒

23. 蛲虫病的预防措施不包括
    A. 玩具、用具等经常清洗消毒
    B. 进行卫生宣教工作
    C. 每年预防性口服灭虫药物
    D. 培养良好的卫生习惯
    E. 改善环境卫生，切断传播途径

24. 脑震荡临床表现不包括
    A. 昏迷时间不超过 30 分钟
    B. 昏迷期可见皮肤苍白、血压下降
    C. 醒后常有头晕、头痛、恶心呕吐
    D. CT 检查示颅骨损伤
    E. 逆行性遗忘

25. 内痔的好发部位多在膀胱截石位的
    A. 3、5、10 点
    B. 1、5、9 点
    C. 3、7、9 点
    D. 1、6、11 点
    E. 3、7、11 点

26. 能治疗疮疡半阴半阳证的油膏是
    A. 八二丹
    B. 冲和膏
    C. 金黄膏

D. 太乙膏
E. 回阳玉龙膏

27. 气滞血瘀型痛经的特点是
    A. 经前、经期小腹冷痛
    B. 经前、经期小腹胀痛
    C. 经前、经期小腹坠痛
    D. 经期、经后小腹坠痛
    E. 经期、经后小腹胀痛

28. 前列腺增生症早期出现的症状是
    A. 尿频
    B. 排尿困难
    C. 血尿
    D. 尿痛
    E. 尿急

29. 侵蚀性葡萄胎最常见的转移部位是
    A. 阴道
    B. 宫旁
    C. 肺
    D. 脑
    E. 肝

30. 确诊风湿热的主要表现，下列哪项是错误的
    A. 心脏炎
    B. 游走性多关节炎
    C. 舞蹈症
    D. 淋巴结肿大
    E. 环形红斑

31. 有关妊娠糖尿病对胎儿的影响，正确的是
    A. 与唐氏综合征的发病密切
    B. 使产妇心衰风险增加
    C. 易引发子宫破裂
    D. 易引发羊水过少
    E. 使巨大儿概率增加

32. 乳婴儿中药用量为成人量的
    A. 1/6
    B. 1/5
    C. 1/4
    D. 1/3
    E. 1/2

33. 上呼吸道感染的病原体 90% 以上为
    A. 衣原体
    B. 病毒
    C. 真菌
    D. 细菌
    E. 支原体

34. 属于特异性感染的疾病是
    A. 疖
    B. 痈
    C. 丹毒
    D. 破伤风
    E. 阑尾炎

35. 胎儿经阴道娩出最主要的力是
    A. 子宫收缩力
    B. 肛提肌收缩力
    C. 腹肌收缩力
    D. 膈肌收缩力
    E. 腹部压力

36. 胎膜早破是指
    A. 临产时胎膜破裂
    B. 妊娠 40 周前胎膜破裂
    C. 妊娠 32 周前胎膜破裂
    D. 临产前胎膜破裂
    E. 任何时期的胎膜破裂

37. 头、面、颈部切口术后的拆线时间是
    A. 6 ～ 7 日
    B. 7 ～ 9 日
    C. 10 ～ 12 日

    D. 14 日
    E. 4 ～ 5 日

38. 外阴硬化性苔藓的临床表现不包括
    A. 早期皮损颜色暗红
    B. 病损区发痒
    C. 大阴唇皮肤及黏膜变白
    D. 肛周皮肤干燥
    E. 阴道口挛缩狭窄

39. 下列外科疾病的表现中属于阴证的是
    A. 皮肤红活焮赤
    B. 肿胀范围局限
    C. 肿块柔软如棉
    D. 肿势高突
    E. 脓质稠厚

40. 晚期产后出血是指
    A. 分娩 1 周后，产褥期内发生的子宫大量出血
    B. 分娩 48 小时后，产褥期内发生的子宫大量出血
    C. 分娩 24 小时后，产褥期内发生的子宫大量出血
    D. 分娩 72 小时后，产褥期内发生的子宫大量出血
    E. 分娩 12 小时后，产褥期内发生的子宫大量出血

41. 萎缩性阴道炎的病因是
    A. 阴道毛滴虫感染
    B. 白色念珠菌感染
    C. 细菌感染
    D. 雌激素水平不足
    E. 免疫功能亢进

42. 为确定排卵和黄体功能，选择诊断性刮宫的时间是
    A. 月经来潮第 6 天

B. 月经来潮第 5 天

C. 月经来潮第 3 天

D. 月经来潮第 2 天

E. 月经来潮 6 小时内

43. 下列不属于结肠癌的常见临床表现的是

A. 排便习惯或粪便形状改变

B. 腹痛

C. 肠梗阻

D. 腹部肿块

E. 呕血

44. 下列不属于输血适应证的是

A. 贫血或低蛋白血症

B. 凝血异常

C. 重症感染

D. 急性出血

E. 代谢性酸中毒

45. 下列不属于蛛网膜下腔麻醉禁忌证的是

A. 脑膜炎

B. 严重腹水

C. 败血症

D. 脊柱畸形

E. 慢性胃炎

46. 下列各项，不属于小儿肺炎合并心力衰竭诊断标准的是

A. 神志昏迷，反复惊厥

B. 呼吸突然加快，超过 60 次 / 分

C. 幼儿心率突然加快，超过 160 次 / 分

D. 极度烦躁不安，皮肤苍白发灰

E. 心音低钝，有奔马律，颈静脉怒张

47. 下列各项，属于黄体功能不足脾气虚证主要症状的是

A. 月经延后

B. 精神倦怠

C. 腰背酸痛

D. 心悸失眠

E. 少腹胀痛

48. 下列各项中，不属于惊风八候的是

A. 搐

B. 摇

C. 搦

D. 引

E. 反

49. 下列关于产褥感染热入营血证的临床表现，叙述正确的是

A. 高热寒战，体倦少气

B. 烦躁不安，斑疹隐隐

C. 高热不退，神昏谵语

D. 舌红，苔黄而干燥

E. 面色苍白，四肢厥冷

50. 下列哪项不是急性肾小球肾炎的临床特征

A. 多数病人都有血尿

B. 病程早期常有高血压

C. 部分病例可出现急性肾功能不全

D. 血压急剧升高时可出现高血压脑病

E. 浮肿为可凹陷性，上行性

51. 下列哪项不是哮喘缓解期肾虚不纳证的特征

A. 动则气短

B. 形寒怯冷

C. 舌红苔黄腻

D. 遗尿或夜尿

E. 腿膝酸软

52. 外伤后出现肉眼血尿伴有条状血凝块和肾绞痛，应首先考虑的损伤部位是

A. 输尿管

B. 膀胱

C. 后阴

D. 阴茎

E. 肾

53. 下列属于Ⅲ度子宫脱垂的是
  A. 宫颈外口距处女膜缘＜4cm
  B. 宫颈已脱出阴道口，宫体仍在阴道内
  C. 宫颈外口达处女膜缘
  D. 宫颈及宫体全部脱出至阴道口外
  E. 宫颈外口距处女膜缘＜2cm

54. 下列四种发疹性疾病中，具有草莓样舌的是
  A. 麻疹
  B. 风疹
  C. 猩红热
  D. 幼儿急疹
  E. 以上都是

55. 下列四种发疹性疾病中，具有色素沉着的是
  A. 麻疹
  B. 风疹
  C. 猩红热
  D. 幼儿急疹
  E. 以上都是

56. 先兆子宫破裂表现不包括
  A. 下腹部有压痛
  B. 胎心率的变化
  C. 血尿
  D. 病理缩复环
  E. 发绀

57. 小儿鹅口疮口腔局部的临床特征是
  A. 口腔黏膜出现单个或成簇的小疱疹
  B. 口腔黏膜充血，水肿，可有疱疹
  C. 口腔创面有纤维素渗出物形成或灰白色假膜，易擦去
  D. 口腔黏膜表面覆盖白色乳凝块样片状物，不易擦去
  E. 口腔黏膜出现大小不等的糜烂或溃疡

58. 小儿感冒容易出现兼证，多见
  A. 夹火、夹痰、夹湿
  B. 夹火、夹痰、夹滞
  C. 夹风、夹痰、夹滞
  D. 夹惊、夹痰、夹滞
  E. 夹湿、夹惊、夹滞

59. 小儿哮喘发作的病机是
  A. 肺气郁闭
  B. 邪夹痰饮，伏留肺络
  C. 痰气交阻，肺气郁闭
  D. 外因诱发，触动伏痰，痰阻气道
  E. 肺失宣降，肺气上逆

60. 小儿药物剂量计算常用方法不包括
  A. 按身高计算
  B. 按体重计算
  C. 按体表面积计算
  D. 按年龄计算
  E. 按成人量折算

61. 行胸膜腔闭式引流术，液体一般选择的穿刺部位是
  A. 腋前线第6～8肋间
  B. 腋前线与腋中线之间第6～8肋间
  C. 腋中线第6～8肋间
  D. 腋中线与腋后线之间第6～8肋间
  E. 腋后线第6～8肋间

62. 羊水栓塞临床表现一般不包括
  A. 休克
  B. DIC
  C. 抽搐
  D. 感染
  E. 急性肾功能衰竭

63. 以下哪项不是小儿的生理特点
    A. 脏腑娇嫩
    B. 发育迅速
    C. 形气未充
    D. 肝常有余
    E. 生机蓬勃

64. 以下属于水痘皮损表现的是
    A. 红色丘疹，大小形态不一
    B. 红色斑疹或斑丘疹，迅速发展为清亮、
       卵圆形、泪滴状小水疱
    C. 化脓性疱疹
    D. 周围红晕，有脐眼
    E. 在一个患者身上只能看到斑疹、丘疹

65. 以下诸项不符合注意力缺陷多动障碍的
    临床特征的是
    A. 冲动任性
    B. 女性多于男性
    C. 智力正常或基本正常
    D. 注意力不集中
    E. 动作过多

66. 婴儿期是指
    A. 出生到满 1 周岁
    B. 1 周岁至满 3 周岁
    C. 自出生后脐带结扎时起，至生后足
       28 天
    D. 3 周岁后（第 4 年）到入小学前
       （6～7 岁）
    E. 6～7 岁至 11～12 岁

67. 有"拾卵"作用的是输卵管的
    A. 间质部
    B. 峡部
    C. 壶腹部
    D. 伞部
    E. 内侧

68. 孕妇发生风疹会通过胎盘导致胎儿宫内
    感染，最可能发生
    A. 食欲下降
    B. 胎儿体重减轻
    C. 致畸
    D. 脐带绕颈
    E. 难产

69. 孕激素的生理作用包括
    A. 促进子宫发育
    B. 促进女性第二性征发育
    C. 使阴道上皮细胞增生、角化
    D. 使基础体温升高 0.3～0.5℃
    E. 协同 FSH 促进卵泡发育

70. 治疗病毒性脑炎痰热壅盛证，首选
    A. 清瘟败毒饮加减
    B. 涤痰汤加减
    C. 指迷茯苓丸合桃红四物汤加减
    D. 麻杏石甘汤加减
    E. 五味消毒饮加减

71. 治疗不孕症瘀阻胞宫证，应首选
    A. 当归补血汤
    B. 补阳还五汤
    C. 少腹逐瘀汤
    D. 桃红四物汤
    E. 通窍活血汤

72. 治疗慢性宫颈炎肾阳虚损证，应首选
    A. 右归丸
    B. 内补丸
    C. 二妙丸
    D. 止带方
    E. 温脾汤

73. 治疗气虚型产后出血的首选方剂是
    A. 升举大补汤
    B. 独参汤

C. 化瘀止崩汤

D. 补中益气汤

E. 夺命散

74. 治疗习惯性流产肾气亏虚证，应首选的方剂是

A. 寿胎丸

B. 胎元饮

C. 加减一阴煎

D. 补肾固冲丸

E. 泰山磐石散

75. 中毒型细菌性痢疾的临床表现错误的是

A. 突然出现高热

B. 未腹泻前即出现严重的感染中毒表现

C. 开始即发热、腹泻，2～3天后发展为中毒型

D. 全身中毒症状严重

E. 出现米泔水样便

76. 中医称之为胎动欲堕者，是指

A. 先兆流产

B. 难免流产

C. 不全流产

D. 完全流产

E. 习惯性流产

77. 终生不潮而能受孕者，称

A. 居经

B. 暗经

C. 闭经

D. 激经

E. 并月

78. 下列不属于辨脓常规方法的是

A. 按触法

B. 透光法

C. 穿刺法

D. 点压法

E. 切开法

A2 型题

答题说明

　　每道考题由两个以上相关因素组成或以一个简要病历形式出现，其下面有 A、B、C、D、E 五个备选答案，请从中选择一个最佳答案，并在答题卡上将相应题号的相应字母所属的方框涂黑。

79. 患儿口腔溃疡，呈灰白色，周围色不红，口臭不甚，反复发作，神疲颧红，口干不渴，舌红，苔少，脉细数。其中医分型是

A. 心火上炎

B. 虚火上炎

C. 风热乘脾

D. 气阴亏虚

E. 心阳虚弱

80. 患者，女，28岁。上臂、背部出现白色鳞屑、发亮薄膜和点状出血1年，皮损

色淡，部分消退，鳞屑较多，皮肤干燥；伴头晕眼花，面色㿠白，口干，便干，舌淡红，苔薄白，脉细缓。应首选

A. 桃红四物汤

B. 消风散

C. 凉血地黄汤

D. 除湿胃苓汤

E. 当归饮子

81. 患儿，男，6岁。2周前患急性咽炎。1天前突然牙龈出血，口腔血疱，双下肢瘀斑。实验室检查：血红蛋白110g/L，

白细胞 $9×10^9$/L，血小板 $10×10^9$/L，骨髓增生活跃，巨核细胞 23 个/片。应首先考虑的诊断是
A. 急性白血病
B. 再生障碍性贫血
C. 过敏性紫癜
D. 免疫性血小板减少症（急性型）
E. 免疫性血小板减少症（慢性型）

82. 患者，女，23 岁。产后 23 天，左乳房肿痛，伴发热恶寒，头痛口干，胸闷不舒，骨节酸痛，舌红苔薄黄，脉浮数。查体：左乳外上象限可扪及一硬块，皮肤微红压痛。治疗应首选青霉素加
A. 瓜蒌牛蒡汤
B. 黄连清解汤
C. 四妙散
D. 黄连解毒汤
E. 仙方活命饮

83. 患儿，5 个月。乳食正常，体重增长正常，形体虚胖，大便 4～5 次/日，绿色稀便，伴有湿疹。应首先考虑的是
A. 大肠杆菌性肠炎
B. 病毒性肠炎
C. 金黄色葡萄球菌肠炎
D. 真菌性肠炎
E. 生理性腹泻

84. 患儿，女，4 岁。近日食欲不振，厌恶进食，食而乏味，伴胸脘痞闷，嗳气泛恶，大便不调，偶尔多食后则脘腹饱胀，形体尚可，精神正常，舌淡红，苔薄白，脉尚有力。治疗首选
A. 不换金正气散
B. 保和丸
C. 异功散
D. 养胃增液汤
E. 平胃散

85. 王某，男，69 岁。患后项部痈起月余，可见多个脓栓，现疮形平塌，根盘散漫，疮色紫滞，疮腐难脱，脓水稀少，身热，唇燥口干，大便干结，舌红苔黄，脉细数。治疗应首选
A. 仙方活命饮
B. 托里消毒散
C. 竹叶黄芪汤
D. 十全大补汤
E. 沙参麦冬汤

86. 患者，女，51 岁，已婚。月经紊乱 2 年，近半年时而烘热汗出，时而畏寒肢冷，腰酸乏力，头晕耳鸣，浮肿便溏，经量时多时少，色淡，舌淡，苔薄，脉沉弱。治疗首选
A. 杞菊地黄丸
B. 一贯煎
C. 右归丸
D. 二仙汤合二至丸
E. 天王补心丹

87. 患者，男，51 岁。阵发性腹痛，腹胀 2 天，伴恶心呕吐，无排气排便，舌质淡红，苔薄白，脉弦。腹部 X 线：肠管见气液平面。其证型是
A. 肠腑热结
B. 气滞血瘀
C. 肠腑寒凝
D. 水结湿阻
E. 虫积阻滞

88. 患者，女，25 岁。产后 2 周，乳少，乳汁清稀，乳房柔软，无胀感，面色少华，神疲乏力，食欲不振，心悸头晕，舌淡白，脉虚细。治疗首选
A. 通乳丹
B. 下乳涌泉散
C. 苍附导痰汤

D. 漏芦散

E. 补中益气汤

89. 患者，男，53 岁。肛门周围突然肿痛 1 日，持续加剧，伴有恶寒发热，大便秘结，小便短赤，局部红、肿、热、痛明显，皮肤烔热，舌红，苔薄黄，脉数。首选方剂是

A. 槐角地榆汤

B. 桃红四物汤

C. 仙方活命饮

D. 透脓散

E. 青蒿鳖甲汤合三妙丸

90. 一婴儿突发惊厥，无热，反复发作 3 次，惊厥后意志清，活泼如常，患儿为人工喂养，极少户外活动，未服鱼肝油。查体：出牙延迟，赫氏沟明显，方颅，最可能的诊断为

A. 佝偻病早期

B. 佝偻病的活动期

C. 维生素 D 缺乏性手足搐搦症

D. 低血糖症

E. 低血镁症

91. 患者，女性，40 岁。外阴剧烈瘙痒，灼热疼痛，带下量多，色黄气秽，胸闷烦躁，口苦口干，溲赤便秘，舌红，苔黄腻，脉弦数。妇科检查见外阴皮肤暗红，增厚似皮革。治疗宜用

A. 龙胆泻肝汤

B. 知柏地黄丸

C. 当归饮子

D. 当归赤小豆汤

E. 玉屏风散

92. 患者，女，38 岁。月经淋漓日久，连月不净，色深红，质稠，口渴烦热，溲黄便结，舌红，苔黄，脉滑数。其治法

应是

A. 疏肝清热，凉血止血

B. 疏肝清热，化瘀止血

C. 清热凉血，止血调经

D. 养阴清热，止血调经

E. 理气开郁，化瘀止血

93. 患儿，5 岁。哮喘反复发作 2 年余。此次于 1 周前受凉后出现喘促，动则喘甚，面白少华，形寒肢冷，尿频，伴见咳嗽痰多，喉间痰鸣，舌淡，苔腻，脉细弱。治疗应首选的方剂是

A. 小青龙汤合三子养亲汤

B. 金匮肾气丸

C. 射干麻黄汤合都气丸

D. 麻杏石甘汤

E. 六君子汤

94. 患儿，男，8 岁。现小便频数不爽、量少、有刺痛感、色黄赤浑浊，小腹坠胀不适，恶寒发热，口苦便秘，腰痛肢肿，舌质红，苔黄腻，脉滑数。实验室检查：尿蛋白（＋＋＋），血浆白蛋白 25g/L，血浆胆固醇 7.2mmol/L。治疗应首选

A. 八正散

B. 缩泉丸

C. 菟丝子散

D. 小蓟饮子

E. 石韦散

95. 患儿，男，4 岁。一向偏食，不吃鱼肉蛋，仅食蔬菜，近日面色渐苍白，不愿活动，时而腹泻，心肺正常，肝脏于肋下触及 3cm，脾未及，血红蛋白 60g/L，红细胞 $2.90×10^{12}/L$，MCHC 28%，MCV 75fL，血涂片示红细胞大小不等，以小为主，中心淡染区扩大。最可能诊断是

A. 溶血性贫血

B. 缺铁性贫血

C. 再生障碍性贫血

D. 巨幼红细胞性贫血

E. 营养性混合性贫血

96. 癫痫发作时吐舌，惊叫，急啼，面色时红时白，惊惕不安，如人将捕之状，四肢抽搐，夜卧不宁，舌淡红，苔白，脉弦滑、乍大乍小。治疗首选方为

A. 定痫丸

B. 涤痰汤

C. 镇惊丸

D. 六君子汤

E. 通窍活血汤

97. 患者，女，39 岁，已婚。已确诊为子宫肌瘤，小腹包块坚硬，胀痛拒按，月经量多，经行不畅，色紫暗有块，经前乳房胀痛，胸胁胀闷，小腹胀痛，舌边有瘀点瘀斑，苔薄白，脉弦涩。治疗应首选

A. 桂枝茯苓丸

B. 血府逐瘀汤

C. 膈下逐瘀汤

D. 真武汤

E. 理中汤

98. 患者，女，48 岁。右乳房发现肿块 2 个月。查体：右乳外上象限可扪及一个 2cm×2.5cm 大小肿块，质硬，表面不平，边界不清。应首先考虑的是

A. 乳房纤维腺瘤

B. 乳腺增生病

C. 乳腺癌

D. 乳房结核

E. 急性乳腺炎

99. 患者下肢出现一红丝，红肿热痛，现红丝较细，向近端蔓延，全身症状轻，苔薄黄，脉数。治疗首选

A. 五味消毒饮

B. 柴胡清肝汤

C. 五神汤

D. 活血散瘀汤

E. 清营汤合黄连解毒汤

100. 患者，男，52 岁。3 小时前出现转移性右下腹疼痛，现腹痛剧烈，全腹压痛、反跳痛，腹皮挛急，高热，烦渴欲饮，呕吐不食，大便秘结，小便黄，舌红绛苔黄厚，脉洪数。治疗应首选青霉素加

A. 大黄牡丹汤合红藤煎剂

B. 黄连解毒汤

C. 大黄牡丹汤合透脓散

D. 复方大柴胡汤

E. 大承气汤

101. 患者，女，22 岁。产后 1 个月，精神不振，心神不宁，悲伤欲哭，失眠多梦，健忘，伴神疲乏力，面色萎黄，舌淡，苔薄白，脉细弱。治疗首选

A. 甘麦大枣汤合归脾汤

B. 养心汤合补中益气汤

C. 芎归泻心汤

D. 逍遥散

E. 补中益气汤

102. 患者，男，30 岁。左腰部突发绞痛，经 B 型超声波及 X 线检查发现左侧输尿管结石 2.3cm×2.5cm。治疗应首选

A. 针灸

B. 总攻疗法

C. 口服尿石合剂

D. 手术取石

E. 体外冲击波碎石

103. 患者，男，28 岁。餐后突发性右上腹痛，疑为十二指肠溃疡穿孔。下列检查中，最具有诊断意义的是

A.肠鸣音消失

B.腹腔穿刺

C.肠鸣音亢进

D.上腹压痛、反跳痛

E.立位腹部平片可见膈下游离气体

104. 患者，女，28岁。因倒开水摔倒，双上肢烧伤，疮面渗出明显，有水疱形成，创面红润、潮湿，剧烈疼痛，其烧伤面积估计及烧伤深度为

A.9%，Ⅰ°烧伤

B.10%，深Ⅱ°烧伤

C.10%，浅Ⅱ°烧伤

D.18%，浅Ⅱ°烧伤

E.18%，深Ⅱ°烧伤

105. 患者，男，28岁。3天前不洁性生活后出现尿道口红肿，尿急、尿频、尿痛，淋沥不止，尿液混浊如脂，尿道口溢脓，舌红苔黄腻，脉滑数。治疗应首选

A.知柏地黄丸

B.龙胆泻肝汤

C.清营汤

D.萆薢渗湿汤

E.四妙勇安汤

106. 患者，男，28岁。不洁性交8周后周身起杨梅疮，色如玫瑰，不痛不痒，伴见丘疹、脓疱、鳞屑，口干咽燥，口舌生疮，大便秘结，舌质红绛，苔薄黄，脉细数。梅毒血清试验阳性。首选方剂为

A.龙胆泻肝汤

B.地黄饮子

C.五虎汤

D.清营汤合桃红四物汤

E.苓桂术甘汤

107. 患者，女，24岁，已婚。停经38天，突然下腹部疼痛剧烈，呈持续性，伴头晕乏力，甚则晕厥，尿妊娠试验（＋）。应首选的检查方法是

A.腹腔穿刺

B.诊断性刮宫

C.后穹隆穿刺

D.双合诊检查

E.腹腔镜检查

108. 患者，男，27岁。发现颈前肿块3个月，无痛，坚硬如石，生长较快，表面高低不平，胸胁胀满，口苦咽干，纳呆食少，舌质淡暗，苔白腻，脉弦滑。治疗应首选

A.通窍活血汤合养阴清肺汤

B.海藻玉壶汤合逍遥散

C.桃红四物汤合海藻玉壶汤

D.柴胡疏肝散

E.二陈汤

109. 患者，女，25岁，已婚。停经54天，3天来阴道少量出血，色淡红，腰酸腹坠隐痛，头晕耳鸣，小便频数，舌淡，苔白，脉沉细滑尺弱。检查：尿妊娠试验（＋），子宫大小与孕月相符。治疗应首选

A.黄体酮加寿胎丸

B.雌二醇加胎元饮

C.溴隐亭加固阴煎

D.黄体酮加圣愈汤

E.雌二醇加保阴煎

110. 患儿，男，4岁。皮肤出现玫瑰红色斑丘疹，后疹色加深，在口腔颊部近白齿处出现麻疹黏膜斑，现高热不退，咳嗽气急，鼻翼扇动，唇周发绀，喉间痰鸣，口渴烦躁，舌红苔黄，脉数。其证型是

A.顺证，见形期

B. 顺证，初热期

C. 逆证，麻毒攻喉

D. 逆证，邪毒闭肺

E. 逆证，邪陷心肝

111. 患儿，男，5岁。近日不思饮食，嗳腐酸馊，脘腹胀满，疼痛拒按，大便酸臭，苔白厚腻，脉象弦滑。治疗首选

　　A. 不换金正气散

　　B. 保和丸

　　C. 异功散

　　D. 健脾丸

　　E. 平胃散

112. 患者乳房胀痛，有肿块，月经来潮前乳痛加重、肿块稍肿大，行经后好转，伴情绪抑郁，心烦易怒，失眠多梦，胸胁胀满，舌质淡红，苔薄白，脉细涩。其证型是

　　A. 肝郁气滞

　　B. 痰瘀凝结

　　C. 气滞血瘀

　　D. 冲任失调

　　E. 肝脾不和

113. 患者，女，23岁。每逢经行面目、四肢浮肿，经行泄泻，腰腿酸软，身倦无力，形寒肢冷，舌淡，苔白滑，脉沉缓。治疗应首选

　　A. 柴胡疏肝散

　　B. 右归丸合苓桂术甘汤

　　C. 少腹逐瘀汤

　　D. 金匮肾气丸

　　E. 一贯煎

114. 患者，女，28岁，已婚。近4个月来月经紊乱，10～12天／23～27天，经量每次用卫生巾12条，妇科检查及B型超声波检查无异常，基础体温呈双相

型，于经行数天后缓慢下降，月经第5天子宫内膜检查呈分泌反应。其诊断是

　　A. 月经过多，无排卵型功能失调性子宫出血

　　B. 月经过多，黄体功能不全

　　C. 经期延长，无排卵型功能失调性子宫出血

　　D. 经期延长，子宫内膜不规则脱落

　　E. 经期延长，排卵期出血

115. 患者，男，50岁。1周前腰胯胁下出现大片鲜红，红肿蔓延，摸之灼手，肿胀触痛，舌红，苔黄腻，脉弦滑数。首选方剂为

　　A. 普济消毒饮

　　B. 草薢渗湿汤

　　C. 犀角地黄汤

　　D. 清瘟败毒饮

　　E. 龙胆泻肝汤

116. 患者，女，30岁，已婚。经期延后及月经量少3年，未避孕，未怀孕2年，头晕头重，胸闷泛恶，形体肥胖，多毛，舌体胖大，色淡，苔白腻，脉滑。B超检查示双卵巢呈多囊性改变。治疗首选方剂

　　A. 右归丸

　　B. 苍附导痰丸合佛手散

　　C. 丹栀逍遥散

　　D. 启宫丸

　　E. 二陈汤

117. 患儿，男，8岁。寒热起伏，全身肌肉酸痛，恶心呕吐，腹痛泄泻，心悸胸闷，肢体乏力，舌质红，苔黄腻，脉濡数。检查：CK-MB升高。超声心动图示：心脏扩大。治法是

　　A. 益气养阴，宁心安神

　　B. 豁痰活血，化瘀通络

C. 温振心阳，宁心安神

D. 清热化湿，宁心复脉

E. 清热解毒，宁心安神

118. 患儿，1 岁。发热 1 天，伴咳嗽，鼻寒流涕，烦躁不安。现高热不退，头痛项强，恶心呕吐，突然肢体抽搐，双目上视，神志昏迷，面色发青，烦躁口渴，舌红，苔黄腻，脉数。治疗首选

A. 羚角钩藤汤合紫雪丹

B. 清瘟败毒饮

C. 犀角地黄汤

D. 黄连解毒汤

E. 白虎汤合紫雪

119. 患者皮肤上常出现大小形态不一的鲜红风团，搔抓刺激后，风团互相融合成片，偶尔在风团表面出现水疱，消退迅速，不留痕迹。伴腹痛，恶心呕吐，神疲纳呆，大便秘结，舌质红，苔黄腻，脉弦滑数。应首选

A. 柴胡疏肝散

B. 消风散合四物汤

C. 龙胆泻肝汤

D. 除湿胃苓汤

E. 防风通圣散

120. 患者，男，39 岁。小便频数，淋沥不尽，精神不振，腰酸膝软，手足不温，阳痿，早泄，尿道口有白浊溢出，舌淡胖，苔白，脉沉细。其证型是

A. 阴虚火旺

B. 湿热下注

C. 肾阳虚衰

D. 气血瘀滞

E. 中气下陷

121. 患者指端剧烈跳痛，触之痛甚，兼有畏寒，发热，头痛，纳呆，失眠，舌红，苔黄，脉数。治疗首选

A. 托里消毒散

B. 透脓散合萆薢渗湿汤

C. 龙胆泻肝汤

D. 黄连解毒汤合五味消毒饮

E. 活血散瘀汤

122. 妊娠中晚期，腹形小于妊娠月份，胎儿存活，颧赤唇红，手足心热，口干喜饮，舌质红，少苔，脉细数。治疗的首选方是

A. 白术散

B. 胎元饮合寿胎丸

C. 寿胎丸合温土毓麟汤

D. 保阴煎

E. 长胎白术散

123. 患者，女，32 岁，妊娠 29 周。近两日小便频而急，尿短黄赤，面色垢黄，腰痛，口苦咽干，渴喜热饮，胸闷食少，舌红，苔黄腻，脉滑数。治疗首选

A. 导赤散

B. 五淋散

C. 知柏地黄丸

D. 五苓散

E. 真武汤

124. 患者，女，30 岁，已婚。月经停止 1 年余，两颧潮红，五心烦热，盗汗，口干咽燥，舌红，苔少，脉细数。尿 hCG（－），妇科检查未见异常。应首选

A. 加减苁蓉菟丝子丸

B. 育阴汤

C. 人参养荣汤

D. 温经汤

E. 加减一阴煎

125. 患儿，3 岁。腹痛、腹泻 2 天。2 天前过食瓜果，出现腹痛欲泻，泻后痛减，

腹胀，嗳腐，呕吐，吐泻物酸臭，舌苔黄腻，脉滑实。其证型是

A. 风寒

B. 湿热

C. 伤食

D. 脾虚

E. 脾肾阳虚

126. 患儿，女，5岁。面色萎黄无华，唇淡不泽，指甲苍白，食欲不振，神疲乏力，形体消瘦，大便不调，舌淡苔白，脉细无力，血常规示小细胞低色素性贫血。治疗应首选

A. 八珍汤

B. 大补元煎

C. 六君子汤

D. 保和丸

E. 补中益气汤

127. 患儿，4岁。反复浮肿5个月，面目为著，尿量减少，面白身重，气短乏力，纳呆便溏，自汗出，易感冒，上气喘息，咳嗽，舌淡胖，苔薄白，脉虚弱。实验室检查：尿蛋白明显增高，血浆白蛋白降低，血浆胆固醇5.97mmol/L。

其证型是

A. 风水相搏

B. 湿热内侵

C. 肺脾气虚

D. 肝肾阴虚

E. 脾肾阳虚

128. 患者，女，28岁。右前臂圆形肿物如指头大小，质硬，表面光滑，边缘清楚，无粘连，活动度大。应首先考虑的是

A. 粉瘤

B. 脂肪瘤

C. 神经纤维瘤

D. 纤维瘤

E. 血管瘤

129. 患者，男。股间出现钱币形红斑，瘙痒剧烈，潮湿糜烂，反复发作，舌质红，苔黄腻，脉滑数。治疗首选

A. 苦参汤

B. 萆薢渗湿汤

C. 龙胆泻肝汤

D. 当归饮子

E. 消风散

A3 型题

答题说明

　　以下提供若干个案例，每个案例下设若干道试题。请根据案例所提供的信息，在每一道试题下面的A、B、C、D、E五个备选答案中选择一个最佳答案，并在答题卡上将相应题号的相应字母所属的方框涂黑。

（130～132题共用题干）

患者，女，31岁，已婚。人工流产术后1年，经前及经期小腹疼痛加重，有灼热感，拒按，遇热痛增，月经先期、量多，经色深红、质黏稠夹血块，心烦口渴，溲黄便结，伴性交疼痛，舌红有瘀点，苔黄，脉弦数。妇科检查：后穹

隆可触及蚕豆大小的触痛性结节。

130. 首先考虑的疾病为

A. 痛经

B. 子宫内膜异位症

C. 子宫肌瘤

D. 多囊卵巢综合征

E. 葡萄胎

131. 中医证型为
A. 气滞血瘀证
B. 寒凝血瘀证
C. 瘀热互结证
D. 痰瘀互结证
E. 瘀阻胞宫证

132. 治疗应首选
A. 血府逐瘀汤
B. 清热调血汤
C. 膈下逐瘀汤
D. 失笑散
E. 银甲丸

（133～135题共用题干）

患儿，女，1岁。夜间烦吵，多汗数月。现症见：烦躁，夜啼不宁，惊惕不安，多汗，毛发稀疏，乏力，纳呆食少，囟门迟闭，出牙延迟，坐立行走无力。查体：前囟2cm×2cm，方颅，肋串珠明显。舌质淡，苔薄，指纹淡紫。实验室检查：血钙磷乘积下降，碱性磷酸酶升高。

133. 最可能的诊断是
A. 维生素D缺乏性佝偻病初期肺脾气虚证
B. 维生素D缺乏性佝偻病激期脾虚肝旺证
C. 维生素D缺乏性佝偻病后遗症期肾虚骨弱证
D. 维生素D缺乏性手足搐搦症脾虚痰阻证
E. 维生素D缺乏性手足搐搦症脾肾两虚证

134. 西医治疗正确的是

A. 口服维生素D每日100～200U
B. 口服维生素D每日500～1000U
C. 口服维生素D每日1000～2000U
D. 口服维生素D每日2000～3000U
E. 口服维生素D每日3000～6000U

135. 治疗首选方剂是
A. 胃苓汤
B. 益脾镇惊散
C. 肥儿丸
D. 八珍汤
E. 补肾地黄丸

（136～138题共用题干）

患者，男，24岁。无高血压、高脂血症、糖尿病病史。左下肢皮肤暗红而肿，趺阳脉搏动消失，现见患肢皮肤上起黄疱，渐变为紫黑色，呈浸润性蔓延，五趾相传，波及足背，肉枯筋萎，色黑而干枯、溃破腐烂，疮面肉色不鲜，疼痛异常，如汤泼火烧样，彻夜不得安眠，须弯膝抱足按摩而坐。伴有发热、口干、食欲减退、便秘、尿黄赤，舌质红，苔黄腻，脉洪数。

136. 应首先考虑的西医诊断为
A. 血栓闭塞性脉管炎
B. 动脉硬化性闭塞症
C. 下肢深静脉血栓形成
D. 单纯性下肢静脉曲张
E. 糖尿病足

137. 其中医治法为
A. 温阳通脉，祛寒化湿
B. 活血化瘀，通络止痛
C. 清热解毒，化瘀止痛
D. 补气养血，益气通络
E. 理气活血，清热利湿

138. 治疗应首选
   A. 四妙勇安汤
   B. 济生肾气丸
   C. 龙胆泻肝汤
   D. 桃红四物汤
   E. 血府逐瘀汤

B 型题

答题说明

　　两道试题共用 A、B、C、D、E 五个备选答案，备选答案在上，题干在下。每题请从中选择一个最佳答案，并在答题卡上将相应题号的相应字母所属的方框涂黑。每个备选答案可能被选择一次、两次或不被选择。

（139～140 题共用备选答案）
A. 4～5 个月
B. 8～10 个月
C. 12～18 个月
D. 18～20 个月
E. 20～22 个月

139. 小儿认识母亲面容的年龄是
140. 小儿前囟闭合的正常时间是

（141～142 题共用备选答案）
A. 结肠充气试验
B. 腰大肌试验
C. 闭孔内肌试验
D. 直肠指诊
E. 经穴触诊

141. 提示盲肠后位阑尾炎的检查方法
142. 提示盆腔位阑尾炎的检查方法

（143～144 题共用备选答案）
A. 24 小时
B. 72 小时
C. 12 小时
D. 6～7 日
E. 10～15 日

143. 整个受精过程所需的时间大约为
144. 桑椹胚形成的时间约为受精后的

（145～146 题共用备选答案）

A. 五神汤
B. 普济消毒饮
C. 牛蒡解肌汤
D. 黄连解毒汤合仙方活命饮
E. 龙胆泻肝汤

145. 急性蜂窝组织炎的足发背首选
146. 急性蜂窝组织炎的锁喉痈首选

（147～148 题共用备选答案）
A. 膈下逐瘀汤
B. 清热调血汤
C. 大黄牡丹汤
D. 黄芪建中汤
E. 银甲丸

147. 治疗痛经湿热瘀阻证，应首选的方剂是
148. 治疗子宫肌瘤湿热瘀阻证，应首选的方剂是

（149～150 题共用备选答案）
A. 银翘散
B. 犀角地黄汤
C. 四妙散
D. 清营汤
E. 茜根散

149. 治疗过敏性紫癜风热伤络证的首选方剂是
150. 治疗皮肤黏膜淋巴结综合征气营两燔证的首选方剂是

中西医结合执业医师资格考试
最后成功四套胜卷（四）

（医学综合考试部分）

第一单元

考生姓名：＿＿＿＿＿＿＿

准考证号：＿＿＿＿＿＿＿

考　　点：＿＿＿＿＿＿＿

考 场 号：＿＿＿＿＿＿＿

A1 型题

1. 既能治寒湿困脾证，又能治湿浊中阻之呕吐的药物是
   A. 广藿香
   B. 苍术
   C. 草果
   D. 厚朴
   E. 佩兰

2. 既能治心悸失眠、惊痫癫狂，又能治湿疮痒疹、疮疡久溃不敛的是
   A. 滑石
   B. 琥珀
   C. 龙骨
   D. 磁石
   E. 朱砂

3. 小儿食指络脉出现透关射甲主
   A. 外感风寒
   B. 气血不足
   C. 饮食积滞
   D. 小儿疳积
   E. 病情危重

4. 黄滑苔的临床意义是
   A. 湿热浊邪内蕴，食积化腐
   B. 阳虚寒湿内盛，痰饮内停
   C. 阳虚寒湿之体，痰饮化热
   D. 素有湿浊宿食，阻滞气机
   E. 气血亏虚之体，痰饮食积

5. 下列不宜用肾气丸治疗的是
   A. 小便频数
   B. 小便清长
   C. 小便量多

D. 小便涩痛
E. 小便不利

6. 主治病机为"水虚火不实"的方剂是
   A. 导赤散
   B. 泻白散
   C. 左金丸
   D. 六一散
   E. 百合固金汤

7. 治疗风热咳嗽、痰热咳嗽均适宜的药组是
   A. 前胡、浙贝母
   B. 海藻、昆布
   C. 竹茹、桔梗
   D. 白前、荆芥
   E. 旋覆花、半夏

8. 根据情志相胜法，可制约大喜的情志是
   A. 喜
   B. 思
   C. 悲
   D. 恐
   E. 忧

9. 精概念的产生源于
   A. 三因学说
   B. 水地说
   C. 云气说
   D. 五元说
   E. 水云说

10. 乌梅的功效是
    A. 敛肺，涩肠，止遗，安蛔
    B. 敛肺，止带，止遗，安蛔

C. 敛肺，涩肠，生津，安蛔

D. 敛肺，涩肠，止带，安蛔

E. 敛肺，止带，止血，安蛔

11. 麻黄汤中体现"一宣一降"的药物组合是

　　A. 麻黄与杏仁

　　B. 麻黄与炙甘草

　　C. 麻黄与桂枝

　　D. 麻黄与芍药

　　E. 麻黄与桔梗

12. 不属于目眩病因的是

　　A. 气虚

　　B. 血虚

　　C. 阴虚

　　D. 阳虚

　　E. 肝阳上亢

13. 以下对鉴别痰热壅肺证与燥邪犯肺证最有意义的是

　　A. 痰液的性状

　　B. 口渴的轻重

　　C. 胸痛的有无

　　D. 病程的长短

　　E. 大便的溏结

14. 以下不属于白喉临床特点的是

　　A. 伪膜坚韧

　　B. 重剥出血

　　C. 剥去后不复生

　　D. 属于烈性传染病

　　E. 肺胃热毒伤阴而成

15. "大实有赢状"是指

　　A. 阳盛阴虚

　　B. 阴盛阳虚

　　C. 阴阳两虚

　　D. 真实假虚

　　E. 真虚假实

16. 下列各项中，用药方法错误的是

　　A. 砂仁后下

　　B. 阿胶包煎

　　C. 生石膏先煎

　　D. 人参另煎

　　E. 番泻叶泡服

17. 下列乙类传染病中依法采取甲类传染病的预防控制措施的是

　　A. 病毒性肝炎

　　B. 伤寒和副伤寒

　　C. 淋病、梅毒

　　D. 淋病、艾滋病

　　E. 肺炭疽、传染性非典型性肺炎

18. 下列不属于紫草功效的是

　　A. 清热

　　B. 凉血

　　C. 解毒透疹

　　D. 活血消斑

　　E. 清心安神

19. 温脾汤的功效是

　　A. 攻逐冷积，温脾暖肝

　　B. 内泻热结，温肾暖脾

　　C. 攻逐冷积，温补心肾

　　D. 荡涤胃肠，温补脾阳

　　E. 攻下寒积，温补脾阳

20. 医疗机构委托配制中药制剂需要向哪个部门申请

　　A. 省级中医药管理局

　　B. 国家卫生部门

　　C. 当地卫生部门

　　D. 所在地省级药品监督管理部门

　　E. 所在地人民政府

21. 下列属于医生的义务的是

　　A. 获取工资报酬和津贴

B. 接受医学继续教育
C. 根据病情开具诊断证明
D. 宣传卫生保健知识
E. 人格尊严、人身安全不受侵犯

22. 既能治疗痛经闭经、癥瘕积聚，又能治疗热病烦躁神昏、心悸失眠的药物是
A. 大蓟
B. 川芎
C. 丹参
D. 郁金
E. 当归

23. 受吊销医师执业证书行政处罚，自处罚决定之日起至申请注册之日止不满多长时间的不给予注册
A. 6 个月
B. 12 个月
C. 18 个月
D. 24 个月
E. 36 个月

24. 由省级人民代表大会制定颁布的规范性文件是
A. 卫生标准
B. 卫生法规
C. 卫生法律
D. 卫生规章
E. 地方性卫生法规

25. 下列关于十九畏的配伍药对错误的是
A. 巴豆畏牵牛
B. 硫黄畏朴硝
C. 官桂畏赤石脂
D. 沙参畏五灵脂
E. 草乌畏犀角

26. 五苓散中桂枝的作用是
A. 助卫阳，通经络，解肌发表而祛在表

之风邪
B. 温中阳而祛虚寒
C. 温经散寒，养血通脉
D. 外解太阳之表，内助膀胱气化
E. 温通血脉，行滞消瘀

27. 下列属于正治的是
A. 以补开塞
B. 塞因塞用
C. 寒者热之
D. 热因热用
E. 以寒治寒

28. 按目的五轮分属，肉轮是指
A. 白睛
B. 黑珠
C. 瞳仁
D. 眼胞
E. 目眦

29. 既能补血，又能止血的药是
A. 当归
B. 三七
C. 小蓟
D. 丹参
E. 阿胶

30. 被称为"决渎之官"的是
A. 胆
B. 胃
C. 三焦
D. 小肠
E. 膀胱

31. 清营汤中能体现"入营犹可透热转气"的药物组合是
A. 丹参、麦冬
B. 水牛角、生地黄
C. 牡丹皮、莲子心

D. 金银花、连翘

E. 麦冬、玄参

32. 既能收敛止血，又能治疗痈肿疮毒、阴痒带下、脱力劳伤的药物是

A. 白及

B. 三七

C. 仙鹤草

D. 棕榈炭

E. 血余炭

33. 下列哪项不是栀子的主治病证

A. 湿热黄疸

B. 热淋涩痛

C. 肠燥便秘

D. 血热吐衄

E. 火毒疮疡

34. 嗳气、呃逆、呕吐的共同病机是

A. 肺气上逆

B. 肝气上逆

C. 胃气上逆

D. 肝郁气滞

E. 脾失健运

35. 少阴经头痛的特征是

A. 前额连眉棱骨痛

B. 两侧太阳穴处痛

C. 后头部连项痛

D. 头痛连齿

E. 颠顶头痛

36. 疠气致病多为

A. 伏而后发

B. 徐发

C. 继发

D. 感邪即发

E. 复发

37. 首创三焦辨证的医家是

A. 吴又可

B. 叶天士

C. 薛生白

D. 吴鞠通

E. 王清任

38. 能够滋补肝肾，明目乌发的药物是

A. 龟甲

B. 墨旱莲

C. 女贞子

D. 枸杞子

E. 沙苑子

39. 津伤化燥，产生"内燥"病变，以哪些脏腑多见

A. 肺、胃、三焦

B. 肺、肾、三焦

C. 肝、胃、大肠

D. 肺、胃、大肠

E. 肺、肾、小肠

40. 治疗骨蒸潮热，疳积发热，为治虚热要药的药物是

A. 防己

B. 蕲蛇

C. 川乌

D. 秦艽

E. 威灵仙

41. 气机升降出入的枢纽是

A. 肝、肺

B. 肺、肾

C. 脾、胃

D. 肝、胆

E. 心、肾

42. 炙甘草汤的功用是

A. 滋阴养血，生津润燥，息风止痉

B. 滋阴养血，益气安神

C. 滋阴养血，益气温阳，复脉定悸

D. 益气温阳，安神定悸

E. 益气温阳，养血安神，镇惊止悸

43. 下列各脏中，其生理特性以升为主的是

　　A. 肺与脾

　　B. 肺与肝

　　C. 肝与心

　　D. 心与肾

　　E. 肝与脾

44. 肝主藏血的生理功能是指肝能

　　A. 贮藏血液

　　B. 调节血量

　　C. 统摄血液

　　D. 贮藏血液，调节血量，防止出血

　　E. 化生血液与统摄血液

45. 适用于"益火之源，以消阴翳"的治法是

　　A. 实寒证

　　B. 实热证

　　C. 虚寒证

　　D. 虚热证

　　E. 阴阳两虚证

46. 清气化痰丸的功效是

　　A. 清热化痰，宽胸散结

　　B. 清热泻火，攻逐老痰

　　C. 清热化痰，理气止咳

　　D. 燥湿化痰，理气和中

　　E. 清热润燥，理气化痰

47. 下列不属于甘草功效的是

　　A. 补脾益气

　　B. 祛痰止咳

　　C. 清热解毒

　　D. 缓急止痛

　　E. 养血安神

48. 既能治疗惊风、癫痫，又能治疗热病神昏、口噤、痰鸣的药物是

　　A. 僵蚕

　　B. 羚羊角

　　C. 牛黄

　　D. 天麻

　　E. 钩藤

49. "动极者，镇之以静；阴亢者，胜之以阳"反映了

　　A. 阴阳对立制约

　　B. 阴阳互根互用

　　C. 阴阳消长平衡

　　D. 阴阳相互转化

　　E. 阴阳相互交感

50. 对维持呼吸深度起重要作用的脏是

　　A. 肝

　　B. 心

　　C. 脾

　　D. 肺

　　E. 肾

51. 下列不属于肺主治节的是

　　A. 调节气机

　　B. 调节津液代谢

　　C. 调节神志

　　D. 调节血液运行

　　E. 调节呼吸

52. 下列不属于瘀血致病特点的是

　　A. 易于阻滞气机

　　B. 影响新血生成

　　C. 影响血脉运行

　　D. 病位较为固定

　　E. 易于蒙蔽神明

53. 温经汤的君药是

　　A. 当归、川芎

B. 当归、肉桂

C. 当归、吴茱萸

D. 吴茱萸、桂枝

E. 当归、桂枝

54. 下列不能通窍、治疗鼻渊的药物是

A. 白芷

B. 辛夷

C. 苍耳子

D. 紫苏叶

E. 细辛

55. 可导致身热烦渴，四肢倦怠，胸闷呕恶，大便不爽的邪气是

A. 火热

B. 燥热

C. 暑热

D. 暑湿

E. 风热

56. 六腑共同的生理特点为

A. 藏而不泄

B. 满而不能实

C. 受盛传导化物

D. 贮藏精气

E. 化生精气

57. 木火刑金，体现的关系是

A. 母病及子

B. 子病及母

C. 相乘传变

D. 相侮传变

E. 母子同病

58. 下列组成中无茯苓的方剂是

A. 参苓白术散

B. 健脾丸

C. 补中益气汤

D. 四君子汤

E. 八珍汤

59. 能补肾阳、祛风湿的药物组是

A. 杜仲与续断

B. 鹿茸与紫河车

C. 补骨脂与益智

D. 锁阳与肉苁蓉

E. 巴戟天与淫羊藿

60. 突然出现片状脱发者为

A. 血热化燥

B. 血虚受风

C. 气滞血瘀

D. 肝经风热

E. 津液亏损

61. 生姜配伍生南星，可降低生南星的毒性，属于

A. 相反

B. 相杀

C. 相须

D. 相畏

E. 相使

62. 桂枝汤、小建中汤和当归四逆汤中均含有的药物是

A. 桂枝、芍药、甘草、大枣

B. 桂枝、芍药、甘草、生姜

C. 桂枝、芍药、生姜、大枣

D. 芍药、甘草、生姜、大枣

E. 桂枝、甘草、生姜、大枣

63. 乌梅丸的药物组成不含

A. 附子、桂枝

B. 黄连、黄柏

C. 细辛、干姜

D. 当归、人参

E. 使君子、槟榔

64. 善行大肠之滞气，为治湿热泻痢、里急
后重之要药的药物是
A. 薤白
B. 柿蒂
C. 乌药
D. 木香
E. 香附

65. "瘦人多火"表现为
A. 形盛气虚
B. 形瘦食少
C. 形瘦食多
D. 胸廓狭窄
E. 神旺有力

66. 生熟地黄同用的方剂有
A. 天王补心丹
B. 血府逐瘀汤
C. 大补阴丸
D. 当归六黄汤
E. 炙甘草汤

67. 消风散中体现"治风先治血，血行风自
灭"的药物是
A. 牛蒡子
B. 苍术
C. 苦参
D. 当归
E. 川芎

68. 午后或入夜发热，似有热发自骨内之感，
伴颧红、盗汗等症，属于
A. 日晡潮热
B. 湿温潮热
C. 气虚发热
D. 阴虚潮热
E. 瘀血潮热

69. 脾胃气虚的病人面色多见

A. 苍白
B. 嫩红
C. 淡黄
D. 青黑
E. 黧黑

70. 对消食剂的认识不正确的是
A. 消食剂治疗各类饮食积滞
B. 消食剂可长期服用，助运消化
C. 消食剂以渐消缓散饮食积滞为主
D. 实证以消食为主，虚证以消补为主
E. 消食剂的适应证多发病较缓，病情较轻

71. 谵语的具体表现为
A. 语无伦次，笑骂不定
B. 语无伦次，声高有力
C. 语言重复，声音低微
D. 语言错乱，说后自知
E. 自言自语，见人则止

72. 既善治风寒湿痹之寒邪偏盛者，又能治
跌打损伤、瘀肿疼痛的药物是
A. 威灵仙
B 狗脊
C. 蕲蛇
D. 豨莶草
E. 川乌

73. 饭后嗜睡，兼神疲肢倦者，属于
A. 脾气虚弱
B. 心肾阳衰
C. 痰湿困脾
D. 心脾两虚
E. 心胆气虚

74. 肝胆湿热而致的呕吐的特点是
A. 呕吐物清稀
B. 呕吐物酸臭
C. 伴暗红色血

D. 伴食物残渣

E. 呕吐黄绿苦水

75. 能利小便实大便，治疗暑湿泄泻及小便不利之水泻的药物是

A. 金钱草

B. 滑石

C. 地肤子

D. 木通

E. 车前子

76. 外感风湿之头痛，治疗最宜

A. 羌活胜湿汤

B. 川芎茶调散

C. 麻黄汤

D. 九味羌活汤

E. 败毒散

77. 苦味药的作用是

A. 能和能缓

B. 能下能软

C. 能燥能泄

D. 能收能涩

E. 能渗能利

78. 与人体之气生成最密切相关的脏是

A. 心、脾、肝

B. 肺、脾、心

C. 脾、肾、肺

D. 肺、肝、肾

E. 肺、心、肾

79. 医疗用毒性药品、第二类精神药品处方保存期限

A. 1 个月

B. 6 个月

C. 1 年

D. 2 年

E. 5 年

80. 膝部肿大，股胫消瘦的病机是

A. 风湿郁久化热

B. 肝风内动，筋脉拘急

C. 寒湿内侵，气血亏虚

D. 先天不足，肾气亏虚

E. 热毒壅盛，络脉瘀阻

81. 天王补心丹中的"三参"是

A. 人参、丹参、玄参

B. 人参、丹参、沙参

C. 党参、丹参、玄参

D. 玄参、沙参、太子参

E. 苦参、玄参、党参

82. 下列不属于痛泻要方的组成的是

A. 炒陈皮

B. 黄连

C. 炒白术

D. 炒白芍

E. 防风

83. 安宫牛黄丸的功用是

A. 清热解毒，豁痰开窍

B. 清热开窍，豁痰解毒

C. 清热开窍，镇痉安神

D. 阴阳并补，开窍化痰

E. 芳香开窍，行气止痛

84. 既能泻水通便，又能攻积杀虫的药物是

A. 牵牛子

B. 槟榔

C. 番泻叶

D. 巴豆霜

E. 京大戟

85. 下列关于五脏外合五体的叙述，错误的是

A. 心合脉

B. 肝合爪

C. 脾合肉

D. 肺合皮

E. 肾合骨

86. 温病、伤寒欲作汗时，可见

A. 口张

B. 口噤

C. 口动

D. 口振

E. 口撮

87. 儿童正常舌象的特点是

A. 舌胖大苔厚腻

B. 舌暗红苔少

C. 舌瘦薄而色淡

D. 舌淡嫩苔少

E. 舌苍老色暗

88. 下列症状中，与表证无关的是

A. 发热恶寒

B. 苔薄白

C. 头身疼痛

D. 脉浮缓

E. 尿清便溏

89. 脾为气血生化之源的理论基础是

A. 气能生血

B. 人以水谷为本

C. 脾主升清

D. 脾能运化水谷精微

E. 脾为后天之本

90. 《金匮要略心典》说"吐下之余，定无完气"的病机是

A. 气不固津

B. 气随津脱

C. 脾胃气虚

D. 中气下陷

E. 气不生津

91. 与血液的生成和运行关系最密切的两脏是

A. 肺与脾

B. 心与脾

C. 肺与肝

D. 肝与肾

E. 心与肾

92. 清暑益气汤的君药是

A. 竹叶、西洋参

B. 石斛、知母

C. 麦门冬、黄连

D. 西瓜翠衣、西洋参

E. 麦门冬、西洋参

93. 医疗卫生机构对外出租、承包医疗科室，对直接负责的主管人员处以

A. 没收违法所得，并处违法所得一倍以上二倍以下罚款

B. 没收违法所得，并处违法所得一倍以上五倍以下罚款

C. 没收违法所得，并处违法所得二倍以上五倍以下罚款

D. 没收违法所得，并处违法所得二倍以上十倍以下罚款

E. 没收违法所得，并处违法所得五倍以上十倍以下罚款

94. 病人汗出沾衣，色如黄柏汁，病机属

A. 肝胆湿热

B. 气郁化热

C. 脾虚湿盛

D. 风湿热邪交蒸

E. 风痰阻络

95. 百合固金汤的主治脏腑是

A. 肝、肾

B. 肺、心

C. 肺、肾

D. 脾、心

E. 肝、心

96. 七情致病，最易损伤哪些脏
    A. 心、肺、脾
    B. 心、肝、脾
    C. 心、肝、肾
    D. 心、肺、肝
    E. 肝、脾、肾

97. 舌中部点刺者多为
    A. 肝胆火盛
    B. 心火亢盛
    C. 肺热炽盛
    D. 胃肠热盛
    E. 肺胃热盛

98. 凉膈散的功用是
    A. 泻火通便，清上泄下
    B. 清热泻火，除烦止渴
    C. 清热燥湿，凉血止痢
    D. 清热解毒，活血祛瘀
    E. 清热解毒，疏风散邪

99. 判断邪气在表在里，主要观察的是
    A. 舌苔的润燥
    B. 舌苔的腐腻
    C. 舌苔的颜色
    D. 舌苔的偏全
    E. 舌苔的薄厚

100. 以四季分阴阳，秋季为
    A. 阴中之阴
    B. 阴中之阳
    C. 阴中之至阴
    D. 阳中之阳
    E. 阳中之阴

101. 以下脉象中都具有"脉细"特征的是
    A. 微脉、弱脉、散脉、细脉
    B. 微脉、弱脉、濡脉、细脉

C. 濡脉、弱脉、细脉、虚脉
D. 濡脉、弱脉、伏脉、细脉
E. 伏脉、细脉、弱脉、牢脉

102. 既能治风热感冒，又能治疗急慢惊风、小儿夜啼不安的药物是
    A. 薄荷
    B. 桑叶
    C. 菊花
    D. 蝉蜕
    E. 牛蒡子

103. 关于小柴胡汤的配伍意义，下列描述不正确的是
    A. 柴胡透邪，舒畅气机
    B. 黄芩清少阳胆热
    C. 炙甘草扶正，调和诸药
    D. 半夏配生姜，化痰燥湿
    E. 人参大枣益胃气，助祛邪

104. 舌红胖大多见于
    A. 脾肾阳虚
    B. 心脾热盛
    C. 水湿内停
    D. 脾胃湿热
    E. 阴虚火旺

105. 下列不适合用下法治疗的是
    A. 燥屎
    B. 冷积
    C. 瘀血
    D. 停水
    E. 气滞

106. 旋覆代赭汤中用量最重的药物是
    A. 生姜
    B. 旋覆花
    C. 代赭石
    D. 大枣
    E. 人参

107. 既能清热解毒，又能疏散风热的药组是
    A. 土茯苓与鱼腥草
    B. 薄荷与蝉蜕
    C. 紫花地丁与蒲公英
    D. 金银花与连翘
    E. 大青叶与板蓝根

108. 发汗力强，为发汗解表之要药，适用于外感风寒表实证的药物是
    A. 秦艽
    B. 薄荷
    C. 荆芥
    D. 石膏
    E. 麻黄

109. 脉象八要素不包括的是
    A. 脉位
    B. 脉率
    C. 脉伏
    D. 脉长
    E. 脉势

110. "阳胜则阴病"的病机是指
    A. 阳热偏盛，阴寒内生
    B. 阳热亢盛，损伤阴液
    C. 阳热亢盛，热极生寒
    D. 阴液亏虚，阳气上逆
    E. 阳热亢盛，外感寒邪

111. 龙骨入汤剂应当
    A. 另煎
    B. 烊化
    C. 包煎
    D. 先煎
    E. 后下

112. 奇经八脉中，其循行多次与手、足三阳经及阳维脉交会的是
    A. 冲脉
    B. 任脉
    C. 督脉
    D. 阴维脉
    E. 阳跷脉

113. 小青龙汤的君药是
    A. 麻黄、桂枝
    B. 桂枝、白芍
    C. 干姜、细辛
    D. 桂枝、干姜
    E. 干姜、半夏

114. 对人体内外各种出血，无论有无瘀滞，均可应用，凡跌打损伤，筋骨折伤，瘀血肿痛，皆为首选的药物是
    A. 茜草
    B. 三七
    C. 艾叶
    D. 大蓟
    E. 棕榈炭

115. 可与金石、贝壳类等药物同用，以助其消化的药物是
    A. 谷芽
    B. 麦芽
    C. 神曲
    D. 鸡内金
    E. 山楂

116. 医务人员应在抢救结束后多少小时内补记病历
    A. 2小时
    B. 4小时
    C. 6小时
    D. 8小时
    E. 12小时

117. 能调节十二经脉气血，与奇恒之腑间关系密切的是
    A. 正经
    B. 经别

C. 皮部

D. 奇经

E. 别络

118. 在养生防病时，对于阳盛体质的宜忌是

A. 宜润忌腻

B. 宜凉忌热

C. 宜平忌消

D. 宜泻忌补

E. 宜温忌寒

119. 下列哪项属于中医学的基本特点

A. 阴阳五行

B. 整体观念

C. 审因论治

D. 望闻问切

E. 辨证求因

120. 左金丸中吴茱萸与黄连的用量比例是

A. 6 : 1

B. 3 : 1

C. 4 : 1

D. 1 : 4

E. 1 : 6

121. 具有散风寒，通鼻窍功效的药组是

A. 桂枝与麻黄

B. 羌活与藁本

C. 防风与荆芥

D. 辛夷与苍耳子

E. 紫苏叶与生姜

122. 越鞠丸中治疗火郁的药物是

A. 苍术

B. 栀子

C. 石膏

D. 川芎

E. 黄连

123. 天麻钩藤饮的功效是

A. 镇肝息风，滋阴潜阳，凉血止痉

B. 滋阴养血，息风止痉，平肝清热

C. 平肝息风，清热活血，补益肝肾

D. 燥湿化痰，平肝潜阳，息风止痛

E. 平肝潜阳，息风止眩，养血活血

A2 型题

答题说明

　　每道考题由两个以上相关因素组成或以一个简要病历形式出现，其下面有 A、B、C、D、E 五个备选答案，请从中选择一个最佳答案，并在答题卡上将相应题号的相应字母所属的方框涂黑。

124. 病人症见头晕眼花，两目干涩，视力减退，胁肋隐痛，面部烘热，潮热盗汗，舌红少苔乏津，脉弦细数。其证候是

A. 心阴虚证

B. 肝阴虚证

C. 肾阴虚证

D. 肝火炽盛证

E. 肝肾阴虚证

125. 治疗气血虚寒，痈肿脓成不溃，或溃后久不收口，肾阳不足，畏寒肢冷，脘腹冷痛，应首选

A. 吴茱萸

B. 小茴香

C. 干姜

D. 肉桂

E. 丁香

126. 老年肾虚患者，大便秘结，小便清长，头目眩晕，腰膝酸软，治疗应首选

A. 肾气丸
B. 济川煎
C. 真武汤
D. 地黄饮子
E. 六味地黄丸

127. 患者午后身热，肢体倦怠，身重胸闷，苔白不渴，脉弦细而濡，治宜用
A. 青蒿鳖甲汤
B. 清营汤
C. 三仁汤
D. 六味地黄丸
E. 大补阴丸

128. 患者眩晕耳鸣，头目胀痛，面红目赤，急躁易怒，腰膝酸软，头重足轻，舌红，脉弦细数。其证候是
A. 肝火炽盛
B. 肝阳上亢
C. 肝阴不足
D. 肝气郁结
E. 肝阳化风

129. 患者意识模糊，反应迟钝，面色无华，晦暗暴露，眼球呆滞，呼吸微弱，属于
A. 得神
B. 少神
C. 失神
D. 假神

E. 神乱

130. 患者，女，68岁。患"冠心病"10年余。今突然心痛剧作，冷汗淋漓，四肢厥冷，面色苍白，呼吸微弱，神志模糊，口唇青紫，脉微欲绝。其证候是
A. 瘀阻心脉证
B. 心阳虚脱证
C. 心阳虚证
D. 痰阻心脉证
E. 寒凝心脉证

131. 患者皮肤上出现淡红色风团，大小形态各异，瘙痒，搔之融合成片，高出皮肤，时隐时现者，称为
A. 瘀斑
B. 瘀点
C. 麻疹
D. 风疹
E. 瘾疹

132. 患者大便秘结，腹满硬痛而拒按，潮热，声高息粗，但又兼见倦怠懒言，身体羸瘦，精神萎顿，脉沉细有力。其病机是
A. 虚中夹实
B. 真实假虚
C. 由实转虚
D. 真虚假实
E. 实中夹虚

B 型题

答题说明

两道试题共用A、B、C、D、E五个备选答案，备选答案在上，题干在下。每题请从中选择一个最佳答案，并在答题卡上将相应题号的相应字母所属的方框涂黑。每个备选答案可能被选择一次、两次或不被选择。

（133～134题共用备选答案）
A. 气上的症状
B. 气下的症状
C. 气乱的症状

D. 气结的症状
E. 气消的症状

133. 因恐惧过度而出现二便失禁，摄纳不住的表现是

134. 突然受惊后出现精神不安，惊慌失措的
表现为

（135～136题共用备选答案）
A. 痰热互结之痞满腹胀
B. 肝火犯胃之呕吐吞酸
C. 肝胆湿热之口苦黄疸
D. 胃肠湿热之泻痢腹痛
E. 湿热下注之水肿脚气

135. 黄柏配苍术，可治疗
136. 黄连配木香，可治疗

（137～138题共用备选答案）
A. 3日用量
B. 4日用量
C. 5日用量
D. 6日用量
E. 7日用量

137. 急诊处方一般不得超过
138. 普通处方一般不得超过

（139～140题共用备选答案）
A. 滋阴潜阳，软坚散结
B. 补气养阴，润肺益肾
C. 滋阴潜阳，益肾健骨
D. 补气健脾，滋阴补精
E. 活血滋阴，补气益精

139. 黄精具有的功效是
140. 鳖甲具有的功效是

（141～142题共用备选答案）
A. 戴眼反折
B. 瞪目直视
C. 昏睡露睛
D. 双睑下垂
E. 横目斜视

141. 脾气虚弱的目态是
142. 脾肾两亏的目态是

（143～144题共用备选答案）

A. 小建中汤
B. 小陷胸汤
C. 暖肝煎
D. 理中汤
E. 天台乌药散

143. 患者腹中拘急疼痛，时发时止，喜温喜
按，心中悸动，虚烦不宁，面色无华，
兼见手足烦热，咽干口燥，舌淡苔白，
脉细弦，治疗首选
144. 患者睾丸冷痛，小腹疼痛，畏寒喜暖，
舌淡苔白，脉沉迟，治疗首选

（145～146题共用备选答案）
A. 阴跷脉、阳跷脉
B. 阴维脉、阳维脉
C. 督脉、任脉
D. 冲脉、任脉
E. 阴跷脉、阴维脉

145. 患者曾因流产而失血过多，导致月经不
调，久不怀孕，其病在哪经
146. 患者久病，眼睑开合失司，下肢运动不
利，其病在哪经

（147～148题共用备选答案）
A. 半夏、生姜
B. 黄连、干姜
C. 柴胡、黄连
D. 人参、枳实
E. 大枣、陈皮

147. 半夏泻心汤的组成中包括
148. 小柴胡汤的组成中包括

（149～150题共用备选答案）
A. 心肾阳衰
B. 痰湿困脾
C. 心肾不交
D. 胆郁痰扰
E. 脾失健运

149. 不易入睡，甚至彻夜不眠见于
150. 睡眠时时惊醒，不易安卧者，多属

中西医结合执业医师资格考试
最后成功四套胜卷（四）

（医学综合考试部分）

第二单元

考生姓名：＿＿＿＿＿＿＿

准考证号：＿＿＿＿＿＿＿

考　　点：＿＿＿＿＿＿＿

考　场　号：＿＿＿＿＿＿＿

A1 型题

1. 半数有效量是指
   A. 引起 50% 实验对象产生阳性反应的剂量
   B. 达到 50% 有效血浓度的剂量
   C. 引起 50% 实验对象中毒的剂量
   D. 引起 50% 实验对象死亡的剂量
   E. 和 50% 受体结合的剂量

2. 常用于治疗疝气、阴挺的腧穴是
   A. 太冲
   B. 大敦
   C. 神门
   D. 内关
   E. 阴郄

3. 青霉素 G 对何种病原体基本无效
   A. 白喉棒状杆菌
   B. 回归热螺旋体
   C. 立克次体
   D. 淋病奈瑟菌
   E. 梅毒螺旋体

4. 为避免和减少抗生素耐药性的产生，下列措施错误的是
   A. 严格控制抗菌药物的使用
   B. 尽可能应用广谱抗生素
   C. 能用一种抗生素时不使用多种联合
   D. 防止细菌的院内交叉感染
   E. 使用或购买抗菌药物必须凭借医生处方

5. 引起弛张热的常见疾病是
   A. 肺炎链球菌肺炎
   B. 重症肺结核
   C. 霍奇金病
   D. 伤寒
   E. 疟疾

6. 有关阿是穴，叙述不正确的是
   A. 又称为天应穴
   B. 无固定名称
   C. 无固定位置
   D. 可治疗局部病痛
   E. 皆在病变附近

7. 治疗阳气暴脱，可于神阙穴施
   A. 灯草灸
   B. 隔姜灸
   C. 隔蒜灸
   D. 隔盐灸
   E. 隔附子饼灸

8. 颅内高压性呕吐的特点是
   A. 晨起呕吐
   B. 餐后呕吐
   C. 夜间呕吐
   D. 喷射状呕吐
   E. 呕吐伴明显恶心

9. 有明显出血倾向的肝炎是
   A. 急性黄疸型肝炎
   B. 急性无黄疸型肝炎
   C. 淤胆型肝炎
   D. 重型肝炎
   E. 慢性肝炎

10. 十五络脉指十二经脉之别络，加上
    A. 带脉之络、冲脉之络、脾之大络

B. 带脉之络、冲脉之络、胃之大络

C. 任脉之络、督脉之络、脾之大络

D. 任脉之络、督脉之络、胃之大络

E. 任脉之络、督脉之络、冲脉之络

11. 胸骨明显压痛或叩击痛常见的疾病是

A. 上呼吸道感染

B. 肺炎

C. 慢性支气管炎

D. 肺结核

E. 白血病

12. 治疗氯丙嗪中毒引起的低血压常选用

A. 肾上腺素

B. 去甲肾上腺素

C. 异丙肾上腺素

D. 多巴胺

E. 吗啡

13. 急性心包积液的心影形态是

A. 梨形

B. 靴形

C. 烧瓶形

D. 三角形

E. 主动脉型

14. 关于伤寒的表述，下列哪项不正确

A. 起病急，开始以高热为主要表现

B. 发病后 2 ～ 4 周传染性强

C. 伤寒极期易出现肠出血和肠穿孔

D. 肥达反应在病程第 4 ～ 5 周阳性率最高

E. 缓解期体温未降至正常又升高称为再燃

15. 病理性蛋白尿，可见于

A. 剧烈活动后

B. 严重受寒

C. 直立性蛋白尿

D. 精神紧张

E. 肾病综合征

16. 桂枝龙骨牡蛎汤证的病机是

A. 阴阳两虚

B. 肝肾阴虚

C. 心肾阳虚

D. 心脾气虚

E. 阴虚阳亢

17. 痢疾杆菌的主要致病物质是

A. 内毒素

B. 外毒素

C. 分泌性 IgA

D. 肠毒素

E. 细胞因子

18. 提插补泻法的补法操作是

A. 先浅后深，轻插重提，提插幅度大，频率慢

B. 先浅后深，重插轻提，提插幅度小，频率慢

C. 先深后浅，轻插重提，提插幅度小，频率快

D. 先深后浅，重提轻插，提插幅度大，频率快

E. 先浅后深，轻插重提，提插幅度小，频率慢

19. 治疗瘾疹可采用拔罐法的常用腧穴是

A. 血海

B. 膈俞

C. 神阙

D. 风门

E. 大椎

20. 下列哪项不属于意识障碍

A. 嗜睡

B. 抽搐

C. 意识模糊

D. 谵妄

E. 昏迷

21. 有关肝炎病毒血清学标志物的描述，下列哪项不正确

A. 慢性 HBV 感染抗 –HBc IgM 也可阳性

B. 抗 –HAV IgM 阳性可诊断为急性 HAV 感染

C. HBsAg 阳性表明患者现症感染

D. 抗 –HBc 是 HBV 存在和复制最可靠的直接证据

E. 抗 –HBs 是保护性抗体

22. 粪便中查到巨噬细胞，多见于

A. 阿米巴痢疾

B. 细菌性痢疾

C. 急性胃肠炎

D. 血吸虫病

E. 霍乱

23. 细菌性痢疾的病变部位主要是

A. 升结肠

B. 空肠

C. 回肠

D. 十二指肠

E. 乙状结肠和直肠

24. 心包摩擦音通常在什么部位听诊最清楚

A. 心尖部

B. 心底部

C. 胸骨左缘第 3、4 肋间

D. 胸骨右缘第 3、4 肋间

E. 左侧腋前线 3、4 肋间

25. 属感染性发热的病因是

A. 中暑

B. 血清病

C. 白血病

D. 类风湿关节炎

E. 流行性出血热

26. 血沉增快可见于

A. 心绞痛

B. 活动性肺结核

C. 良性肿瘤

D. 红细胞增多症

E. 原发性高血压

27. 猪苓汤与五苓散的鉴别要点是

A. 脉浮与否

B. 小便利与不利

C. 发热与否

D. 口渴与否

E. 舌质红否

28. 《温热论》云："在阳旺之躯，胃湿恒多"，其病为

A. 热重于湿

B. 湿重于热

C. 湿热并重

D. 湿阻脾胃

E. 以上都不是

29. α – 葡萄糖苷酶抑制药的作用机制是

A. 刺激胰岛 β 细胞释放胰岛素

B. 促进肝糖原合成

C. 增加肌肉组织中糖的无氧酵解

D. 增加肌肉组织中糖的有氧氧化

E. 与碳水化合物竞争水解碳水化合物的酶

30. 阿托品松弛平滑肌作用较强的部位是

A. 胆道平滑肌

B. 支气管平滑肌

C. 胃肠道平滑肌

D. 输尿管平滑肌

E. 子宫平滑肌

31. 常用于治疗内外风证的腧穴是
    A. 八风
    B. 翳风
    C. 风门
    D. 风市
    E. 风池

32. 氨甲蝶呤抗肿瘤的主要机制是
    A. 抑制二氢叶酸合成酶
    B. 抑制二氢叶酸还原酶
    C. 破坏 DNA 结构和功能
    D. 嵌入 DNA 干扰转录 RNA
    E. 干扰蛋白质合成

33. 流脑最常见的临床类型是
    A. 普通型
    B. 轻型
    C. 暴发型脑膜脑炎型
    D. 暴发型混合型
    E. 暴发型休克型

34. 三棱针的操作方法是
    A. 经刺、点刺、挑刺、散刺
    B. 点刺、散刺、挑刺、急刺
    C. 经刺、散刺、点刺、平刺
    D. 点刺、挑刺、散刺、刺络
    E. 经刺、挑刺、斜刺、点刺

35. 位于面部，颧弓下缘中央与下颌切迹之间凹陷中的腧穴是
    A. 下关
    B. 四白
    C. 颊车
    D. 耳门
    E. 听宫

36. 下列对氯丙嗪的叙述，哪项是错误的
    A. 可对抗去水吗啡的催吐作用
    B. 直接抑制呕吐中枢

C. 抗精神病作用需长期用药维持
D. 可治疗各种原因所致的呕吐
E. 可制止顽固性呃逆

37. 有关硫脲类药物的临床应用，错误的是
    A. 用于轻症和不宜手术的甲亢治疗
    B. 用于甲状腺次全切除手术病人术前准备
    C. 用于甲状腺危象的治疗
    D. 用于甲状腺次全切除手术病人术前准备应与碘剂配合使用
    E. 用于甲状腺危象治疗时不能配用碘剂

38. 足三阴经腧穴相同的主治是
    A. 肝病、脾胃病
    B. 肾病、脾胃病
    C. 肺病、脾痛、肾病
    D. 妇科病、脾胃病
    E. 腹部病、妇科病

39. 关于流行性感冒的临床表现，下列表述错误的是
    A. 全身症状重
    B. 上呼吸道卡他症状较轻或不明显
    C. 肺炎型流感较少见
    D. 年老患者或免疫力低下的患者预后较差
    E. 单纯型流感不会出现消化道症状

40. 霍乱最主要的病理生理改变是
    A. 弥漫性纤维蛋白渗出性炎症
    B. 微循环障碍
    C. 急性心功能不全
    D. 大脑皮层功能障碍
    E. 大量水分及电解质丧失

41. 关于流行性感冒的流行病学特征，下列哪项是错误的
    A. 流感患者及隐性感染者为主要传染源

B. 发病 3 日内传染性最强

C. 经呼吸道 – 空气飞沫传播

D. 各型及亚型之间无交叉免疫

E. 秋冬季多发

42. 薛雪认为湿热表证有阴湿、阳湿之分，其关键是

　　A. 恶寒与否

　　B. 身重与否

　　C. 头痛与否

　　D. 发热与否

　　E. 见汗与否

43. 引起抽搐的内源性中毒因素是

　　A. 急性酒精中毒

　　B. 肝性脑病

　　C. 马钱子中毒

　　D. 一氧化碳中毒

　　E. 有机磷中毒

44. 结核性脑膜炎脑脊液多为

　　A. 血性

　　B. 脓性

　　C. 清亮

　　D. 毛玻璃浑浊

　　E. 深黄色

45.《素问·举痛论》中，下列叙述错误的是

　　A. 怒则气上

　　B. 喜则气缓

　　C. 悲则气结

　　D. 恐则气下

　　E. 惊则气乱

46. 有关流行性感冒治疗的表述中错误的是

　　A. 早期应用抗流感病毒药物治疗

　　B. 加强支持治疗和防治并发症

　　C. 合理应用对症治疗药物

　　D. 抗菌药物仅在有继发细菌感染时才考

虑应用

　　E. 儿童及早应用阿司匹林制剂

47. 肝硬化病人，下列对判断肝功能最有意义的是

　　A. 血清转氨酶

　　B. 碱性磷酸酶

　　C. 单胺氧化酶

　　D. 血清 A/G 比值

　　E. 血清总胆红素

48. 确诊肺结核最特异的方法是

　　A. 胸部 X 线发现原发病灶

　　B. 结核菌素试验

　　C. 特异性结核抗原检查

　　D. 痰结核分枝杆菌检查

　　E. 特异性结核抗体检查

49. 奥美拉唑治疗消化性溃疡的作用机制为

　　A. 抑制胃黏膜壁细胞上 $Na^+–K^+–ATP$ 酶

　　B. 抑制胃黏膜壁细胞上 $H^+–K^+–ATP$ 酶

　　C. 阻断胃黏膜壁细胞上胃泌素受体

　　D. 促进胃黏液的分泌

　　E. 在体内有强大的抗 Hp 作用

50. 不同给药途径吸收快慢排序正确的是

　　A. 吸入＞舌下＞肌内注射＞直肠＞口服

　　B. 吸入＞肌内注射＞口服＞皮下注射＞直肠

　　C. 吸入＞肌内注射＞舌下＞皮下注射＞口服

　　D. 吸入＞肌内注射＞皮下注射＞口服＞直肠

　　E. 吸入＞口服＞舌下＞皮下注射＞直肠

51. 传染病流行的基本条件是

　　A. 传染源，传播途径，易感人群

　　B. 疫源地，病原携带者，易感人群

　　C. 疫源地，隐性感染者，易感人群

D. 疫源地，传播途径，免疫低下者

E. 传染源，病原携带者，免疫低下者

52. 次髎穴主治
    A. 滞产
    B. 痛经
    C. 丹毒
    D. 呃逆
    E. 便秘

53. 卡比多巴与左旋多巴合用，可提高左旋多巴疗效的原因是
    A. 提高脑内多巴胺的浓度
    B. 减慢左旋多巴在肾脏排泄
    C. 直接激动多巴胺受体
    D. 抑制多巴胺的再摄取
    E. 阻断胆碱受体

54. 两肩胛下角平
    A. 第 5 胸椎棘突
    B. 第 6 胸椎棘突
    C. 第 7 胸椎棘突
    D. 第 8 胸椎棘突
    E. 第 9 胸椎棘突

55. 能够抗阿米巴、抗滴虫的药物是
    A. 青霉素
    B. 红霉素
    C. 四环素
    D. 甲硝唑
    E. 先锋霉素

56. 色甘酸钠预防哮喘发作的主要机制是
    A. 直接松弛支气管平滑肌
    B. 稳定肥大细胞膜，抑制过敏介质释放
    C. 阻断 β_2 受体
    D. 促进儿茶酚胺释放
    E. 激动 β_2 受体

57. 下列对华法林作用的描述，错误的是
    A. 防止静脉血栓栓塞
    B. 可用于治疗脑出血
    C. 防止外周动脉血栓栓塞
    D. 防止心房纤颤伴有附壁血栓
    E. 心肌梗死辅助用药

58. 下列哪项不是大椎穴的主治病证
    A. 热病、疟疾
    B. 骨蒸潮热
    C. 癫狂痫、小儿惊风
    D. 腹泻、痢疾、脱肛
    E. 风疹、痤疮

59. 下列哪项不是曲泽穴的主治病证
    A. 心痛、善惊
    B. 胃痛、呕吐
    C. 咳嗽、胸满
    D. 暑热病
    E. 上肢颤动

60. 循行"入下齿中"的经脉是
    A. 小肠经
    B. 大肠经
    C. 胃经
    D. 脾经
    E. 肝经

61. 应用异烟肼抗结核，合用维生素 B_6 的目的是
    A. 增强疗效
    B. 延缓耐药性的产生
    C. 延长异烟肼的作用时间
    D. 减轻神经系统不良反应
    E. 预防过敏反应

62. 有关隔离的描述，错误的是
    A. 是控制传染病流行的重要措施
    B. 便于管理传染源

C. 可防止病原体向外扩散给他人

D. 根据传染病的平均传染期来确定隔离期限

E. 某些传染病患者解除隔离后尚应进行追踪观察

63. 有通便作用的穴位是

A. 飞扬

B. 委中

C. 支沟

D. 阳池

E. 小海

64. 原发性支气管肺癌周围型的 X 线表现是

A. 渗出性病变

B. 纤维索条

C. 密度增高，见到分叶征，毛刺征

D. 增殖性病变

E. 实变区密度较低，呈毛玻璃样

65. 治疗丹毒、扭伤常选的拔罐法是

A. 留罐法

B. 走罐法

C. 闪罐法

D. 刺血拔罐法

E. 留针拔罐法

66. 治疗风火牙痛，除选取主穴外，应加用的腧穴是

A. 太溪、行间

B. 太溪、外关

C. 太冲、曲池

D. 太冲、阳溪

E. 外关、风池

67. 左心房肥大的心电图改变为

A. P 波电压 ≥ 0.25mV

B. P 波时间 > 0.11 秒，双峰切迹 ≥ 0.04 秒

C. P 波电压 < 0.25mV

D. P 波低平

E. II、III 导联 P 波倒置

68. 下列不属于布鲁菌病传播途径的是

A. 呼吸道传播

B. 消化道传播

C. 皮肤及黏膜接触传播

D. 垂直传播

E. 蜱虫叮咬传播

69. 原文"太阴温病，寸脉大，舌绛而干，法当渴，今反不渴者"选方最宜

A. 银翘散合清营汤

B. 犀角地黄汤合银翘散

C. 清营汤去黄连

D. 清营汤合犀角地黄汤

E. 清营汤加栝楼根

70. 《素问·痹论》所述"脾痹"的症状是

A. 烦满而呕

B. 食饮不下，腹善满

C. 四肢解堕，发咳呕汁，上为大塞

D. 中气喘争，时发飧泄

E. 腹满下利

71. 金属样音调咳嗽可见于

A. 支气管肺癌

B. 急性支气管炎

C. 急性喉炎

D. 肺结核

E. 肺梗死

72. 下述哪项不是艾滋病的主要传播途径

A. 性接触

B. 共用注射针具

C. 母婴传播

D. 输血及血制品

E. 消化道传播

73. 急性腹膜炎病人的体位常为
    A. 被动体位
    B. 端坐位
    C. 强迫仰卧位
    D. 强迫侧卧位
    E. 辗转体位

74. 关于布鲁菌病的临床表现，表述有误的是
    A. 发热，多伴有出汗
    B. 发热多为不规则热
    C. 少数病例有乏力症状
    D. 肌肉和关节痛较剧烈
    E. 男性睾丸肿痛具特征性，多为单侧

75. 八会穴中的气会穴是
    A. 天池
    B. 膻中
    C. 乳根
    D. 俞府
    E. 悬钟

76. 病原体侵入人体后能否引起疾病，主要取决于
    A. 机体的保护性免疫
    B. 机体的天然屏障作用
    C. 病原体的毒力与数量
    D. 病原体的侵入途径与特异性定位
    E. 病原体的致病力与机体的免疫功能

77. 大剂量应用可致红斑狼疮样综合征的药物是
    A. 卡托普利
    B. 可乐定
    C. 哌唑嗪
    D. 肼屈嗪
    E. 米诺地尔

78. 胆道蛔虫症患者腹痛的特点是

    A. 刀割样疼痛
    B. 钻顶样疼痛
    C. 进行性锐痛
    D. 绞痛
    E. 胀痛

79. 夹持进针法适用于
    A. 短针的进针
    B. 长针的进针
    C. 皮肤松弛部位腧穴的进针
    D. 皮肤紧张部位腧穴的进针
    E. 皮肉浅薄部位腧穴的进针

80. 乙胺丁醇的主要不良反应是
    A. 结晶尿
    B. 球后视神经炎
    C. 周围神经炎
    D. 肝脏损害
    E. 耳毒性

81. 正确的骨度折量寸是
    A. 肘横纹至腕横纹 12 寸
    B. 脐中至曲骨 6 寸
    C. 股骨大转子至腘横纹 16 寸
    D. 臀沟至腘横纹 19 寸
    E. 腘横纹至外踝尖 13 寸

82. 艾滋病可出现持续性全身淋巴结肿大的时期是
    A. 无症状感染期
    B. 急性 HIV 感染期
    C. 恢复期
    D. 任何病期
    E. 艾滋病期

83. 据《素问·汤液醪醴论》所述，不属水肿的常用原则或治法的是
    A. 平治于权衡
    B. 缪刺其处，以复其形

C. 去宛陈莝

D. 救俯仰

E. 开鬼门，洁净府

84. 起效缓慢，用于治疗内源性抑郁症，伴有躁狂状态的药物是

A. 氟西汀

B. 丙咪嗪

C. 舍曲林

D. 吗氯贝胺

E. 氯丙嗪

85. 据《灵枢·决气》原文"精脱者"，可能出现的表现是

A. 目不明

B. 头晕目眩

C. 汗大泄

D. 耳聋

E. 腰膝酸软

86. 黄疸伴寒战高热，右上腹绞痛，考虑

A. 急性肝炎

B. 急性梗阻性化脓性胆管炎

C. 急性溶血

D. 肝硬化

E. 钩端螺旋体病

87. 下列恶性肿瘤，常能转移到右锁骨上淋巴结的是

A. 甲状腺癌

B. 肺癌

C. 乳腺癌

D. 胃癌

E. 鼻咽癌

88. 《素问·四气调神大论》认为违背四时阴阳即是"逆其根"，其损害是

A. 肺气焦满

B. 心气内洞

C. 阴阳亏虚

D. 伐其本，坏其真

E. 未央绝灭

89. 急性肾绞痛针灸治疗主穴除中极，还有

A. 足三里、合谷、三阴交、阴陵泉

B. 肾俞、三阴交、膀胱俞、阴陵泉

C. 肾俞、足三里、中渚、三阴交

D. 三阴交、曲池、昆仑、肾俞

E. 肾俞、阳陵泉、日月、三阴交

90. 加入局麻药中可延长其作用时间的是

A. 肾上腺素

B. 去甲肾上腺素

C. 异丙肾上腺素

D. 多巴胺

E. 麻黄碱

91. 用于急性脑水肿脱水降颅压的是

A. 氢氯噻嗪

B. 布美他尼

C. 甘露醇

D. 螺内酯

E. 乙酰唑胺

92. 治疗风热面痛，除主穴外，应加用

A. 列缺、风门

B. 曲池、外关

C. 太冲、三阴交

D. 血海、膈俞

E. 太溪、肾俞

93. 乙脑极期的临床表现特点应除外

A. 高热惊厥

B. 意识障碍如嗜睡、昏睡、昏迷

C. 颅内高压表现及呼吸衰竭

D. 瘫痪多不对称，肢体松弛，肌张力减退，腱反射消失

E. 脑膜刺激征及病理征阳性

94. 厥阴病的提纲证不包括
    A. 气上撞心
    B. 饥而不欲食
    C. 厥逆
    D. 消渴
    E. 心中疼热

95. 针灸治疗呕吐的主穴是
    A. 内关、公孙、三阴交
    B. 内关、足三里、三阴交
    C. 内关、足三里、丰隆
    D. 内关、阳陵泉、中脘
    E. 内关、足三里、中脘

96. 直肠指诊触痛并有波动感见于
    A. 直肠周围脓肿
    B. 直肠癌
    C. 肛裂
    D. 直肠息肉
    E. 克罗恩病

97. 肝素抗凝作用的主要机制是
    A. 直接灭活凝血因子
    B. 与血中 Ca^{2+} 结合
    C. 抑制肝脏合成凝血因子
    D. 激活纤溶酶原
    E. 激活血浆中的 AT Ⅲ

98. 十二经脉的循行走向中，足三阴经是
    A. 从胸走手
    B. 从头走足
    C. 从手走头
    D. 从足走头
    E. 从足走腹胸

99. 严重影响患者医疗安全、有措施可以控制的常见医院感染不包括
    A. 中心导管相关血流感染
    B. 感染性胃肠炎

C. 呼吸机相关肺炎
D. 手术部位感染
E. 导尿管相关尿路感染

100. 以下哪项不是尺泽穴的主治病证
    A. 咯血、咽痛
    B. 咳嗽、气喘
    C. 急性吐泻
    D. 小儿惊风
    E. 齿痛、口眼喎斜

101. 针灸治疗落枕，叙述不正确的是
    A. 选取阿是穴、手太阳、足少阳经穴为主
    B. 基本刺法为毫针泻法
    C. 先刺远端腧穴，后刺局部腧穴
    D. 针刺远端腧穴时，患者应用力、大幅度地活动颈项
    E. 局部腧穴可加艾灸或点刺出血

102. 心尖搏动向左下移位，呈抬举样搏动见于
    A. 左心室肥大
    B. 右心室肥大
    C. 全心扩大
    D. 心包积液
    E. 肺气肿

103. 艾滋病无症状感染期的诊断依据是
    A. 体重 6 个月内下降 10% 以上
    B. HIV 抗体阳性
    C. 有流行病学史
    D. 贫血
    E. X 线检查示肺部感染

104. 下列哪项属于前后配穴
    A. 膻中、厥阴俞
    B. 中脘、三阴交
    C. 期门、太冲

D. 太溪、肾俞

E. 中极、三阴交

C. 抑制胞壁黏肽合成酶

D. 抑制二氢叶酸合成酶

E. 抑制 DNA 螺旋酶

105. 下列腧穴中，属化痰要穴的是

A. 丰隆

B. 解溪

C. 阴陵泉

D. 内关

E. 百会

106. 引起血清尿素氮增高的肾后性因素是

A. 心功能不全

B. 慢性肾炎

C. 大面积烧伤

D. 上消化道出血

E. 前列腺增生

107. 有关瘢痕灸，叙述不正确的是

A. 选用大小适宜的艾炷

B. 施灸前先在所灸腧穴部位涂以少量大蒜汁

C. 每壮艾炷不必燃尽，燃剩 1/4 时应易炷再灸

D. 灸后 1 周左右，施灸部位化脓形成灸疮

E. 常用于治疗哮喘、肺痨、瘰疬等慢性顽疾

108. 治疗急慢性金黄色葡萄球菌骨髓炎的首选药物是

A. 林可霉素

B. 乙酰螺旋霉素

C. 四环素

D. 阿奇霉素

E. 妥布霉素

109. 氨基糖苷类药物的抗菌作用机制是

A. 增加胞质膜通透性

B. 抑制细菌蛋白质合成

110. 胃肠穿孔应采取的检查是

A. 卧位腹平片

B. 立位腹透或立位腹平片

C. 卧位腹透

D. 盆腔相

E. 腹侧位片

111. 下列疾病，常使气管移向患侧的是

A. 胸膜粘连

B. 大量胸腔积液

C. 胸腔积气

D. 肺气肿

E. 纵隔肿瘤

112. 下列腧穴中，可以治疗胆道蛔虫症的是

A. 商阳

B. 合谷

C. 阳溪

D. 手三里

E. 迎香

113. 发生手足搐搦的原因是

A. 低血糖反应

B. 低血钙反应

C. 癔症发作

D. 癫痫发作

E. 肝性脑病

114. 流行性出血热判断无尿的标准为 24 小时尿量少于

A. 400mL

B. 300mL

C. 200mL

D. 100mL

E. 50mL

115. 人感染高致病性禽流感的确诊病例是指
    A. 1 周内有流行病学接触史者，出现流
       感样症状
    B. 临床诊断病例呼吸道分泌物标本中
       分离出特定病毒
    C. 有流行病学史和临床表现，患者呼
       吸道分泌物标本采用甲型流感病毒
       和 H5 型单克隆抗体抗原检测阳性者
    D. 被诊断为疑似病例，且与其有共同
       暴露史的人被诊断为确诊病例者
    E. 2 周内有流行病学接触史者，出现流
       感样症状

116. 下列疾病中，不属于氢氯噻嗪适应证
    的是
    A. 尿崩症
    B. 轻度高血压
    C. 心源性水肿
    D. 糖尿病
    E. 特发性高钙尿

117. 有关晕针处理方法的叙述，不正确的是
    A. 立即停止针刺，将针全部起出
    B. 使患者半坐卧位倚靠休息
    C. 可饮温开水或糖水
    D. 注意保暖
    E. 重者可刺水沟、素髎、内关、足三里

118. 病灶同侧面部感觉缺失和对侧躯干及肢
    体感觉缺失的类型是
    A. 末梢型
    B. 神经根型
    C. 脊椎型
    D. 内囊型
    E. 脑干型

119. 两颧紫红，口唇发绀，多见于
    A. 苦笑面容
    B. 伤寒面容
    C. 甲亢面容
    D. 二尖瓣面容
    E. 慢性病面容

A2 型题

答题说明

每道考题由两个以上相关因素组成或以一个简要病历形式出现，其下面有 A、B、C、D、E 五个备选答案，请从中选择一个最佳答案，并在答题卡上将相应题号的相应字母所属的方框涂黑。

120. 患者症见骨节疼痛，关节肿大变形，身体消瘦，脚肿如脱，麻木不仁，头晕目眩，胸闷短气，选方最宜
    A. 麻黄加术汤
    B. 麻杏苡甘汤
    C. 桂枝附子汤
    D. 乌头汤
    E. 桂枝芍药知母汤

疱，排列如带状，心烦不寐，舌紫暗，苔薄白，脉弦细。治疗除取相应夹脊穴和阿是穴外，还应加
    A. 曲池、合谷、大椎
    B. 外关、合谷、侠溪
    C. 尺泽、合谷、大椎
    D. 风池、合谷、膈俞
    E. 血海、三阴交、神门

121. 患者，男，50 岁。右额面部束带状刺痛 5 天。局部皮肤色暗，皮疹呈簇状水

122. 患者，口渴多饮，小便反多，饮水一斗，小便一斗。选方最宜

A. 栝蒌瞿麦丸

B. 白虎汤

C. 肾气丸

D. 五苓散

E. 猪苓汤

123. 患者，男，40岁。因反复机会性感染入院，检查发现患者伴发卡波西肉瘤，诊断应首先考虑

A. 先天性胸腺发育不全

B. 腺苷脱氨酶缺乏症

C. X– 性连锁低丙球血症

D. 艾滋病

E. 选择性 IgA 缺乏症

124. 患者，男，50岁。身黄，黄色鲜明如橘子色，伴见汗出不彻，发热，口渴，心烦，大便秘结，小便黄赤不利，舌红苔黄。选方最宜

A. 小柴胡汤

B. 茵陈蒿汤

C. 栀子柏皮汤

D. 吴茱萸汤

E. 麻黄连翘赤小豆汤

125. 患者，男，20岁。一次体检中发现 HBsAg 阳性，当时无症状及体征，肝功能未见异常。次年5月，因突然乏力、恶心、厌食、皮肤黄染、尿黄而入院。化验：ALT 500U/L，血清总胆红素 85μmol/L，抗 –HAV IgM（＋）。该患者诊断为

A. 乙型肝炎，慢性迁延型，既往感染过甲型肝炎

B. 乙型肝炎，慢性活动型，既往感染过甲型肝炎

C. 急性甲型黄疸型肝炎，乙型肝炎病毒携带者

D. 急性乙型肝炎，合并甲型肝炎

E. 急性黄疸型肝炎，甲、乙型肝炎病毒混合感染

126. 患者温病后期，症见身热面赤，口干舌燥，齿黑唇裂，脉虚大，手足心热甚于手足背，选方最宜

A. 猪苓汤

B. 加减复脉汤

C. 麦门冬汤

D. 生脉散

E. 白虎加人参汤

127. 患者腹满，伴腹泻便溏，手足不温，口不渴，脉沉缓而弱，苔薄白，选方最宜

A. 小建中汤

B. 厚朴生姜半夏甘草人参汤

C. 理中汤

D. 温脾汤

E. 吴茱萸汤

128. 成人患者，1 份痰标本直接涂片抗酸杆菌镜检阳性，肺部影像学检查符合活动性肺结核影像学表现。其共同生活的父亲确诊活动性肺结核 1 周。该病例属于

A. 潜伏性结核感染

B. 肺结核确诊病例

C. 肺结核临床诊断病例

D. 肺结核疑似病例

E. 肺外结核病例

129. 患者，女，24岁。经血不止 15 天，下血量多，色红，气味臭秽，口干喜饮，舌红苔黄，脉滑数。治疗取穴是

A. 关元、公孙、行间、阴陵泉

B. 关元、期门、隐白、太冲

C. 关元、三阴交、隐白、血海

D. 关元、次髎、隐白、内庭

E. 气海、足三里、然谷、太溪

130. 患者，女，32 岁。双手手指遇寒冷后陆续出现苍白、青紫和潮红，每次发作时间 15 ～ 20 分钟，已有两年。考虑为雷诺综合征。治疗首选的药物为
    A. 间羟胺
    B. 毛果芸香碱
    C. 酚妥拉明
    D. 普萘洛尔
    E. 多巴胺

131. 患者，女，36 岁。膝关节疼痛，得热痛减，遇冷则加剧，舌苔白，脉弦紧。针灸时选
    A. 血海、犊鼻、梁丘、阳陵泉
    B. 大椎、膝阳关、梁丘、犊鼻
    C. 肾俞、关元、犊鼻、梁丘、阿是穴
    D. 膈俞、犊鼻、梁丘、膝阳关
    E. 曲池、犊鼻、梁丘、阳陵泉

132. 患者症见面目俱赤，语声重浊，呼吸俱粗，大便闭，小便涩，舌苔老黄，但恶热，不恶寒，日晡更剧，脉浮洪躁者。选方最宜
    A. 大承气汤
    B. 白虎汤
    C. 小承气汤
    D. 麻子仁丸
    E. 白虎加人参汤

133. 患者，女，48 岁。月经量减少半年。自诉既往月经规则，近半年来出现月经量明显减少，神疲易倦，形寒肢冷，纳差腹胀，大便溏薄，夜尿频多，舌淡苔薄，脉沉细。针灸治疗取穴以下列哪项为主
    A. 任脉、冲脉穴及相应背俞穴
    B. 任脉、足少阴经穴及相应背俞穴
    C. 任脉、足太阴经穴及相应背俞穴
    D. 任脉、足太阳经穴及相应背俞穴
    E. 任脉、足厥阴经穴及相应背俞穴

134. 患儿，男，5 岁。身热不恶寒，利下黄色稀水，势急臭秽，灼肛，心烦，口渴，喘而汗出，尿赤，苔黄，脉滑数。应首选
    A. 黄连汤
    B. 葛根芩连汤
    C. 葛根汤
    D. 白头翁汤
    E. 桂枝汤

B 型题

答题说明

两道试题共用 A、B、C、D、E 五个备选答案，备选答案在上，题干在下。每题请从中选择一个最佳答案，并在答题卡上将相应题号的相应字母所属的方框涂黑。每个备选答案可能被选择一次、两次或不被选择。

（135 ～ 136 题共用备选答案）
    A. 昆仑
    B. 申脉
    C. 攒竹
    D. 睛明
    E. 天柱

135. 可用于治疗坐骨神经痛的腧穴是

136. 可用于治疗呃逆的腧穴是

（137 ～ 138 题共用备选答案）
    A. 前间壁
    B. 前壁
    C. 侧壁
    D. 下壁

E. 正后壁

137. 心肌梗死特征性心电图出现在 V_1、V_2、V_3 导联，可以确定梗死的部位是

138. 心肌梗死特征性心电图出现在 Ⅱ、Ⅲ、aVF 导联，可以确定梗死的部位是

（139～140 题共用备选答案）

A. 变态反应

B. 副作用

C. 继发反应

D. 毒性反应

E. 后遗效应

139. 药物发挥治疗作用所引起的不良后果，称为

140. 药物剂量过大或用药时间过长引起的机体损害性反应，称为

（141～142 题共用备选答案）

A. 青霉素

B. 甘露醇

C. 葡萄糖

D. 肝素

E. 多巴胺

141. 暴发型流脑患者，若皮肤瘀斑增加，伴血小板纤维蛋白原减少，应使用的药物是

142. 暴发型流脑患者，若出现脑水肿，应使用的药物是

（143～144 题共用备选答案）

A. 郁冒

B. 痉病

C. 大便难

D. 恶露不下

E. 小便难

143. 新产妇人本就耗血伤津，气血不足，复感风邪，化燥伤阴，筋脉失于濡养而发生

144. 产后血虚多汗，腠理开泄，自体阳气虚故感寒，寒邪闭表，阳郁上冲，胃失和降而发生

（145～146 题共用备选答案）

A. 不典型 O_1 群

B. 古典生物型

C. O_{220} 型

D. 埃尔托生物型

E. O_{139} 型

145. 引起轻症或无症状的霍乱致病菌菌群是

146. 引起发热腹痛的霍乱致病菌菌群是

（147～148 题共用备选答案）

A. 不盛不虚以经取之

B. 虚则补之

C. 因时制宜

D. 缓则治本

E. 热则疾之

147. 少商穴放血治疗咽喉肿痛，体现的治则是

148. 能体现时间针法的治则是

（149～150 题共用备选答案）

A. 胰岛素

B. 二甲双胍

C. 格列齐特

D. 罗格列酮

E. 氯磺丙脲

149. 降糖药中可用于治疗尿崩症的是

150. 降糖药中可促进钾离子进入细胞内的是

中西医结合执业医师资格考试
最后成功四套胜卷（四）

（医学综合考试部分）

第三单元

考生姓名：＿＿＿＿＿＿＿＿＿

准考证号：＿＿＿＿＿＿＿＿＿

考　　点：＿＿＿＿＿＿＿＿＿

考　场　号：＿＿＿＿＿＿＿＿＿

A1 型题

答题说明

　　每一道试题下面有 A、B、C、D、E 五个备选答案，请从中选择一个最佳答案，并在答题卡上将相应题号的相应字母所属的方框涂黑。

1. 动脉硬化性脑梗死的病机是
   A. 髓海不足，神机失用
   B. 痰浊内阻，脏气不平，阴阳偏胜
   C. 阴阳失调，气血逆乱，上犯于脑
   D. 肝失疏泄，脾失健运，心失所养
   E. 气、血、阴、阳的亏虚

2. 胃癌血行转移，最常转移到
   A. 肝脏
   B. 肺脏
   C. 骨骼
   D. 脑部
   E. 卵巢

3. 医学道德的作用不包括哪一项
   A. 对人民健康的保障作用
   B. 对经济效益的保障作用
   C. 对医疗质量的保障作用
   D. 对医疗卫生事业的促进作用
   E. 对社会文明的推动作用

4. 急性支气管炎的血象多为
   A. 白细胞总数升高
   B. 白细胞总数降低
   C. 白细胞计数和分类多无明显改变，细菌感染时白细胞总数升高或中性粒细胞比例增多
   D. 淋巴细胞常升高
   E. 多出现类白血病反应

5. 肺癌局部扩展引起的症状为
   A. 憋气
   B. 胸痛
   C. 咯血
   D. 锁骨上淋巴结肿大
   E. 体重减轻、恶病质

6. 五阴煎加味适用于急性白血病的哪种证型
   A. 热毒炽盛
   B. 气阴两虚
   C. 痰热瘀阻
   D. 阴虚火旺
   E. 气营两燔

7. 以下不能作为肺心病的诊断依据是
   A. 长期慢支或其他肺胸疾病病史
   B. 肺动脉高压及右心室扩大征象
   C. 超声心动图有肺动脉增宽
   D. 颈静脉怒张、肝肿大压痛、肝颈反流征等表现
   E. 动脉血二氧化碳分压 ≤ 8.0kPa

8. 对早期肝硬化有确诊意义的检查是
   A. B 型超声波
   B. 食管钡餐造影
   C. CT
   D. 血清蛋白电泳
   E. 肝穿刺活体组织学检查

9. 关于心力衰竭分期及心功能分级，下列说法错误的是
   A. Ⅰ级患者患有心脏病，日常活动量不受限制，一般活动不引起疲乏、心悸、呼吸困难或心绞痛
   B. Ⅱ级心脏病患者的体力活动受到轻度限制，休息时有自觉症状
   C. Ⅱ级心脏病患者平时一般活动下可出现疲乏、心悸、呼吸困难或心绞痛

D.Ⅲ级心脏病患者体力活动明显受限，
小于平时一般活动即引起上述症状

E.Ⅳ级心脏病患者不能从事任何体力活
动，休息状态下也有心衰的症状，体
力活动后加重

10.急性白血病痰热瘀阻证的治法是
　A.清热化痰，活血散结
　B.清热解毒，凉血止血
　C.滋阴降火，凉血解毒
　D.益气养阴，清热解毒
　E.清热解毒，利湿化浊

11.胃癌好发于
　A.胃窦
　B.全胃
　C.贲门
　D.胃体
　E.胃底

12.下列各项，与原发免疫性血小板减少症
发病关系最密切的是
　A.心、肝、脾、肾
　B.肺、肝、脾、肾
　C.心、肝、脾、肺
　D.心、肺、脾、肾
　E.心、肝、肺、肾

13.引起尿路感染的病原体最多见的是
　A.葡萄球菌
　B.变形杆菌
　C.副大肠杆菌
　D.大肠杆菌
　E.链球菌

14.中医认为慢性肾衰竭为本虚标实之证，
其中标实证不包括
　A.水气证
　B.肝风证

C.血瘀证
D.湿浊证
E.风水证

15.不符合美德论医德品质的是
　A.尊重患者的权利，同情患者的痛苦
　B.严肃认真的工作作风，精勤不倦的科
学精神
　C.忠诚医学科学，潜心医学事业
　D.患者的自主选择意向违背社会利益
时，不可干涉
　E.为维护患者和社会利益，敢于牺牲自
身利益

16.癫痫肝肾阴虚证的治法是
　A.补益心肾，潜阳安神
　B.健脾和胃，化痰息风
　C.活血化瘀，通络息风
　D.补益肝肾，育阴息风
　E.清肝泻火，化痰息风

17.对冠心病有确诊价值的辅助检查是
　A.心电图
　B.超声心动图
　C.心电图连续动态监测
　D.超声
　E.冠状动脉造影

18.慢性肾小球肾炎的主要病变部位是
　A.单侧肾脏的肾小球
　B.双侧肾脏的肾小球
　C.单侧肾脏的肾小球和肾小管
　D.双侧肾脏的肾小球和肾小管
　E.双侧肾间质

19.针对再生障碍性贫血发病机制的治疗有
　A.护肝治疗
　B.抗感染治疗
　C.止血治疗

D. 输血治疗

E. 促造血治疗

20. 目前认为原发免疫性血小板减少症的主要发病机制是

A. 脾脏吞噬血小板增多

B. 骨髓巨核细胞生成减少

C. 骨髓巨核细胞成熟障碍

D. 雌激素抑制血小板生成

E. 有抗血小板抗体

21. BCR-ABL 融合基因阳性见于

A. 慢性淋巴细胞白血病

B. 急性早幼粒细胞白血病

C. 急性单核细胞白血病

D. 慢性粒细胞白血病

E. 急性红白血病

22. 下列哪项检查结果不符合 Graves 病的诊断

A. TT_3、TT_4 升高

B. FT_3、FT_4 升高

C. TgAb 和 TPOAb 阳性

D. TSH 降低

E. ^{131}I 摄取率 3 小时 4%，24 小时 15%

23. 下列能够早期发现颅内缺血性病灶的检查是

A. 颅脑 CT

B. 颅脑 MRI

C. 血管造影

D. 脑脊液检查

E. 彩色多普勒超声

24. 甲亢治疗时出现粒细胞减少，多见于

A. 放射性核素 ^{131}I 治疗

B. 复方碘溶液治疗

C. 抗甲状腺药物治疗

D. 甲状腺次全切除术后

E. 甲状腺激素替代治疗

25. 下列各项，不属于支气管哮喘诊断标准的是

A. 反复发作喘息

B. 发作时可闻及以呼气相为主的哮鸣音

C. 症状可自行缓解

D. 残气量增加

E. 支气管舒张试验呈阳性

26. 引起暴泻的病机主要是

A. 暴饮暴食

B. 饮食不节

C. 情志不遂

D. 脾虚

E. 湿盛

27. 治疗类风湿关节炎首选的改善病情的抗风湿药是

A. 生物制剂

B. 氨甲蝶呤

C. 来氟米特

D. 抗疟药

E. 金诺芬

28. 体现医学道德审慎作用的是

A. 体现了医务人员对病人、集体和社会所负的道德责任

B. 体现了医务人员同情感、责任感和事业感

C. 促使医务人员关怀、体贴病人，并于病痛危难之时全力救护

D. 促使医务人员坚守医学道德原则和规范要求，抵制不正之风

E. 促使医务人员不断提高业务水平，在技术上做到精益求精

29. 有关慢性肾小球肾炎的描述，有误的是

A. 青壮年男性多发

B. 多数起病隐匿，进展缓慢

C. 有蛋白尿、血尿、高血压等表现

D. 多数病人有急性肾小球肾炎史

E. 晚期肾萎缩可致肾功能衰竭

30. 治疗亚急性甲状腺炎肝胆郁热证，应首选

A. 天王补心丹加减

B. 炙甘草汤合玉女煎加减

C. 龙胆泻肝汤加减

D. 逍遥散合二陈汤加减

E. 生脉散加味

31. 关于 SLE 患者妊娠的相关问题，叙述有误的是

A. 易发生流产、早产

B. 无重要脏器损害、病情稳定 1 年以上方可妊娠

C. 泼尼松维持量 < 10mg/d 时不影响妊娠

D. 妊娠可使病情加重或复发

E. 妊娠头 3 个月内可应用环磷酰胺

32. 人类胃癌发病的重要因素是

A. HP 感染

B. 服用非甾体抗炎药

C. 胃酸

D. 遗传

E. 胆汁淤积

33. 对确诊 SLE 和判断狼疮的活动性参考价值较大的是

A. 抗核抗体

B. 抗双链 DNA 抗体

C. 抗 Sm 抗体

D. 抗 SSA 抗体

E. 抗中性粒细胞胞浆抗体

34. 心肺复苏最后成败的关键是

A. 脑复苏

B. 呼吸功能

C. 血液循环

D. 水电解质和酸碱平衡

E. 瞳孔收缩

35. 医学道德原则包括

A. 尊重、无伤、公正原则

B. 行善、无伤、公正原则

C. 严谨、行善、公平原则

D. 严谨、功利、行善原则

E. 公平、功利、行善原则

36. 再生障碍性贫血的主要病因是

A. 化学毒物

B. 药物因素

C. 电离辐射

D. 病毒感染

E. 免疫因素

37. 治疗肾病综合征，激素起始足量是指

A. 泼尼松 1mg/（kg·d），口服 4 ～ 8 周

B. 泼尼松 0.5mg/（kg·d），口服 8 ～ 12 周

C. 泼尼松 1mg/（kg·d），口服 8 ～ 12 周

D. 泼尼松 0.5mg/（kg·d），口服 4 ～ 8 周

E. 泼尼松 4mg/（kg·d），口服 2 ～ 4 周

38. 肝硬化最常见的死亡原因是

A. 肝性脑病

B. 肝肾综合征

C. 原发性肝癌

D. 自发性腹膜炎

E. 上消化道出血

39. 下列选项中，治疗支气管哮喘常用的白三烯受体拮抗剂是

A. 孟鲁司特

B. 阿司咪唑

C. 倍氯米松

D. 酮替芬

E. 沙丁胺醇

40. 黄疸形成的关键病理因素是

A. 热邪

B. 寒邪

C. 疫毒

D. 瘀血

E. 湿邪

41. 治疗扩张性心肌病气阴两虚证，首选

A. 瓜蒌薤白半夏汤合涤痰汤

B. 补阳还五汤

C. 圣愈汤合生脉散

D. 炙甘草汤合天王补心丹

E. 枳实薤白桂枝汤合当归四逆汤

42. 人体器官移植的伦理原则不包括

A. 知情同意原则

B. 尊重原则

C. 效用原则

D. 禁止商业化原则

E. 公平原则

43. 下列各项中，不属缺铁性贫血心脾两虚
证临床表现的是

A. 倦怠乏力

B. 心悸失眠

C. 爪甲裂脆

D. 头晕目眩

E. 五心烦热

44. 蛛网膜下腔出血的最主要体征

A. 脑膜刺激征

B. 突然剧烈头痛、恶心、呕吐

C. 偏瘫

D. 视网膜片状出血

E. 局限性或全身性抽搐

45. 高血压合并脑血管病，应选用的治疗措
施是

A. α 受体阻滞剂、ACEI

B. β 受体阻滞剂、ACEI

C. 利尿剂、ACEI

D. α 受体阻滞剂、CCB

E. 二氢吡啶类（CCB）、β 受体阻滞剂

46. 下列不属于阿托品化指标的是

A. 抽搐消失

B. 肺湿啰音消失

C. 瞳孔较前增大

D. 心率增快

E. 口干、皮肤干燥

47. 典型溃疡性结肠炎患者活动期大便的特
点是

A. 稀水样便

B. 黏液便

C. 蛋花汤样便

D. 糊状便

E. 黏液脓血便

48. 诊断胃癌最可靠的手段是

A. 胃液分析

B. 便隐血试验

C. 癌胚抗原测定

D. X 线检查

E. 胃镜＋活检

49. 溃疡性结肠炎的病变特点

A. 弥漫性、连续性

B. 萎缩性、特异性

C. 萎缩性、弥漫性

D. 特异性、炎症性

E. 炎症性、弥漫性

50. 符合人道论的是
　　A. 仁爱、严谨、公正
　　B. 公正对待服务对象
　　C. 尊重病人的生命、人格和权利
　　D. 善待生命，体贴患者
　　E. 救死扶伤，忠于医业

51. 萎缩性胃炎，胃黏膜的病理改变是
　　A. 充血，水肿
　　B. 糜烂，出血
　　C. 肥厚，粗糙
　　D. 灰暗，变薄
　　E. 渗出

52. 在医德评价标准中，医疗行为是否有利于人类生存环境的保护和改善，指的是
　　A. 疗效标准
　　B. 社会标准
　　C. 经济标准
　　D. 科学标准
　　E. 行为标准

53. 原发性肝癌最常见的形态分型是
　　A. 块状型
　　B. 肝细胞型
　　C. 混合型
　　D. 小癌型
　　E. 胆管细胞型

54. 上消化道出血的主要原因是
　　A. 急性胃炎
　　B. 胆道出血
　　C. 门静脉高压引起食管静脉曲张破裂
　　D. 血液病
　　E. 消化性溃疡

55. 《突发公共卫生事件应急条例》制定的时间是
　　A. 1954 年
　　B. 1994 年
　　C. 2000 年
　　D. 2003 年
　　E. 2010 年

56. 痿证与痹症的鉴别要点
　　A. 肢体活动情况
　　B. 有无肌肉萎缩
　　C. 痛与不痛
　　D. 有无外感
　　E. 关节肿与不肿

57. 休克的最主要并发症是
　　A. 急性肺损伤
　　B. 急性呼吸窘迫综合征
　　C. 急性肾衰竭
　　D. 急性心力衰竭
　　E. 急性胃黏膜损害

58. 治疗肾病综合征之水湿浸渍证应首选
　　A. 越婢加术汤
　　B. 真武汤合五苓散
　　C. 五皮饮合胃苓汤
　　D. 麻黄连翘赤小豆汤
　　E. 实脾饮合越婢加术汤

59. 热射病的发病机制
　　A. 人体受外界环境中热原作用和体内热量不能通过正常生理性散热达到热平衡，导致体内热蓄积，引起体温升高
　　B. 在高温环境中，由于大量出汗，使水和盐丢失过多，如仅补充大量水而补盐不足造成低钠、低氯血症，则可导致肌肉痉挛，并可引起疼痛
　　C. 因过多出汗，导致失盐失水均较严重
　　D. 由于人体对热环境不适应，从而引起周围血管过度扩张，循环血量不足
　　E. 通气不足、弥散障碍、通气／血流比例失调及氧耗量增加

60. 不寐痰热扰心证，治疗首选
    A. 涤痰汤
    B. 黄连温胆汤
    C. 安神定志丸合酸枣仁汤
    D. 甘麦大枣汤
    E. 天王补心丹合六味地黄丸

61. 咳血肝火犯肺证，治疗首选
    A. 加味清胃散合泻心汤
    B. 六味地黄丸合茜根散
    C. 泻白散合黛蛤散
    D. 百合固金汤
    E. 泻心汤合十灰散

62. 可引起急性巴比妥类药物轻度中毒的剂量是
    A. 2～5 倍催眠剂量
    B. 5～10 倍催眠剂量
    C. 10～20 倍催眠剂量
    D. 20～30 倍催眠剂量
    E. 30～50 倍催眠剂量

63. 目前观点认为，要做出癫痫持续发作的诊断，患者发生 GTCS 持续时间应超过
    A. 5 分钟
    B. 10 分钟
    C. 30 分钟
    D. 1 小时
    E. 24 小时

64. 脑栓塞气虚血瘀证，治疗首选
    A. 天麻钩藤饮
    B. 真方白丸子

C. 星蒌承气汤
D. 补阳还五汤
E. 镇肝息风汤

65. 帕金森病阳气虚衰证，治疗首选
    A. 龟鹿二仙膏
    B. 人参养荣汤
    C. 知柏地黄丸
    D. 右归丸
    E. 地黄饮子

66. 下列独属重度休克患者特征性临床表现的是
    A. 少尿或无尿
    B. 酸中毒
    C. 心率增快
    D. 意识障碍
    E. 四肢湿冷

67. 眩晕痰浊内蕴证，治疗首选
    A. 定痫丸
    B. 黄连温胆汤
    C. 半夏泻心汤合二陈汤
    D. 导痰汤
    E. 半夏白术天麻汤

68. 诊断颅内动脉瘤最有价值的检查是
    A. CT 血管成像
    B. MR 血管成像
    C. 腰脊穿刺
    D. 脑电图
    E. 脑血管造影

A2 型题

答题说明

　　每道考题由两个以上相关因素组成或以一个简要病历形式出现，其下面有 A、B、C、D、E 五个备选答案，请从中选择一个最佳答案，并在答题卡上将相应题号的相应字母所属的方框涂黑。

69. 肺炎患者，现症见：神昏谵语，咳嗽气促，痰鸣肢厥，烦躁，高热不退，舌红绛，苔黄而干，脉细滑数。治疗首选
    A. 清营汤合菖蒲郁金汤
    B. 清暑益气汤
    C. 生脉散
    D. 竹叶石膏汤
    E.《千金》苇茎汤

70. 患者，男，44岁。4年前出现腹痛腹泻，夹有脓血，经服用柳氮磺胺吡啶及激素灌肠治疗半年后症状控制，后反复发作，迁延未愈，此后长期服用中药治疗。现症见：腹泻，日行2～3次，夹有少量脓血，腹痛喜温喜按，腹胀，腰膝酸软，食少，形寒肢冷，神疲懒言。查体：腹平软，脐周有压痛，无肌紧张及反跳痛，未及腹块，肠鸣音6次/分。舌质淡，有齿痕，苔白润，脉沉细。辅助检查：肠镜示：乙状结肠、直肠黏膜血管纹理模糊紊乱，黏膜充血、水肿；可见弥漫性、多发性溃疡。治疗首选方剂是
    A. 痛泻要方
    B. 驻车丸
    C. 四君子汤
    D. 四妙丸
    E. 理中汤合四神丸

71. 患者，男，45岁，二尖瓣狭窄病史2年。现症见：心悸气短，头晕乏力，面暗，口唇青紫，自汗，颈静脉怒张，胁下痞块，舌有紫斑、瘀点，脉细涩。治疗首选
    A. 炙甘草汤
    B. 参附汤合五苓散
    C. 独参汤合桃仁红花煎
    D. 独参汤合血府逐瘀汤
    E. 真武汤合葶苈大枣泻肺汤

72. 患者，男，50岁。胃脘规律性隐痛，似饥而不欲食，口干而不欲饮，纳差，干呕，手足心热，大便干，舌红少津少苔，脉细数。胃镜见胃窦处溃疡。治疗首选
    A. 黄连温胆汤
    B. 增液承气汤
    C. 益胃汤
    D. 清胃散
    E. 黄芪建中汤

73. 患者，男，50岁。胁下结块坚实，痛如锥刺，脘腹胀满，目肤黄染，日渐加深，面色晦暗，肌肤甲错，口苦咽干，小便黄赤，大便干黑，舌质红有瘀斑，苔黄腻，脉弦数。查体：体温38.5℃，皮肤巩膜黄染，肝脏在肋下可触及，质硬，表面有结节，AFP 500μg/L。B超：肝内占位性病变。治疗首选
    A. 逍遥散合桃红四物汤
    B. 茵陈蒿汤合鳖甲煎丸
    C. 滋水清肝饮合鳖甲煎丸
    D. 中满分消丸合茵陈蒿汤
    E. 附子理中汤合五苓散

74. 患者，男，56岁。近期感觉心前区疼痛，伴有烧灼感，休息几分钟后疼痛消失，自觉胸闷痛，心悸盗汗，虚烦不寐，腰膝酸软，头晕耳鸣，舌红少苔，脉沉细数。治疗首选
    A. 左归丸
    B. 归脾汤
    C. 右归丸
    D. 生脉散合炙甘草汤
    E. 参附汤合右归丸

75. 患者，男，60岁。2年前开始出现频繁咳嗽，痰中带血，2年来进行性体重下降。现症见：咳嗽，咳痰，胸闷胀痛，面青唇暗，肺中积块，舌质暗紫，脉涩。

胸部CT：近右肺门处类圆形阴影，边缘毛糙，有分叶。治疗首选
A. 导痰汤
B. 血府逐瘀汤
C. 沙参麦冬汤
D. 复原活血汤
E. 少腹逐瘀汤

76. 患者，男，66岁。近2年胸部膨满，喘咳不能平卧，咳痰清稀，心悸，面浮，下肢浮肿，腹部胀满有水，脘痞，纳差，尿少，怕冷，面唇青紫，舌苔白滑，舌体胖质暗，脉沉细。体征：桶状胸，触诊双侧语颤减弱，叩诊呈过清音。X线胸片：双肺野透亮度增加，纹理增粗。肺功能检查：吸入支气管舒张药后，FEV₁/FVC 为56%，治疗首选
A. 小青龙汤
B. 真武汤合五苓散
C. 三子养亲汤合二陈汤
D. 越婢加半夏汤
E. 涤痰汤

77. 患者，男，间断胃脘疼痛1年，痛如针刺，痛有定处，拒按，入夜尤甚，舌暗红，脉弦涩。胃镜下可见黏膜充血、色泽较红、边缘模糊、红白相间。治疗首选
A. 血府逐瘀汤
B. 失笑散合丹参饮
C. 柴胡疏肝散
D. 通窍活血汤
E. 化肝煎合左金丸

78. 患者，男，近2年每遇寒便会出现咳嗽、咳痰症状，迁延数月，3日前受凉后复发。现症见：咳嗽，喘逆不得卧，咳吐清稀白沫痰，量多，遇冷空气刺激加重，兼恶寒肢冷，微热，小便不利，舌苔白

滑，脉弦紧。血常规：WBC 11.2×10⁹/L，N 82.7%。胸片：可见肺纹理增多、变粗、扭曲，呈条索状阴影，向肺野周围延伸，以两肺中下野明显。治疗首选
A. 大青龙汤
B. 小青龙汤
C. 清金化痰汤
D. 黄连解毒汤
E. 麻杏石甘汤

79. 患者，男，心肺复苏后，症见：神志恍惚，气粗息涌，喉间痰鸣，口唇、爪甲暗红，舌质暗，苔厚腻，脉沉实。治疗首选
A. 生脉散
B. 菖蒲郁金汤
C. 独参汤
D. 黄连温胆汤
E. 炙甘草汤

80. 患者，女，35岁。心悸胸闷，口干心烦，失眠多梦，低热盗汗，手足心热，舌红，少苔，脉细数。听诊心尖第一心音明显减弱，心电图示心律失常，实验室检查：血清TNI、CK-MB明显增高，治疗首选
A. 银翘散
B. 葛根芩连汤合甘露消毒丹
C. 天王补心丹
D. 朱砂安神丸
E. 涤痰汤

81. 患者，女，59岁。5年前开始偶尔饮酒后出现心慌，无其他不适，约一二分钟后自行缓解。5年来心慌症状有逐渐加重的趋势，但一直未予治疗。近1个月来，由于工作持续劳累，经常加班，导致症状明显加重，几乎每日发作，有时候持续2个小时不能缓解。现症见：心慌气短，活动尤甚，眩晕乏力，失眠健

忘，纳呆食少，面色无华。查体：心率 84 次 / 分，心律绝对不齐，肝脾未及，双下肢无浮肿。舌质淡，苔薄白，脉细弱。辅助检查：心电图呈房颤律，心室率 165 次 / 分。24 小时动态心电图，提示频发快速性房颤。治疗首选方剂是

A. 安神定志丸

B. 归脾汤

C. 天王补心丹

D. 生脉散

E. 左归丸

82. 患者，身热微恶风寒 1 日，汗出不畅，头胀痛，目胀，鼻塞，流浊涕，口干而渴，咳嗽，痰黄黏稠，咽燥，舌苔薄白微黄，边尖红，脉浮数。治疗首选方剂是

A. 银翘散

B. 桑菊饮

C. 荆防败毒散

D. 参苏饮

E. 新加香薷饮

83. 患者，男，38 岁。脘腹痞塞不舒，胸膈满闷，头晕目眩，身重困倦，呕恶纳呆，口淡不渴，小便不利，舌苔白厚腻，脉沉滑。治疗应首选

A. 保和丸

B. 黄连温胆汤

C. 二陈平胃汤

D. 越鞠丸

E. 清气化痰汤

84. 患者，男，60 岁，慢性肾衰竭病史 3 年。现症见：倦怠乏力，气短懒言，纳呆腹胀，腰酸膝软，大便溏薄，口淡不渴，舌淡有齿痕，苔白，脉沉细。治法宜选

A. 温补脾肾

B. 温扶元阳

C. 补益真阴

D. 利水消肿

E. 补气健脾益肾

85. 患者，女，46 岁。间歇性上腹隐痛 3 年。胃镜示胃窦部黏膜充血、水肿，呈红白相间，分泌物增多。应首先考虑的是

A. 慢性浅表性胃炎

B. 胃窦部溃疡

C. 胃小弯溃疡

D. 慢性萎缩性胃炎

E. 胃癌

86. 患者，女，44 岁。心悸 1 周。查：心电图示多个导联提前出现的宽大畸形 QRS 波群，其前无相关 P 波，其后 T 波与 QRS 波群主波方向相反，代偿间歇完全。考虑是

A. 房性早搏

B. 室性早搏

C. 房室交界性早搏

D. 房室传导阻滞

E. 室内传导阻滞

87. TIA 患者，症见头晕目眩，动则加剧，语言謇涩，一侧肢体软弱无力，渐觉不遂，口角流涎，舌质暗淡，有瘀点，苔白，脉沉细无力。治疗首选

A. 镇肝息风汤

B. 补阳还五汤

C. 黄连温胆汤

D. 桃红四物汤

E. 膈下逐瘀汤

88. 患者，女，61 岁。面浮身肿，按之凹陷不起，心悸，气促，腰部冷痛酸重，形寒神疲，面色灰滞，舌质淡胖，苔白，脉沉迟无力。检查：尿蛋白定性（+++），24 小时尿蛋白定量 4.1g，血清

白蛋白 25g/L，血清 TC、TG 明显升高。
其适合的方药是
A. 麻黄连翘赤小豆汤合五味消毒饮
B. 五皮饮合胃苓汤
C. 疏凿饮子
D. 实脾饮
E. 济生肾气丸合真武汤

89. 慢性肾小球肾炎肺肾气虚证患者，若水气壅滞，遍及三焦，水肿更甚，尿少，大便干结，可选用的方剂是
A. 异功散加味
B. 麻黄连翘赤小豆汤
C. 己椒苈黄丸合五苓散
D. 血府逐瘀汤
E. 三仁汤

90. 患者，女，30 岁。放置宫内节育器后月经量增多，经期延长 2 年余，伴乏力、活动后心悸 2 个月。检查：Hb 50g/L，MCV 66fL，MCH 16pg，MCHC 22%，WBC 6.5×10^9/L，PLT 240×10^9/L，血清铁蛋白 3μg/L，最可能的诊断是
A. 功能性子宫出血
B. 再生障碍性贫血
C. 地中海贫血
D. 缺铁性贫血
E. 巨幼细胞性贫血

91. 患者，男，30 岁，2 年前确诊为 2 型糖尿病。现症见：口渴多尿，多食易饥，形体消瘦，大便干燥，舌红苔黄，脉滑实有力。其中医治法是
A. 活血化瘀祛痰
B. 益气健脾，生津止渴
C. 清胃泻火，养阴增液
D. 滋阴温阳，补肾固摄
E. 活血通络

92. 患者，女，24 岁。因乏力、心悸 5 个月，牙龈出血、月经量增多 2 个月余就诊。查体：贫血面容，口腔黏膜见出血点，肝、脾、淋巴结未扪及。血常规：Hb 56 g/L，WBC 2.1×10^9/L，PLT 25×10^9/L。分类计数：淋巴细胞58%，中性粒细胞42%。下一步应做的检查首选
A. 腹部 B 超
B. 骨髓检查
C. 凝血试验
D. 妇科检查
E. 口腔科检查

93. 患者，男，62 岁。患高血压病 8 年，突发气促，端坐呼吸，咳吐粉红色泡沫痰。检查：两肺满布湿性啰音，血压160/90mmHg。现症见：心悸，喘息不能卧，面色苍白，四肢厥冷，舌质淡润，脉微细，治疗应首选
A. 血府逐瘀汤
B. 保元汤
C. 养心汤
D. 独参汤
E. 补肺汤

94. 患者，女，12 岁。全身皮肤多发出血点伴口腔血疱 3 天，黑便 1 天。查体：全身皮肤散在出血点及瘀斑，牙龈渗血，肝脾无肿大。检查：血红蛋白 120g/L，白细胞 11×10^9/L，血小板 7×10^9/L，骨髓增生活跃，粒系、红系正常，全片可见巨核细胞 31 个。诊断为原发免疫性血小板减少症（急性型）。最应急的处理不包括下列哪项
A. 血小板悬液输注
B. 静脉注射丙种球蛋白
C. 应用达那唑
D. 血浆置换
E. 大剂量甲泼尼龙

95. 患者，女，30岁，甲状腺功能减退症病史4年。现症见：形寒肢冷，面浮肢肿，心悸胸闷，腰膝酸软，月经停闭，舌质淡暗，苔白，脉迟缓。应辨证为
    A. 脾肾气虚
    B. 阳气衰微
    C. 心肾阳虚
    D. 脾肾阳虚
    E. 肝肾阴虚

96. 患者，女，40岁，因双侧甲状腺肿大1个月余前来就诊。现甲状腺弥漫性对称性肿大，质韧，表面光滑，无触痛，可扪及锥体叶，兼有胸胁苦闷，善太息，纳差便溏，舌质淡暗，苔白腻，脉弦滑。实验室检查：血清 T_3、T_4 正常，TSH 增高，TPOAb 及 TgAb 明显增高。治疗首选
    A. 二陈汤合桃红四物汤
    B. 柴胡疏肝散
    C. 海藻玉壶汤
    D. 逍遥散
    E. 生脉散

97. 患者，男，60岁。面色苍白，乏力伴牙龈出血半年。现症见：唇甲淡白，气短懒言，疲乏无力，口干舌燥，五心烦热，潮热盗汗，失眠多梦，肋下癥积，舌淡红而瘦，舌苔少，脉细数。检查示 Hb 60g/L，WBC $3.3×10^9$/L，PLT $35×10^9$/L，经骨穿细胞学检查诊断为骨髓增生异常综合征。治疗首选
    A. 四物汤
    B. 膈下逐瘀汤
    C. 生脉散
    D. 八珍汤
    E. 大补元煎

98. 患者，男，38岁。查体发现外围血白细胞计数为 $3.0×10^9$/L，复查结果不变。现症见：神疲乏力，腰膝酸软，纳少便溏，面色㿠白，畏寒肢冷，大便溏薄，小便清长，舌质淡，舌体胖大，苔白，脉沉迟。治疗首选
    A. 六味地黄丸
    B. 归脾汤
    C. 生脉散
    D. 八珍汤合无比山药丸
    E. 黄芪建中汤合右归丸

99. 患者，女，28岁，既往无糖尿病病史。怀孕8个月，出现"三多"症状2个月。查体：血压 120/80mmHg，甲状腺 Ⅰ°肿大，HR 82次/分，下肢无水肿。实验室检查：空腹血糖 11.7mmol/L，2hPG 16.3mmol/L，尿糖（+++），尿蛋白（+++）。其诊断应该是
    A. 1型糖尿病合并妊娠
    B. 2型糖尿病合并妊娠
    C. 妊娠期糖尿病
    D. 特发性1型糖尿病
    E. 高渗高血糖综合征

100. 患者，女，20岁，确诊1型糖尿病3年。三餐饭前自行注射普通胰岛素，早6U、午6U、晚6U，睡前注射中效胰岛素18U。夜间出现多汗，心悸，手抖，晨起查血糖 10.3mmol/L。下一步的措施是
    A. 增加晚餐胰岛素用量
    B. 增加睡前胰岛素用量
    C. 减少晚餐胰岛素用量
    D. 减少早饭前胰岛素用量
    E. 减少睡前胰岛素用量

101. 患者，女，57岁。有15年肺心病史。1周前，劳累后出现面浮肿，呼吸喘促难续，心悸，胸脘痞闷，尿少，怕冷，

纳果，舌苔白滑，脉沉细。超声心动图有肺动脉增宽和右心增大、肥厚的征象。治疗应首选

A. 苏子降气汤加减

B. 越婢加半夏汤加减

C. 涤痰汤送服安宫牛黄丸、至宝丹

D. 真武汤合五苓散加减

E. 生脉散合血府逐瘀汤加减

102. 患者，男，45岁。1年前体检发现血尿酸升高，当时无症状，未予重视，平时也不注意饮食控制。患者1日前参加同学聚餐，吃较多海鲜及肉食，并饮啤酒约500mL，晨起感觉右侧足大趾关节疼痛，局部肿胀、发热。不恰当的治疗和处理是

A. 足部制动，抬高患肢

B. 口服苯溴马隆

C. 口服秋水仙碱

D. 严格禁酒

E. 口服吲哚美辛

103. 患者，男，23岁。高热5天，无痰，呼吸困难，张口抬肩，鼻翼扇动，面色苍白，冷汗淋漓，四肢厥冷，烦躁不安，面色紫暗，舌紫暗，脉沉细无力。胸片示双肺大片高密度影。动脉气血分析：PaO_2 50mmHg，$PaCO_2$ 32mmHg。其诊断是

A. Ⅰ型呼吸衰竭阳微欲脱证

B. Ⅱ型呼吸衰竭阳微欲脱证

C. Ⅰ型呼吸衰竭脾肾阳虚证

D. Ⅱ型呼吸衰竭脾肾阳虚证

E. Ⅱ型呼吸衰竭痰浊阻肺证

104. 患者，男，45岁。胃脘嘈杂灼热，痞满吞酸，食后痛胀，口干喜冷饮，五心烦热，便结尿赤，舌质红绛，无苔，脉细数。X线钡餐检查：胃小弯部有充盈

缺损。粪便隐血持续阳性。其证型是

A. 气血两虚证

B. 胃热伤阴证

C. 脾胃虚寒证

D. 肝胃不和证

E. 瘀毒内阻证

105. 患者，女，30岁，尿路感染反复发作。现症见：小便淋沥不已，时作时止，劳累后加重，尿热，尿痛，面色无华，神疲乏力，少气懒言，腰膝酸软，食欲不振，口干不欲饮水，舌质淡，苔薄白，脉沉细。治疗首选

A. 八正散

B. 丹栀逍遥散合石韦散

C. 无比山药丸

D. 知柏地黄丸

E. 龙胆泻肝汤

106. 患者，男，50岁，高脂血症病史3年。形体肥胖，肢体困重，食少纳果，胸腹满闷，头晕神疲，大便溏薄，舌胖边有齿痕，苔白腻，脉滑。查体：血清TC 6.0mmol/L，TG 2.9mmol/L。治疗首选

A. 逍遥散

B. 保和丸

C. 黄连温胆汤

D. 导痰汤

E. 二陈汤

107. 患者，女，47岁。腕关节肿痛3个月，掌指关节肿痛6周，伴晨僵。下列检查中敏感性和特异性均较高的是

A. 抗CCP抗体检查

B. 血沉检查

C. C–反应蛋白检查

D. 双手X线片

E. 类风湿因子检查

108. 患者，女，65 岁，Ⅱ度Ⅰ型房室传导阻滞病史 3 年。现症见：心悸气短，动则加剧，汗出倦怠，面色苍白，形寒肢冷，舌淡苔白，脉沉细而迟，治疗首选
   A. 参附汤合桂枝甘草龙骨牡蛎汤
   B. 天王补心丹
   C. 生脉散
   D. 参附汤合生脉散
   E. 人参四逆汤合桂枝甘草龙骨牡蛎汤

109. 患者，男，40 岁。腹大胀满，按之软而不坚，胁下胀痛，饮食减少，食后胀甚，得嗳气或矢气稍减，小便短少，舌苔薄白腻，脉弦。查体见肝掌、蜘蛛痣。实验室检查：上腹部 B 超提示肝回声明显增强、不均、光点粗大。实验室检查：A/G 倒置。治疗首选
   A. 一贯煎合膈下逐瘀汤
   B. 附子理中汤合五苓散
   C. 中满分消丸合茵陈蒿汤
   D. 柴胡疏肝散合胃苓汤
   E. 实脾饮

110. 儿童手中玩具突然掉落，面色变白，两眼直视，持续十余秒，事后恢复如常，全无记忆，首先考虑为
   A. 癫痫失神发作
   B. 癫痫阵挛性发作
   C. 癫痫强直性发作
   D. TIA
   E. 蛛网膜下腔出血

111. 患者，男，73 岁。突然昏仆，口噤目张，气粗息高，两手握固，半身不遂，昏不知人，颜面潮红，大便干结，舌红，苔黄腻，脉弦滑数。头颅 CT 示：脑出血。治疗应选用的方剂是
   A. 灌服安宫牛黄丸，继用羚羊角汤
   B. 黄连温胆汤合桃红四物汤

C. 天麻钩藤饮
D. 参附汤
E. 涤痰汤

112. 患者，女，32 岁。劳累后气促，咳嗽，水肿 8 年。年幼时曾有一次长期发热伴关节痛史。检查：心率 120 次 / 分，节律不齐，心尖区有舒张期杂音，肺底湿啰音，肝肿大，心电图示房颤。应首先考虑的是
   A. 二尖瓣关闭不全
   B. 二尖瓣狭窄
   C. 主动脉瓣关闭不全
   D. 主动脉瓣狭窄
   E. 三尖瓣狭窄

113. 患者，男，48 岁。今晨胸痛持续剧烈，甚则心痛彻背，背痛彻心，含服硝酸甘油后不能缓解，且喘促心悸，气短乏力，畏寒肢冷，腰部、下肢浮肿，面色苍白，唇甲淡白，舌淡胖，苔滑，脉沉细。检查：心电图示Ⅱ、Ⅲ、aVF 导联 ST 段呈弓背向上的抬高，血清酶学检查示 CK–MB 活性增高。其证型是
   A. 气阴两虚证
   B. 寒凝心脉证
   C. 痰瘀互结证
   D. 气虚血瘀证
   E. 阳虚水泛证

114. 患者，女，44 岁。发热、咳嗽 7 天，伴少尿 2 天入院，过去史不详。检查：血红蛋白 60g/L，血肌酐 883μmol/L，血钙 1.43 mmol/L，血清白蛋白 30g/L，尿蛋白（＋），尿红细胞 3 ～ 5/HP。最可能的临床诊断为
   A. 急性肾损伤
   B. 慢性肾功能不全急性加剧
   C. 急性肾小球肾炎

D. 急性肾盂肾炎

E. 急进性肾小球肾炎

115. 患者，男，58岁，高血压病史3年。现症见：头痛经久不愈，固定不移，头晕阵作，偏身麻木，胸闷，时有心前区痛，口唇发绀，舌紫，脉弦细涩。血压160/95mmHg。治疗应首选

A. 桃红四物汤

B. 涤痰汤

C. 定痫丸

D. 通窍活血汤

E. 血府逐瘀汤

116. 患者呼吸急促，喉中哮鸣有声，胸膈满闷如窒，咳不甚，咳吐不爽，痰稀薄色白，面色晦滞，口不渴，形寒畏冷，伴恶寒、发热、头痛，舌质淡，舌苔白滑，脉浮紧。治疗首选

A. 桑白皮汤

B. 三子养亲汤

C. 越婢加半夏汤

D. 定喘汤

E. 射干麻黄汤

117. 患者，男，35岁，在农田劳作时自觉头昏头痛1小时伴恶心呕吐来院就诊。查体：血压110/65mmHg，心率66次/分，意识模糊，双瞳孔缩小，皮肤多汗，两肺未闻及干湿啰音，口腔有大蒜异味。最有助于明确诊断检查的是

A. 血气分析

B. 全血胆碱酯酶活力测定

C. 脑脊液检查

D. 心电图检查

E. 肝、肾功能检查

118. 急性胃炎患者，症见伤食胃痛，饱胀拒按，嗳腐酸臭，厌恶饮食，恶心欲吐，

吐后症轻，舌苔厚腻，脉弦滑。证型为

A. 寒邪客胃

B. 脾胃湿热

C. 饮食伤胃

D. 脾胃虚寒

E. 肝气犯胃

119. 患者，男，23岁。有癫痫病史，平素常神疲乏力，恶心泛呕，胸闷纳差，今日突然昏仆，不省人事，面色暗晦萎黄，手足清冷，双眼半开半闭，僵卧拘急，口吐涎沫，口不啼叫，舌质淡，苔白而厚腻，脉沉细。治疗首选

A. 左归丸

B. 六君子汤

C. 五生丸合二陈汤

D. 涤痰汤

E. 黄连解毒汤和定痫丸

120. 患者，男，35岁。喘逆上气，胸胀，息粗，鼻扇，咳而不爽，吐痰稠黏，形寒，身热，烦闷，身痛，无汗，口渴，苔薄白微黄，舌边红，脉浮数。治疗首选

A. 桑白皮汤

B. 小青龙汤

C. 黄连解毒汤

D. 二陈汤合三子养亲汤

E. 麻杏石甘汤

121. 患者，男，65岁，血管性痴呆病史3年。现症见：智力下降，神情呆滞，记忆力和计算力下降，懈怠思卧，齿枯发焦，腰酸腿软，头晕耳鸣，舌瘦色淡红，脉沉细弱。治疗首选

A. 七福饮

B. 还少丹

C. 知柏地黄丸

D. 洗心汤

E.地黄饮子

E.六磨汤

122.患者，男，72岁。近五年渐进出现头摇肢颤，运动迟缓，持物不稳，平素腰膝酸软，失眠心烦，头晕，耳鸣，善忘，神呆、痴傻，舌质红，舌苔薄白，脉象细数。治疗首选
A.龟鹿二仙膏
B.人参养荣汤
C.知柏地黄丸
D.右归丸
E.地黄饮子

125.患者大便干结，面色无华，头晕目眩，心悸气短，健忘，口唇色淡，舌淡苔白，脉细。其选方最宜
A.麻子仁丸
B.枳实导滞丸
C.六磨汤
D.黄芪汤
E.润肠丸

123.患者，女，62岁。遍体浮肿，皮肤绷急光亮，胸脘痞闷，烦热口渴，小便短赤，舌红，苔黄腻，脉濡数。治疗首选
A.疏凿饮子
B.五皮饮合胃苓汤
C.越婢加术汤
D.麻黄连翘赤小豆汤合五味消毒饮
E.实脾饮

126.患者每因抑郁恼怒而发泄泻肠鸣，腹痛攻窜，矢气频作，胸胁胀闷，嗳气食少，舌淡红，脉弦。治疗首选
A.痛泻要方
B.四神丸
C.柴胡疏肝散
D.白头翁汤
E.芍药汤

124.患者，女，腹部时有条索状物聚起，腹胀腹痛，聚散无常，按之胀痛更甚，便秘，纳呆，舌苔腻，脉弦滑。治疗首选
A.越鞠丸合枳术丸
B.逍遥散合木香顺气散
C.益胃汤
D.柴胡疏肝散

127.患者胁肋隐痛不休，遇劳加重，口干咽燥，心中烦热，头晕目眩，舌红少苔，脉细弦而数。中医辨证为
A.肝络失养证
B.肝郁化火证
C.肝胆湿热证
D.肝郁气滞证
E.肝肾阴虚证

A3 型题

答题说明

以下提供若干个案例，每个案例下设若干道试题。请根据案例所提供的信息，在每一道试题下面的 A、B、C、D、E 五个备选答案中选择一个最佳答案，并在答题卡上将相应题号的相应字母所属的方框涂黑。

（128～130 题共用题干）
患者，男，26岁。糖尿病病史10年，平时用胰岛素治疗，血糖未规范

监测。近3个月眼睑及下肢水肿，血压140/80mmHg，随机血糖15.2mmol/L。尿常规：尿蛋白（++），WBC 0～

3/HP，颗粒管型少许。GFR 65mL/min·1.73m², 24 小时尿蛋白定量 0.6g，血尿素氮、肌酐正常。

128. 诊断考虑
    A. 胰岛素性水肿
    B. 肾动脉硬化
    C. 肾盂肾炎
    D. 肾病综合征
    E. 糖尿病肾病

129. 该患者的分期诊断是
    A. 高滤过期
    B. 间歇性蛋白尿期
    C. 微量白蛋白尿期（早期肾病）
    D. 临床肾病期
    E. 尿毒症期

130. 治疗时为减轻蛋白尿可选用
    A. 利尿剂
    B. 钙拮抗剂
    C. β 受体阻滞剂
    D. 血管紧张素转换酶抑制剂
    E. α₁ 受体阻滞剂

（131 ～ 133 题共用题干）

患者，男，65 岁。4 小时前外出受凉后即出现心前区闷痛，气短，且症状逐渐加重，遂急诊。现症见：胸痛彻背，心痛如绞，胸闷憋气，形寒畏冷，四肢不温，冷汗自出，心悸短气。查体：T 36.8℃，P 104 次 / 分，R 22 次 / 分，BP 90/60mmHg。两肺呼吸音稍低，未闻及干湿啰音，心率 104 次 / 分，偶闻及早搏，第一心音减弱，未闻及病理性杂音。舌质紫暗，苔薄白，脉沉紧。辅助检查：心电图：V₁ ～ V₄ 导联见病理性 Q 波，伴 ST 段弓背向上抬高，偶发室性早搏。肌红蛋白、肌钙蛋白 I 明显

升高。

131. 最可能的诊断是
    A. 急性心肌梗死心肾阳虚证
    B. 急性心肌梗死寒凝心脉证
    C. 急性心肌梗死阳虚水泛证
    D. 心绞痛阴寒凝滞证
    E. 心绞痛心肾阳虚证

132. 下列选项中不属于本病并发症的是
    A. 乳头肌功能不全
    B. 心室壁瘤
    C. 栓塞
    D. 心脏破裂
    E. 癌变

133. 治疗应首选
    A. 柴胡疏肝散
    B. 血府逐瘀汤
    C. 瓜蒌薤白半夏汤合涤痰汤
    D. 枳实薤白桂枝汤合当归四逆汤
    E. 当归四逆汤合苏合香丸

（134 ～ 136 题共用题干）

患者，男，51 岁。高血压病史 20 年。平素头晕目眩，头重如蒙，肢体麻木，胸脘痞闷。突然出现短暂性神经功能缺失。彩色经颅多普勒（TCD）可见血管狭窄，动脉粥样硬化斑块。舌质暗，苔白腻，脉涩。

134. 应首先考虑的诊断是
    A. PD
    B. TIA
    C. ICH
    D. SAH
    E. VD

135. 中医治法为

A. 平肝息风，育阴潜阳

B. 补气养血，活血通络

C. 豁痰化瘀，通经活络

D. 祛风通络，养血和营

E. 辛温开窍，豁痰息风

136. 首选中医方剂为

　　A. 黄连温胆汤合桃红四物汤

　　B. 天麻钩藤饮

　　C. 真方白丸子

　　D. 补阳还五汤

　　E. 镇肝息风汤

B 型题

答题说明
两道试题共用 A、B、C、D、E 五个备选答案，备选答案在上，题干在下。每题请从中选择一个最佳答案，并在答题卡上将相应题号的相应字母所属的方框涂黑。每个备选答案可能被选择一次、两次或不被选择。

（137～138 题共用备选答案）

A. 口服氨茶碱

B. 肌注氨茶碱

C. 喷吸沙丁胺醇

D. 吸入糖皮质激素

E. 口服阿托品

137. 长期治疗支气管哮喘的首选药物是

138. 轻至中度急性哮喘发作的首选药是

（139～140 题共用备选答案）

A. 普罗布考

B. 阿托伐他汀

C. 非诺贝特

D. 依折麦布

E. 鱼油制剂

139. 可减少胆固醇合成的药物是

140. 可抑制肠道对胆固醇和植物固醇吸收的药物是

（141～142 题共用备选答案）

A. 肝、心、脾

B. 肝、心、肾

C. 肝、脾、肾

D. 肺、脾、肾

E. 肺、心、肾

141. 与鼓胀的发生关系密切的脏腑是

142. 与水肿的发生关系密切的脏腑是

（143～144 题共用备选答案）

A. Ⅰ度房室传导阻滞

B. Ⅱ度Ⅱ型房室传导阻滞

C. Ⅱ度Ⅰ型房室传导阻滞

D. Ⅲ度房室传导阻滞

E. 窦房传导阻滞

143. P 波与 QRS 波无固定关系，可见室性自主心律的心电图表现是

144. P-R 间期固定，QRS 波有脱漏的心电图表现是

（145～146 题共用备选答案）

A. 类风湿关节炎

B. 风湿热

C. 系统性红斑狼疮

D. 痛风

E. 假性痛风

145. 患者，女，40 岁。四肢近端小关节呈对称性梭形肿胀畸形，晨僵明显。实验室检查：RF（+），最可能的诊断是

146. 患者，男，66 岁。膝关节疼痛、僵硬，X 线检查见软骨钙化。实验室检查：血尿酸正常，滑囊液检出焦磷酸钙结晶，最可能的诊断是

（147～148题共用备选答案）

 A. 重点沟通

 B. 深入沟通

 C. 全面沟通

 D. 细致沟通

 E. 快速沟通

147. 对门诊初诊患者，医生沟通的方式

148. 对复诊患者，医生沟通的方式

（149～150题共用备选答案）

 A. 清水

 B. 生理盐水

 C. 2% 碳酸氢钠溶液

 D. 高锰酸钾溶液（1∶5000）

 E. 0.45% 氯化钠

149. 口服美曲膦酯急性中毒时洗胃液忌用

150. 口服有机磷乐果农药急性中毒时，洗胃液忌用

中西医结合执业医师资格考试
最后成功四套胜卷（四）

（医学综合考试部分）

第四单元

A1 型题

1. 下列关于宫颈癌的叙述，错误的是
   A. 吸烟是子宫颈癌的最主要危险因素
   B. 宫颈癌Ⅱ期指肿瘤已超出宫颈，但未达宫壁，或未达阴道下 1/3
   C. 原位癌或微小浸润癌可无明显病灶
   D. 早期宫颈癌多为接触性出血或血水样阴道分泌物
   E. 宫颈刮片细胞学检查是宫颈癌筛查的主要方法

2. 水痘的潜伏期为
   A. 1 ～ 3 天
   B. 3 ～ 7 天
   C. 6 ～ 12 天
   D. 12 ～ 21 天
   E. 1 个月

3. 有关真性性早熟和假性性早熟的鉴别说法错误的是
   A. 真性性早熟第二性征发育的顺序与正常发育是一致的
   B. 真性性早熟会由于过早发育引起患儿近期蹿长，骨骼生长加速，骨龄提前
   C. 假性性早熟会导致骨骺提前融合，故可造成终生身高落后
   D. 假性性早熟可由于外源性激素的刺激作用导致第二性征提前出现，但停止摄入后，上述征象会逐渐自行消失
   E. 诊断真性性早熟和假性性早熟可以通过 GnRH 兴奋试验鉴别

4. 抽动障碍的基本病理改变是
   A. 瘀血阻窍
   B. 痰瘀互阻

   C. 肝风内动
   D. 肝风、痰火胶结成疾
   E. 痰蒙清窍

5. 若胎元正常，妊娠病的治疗原则为
   A. 治病与安胎并举
   B. 速下胎以益母
   C. 澄源，塞流，复旧
   D. 急则治其标，缓则治其本
   E. 衰其大半而止

6. 治疗轻度疼痛所用药物是
   A. 吗啡
   B. 强痛定
   C. 可待因
   D. 羟考酮
   E. 阿司匹林

7. 属于纤维胆道镜检查的并发症的是
   A. 休克
   B. 出血
   C. 心血管意外
   D. 药物反应
   E. 瑞夷综合征

8. 下列各项，不属于维生素 D 缺乏性手足搐搦症治疗原则的是
   A. 止惊
   B. 吸氧
   C. 补充钙剂
   D. 维生素 D 剂治疗
   E. 卧床休息

9. 患者酗酒后感上腹剧痛，并向腰部放射，

伴发热，恶心呕吐，腹胀。查体：腹平软，上腹呈束带式压痛，腰部可见瘀斑。应首先考虑的诊断是

A. 急性胰腺炎

B. 急性胆囊炎

C. 肾绞痛

D. 急性胃炎

E. 急性肠炎

10. 肠套叠患儿的粪便

　A. 血水便，有腐败腥臭味

　B. 灰白色便

　C. 冻状便

　D. 果酱色便

　E. 绿色便

11. 治疗白癜风气血不和证，应首选

　A. 柴胡疏肝散

　B. 消风散合四物汤

　C. 龙胆泻肝汤

　D. 除湿胃苓汤

　E. 黄连解毒汤

12. 疮疡溃后，脓水不净，经内服、外敷等治疗无效而形成瘘管或窦道者，常用

　A. 切开法

　B. 烙法

　C. 砭镰法

　D. 挂线法

　E. 挑治法

13. 下列各项，不属于汗证病因病机的是

　A. 肺卫不固

　B. 营卫失调

　C. 气阴亏虚

　D. 湿热迫蒸

　E. 肾虚不固

14. 五虎汤治疗梅毒的中医证型是

A. 肝经湿热证

B. 肝肾亏损证

C. 心肾亏虚证

D. 湿热蕴毒证

E. 毒结筋骨证

15. 破伤风病人死亡的主要原因是

　A. 肺部感染

　B. 水、电解质紊乱和酸中毒

　C. 呼吸困难、窒息

　D. 肌肉撕裂、骨折

　E. 内脏损伤

16. 输卵管妊娠破裂最常发生的部位

　A. 间质部

　B. 峡部

　C. 壶腹部

　D. 伞部

　E. 宫角

17. 新生儿黄疸的病位是

　A. 脾、胃、肝、胆

　B. 脾、胃、肝、肾

　C. 肝、胆、心、肾

　D. 肝、胆、脾、肾

　E. 肺、脾、肝、胆

18. 婴儿期要注意预防的主要疾病是

　A. 寒冷综合征

　B. 传染病

　C. 感染性疾病

　D. 风湿热

　E. 近视眼

19. 下列不属于痈的特点的是

　A. 早期在局部呈片状稍隆起的紫红色浸润区

　B. 中央形成多个脓栓，破溃后呈蜂窝眼状

C. 好发于韧厚的颈项、背部

D. 大多数病人有畏寒发热、食欲不振

E. 根脚坚硬，状如钉丁，病情变化迅速，易毒邪走散

B. 腹部 CT

C. 尿常规

D. 排泄性尿路造影

E. 24 小时尿定量分析

20. 下列关于葡萄胎清宫术后随访的描述错误的是

A. 应定期查 hCG

B. 自第一次 hCG 阴性后共计随访 1 年

C. 应注意有无阴道出血、咳嗽、咯血等症状

D. 定期做盆腔检查 B 超、X 线胸片检查

E. 应采用宫内节育器或避孕药避孕

21. 下肢 II 级坏疽局限于

A. 局限于足趾部位

B. 局限于足跖部位

C. 发展至足背、足跟、踝关节及其上

D. 局限于膝关节以下

E. 局限于膝关节与踝关节之间

22. 不协调子宫收缩乏力的处理错误的是

A. 调节子宫收缩，恢复正常节律性和极性

B. 可应用哌替啶、吗啡或地西泮

C. 宫缩不能纠正的，宜行剖宫产术

D. 立即应用宫缩剂

E. 使产妇充分休息

23. 引起鹅口疮的病原菌是

A. 流感杆菌

B. 葡萄球菌

C. 白色念珠菌

D. 柯萨奇病毒

E. 链球菌

24. 对平片不能显示的小结石和透 X 线的结石的诊断，应首先考虑的检查是

A. B 超

25. 关于病毒性心肌炎的临床诊断依据，下列描述错误的是

A. 心功能不全、心源性休克或心脑综合征

B. X 线显示心脏扩大

C. 多汗、肌痛、胸闷

D. CK-MB 增高

E. I、II 导联的 ST-T 改变持续 4 天以上伴动态变化

26. 高渗性缺水的早期主要临床表现是

A. 口渴

B. 谵妄

C. 心悸

D. 直立性昏倒

E. 眼窝下陷

27. 下列各项，属于肠外营养氨基酸性并发症的是

A. 肝酶谱升高

B. 肝脂肪变性

C. 高血糖

D. 低血糖

E. 代谢性碱中毒

28. 随着小儿年龄增长，其呼吸、脉搏变动规律是

A. 同步增加

B. 同步减低

C. 基本不变

D. 呼吸增加、脉搏减低

E. 呼吸减低、脉搏增加

29. 糖尿病患者大手术前血糖应控制在

A. 3.9～6.0mmol/L

B. 4.2～10.8mmol/L

C. 5.6～11.2mmol/L

D. 5.9～12.0mmol/L

E. 6.0～12.2mmol/L

30. 毒蛇咬伤神经毒证的中医治法是

　　A. 祛风解毒固脱

　　B. 活血通络，驱风解毒

　　C. 泻火解毒，凉血活血

　　D. 清热解毒，凉血息风

　　E. 清营凉血解毒

31. 治疗慢性淋巴细胞性甲状腺炎气滞痰凝证应首选

　　A. 海藻玉壶汤

　　B. 普济消毒饮合丹栀逍遥散

　　C. 阳和汤

　　D. 龙胆泻肝汤合芍药散

　　E. 知柏地黄汤合当归六黄汤

32. 小儿急性上呼吸道感染的病机关键是

　　A. 肺卫失宣

　　B. 肺气闭郁

　　C. 脾虚湿困

　　D. 肺脾气虚

　　E. 肺肾气虚

33. 产后三审首审

　　A. 小腹痛与不痛

　　B. 大便通与不通

　　C. 乳汁的行与不行

　　D. 饮食多少

　　E. 小便通与不通

34. 重型肺炎与轻型肺炎的主要区别点是

　　A. 发热

　　B. 伴有循环、神经、消化等系统功能障碍

C. 肺部啰音密集

D. 肺部病变范围大

E. 口周、鼻唇沟和指趾端紫绀

35. 1岁以内婴儿，消瘦型营养不良最先出现的症状是

　　A. 体重不增

　　B. 身长低于正常

　　C. 皮下脂肪减少或消失

　　D. 皮肤干燥、苍白、失去弹性

　　E. 肌张力低下，体温偏低，智力迟钝

36. 患儿，12个月。体重9kg，身长65cm，前囟近闭，乳牙7个，出现腰椎前凸。其中不正常的是

　　A. 体重

　　B. 身长

　　C. 前囟

　　D. 乳牙萌出

　　E. 出现腰椎前凸

37. 患儿，10个月。指纹紫滞。其证候是

　　A. 气血不足

　　B. 邪热郁结

　　C. 体虚有寒

　　D. 寒湿阻滞

　　E. 乳食内积

38. 下列各项，不属胎盘早剥并发症的是

　　A. 急性肾衰竭

　　B. 弥散性血管内凝血

　　C. 诱发早产

　　D. 胎死宫内

　　E. 羊水栓塞

39. 小儿风湿热为控制链球菌感染，大剂量青霉素静脉滴注，其疗程是

　　A. 10～13天

　　B. 14～21天

C. 5～7 天

D. 8～10 天

E. 22～28 天

40. 过敏性紫癜与免疫性血小板减少症鉴别点是
    A. 免疫性血小板减少症出血点高出表面
    B. 过敏性紫癜出血点遍布全身
    C. 免疫性血小板减少症血小板减少
    D. 过敏性紫癜血小板减少
    E. 过敏性紫癜出血时间延长

41. 羊水栓塞时，DIC 阶段的治疗原则是
    A. 早期抗凝治疗
    B. 早期抗纤溶治疗
    C. 抗过敏治疗
    D. 补充凝血因子
    E. 使用利尿剂治疗

42. 最常见的直肠肛管周围脓肿是
    A. 坐骨直肠窝脓肿
    B. 骨盆直肠间窝脓肿
    C. 肛门周围皮下脓肿
    D. 直肠后间隙脓肿
    E. 直肠黏膜下脓肿

43. 典型麻疹开始出疹的地方为
    A. 耳后、发际
    B. 面颊、前额
    C. 躯干及四肢
    D. 手足心
    E. 全身

44. 下列各项，不受性激素影响发生周期性变化的是
    A. 输卵管黏膜
    B. 宫颈管黏膜
    C. 子宫内膜功能层
    D. 子宫内膜基底层

E. 阴道黏膜

45. 下列各项，适宜用胶圈套扎疗法的是
    A. 血栓性外痔
    B. Ⅱ、Ⅲ期内痔
    C. 赘皮外痔
    D. 内痔嵌顿
    E. 静脉曲张外痔

46. 小儿急性肾炎的主要死亡原因是
    A. 急性肾功能不全
    B. 循环充血
    C. 感染
    D. 高血压脑病
    E. 肾病综合征

47. 外阴硬化性苔藓血虚化燥证的中医治法是
    A. 补益肝肾，养荣润燥
    B. 温肾健脾，养血润燥
    C. 益气养血，润燥止痒
    D. 疏肝解郁，养血通络
    E. 清热利湿，通络止痒

48. 治疗丹毒风热毒蕴证，应首选青霉素加
    A. 五神汤
    B. 化斑解毒汤
    C. 柴胡清肝汤
    D. 普济消毒饮
    E. 桃红四物汤

49. 高压蒸汽灭菌法杀灭一切细菌需维持的时间是
    A. 15 分钟
    B. 20 分钟
    C. 25 分钟
    D. 30 分钟
    E. 60 分钟

50. 新生儿生理性黄疸出现的时间是
    A. 出生后 24 小时内
    B. 出生后 2 ～ 3 天
    C. 出生后 1 周
    D. 出生后 10 天
    E. 出生后 12 天

51. 瘢痕性幽门梗阻胃中积热证的中医治法是
    A. 养阴益气，降气止呕
    B. 清泄胃热，和中降逆
    C. 养阴清热，降逆止呕
    D. 清泻胃火，降气止呕
    E. 养胃生津，和中降逆

52. 下列关于小儿营养性缺铁性贫血治疗的叙述，正确的是
    A. 口服铁剂按元素铁每日 0.2 ～ 0.6mg/kg
    B. 口服铁剂的同时口服维生素 B 有助铁剂吸收
    C. 血红蛋白达正常水平后应继续服用铁剂 6 ～ 8 周
    D. 口服铁剂最好于进餐时服药
    E. 牛奶可与铁同服，不影响铁的吸收

53. 风疹的皮疹特点是
    A. 发热 3 ～ 4 天后出疹
    B. 红色丘疹，疹后脱皮
    C. 淡红色斑丘疹，先见于面部，24 小时内波及全身
    D. 疹退后有色素沉着
    E. 全身皮肤充血潮红

54. 免疫性血小板减少症的主要病机在于
    A. 热、虚、瘀
    B. 热、痰、瘀
    C. 痰、瘀、虚
    D. 寒、瘀、痰
    E. 寒、湿、瘀

55. 下列有关女性生殖器官的描述，正确的是
    A. 子宫形态中空，定期藏泄，故称为"奇恒之府"
    B. 子宫韧带的作用是与骨盆底肌及筋膜共同维持子宫正常位置，包括圆韧带、阔韧带、主韧带 3 对
    C. 宫颈阴道部为柱状上皮覆盖
    D. 前庭大腺位于前庭后方，正常情况下可清楚触及
    E. 输卵管分为间质部、峡部、伞部 3 部分

56. 下列各项，属于自体输血禁忌的是
    A. 血型特殊
    B. 凝血因子缺乏
    C. 胸部闭合性外伤
    D. 脾破裂
    E. 肝叶切除

57. 闭经气血虚弱证选方
    A. 归肾丸
    B. 调肝汤
    C. 六味地黄丸
    D. 补中益气汤
    E. 人参养荣汤

58. 小儿听觉发育完善的年龄大概是
    A. 6 个月
    B. 9 个月
    C. 1 岁
    D. 2 岁
    E. 4 岁

59. 以下不属于子宫肌瘤手术指征的是
    A. 肌瘤扭转引起急性腹痛
    B. 有膀胱、直肠压迫症状

C. 近绝经年龄

D. 疑有肉瘤变

E. 月经过多，继发贫血

60. 下列关于母儿 ABO 血型的说法错误的是

A. 母儿 ABO 血型不合发生率不高

B. 母儿 ABO 血型不合发生溶血病例不多

C. 溶血症状较轻

D. 表现为轻、中度的贫血和黄疸

E. 极少发生核黄疸和水肿

61. 下肢深静脉血栓形成最严重的并发症是

A. 血栓性浅静脉炎

B. 下肢静脉曲张

C. 溃疡形成

D. 肺栓塞

E. 下肢静脉破裂出血

62. 门脉高压症患者，需行非手术治疗的是

A. 肝功能储备 Child A 级

B. 肝功能储备 Child B 级

C. 肝功能储备 Child C 级

D. 肝功能储备 Child D 级

E. 肝功能储备 Child E 级

63. 无排卵性异常子宫出血血瘀证，治疗首选

A. 逐瘀止血汤

B. 血府逐瘀汤

C. 失笑散

D. 桃红四物汤

E. 膈下逐瘀汤

64. 成熟卵泡的直径是

A. 10 ～ 12mm

B. 13 ～ 14mm

C. 24 ～ 28mm

D. 15 ～ 17mm

E. 18 ～ 23mm

65. 关于产褥期的说法正确的是

A. 子宫复旧是肌细胞数量的减少

B. 循环血容量在产后 72 小时内恢复至正常水平

C. 产后 1 ～ 2 天可有泌乳热

D. 产后第 1 日宫底稍上升至脐平

E. 产后 1 个月内皮肤排泄功能旺盛

66. 异位妊娠胎元阻络、气虚血瘀证，中医治疗首选

A. 宫外孕Ⅰ号方

B. 宫外孕Ⅱ号方

C. 桂枝茯苓丸

D. 理冲丸

E. 参附汤合生脉散

67. 妊娠合并尿路感染心火偏亢证，治疗首选

A. 知柏地黄丸

B. 加味五苓散

C. 五苓散

D. 子淋汤

E. 导赤散

68. 临产开始的临床表现不包括

A. 胎儿下降感

B. 进行性宫颈管消失

C. 有规律而逐渐增强的子宫收缩

D. 胎先露部下降

E. 宫口扩张

69. 排卵期出血肾阴虚证，中医治法为

A. 温肾固冲，止血调经

B. 补肾益气，固冲调经

C. 养阴清热，凉血调经

D. 滋肾养阴，固冲止血

E. 滋补肝肾，养血调经

70. 淋病的首选治疗药物是
    A. 维生素类
    B. 青霉素类
    C. 皮质类固醇激素
    D. 四环素
    E. 抗组胺类药

71. 喉返神经受到食管癌直接侵犯，所引起的早期症状为
    A. 吞咽困难
    B. 胸骨后疼痛
    C. 声音嘶哑
    D. 呕血
    E. 体重减轻

A2 型题

> **答题说明**
>
> 　　每道考题由两个以上相关因素组成或以一个简要病历形式出现，其下面有 A、B、C、D、E 五个备选答案，请从中选择一个最佳答案，并在答题卡上将相应题号的相应字母所属的方框涂黑。

72. 患者，女，27 岁，已婚。G1P0。孕 30 周，近 1 周双下肢浮肿，伴头晕，眼花，视物不清。血压 160/110mmHg，尿蛋白（++），胎心好。应首选的措施是
    A. 镇静、解痉、降压、合理扩容、必要时利尿、密切监测母胎状态、适时终止妊娠
    B. 人工破膜及静滴催产素引产
    C. 立即剖宫产
    D. 密切观察，等待自然分娩
    E. 控制抽搐，纠正缺氧和酸中毒，控制血压，抽搐控制后终止妊娠

73. 患儿，男，12 岁。因半月前左上臂生一疮疖，未予重视，7 天前出现眼睑浮肿，继则面部、下肢浮肿明显。现小便黄赤而少，烦热口渴，头身困重，舌质红，苔黄腻，脉滑数。查体：T：38℃，眼睑及下肢浮肿，左上臂见一疖肿。检查：尿常规：尿蛋白（++），红细胞（++），细胞管型（+）。血常规：白细胞 $11.3×10^9/L$，中性粒细胞 82%。血沉 110mm/h。肾功能：肌酐 140μmol/L，尿素氮 8.5mmol/L。血清补体 C_3 0.5g/L。抗链"O"800U。治疗首选方剂是

　　A. 麻黄连翘赤小豆汤合五苓散
　　B. 龙胆泻肝汤合羚角钩藤汤
　　C. 己椒苈黄丸合参附汤
　　D. 温胆汤合附子泻心汤
　　E. 五味消毒饮合小蓟饮子

74. 患者，女，32 岁。妊娠 24 周，面目周身发黄，其色晦暗，呕恶纳少，脘腹胀满，体倦便溏；乙肝五项：HBsAg（+）、HBeAg（+）和 HBcAb（+），舌质淡，苔白腻，脉濡。中医治法为
    A. 疏肝理气，健脾安胎
    B. 健脾化湿，养血安胎
    C. 清热解毒，凉血救阴
    D. 清热解毒，佐以安胎
    E. 清热利湿，佐以安胎

75. 外伤后左侧腹部剧烈腹痛，压痛反跳痛，肌紧张，后出现休克，治疗方法首选
    A. 放射治疗
    B. 抗癌治疗
    C. 支持治疗
    D. 中药熏洗
    E. 手术治疗

76. 患儿，5岁。近2天来腹痛绵绵，时作时止，痛时喜按，面色少华，神疲乏力，手足不温，食后腹胀，大便偏稀，唇舌较淡，脉沉稳。治疗应首选
    A. 养脏散
    B. 香砂平胃散
    C. 大承气汤
    D. 小建中汤合理中丸
    E. 少腹逐瘀汤

77. 肠梗阻患者，症见腹痛腹胀，痞满拒按，恶心呕吐，无排气排便，发热，口渴，小便黄赤，舌质红，苔黄燥，脉洪数。治疗应首选的方剂是
    A. 桃仁承气汤
    B. 复方大承气汤
    C. 甘遂通结汤
    D. 温脾汤
    E. 驱蛔承气汤

78. 患儿，男，8岁。发热，咽痛1天后出疹。查体：体温39.5℃，颜面潮红，环口苍白圈，咽喉红肿，可见脓液，颈部、躯干、四肢见弥漫性红色皮疹，以皮肤皱褶处为多。舌质红，苔薄黄，脉浮数。其病证诊断为
    A. 麻疹，邪犯肺卫
    B. 风疹，邪入气营
    C. 猩红热，邪侵肺卫
    D. 猩红热，毒炽气营
    E. 猩红热，疹后阴伤

79. 患儿，男，4岁。持续高热5天，微恶风，口渴喜饮，无汗，微咳，目赤头痛，口咽潮红，手掌足底潮红，面部、躯干部初现皮疹，颈部臂核肿大，胃纳减退，舌边尖红，苔薄黄，脉浮数。治疗应首选
    A. 银翘散合白虎汤

B. 清瘟败毒饮
    C. 麻杏石甘汤
    D. 新加香薷饮
    E. 凉膈散

80. 患儿，7岁。咳嗽喘促2天。症见咳嗽喘息，声高息涌，喉间哮吼痰鸣，胸膈满闷，咳痰黄稠，身热，口渴咽干，大便秘结，舌红，苔黄腻，脉滑数。治疗首选方剂是
    A. 大青龙汤
    B. 小青龙汤
    C. 清金化痰汤
    D. 黄连解毒汤
    E. 麻杏石甘汤

81. 患者，女，55岁。最初瘙痒仅局限于一处，进而逐渐扩展至全身。瘙痒常为阵发性，尤以夜间为重。情绪变化可促使瘙痒加重，瘙痒剧烈，难以忍受，常不断搔抓，直至皮破血流有疼痛感觉时为止。物理疗法选用
    A. 红蓝光照射
    B. 紫外线照射
    C. 电疗法
    D. 热疗法
    E. 冷冻疗法

82. 患者指端隐痛，继而刺痛，灼热肿胀，发红不明显，指末节呈蛇头状，舌红，苔黄，脉数。治疗首选
    A. 托里消毒散
    B. 透脓散
    C. 龙胆泻肝汤
    D. 五味消毒饮
    E. 活血散瘀汤

83. 患儿，女，8岁。咳嗽日久不愈，晨起及夜间明显，咽痒阵咳，情志变化时咳

甚，胸胁胀痛，烦躁易怒，舌红，苔少，脉弦细。治疗首选

A. 三拗汤合苍耳子散

B. 二陈汤合三子养亲汤

C. 清气化痰汤

D. 黛蛤散合泻白散

E. 麻杏石甘汤

84. 患者，女，36 岁。产后 1 个月，腰膝、足跟痛，艰于俯仰，头晕耳鸣，夜尿多，舌淡暗，脉沉细弦。治疗首选

A. 六味地黄丸

B. 地黄饮子

C. 养荣壮肾汤

D. 独活寄生汤

E. 身痛逐瘀汤

85. 患者有高血压、糖尿病、冠心病史，治疗后有并发症，体力活动受限，尚能应付日常活动，据麻醉耐受程度 ASA 分级应评定为

A. Ⅰ级

B. Ⅱ级

C. Ⅲ级

D. Ⅳ级

E. Ⅴ级

86. 患者疮疡日久，现局部肿势已退，疮口腐肉已尽，而脓水稀薄色灰，新肉不生，状如镜面，光白板亮，不知疼痛；全身虚热不退，形神萎顿，纳食日减，自汗肢冷，气息短促，舌淡，苔薄白，脉沉细。诊断为

A. 干陷

B. 火陷

C. 走黄

D. 顺证

E. 虚陷

87. 患者，女，25 岁。产后 10 日恶露不绝，量较多，色鲜红，质黏稠，有臭气，面色潮红，口燥咽干，舌红，苔少，脉细数。治疗首选

A. 保阴煎

B. 归脾汤

C. 清经散

D. 上下相资汤

E. 六味地黄丸

88. 患者，女，43 岁。偶有小腹隐痛，经期剧痛，并常伴有呕吐，诊断为子宫内膜异位症。育有 1 子，无生育要求，口服中西药效果不明显，最佳处理方法为

A. 根治性手术

B. 切除子宫

C. 保留卵巢功能手术

D. 期待疗法

E. 用止痛药物

89. 患者，女，27 岁，风心病史。妊娠期间，心悸怔忡，气短胸闷，胸胁作痛，咳嗽气喘，口唇发绀，舌质紫暗，脉弦涩。治疗首选

A. 胎元饮

B. 保阴煎合血府逐瘀汤

C. 补阳还五汤合瓜蒌薤白半夏汤

D. 归脾汤合枳实薤白桂枝汤

E. 逍遥散

90. 患者，女，18 岁。月经未初潮，体质虚弱，全身发育欠佳，第二性征发育不良，腰腿酸软，头晕耳鸣，倦怠乏力，夜尿频多，面色晦暗，眼眶暗黑。舌淡暗，苔薄白，脉沉细。治疗首选

A. 加减苁蓉菟丝子丸

B. 归肾丸

C. 毓麟珠

D. 右归丸

E. 圣愈汤

D. 当归饮子

E. 消风散

91. 患者，男，27岁。发现颈前肿块3个月，诊断为"甲状腺腺瘤"，局部时有发胀，胸闷，气急气短，有痰难咳，舌暗红有瘀斑，脉细涩。治疗应首选
A. 八珍汤
B. 海藻玉壶汤合神效瓜蒌散
C. 逍遥散
D. 柴胡疏肝散
E. 二陈汤

95. 患者，女，31岁。婚后3年未孕，月经先期，经期延长，淋漓不断，赤白带下，腰骶酸痛，少腹坠痛，低热起伏，舌红，苔黄腻，脉弦数。治疗首选
A. 仙方活命饮
B. 养精种玉汤
C. 清骨滋肾汤
D. 调经助孕丸
E. 托里消毒散

92. 患者胸部受伤后胁肋刺痛，痛处固定，局部见瘀斑、瘀点，呼吸及咳嗽时疼痛加重，舌质紫暗，脉象沉涩。胸部X线：肋骨骨折。治疗首选
A. 十灰散合止嗽散
B. 柴胡细辛汤
C. 复元活血汤
D. 接骨紫金丹
E. 补阳还五汤

96. 患儿，7岁。时值夏令，骤起发热，汗出热不解，头昏，头痛，胸闷，肢体困倦，泛恶，心烦口渴，食欲不振，大便稀溏，小便短黄，舌质红，苔黄腻，脉数。其证型是
A. 风热感冒
B. 时邪感冒
C. 暑邪感冒
D. 感冒夹滞
E. 感冒夹痰

93. 患者在输血的过程中，突发心率加快，咳嗽甚至呼吸困难，肺部大量湿性啰音，咳大量血性泡沫样痰，皮肤发绀，X线摄片显示肺水肿影像。应首先考虑的诊断是
A. 非溶血性发热反应
B. 细菌污染反应
C. 循环超负荷
D. 过敏反应
E. 溶血反应

97. 患者，女，60岁。绝经8年，近5个月阴道流血，色紫暗质稠，带下量多，色黄如脓，恶臭，胸闷腹痛，腰酸疼痛，口干咽苦，便秘溲赤；诊断性刮宫证实为子宫内膜癌，舌质红，苔黄腻，脉滑数。治疗首选
A. 普济消毒饮
B. 黄连解毒汤
C. 知柏地黄丸
D. 两地汤
E. 生化汤

94. 手癣皮疹以角质层肥厚、干燥、脱屑、皲裂为主，自觉疼痛，舌质淡红，苔薄白，脉细。治疗首选
A. 苦参汤
B. 萆薢渗湿汤
C. 龙胆泻肝汤

98. 患者，女，25岁。左乳内肿块，呈卵圆形，质地坚韧，表面光滑，活动度大，边缘清楚，无压痛。应首先考虑的是

A.乳房结核

B.乳腺增生症

C.乳腺纤维腺瘤

D.乳腺癌

E.乳腺导管扩张症

99.患者，女，29岁。产后小便不通，小腹坠胀疼痛，倦怠乏力，气短懒言，面色㿠白，舌淡，苔薄白，脉缓弱。其治法为

A.益气生津，宣肺利水

B.补肾温阳，化气利水

C.养血活血，祛瘀利尿

D.理气行滞，行水利尿

E.益气升提，补肾固脬

100.患者肾部损伤，出现腰痛，活动不利，可触到腰部肿块，尿中夹有血块，小便涩痛不爽，面色无华，舌紫，有瘀斑，脉弦涩，首选方剂为

A.小蓟饮子

B.补中益气汤

C.桃红四物汤

D.知柏地黄丸

E.活血散瘀汤

101.患儿，2岁。舌上、舌边溃烂，色赤疼痛，烦躁多啼，口干欲饮，小便短黄，舌尖红，苔薄黄，指纹紫。治疗应首先考虑的方剂是

A.凉膈散

B.泻心导赤散

C.清热泻脾散

D.清胃散

E.泻黄散

102.患者，女，32岁。产后1个月患急性乳腺炎，大量使用抗生素后，乳房结块，质硬不消，微痛不热，皮色暗红，日久

不消，无明显全身症状，舌质瘀紫，苔薄白，脉弦涩。首选方剂为

A.桃红四物汤

B.二仙汤

C.普济消毒饮

D.归脾汤

E.四逆散

103.患者，女，32岁。近半年经前及经期狂躁易怒，头痛头晕，口苦咽干，面红目赤，口舌生疮，溲黄便干，经行吐衄，舌质红，苔薄黄，脉弦滑数。中医辨为

A.肝郁气滞证

B.心肝火旺证

C.气滞血郁证

D.痰火上扰证

E.肝肾不足证

104.患者，男，8岁。轻微发热，一侧耳下腮部漫肿疼痛，边缘不清，触之痛甚，咀嚼不便。舌质红，舌苔薄黄，脉浮数。治疗首选

A.银翘散

B.清瘟败毒饮

C.柴胡葛根汤

D.龙胆泻肝汤

E.普济消毒饮

105.患儿，女，3个月。口腔、舌面满布白屑，面赤唇红，烦躁不宁，吮乳啼哭，大便干结，小便短黄，舌红，苔黄厚，指纹紫滞，治疗应首选

A.清热泻脾散

B.泻黄散

C.六味地黄丸

D.导赤散

E.清胃散

106. 患者，女，53岁。近3年阵发性烘热
汗出，头晕目眩，腰膝酸软，口燥咽
干，月经紊乱，月经先期，月经量时多
时少，色鲜红，质稠，失眠多梦，健
忘，阴部干涩，感觉异常，溲黄便秘，
舌红，少苔，脉细数。治疗首选
　　A. 镇肝息风汤
　　B. 苓桂术甘汤
　　C. 知柏地黄丸
　　D. 杞菊地黄丸
　　E. 二仙汤合二至丸

107. 肿块数十枚，分布于躯干四肢，沿神经
干走向生长，大小不等，应首先考虑的
诊断是
　　A. 肉瘤
　　B. 纤维瘤
　　C. 神经纤维瘤
　　D. 血管瘤
　　E. 脂瘤

108. 患儿，女，8岁。症见面色苍白，头晕、
目眩，两目干涩，腰膝酸软无力，舌
淡红，少苔，脉细数无力。查血常规：
HGB 100g/L，RBC 3.8×10^{12}/L，WBC
9.5×10^9/L，MCHC 29%，MCV 76fL/
dL。中医辨证为
　　A. 脾肾气虚
　　B. 气血不足
　　C. 肝肾阴虚
　　D. 脾胃虚弱
　　E. 心脾两虚

109. 患者，女，28岁。月经停闭10个月，
婚后日久不孕，形体瘦小，素体多毛，
颈后黑色素沉着，皮肤增厚，头晕耳
鸣，腰膝酸软，手足心热，便秘溲黄，
舌红，少苔，脉细数。查尿妊娠试验
（-），雄激素水平偏高，B超示双卵巢

多囊性改变，治疗首选
　　A. 右归丸
　　B. 左归丸
　　C. 益肾调经汤
　　D. 龙胆泻肝汤
　　E. 膈下逐瘀汤

110. 患者，女，30岁。妊娠40天，恶心呕
吐，严重时食入即吐，呕吐酸水苦水，
口苦咽干，头晕而胀，胸胁胀痛，舌质
红，苔薄黄，脉弦滑数。治疗首选
　　A. 香砂六君子汤
　　B. 橘皮竹茹汤
　　C. 寿胎丸加党参、白术
　　D. 胎元饮
　　E. 生脉散合增液汤

111. 患者，女，已婚。未避孕未孕3年，查
基础体温双相型，B超监测卵泡发育正
常，子宫附件无异常，男性精子无异
常。为进一步明确诊断，无需进行的检
查是
　　A. 精子抗体检查
　　B. 输卵管造影
　　C. 头部CT检查
　　D. 染色体检查
　　E. 阴道镜检查

112. 患儿，男，6岁。梦中尿出，寐不安宁，
易哭易惊，白天多动少静，记忆力差，
五心烦热，形体较瘦，舌红少苔，脉沉
细而数。首选方剂
　　A. 六味地黄丸
　　B. 交泰丸合导赤散
　　C. 补中益气汤合缩泉丸
　　D. 菟丝子散
　　E. 黄连阿胶汤

113. 患儿，8岁。大便闭涩，嗳气频作，肠

鸣矢气，胸胁痞闷，腹中胀痛，舌质红，苔薄白，脉弦。治疗首选

A. 润肠丸
B. 六磨汤
C. 大承气汤
D. 枳实导滞丸
E. 麻子仁丸

114. 患儿，13 岁。尿血淡红，小便频数，纳食减少，精神疲惫，面色苍黄，气短声低，头晕耳鸣，腰膝酸软，形寒肢冷，便溏，舌质淡，苔白，脉沉弱。其选方最宜

A. 知柏地黄丸
B. 济生肾气丸
C. 归脾汤
D. 小蓟饮子
E. 连翘败毒散

115. 患儿初起头部毛发根部出现红色脓疱，干后形成黄痂，逐渐增厚扩大，形成碟形黄癣痂，剥去痂皮，其下为鲜红湿润的糜烂面，有特殊的鼠尿臭味。首先考虑的是

A. 黄癣
B. 白癣
C. 黑点癣
D. 蝼蛄疖
E. 银屑病

116. 患者有慢性前列腺炎史 3 年，症见少腹、睾丸、会阴胀痛不适，舌有瘀点，脉弦滑，治疗应首选的方剂是

A. 右归丸
B. 八正散
C. 抵当汤
D. 大分清饮
E. 前列腺汤

117. 患者，男，66 岁。有高血压病史 10 余年。2 年来双下肢发凉麻木，时有小腿部抽痛及间歇性跛行，近来足痛转为持久性静止痛，夜间尤甚，往往抱膝而坐，足背动脉搏动消失。其诊断是

A. 血栓闭塞性脉管炎
B. 雷诺氏病
C. 糖尿病足
D. 动脉硬化性闭塞症
E. 动脉栓塞

118. 患儿，男，4 岁。发热咳嗽 3 天，喷嚏流涕，两目红赤，泪水汪汪，畏光羞明，咽喉肿痛，体倦食少，小便短黄，口腔两颊黏膜近臼齿处见麻疹黏膜斑，舌质偏红，苔薄黄，脉浮数。治疗应首选

A. 宣毒发表汤
B. 清解透表汤
C. 透疹凉解汤
D. 解肌透痧汤
E. 凉营清气汤

119. 患者，女，39 岁。近半年时发少腹部隐痛，痛连腰骶，低热起伏，劳累时加重，带下量多，色黄，质黏稠；胸闷纳呆，口干不欲饮，大便溏，小便黄赤；舌体胖大，色红，苔黄腻，脉弦数。治疗首选

A. 银甲丸
B. 少腹逐瘀汤
C. 膈下逐瘀汤
D. 理冲汤
E. 理中汤

120. 患者，女，38 岁。外阴奇痒难忍，灼热疼痛 1 周，自外用达克宁栓无明显好转。带下量多，色黄气秽，局部皮肤黏膜粗糙肥厚，平素胸闷烦躁，口苦口

干，溲赤便秘，舌红，苔黄腻，脉弦数。治疗首选

A. 五味消毒散

B. 完带汤

C. 逍遥散

D. 龙胆泻肝汤

E. 知柏地黄丸

121. 患儿头部数枚结块，肿势小，根脚坚硬，未破者如鳝拱头，溃破虽出脓而坚硬不退，一处未愈，他处又生，相连五枚，头皮窜空。其中医诊断是

A. 暑疖

B. 蝼蛄疖

C. 有头疖

D. 无头疖

E. 疖病

122. 患者，女，32岁。经行时间延长，带血时间常在10天左右，量少，色深红，混杂黏液，质稠，平时带下量多、色黄臭秽，腰腹胀痛，小便短赤，大便黏滞，舌红，苔黄腻，脉滑数。治疗首选

A. 固经丸

B. 龙胆泻肝汤

C. 安冲汤

D. 两地汤

E. 完带汤

123. 患儿，男，7岁。脐周腹痛，时作时止，饮食不振，日见消瘦，大便不调，面色萎黄，大便下虫，睡眠不安，寐中磨牙，爱挖鼻孔，咬衣角，嗜食泥土。粪便镜检有蛔虫卵。首选方剂是

A. 阳和汤

B. 五虎汤

C. 驱蛔承气汤

D. 使君子散

E. 乌梅丸

124. 患儿，女，1岁。突然高热，狂躁不安，剧烈头痛，神昏谵妄，抽搐，颈项强直，口渴，皮肤发斑发疹，舌质深红，苔黄燥。治疗首选

A. 银翘散

B. 清瘟败毒饮

C. 犀角地黄汤

D. 黄连解毒汤

E. 白虎汤合紫雪

125. 患者，女，26岁。产后两周，因天气炎热，出现身热多汗，口渴心烦，体倦少气，小便短赤，舌红，少津，脉虚数。治疗首选

A. 白虎汤

B. 竹叶石膏汤

C. 清暑益气汤

D. 凉膈散

E. 银翘散

126. 患儿，10岁。多食善饥，口渴多饮，形体消瘦，大便燥结，小便频数，舌红，苔黄，脉数。空腹血糖8.0mmol/L，治疗首选

A. 白虎加人参汤合增液汤

B. 六味地黄丸

C. 知柏地黄丸

D. 益胃汤

E. 玉女煎

127. 患者，女，35岁，已婚，G3P1。现孕8月余，症见头痛眩晕，视物不清，突发四肢抽搐，两目直视，牙关紧闭，角弓反张，颜面潮红，舌红苔薄黄，脉弦细滑。血压160/110mmHg，尿蛋白（+++）。其中医治法是

A. 理气行滞，除湿消肿

B. 滋阴清热，平肝息风

C. 滋阴养血，平肝潜阳

D. 清热豁痰，息风开窍

E. 健脾温肾，行水消肿

128. 患儿，2 岁。腹泻 10 余天。久泻不止，大便清稀，澄澈清冷，完谷不化，形寒肢冷，面色㿠白，精神萎靡，睡时露睛，舌淡苔白，指纹色淡。治疗首选

A. 保和丸

B. 六君子汤

C. 金匮肾气丸合理中丸

D. 附子理中汤合四神丸

E. 参苓白术散

129. 患者，女，31 岁，已婚。人工流产术后 1 年，经行腹痛逐渐加重，喜按喜温，月经经量多，色淡质稀，面色少华，神疲乏力，纳差便溏，舌淡暗，边有齿痕，苔白腻，脉细无力。妇科检查：后穹隆可触及蚕豆大小的触痛性结节。治疗应首选

A. 血府逐瘀汤

B. 理冲汤

C. 桃红四物汤

D. 补中益气汤

E. 银甲丸

A3 型题

答题说明

以下提供若干个案例，每个案例下设若干道试题。请根据案例所提供的信息，在每一道试题下面的 A、B、C、D、E 五个备选答案中选择一个最佳答案，并在答题卡上将相应题号的相应字母所属的方框涂黑。

（130～132 题共用题干）

患者，女，30 岁，已婚。月经周期正常，但经量多（5 包纸 / 次），色深红、质稠，心烦口渴，尿黄便结，舌红苔黄，脉滑数。妇科盆腔及 B 型超声波检查无异常，基础体温呈双相。

130. 西医诊断为

A. 无排卵性异常子宫出血

B. 排卵性月经过多

C. 黄体功能不足

D. 子宫内膜不规则脱落

E. 排卵期出血

131. 中医治法为

A. 清热凉血，固冲止血

B. 滋肾养阴，固冲止血

C. 补气升提，固冲止血

D. 养阴清热，养血调经

E. 清热除湿，化瘀止痛

132. 中医治疗应首选

A. 保阴煎

B. 清经散

C. 两地汤

D. 固阴煎

E. 丹栀逍遥散

（133～135 题共用题干）

患者，男，72 岁。腹股沟内侧出现半球形疝出物，不能完全回纳，不进入阴囊，不伴有疼痛及其他症状。

133. 应首先考虑的是

A. 腹股沟斜疝

B. 腹股沟直疝

C. 股疝

D. 脐疝

E. 腹部切口疝

134. 发生部位为

A. 腹股沟三角

B. 腹股沟管浅环

C. 卵圆窝

D. 闭孔

E. 腹股沟管深环

135. 早期可采取的治疗方法是

A. 疝带治疗

B. 疝修补术

C. 高位结扎

D. 巴西尼法

E. 麦可威法

（136～138 题共用题干）

患儿，女，8岁。1年前出现皮肤出血点而后消失，后反复出现数次。现症见：皮肤紫斑，颜色暗淡，神疲乏力，面色萎黄，食欲不振，大便溏泄，头晕心悸。查体：肝脾未触及，皮肤瘀斑，色暗淡，舌淡红，苔薄，脉细弱。辅助检查：白细胞计数 8.71×10⁹/L，血红蛋白 118g/L，血小板计数 30×10⁹/L，网织红细胞计数 1.4%。骨髓象示巨核细胞增加，有成熟障碍。

136. 最可能的诊断是

A. 免疫性血小板减少症气不摄血证

B. 免疫性血小板减少症血热伤络证

C. 过敏性紫癜血热妄行证

D. 过敏性紫癜脾胃虚弱证

E. 贫血肝肾阴虚证

137. 下列说法错误的是

A. 免疫性血小板减少症临床以出血为主要症状

B. 免疫性血小板减少症血小板计数 $<100×10^9/L$，急性型大多 $<20×10^9/L$

C. 过敏性紫癜多见于下肢、臀部皮肤，为出血性斑丘疹

D. 过敏性紫癜对称分布，血小板常减少

E. 再生障碍性贫血呈全血细胞减低现象

138. 治疗首选方剂是

A. 归脾汤

B. 参苓白术散

C. 犀角地黄汤

D. 清瘟败毒饮

E. 四君子汤

B 型题

答题说明

两道试题共用 A、B、C、D、E 五个备选答案，备选答案在上，题干在下。每题请从中选择一个最佳答案，并在答题卡上将相应题号的相应字母所属的方框涂黑。每个备选答案可能被选择一次、两次或不被选择。

（139～140 题共用备选答案）

A. 7，5

B. 7，3

C. 6，3

D. 6，2

E. 5，2

139. 4 岁小儿，诊断反复呼吸道感染，上、

下呼吸道感染的次数分别是

140. 2 岁小儿，诊断反复呼吸道感染，上、下呼吸道感染的次数分别是

（141～142 题共用备选答案）

A. 萆薢渗湿汤，制霉菌素

B. 龙胆泻肝汤，制霉菌素

C. 萆薢渗湿汤，甲硝唑

D. 龙胆泻肝汤，甲硝唑

E. 萆薢渗湿汤，己烯雌酚片

141. 患者，女，28 岁，诊断为滴虫性阴道炎。带下多，呈泡沫状，外阴瘙痒，头晕目胀，心烦口苦，胸胁胀痛，尿黄便结，舌质红，苔黄腻，脉弦数，中西医用药是

142. 患者，女，30 岁，诊断为外阴阴道假丝酵母菌病。阴部瘙痒，如虫行状，灼热疼痛，带下量多，色白如豆渣状，臭秽，心烦少寐，胸闷呃逆，口苦咽干，小便黄赤，舌红，苔黄腻，脉滑数。中西医用药是

（143～144 题共用备选答案）

A. 肛垫

B. 肛腺

C. 肛窦

D. 肛瓣

E. 栉膜

143. 两个直肠柱下端之间半月形黏膜皱襞的解剖结构是

144. 齿线与括约肌间沟之间肛管上皮的解剖结构是

（145～146 题共用备选答案）

A. 增殖期子宫内膜

B. 子宫内膜不典型增生

C. 混合型子宫内膜

D. 高度分泌反应

E. 分泌期内膜腺体分泌不良

145. 基础体温单相，子宫内膜可能出现的变化是

146. 黄体功能不足，子宫内膜可能出现的变化是

（147～148 题共用备选答案）

A. A 组乙型溶血性链球菌感染

B. 肺炎链球菌感染

C. 大肠杆菌感染

D. EB 病毒感染

E. 柯萨奇 A 组病毒感染

147. 引起小儿急性肾小球肾炎最常见的病因是

148. 引起小儿疱疹性咽峡炎的病因是

（149～150 题共用备选答案）

A. 皮色焮红，灼热疼痛，遇冷则痛减

B. 皮色不红、不热，酸痛，得温则痛缓

C. 痛无定处，忽彼忽此，走注甚速，遇风则剧

D. 攻痛无常，时感抽掣，喜缓怒甚

E. 痛而酸胀，肢体沉重，按之出现可凹陷性水肿或见糜烂流滋水

149. 风痛的特点是

150. 气痛的特点是

中西医结合执业医师资格考试医学综合最后成功四套胜卷
答案与解析

中西医结合执业医师资格考试医学综合最后成功四套胜卷（一）答案

第一单元

1.A	2.B	3.C	4.B	5.A	6.E	7.E	8.E	9.A	10.D
11.D	12.A	13.E	14.B	15.C	16.E	17.A	18.C	19.D	20.A
21.C	22.B	23.D	24.E	25.D	26.E	27.E	28.A	29.A	30.D
31.C	32.A	33.D	34.D	35.B	36.D	37.B	38.C	39.D	40.C
41.B	42.B	43.C	44.B	45.C	46.E	47.A	48.E	49.D	50.D
51.C	52.B	53.B	54.C	55.C	56.A	57.E	58.A	59.C	60.C
61.C	62.A	63.A	64.E	65.D	66.E	67.D	68.C	69.B	70.D
71.B	72.B	73.C	74.A	75.B	76.E	77.A	78.A	79.A	80.A
81.E	82.E	83.A	84.D	85.A	86.D	87.A	88.B	89.A	90.D
91.A	92.A	93.A	94.C	95.E	96.C	97.A	98.C	99.C	100.D
101.C	102.A	103.A	104.C	105.E	106.A	107.B	108.B	109.B	110.A
111.A	112.E	113.A	114.C	115.B	116.B	117.B	118.C	119.D	120.A
121.C	122.B	123.C	124.B	125.A	126.C	127.D	128.B	129.C	130.D
131.E	132.B	133.C	134.E	135.C	136.D	137.A	138.C	139.A	140.B
141.D	142.B	143.D	144.A	145.E	146.D	147.C	148.A	149.B	150.E

第二单元

1.C	2.C	3.D	4.D	5.E	6.C	7.C	8.A	9.E	10.A
11.D	12.D	13.B	14.B	15.B	16.A	17.C	18.D	19.B	20.E
21.C	22.D	23.E	24.E	25.A	26.E	27.A	28.B	29.B	30.D
31.B	32.B	33.D	34.C	35.C	36.D	37.B	38.E	39.A	40.D
41.C	42.C	43.B	44.D	45.B	46.C	47.C	48.C	49.E	50.D
51.B	52.C	53.A	54.C	55.C	56.C	57.E	58.D	59.C	60.A
61.C	62.A	63.A	64.B	65.A	66.D	67.B	68.E	69.C	70.E
71.A	72.D	73.E	74.A	75.E	76.E	77.B	78.E	79.D	80.B
81.A	82.D	83.E	84.D	85.D	86.D	87.C	88.D	89.E	90.B
91.C	92.C	93.A	94.A	95.D	96.C	97.C	98.D	99.B	100.C
101.E	102.B	103.C	104.E	105.B	106.B	107.C	108.A	109.B	110.B
111.D	112.C	113.C	114.C	115.B	116.E	117.D	118.D	119.D	120.A
121.A	122.D	123.E	124.D	125.B	126.C	127.A	128.C	129.B	130.D

131.E　132.E　133.B　134.B　135.A　136.D　137.E　138.D　139.A　140.C
141.A　142.B　143.A　144.C　145.C　146.D　147.A　148.B　149.C　150.D

第三单元

1.E　2.C　3.E　4.A　5.A　6.C　7.B　8.E　9.D　10.B
11.D　12.D　13.E　14.C　15.B　16.C　17.B　18.C　19.A　20.B
21.C　22.C　23.E　24.B　25.C　26.A　27.A　28.E　29.A　30.C
31.D　32.A　33.B　34.B　35.B　36.E　37.D　38.C　39.C　40.E
41.A　42.C　43.B　44.E　45.C　46.C　47.A　48.B　49.E　50.D
51.A　52.B　53.A　54.B　55.B　56.D　57.E　58.C　59.A　60.E
61.B　62.A　63.C　64.D　65.D　66.A　67.C　68.E　69.E　70.D
71.A　72.D　73.E　74.A　75.D　76.C　77.C　78.D　79.B　80.C
81.E　82.B　83.A　84.E　85.E　86.A　87.B　88.D　89.B　90.D
91.E　92.A　93.A　94.B　95.E　96.E　97.A　98.E　99.D　100.B
101.C　102.B　103.C　104.A　105.E　106.E　107.E　108.A　109.A　110.B
111.C　112.E　113.D　114.A　115.D　116.A　117.D　118.E　119.A　120.A
121.C　122.A　123.B　124.B　125.C　126.C　127.C　128.E　129.B　130.E
131.D　132.D　133.C　134.D　135.A　136.A　137.D　138.B　139.B　140.C
141.D　142.A　143.A　144.D　145.B　146.D　147.E　148.C　149.B　150.E

第四单元

1.A　2.B　3.A　4.D　5.B　6.C　7.B　8.D　9.C　10.C
11.D　12.D　13.A　14.B　15.E　16.B　17.C　18.C　19.D　20.B
21.A　22.D　23.D　24.B　25.A　26.A　27.C　28.C　29.D　30.A
31.B　32.B　33.C　34.C　35.A　36.D　37.B　38.A　39.D　40.D
41.B　42.C　43.A　44.B　45.C　46.E　47.B　48.A　49.D　50.C
51.A　52.A　53.C　54.D　55.E　56.C　57.E　58.C　59.E　60.D
61.C　62.D　63.A　64.E　65.A　66.E　67.D　68.E　69.A　70.A
71.A　72.E　73.C　74.B　75.E　76.C　77.C　78.D　79.A　80.E
81.C　82.D　83.B　84.D　85.B　86.E　87.B　88.E　89.C　90.A
91.D　92.C　93.C　94.C　95.C　96.C　97.D　98.D　99.A　100.C
101.A　102.D　103.E　104.B　105.A　106.A　107.A　108.E　109.C　110.C
111.C　112.B　113.A　114.D　115.E　116.A　117.E　118.D　119.D　120.E
121.A　122.E　123.C　124.D　125.A　126.B　127.B　128.C　129.C　130.D
131.B　132.E　133.B　134.C　135.E　136.A　137.A　138.B　139.D　140.B
141.A　142.D　143.A　144.E　145.A　146.A　147.B　148.C　149.B　150.A

中西医结合执业医师资格考试医学综合最后成功四套胜卷（一）解析

第一单元

1. 答案：A　解析：温病学派代表医家首推明代的吴又可，其所著《温疫论》一书，首先提出了"戾气"学说，认为"温疫"的病原是"非风非寒非暑非湿，乃天地间别有一种异气所成"，其传染途径是从口鼻而入，而不是从肌表侵袭。这是对温病（特别是温疫）病因学的很大突破与发展，为以后温病学说的形成和完善奠定了基础。

2. 答案：B　解析：证，即证候，是疾病过程中的某一阶段或某一类型的病理概括，一般由一组相对固定的、有内在联系的、能揭示疾病某一阶段或某一类型病变本质的症状和体征构成。病，即疾病，指致病邪气作用于人体，人体正气与之抗争而引起的机体阴阳失调、脏腑组织损伤、生理机能失常或心理活动障碍的一个完整的异常生命过程。症，即症状和体征的总称，是疾病过程中表现出的个别、孤立的现象。可以是病人异常的主观感觉或行为表现，也可以是医生检查病人时发现的异常征象。

3. 答案：C　解析：精气是天地万物的中介。

4. 答案：B　解析：四气中，温、热属阳，寒、凉属阴；五味中，辛、甘、淡属阳，酸、苦、咸属阴。

5. 答案：A　解析：阴阳的对立制约，是指属性相反的阴阳双方在一个统一体中的相互斗争、相互制约和相互排斥。阳盛则阴病，阳偏胜的实热导致了阴虚，阴盛则阳病，阴偏盛的实寒导致了阳虚，都体现了阴阳双方的相互斗争、相互制约和相互排斥。

6. 答案：E　解析：肾（水）累及肝（木），属于母病及子。

7. 答案：E　解析：五脏共同的生理特点是化生和贮藏精气；六腑共同的生理特点是受盛和传化水谷；奇恒之腑在形态上中空有腔与六腑相类，功能上贮藏精气与五脏相同，与五脏和六腑都有明显

区别，故称之。《素问·五脏别论》说："所谓五脏者，藏精气而不泻也，故满而不能实；六腑者，传化物而不藏，故实而不能满也。"E项为六腑的生理特点，而非五脏。

8. 答案：E　解析：肺的生理特性：①肺为华盖；②肺为娇脏；③肺气宣降。肺朝百脉是肺的生理功能。

9. 答案：A　解析：肝在体合筋，筋依赖肝血的濡养。肝血充足，筋得其养，才能运动灵活而有力，能耐受疲劳，并能较快地解除疲劳，故称肝为"罢极之本"。

10. 答案：D　解析：心与肝的关系，主要表现在行血与藏血以及精神调节两个方面。

11. 答案：D　解析：肝与肾的关系，主要表现在精血同源、藏泄互用以及阴阳互资互制等方面。

12. 答案：A　解析：肝心脾肺肾——泪汗涎涕唾。

13. 答案：E　解析：小肠在吸收谷精的同时，吸收了大量的津液。小肠吸收的津液与谷精合为水谷之精，由脾气转输到全身，其中部分津液经三焦下渗膀胱，成为尿液生成之源。如《类经·藏象类》说："小肠居胃之下，受盛胃中水谷而分清浊，水液由此而渗于前，糟粕由此而归于后，脾气化而上升，小肠化而下降，故曰化物出焉。"临床上，以"利小便所以实大便"的方法治疗泄泻，就是"小肠主液"理论的具体应用。

14. 答案：B　解析：女子胞与"天癸"，冲、任二脉，心、肝、脾、肾关系最为密切。

15. 答案：C　解析：气的防御作用，即气既能护卫肌表，防御外邪入侵，同时也可以祛除侵入人体内的病邪。《素问·刺法论》有"正气存内，邪不可干"之说。

16. 答案：E　解析：宗气生理功能：①走息道以行呼吸——与呼吸、语言、发声有关；②贯心脉以行血气——与气血运行、心搏的力量及节律有关；③下蓄丹田以资先天。

17. 答案：A　解析：气能生血即气能参与、促进血液的化生。血液的化生以营气、津液和肾精作为物质基础，在这些物质本身的生成以及转化为血液的过程中，每一个环节都离不开相应脏腑之气的推动和激发作用，这是血液生成的动力。故治疗血虚，常配伍补气药。

18. 答案：C　解析：头为诸阳之会，阳明经分布于面部，其中足阳明经行于额部；少阳经分布于侧头部；手太阳经行于面颊部，足太阳经行于头顶、头后部。总的来说是阳明在前，少阳在侧，太阳在后。

19. 答案：D　解析：经筋的生理功能是约束骨骼、主司关节运动。

20. 答案：A　解析：精气血津液是决定体质特征的重要物质基础，其中精的多少优劣是体质差异的根本。

21. 答案：C　解析：湿邪的性质和致病特点：①湿为阴邪，易伤阳气；②湿性重浊；③湿性黏滞，易阻遏气机；④湿性趋下，易袭阴位。

22. 答案：B　解析：疠气的致病特点：①发病急骤、病情危笃；②传染性强、易于流行；③一气一病，症状相似。

23. 答案：D　解析：《素问·举痛论》云："劳则气耗。"

24. 答案：E　解析：痰饮可随气流行，或停滞于经脉，或留滞于脏腑。若流注经络，可致经络阻滞，气血运行不畅，出现肢体麻木、屈伸不利，甚则半身不遂等。若结于局部，可形成瘰疬痰核、阴疽流注等。若留滞于脏腑，可致脏腑气机失常。

25. 答案：D　解析：继发，是指在原发疾病基础上，继发新的疾病。其特点是新的疾病与原发病的病理上有密切联系。如小儿食积而发生的疳积。

26. 答案：E　解析：正虚邪恋是指在疾病过程中，正气大虚，余邪未尽，或邪气深伏伤正，正气无力祛除病邪，致使疾病处于缠绵难愈的病理变化。

27. 答案：E　解析：阳盛格阴是指阳气偏盛至极，深伏于里，热盛于内，格阴于外的一种病理变化。热盛于内是疾病的本质，但由于格阴于外，可在原有壮热、面红、气粗、烦躁、舌红、脉数大有力等热盛于内表现的基础上，又现四肢厥冷、脉象沉伏等假寒之象，故称为真热假寒证。

28. 答案：A　解析：热极生风，指邪热炽盛，燔灼津液，劫伤肝阴，筋脉失养而动风的病理变化。

29. 答案：A　解析：通因通用，即以通治通，是指用通利的药物来治疗具有通泻症状的真实假虚证。如瘀血性崩漏、热结旁流、食积性腹泻等。

30. 答案：D　解析：阴中求阳，即补阳时适当佐以补阴药，所求为阳，补阳是重点，适用于阳虚则寒的虚寒证。

31. 答案：C　解析：疹为皮肤出现红色或紫红色、粟粒状疹点，高出皮肤，抚之碍手，压之褪色。斑为皮肤出现深红色或青紫色片状斑块，平摊于皮肤，摸之不碍手，压之不褪色。二者鉴别的重点在于是否高出皮肤、抚之碍手、压之褪色。

32. 答案：A　解析：战汗指病人先恶寒战栗，表情痛苦，几经挣扎，而后汗出的症状。提示邪正斗争激烈，为病情变化的转折点。

33. 答案：D　解析：瘀血、气滞、结石、虫积等有形实邪阻闭气机，或寒邪凝滞气机，常导致痛剧如刀绞割之绞痛。

34. 答案：D　解析：味觉减退，口中乏味，甚至无味，属脾胃虚弱。

35. 答案：B　解析：黑色主肾虚、寒证、水饮、瘀血、疼痛。其中，面色黧黑、肌肤甲错多由瘀血日久所致。

36. 答案：D　解析：牙齿燥如枯骨，为肾阴枯涸，精不上荣，见于温热病的晚期。

37. 答案：B　解析：舌色淡白、舌质嫩，均主虚证。淡白湿润，舌体胖嫩，多为阳虚水湿内停。白滑苔亦是阳虚水停的典型舌象。

38. 答案：C　解析：绛舌主里热亢盛、阴虚火旺。舌绛少苔或无苔，或有裂纹，多属久病阴虚火旺，或热病后期阴液耗损。

39. 答案：D　解析：自言自语，喃喃不休，见人语止，首尾不续，病属独语，多因心气虚弱、神气不足，或气郁痰阻、蒙蔽心神所致，属阴证。常见于癫病和郁病。

40. 答案：C　解析：新病音哑或失音者，多属实证，多因外感风寒或风热袭肺，或痰湿壅肺，肺失清肃，邪闭清窍所致，即所谓"金实不鸣"。

41. 答案：B　解析：濡脉主虚证、湿困，故选B。

42. 答案：B　解析：弦紧脉主寒证、痛证，常见于寒滞肝脉，或肝郁气滞所致疼痛。

43. 答案：C　解析：凡肿块推之不移，痛有定处者，为癥积，病属血分；肿块推之可移，或痛无定处，聚散不定者，为瘕聚，病属气分。

44. 答案：B　解析：肌肤冷而大汗淋漓、面色苍白、脉微欲绝者为亡阳之征象，病属危重。

45. 答案：C　解析：血虚证是指血液亏虚，不能濡养脏腑、经络、组织，以面、睑、唇、舌色白，脉细为主要表现的虚弱证候。血虚以"色白"为特征而无热象，阴虚以"色赤"为特征而有明显热象，故心烦常出现于阴虚证，而非血虚证。

46. 答案：E　解析：痰湿困阻清窍，常表现为头晕且重，如物裹缠，乃痰湿之邪的特性所致。

47. 答案：E　解析：肝郁气滞证是指肝失疏泄，气机郁滞，多表现为情志抑郁、胸胁或少腹胀痛，而不会出现阴血失养、肝阳上扰、痰蒙清窍等导致的眩晕。

48. 答案：E　解析：粪便中含有较多未消化的食物，称为完谷不化，多见于脾虚、肾虚或食滞胃肠的泄泻，又兼见大便酸腐臭秽，证当属食滞胃肠。

49. 答案：D　解析：阳明经证指邪热亢盛，充斥阳明之经，弥漫全身，肠中糟粕尚未结成燥屎所表现的证候。阳明腑证指邪热内炽阳明之腑，并与肠中糟粕相搏，燥屎内结，阻滞肠道所表现的证候。故二者之间的鉴别要点是有无燥屎内结。

50. 答案：D　解析：假神提示脏腑精气耗竭殆尽，正气将绝，阴不敛阳，虚阳外越，阴阳即将离决，属病危，常见于临终之前，为死亡的预兆，古人比喻为回光返照、残灯复明。E项为真寒假热证的病机，注意区分。

51. 答案：C　解析：咸：有软坚散结、泻下通便的作用。泻下或润下通便及软化坚结、消散结块的药物多具有咸味，多用治大便燥结、痰核、瘰疬、瘿瘤、癥瘕痞块等证。

52. 答案：B　解析：性温、热，味辛、甘的多为升浮药。

53. 答案：B　解析：妊娠禁用药物指毒性较强或药性猛烈的药物，如巴豆、牵牛子、大戟、商陆、麝香、三棱、莪术、水蛭、斑蝥、雄黄、砒霜等。

54. 答案：C　解析：包煎多见于黏性强、粉末状、带绒毛的药物。如蛤粉、旋覆花、车前子、蒲黄及灶心土等。

55. 答案：C　解析：防风：祛风解表，胜湿止痛，止痉。可治疗风疹瘙痒。

56. 答案：A　解析：荆芥功效：解表散风，透

疹消疮，止血。蝉蜕功效：疏散风热，利咽开音，透疹，明目退翳，息风止痉。共同功效是透疹。

57. 答案：E　解析：紫苏叶功效：解表散寒，行气宽中，解鱼蟹毒。

58. 答案：A　解析：巴豆霜功效：峻下冷积，逐水退肿，豁痰利咽，外用蚀疮。大黄功效：泻下攻积，清热泻火，凉血解毒，逐瘀通经，除湿退黄。火麻仁功效：润肠通便。郁李仁功效：润肠通便，下气利水。松子仁功效：润肠通便，润肺止咳。

59. 答案：C　解析：威灵仙功效：祛风湿，通络止痛，消骨鲠。

60. 答案：C　解析：狗脊功效：祛风湿，补肝肾，强腰膝。

61. 答案：C　解析：天花粉功效：清热泻火，生津止渴，消肿排脓。

62. 答案：A　解析：金银花功效：清热解毒，疏散风热。主治病证：①痈肿疔疮。为治一切内痈外痈的要药。②外感风热，温病初起。③热毒血痢。此外，可治咽喉肿痛，小儿热疮及痱子。

63. 答案：A　解析：生地黄功效：清热凉血，养阴生津。

64. 答案：E　解析：地骨皮功效：凉血除蒸，清肺降火。

65. 答案：D　解析：砂仁功效：化湿开胃，温脾止泻，理气安胎。

66. 答案：D　解析：茯苓功效：利水渗湿，健脾，宁心。薏苡仁功效：利水渗湿，健脾止泻，除痹，排脓。共同具有的功效是健脾。

67. 答案：D　解析：草薢功效：利湿去浊，祛风除痹。

68. 答案：C　解析：干姜功效：温中散寒，回阳通脉，温肺化饮。主治病证：①脾胃寒证，腹痛吐泻。为温暖中焦之主药。②亡阳证。③寒饮喘咳。

69. 答案：B　解析：青皮功效：疏肝破气，消积化滞。主治病证：①肝郁气滞证；胸胁胀痛，疝气疼痛，乳癖；②脘腹胀痛，食积气滞；③癥瘕积聚、久疟痞块。

70. 答案：D　解析：莱菔子功效：消食除胀，降气化痰。主治病证：①食积气滞证。消食化积，尤善行气消胀。②喘咳痰多，胸闷食少。

71. 答案：B　解析：槟榔功效：杀虫消积，行气，利水，截疟。

72. 答案：B 解析：蒲黄功效：止血，化瘀，通淋。三七功效：散瘀止血，消肿定痛。茜草功效：凉血，祛瘀，止血，通经。白及功效：收敛止血，消肿生肌。白茅根功效：凉血止血，清热利尿。

73. 答案：C 解析：郁金功效：活血止痛，行气解郁，清心凉血，利胆退黄。丹参功效：活血祛瘀，通经止痛，清心除烦，凉血消痈。

74. 答案：A 解析：牛膝功效：逐瘀通经，补肝肾，强筋骨，利水通淋，引火（血）下行。眩晕、齿龈肿痛、口舌生疮、衄血属于上部火热证，体现了牛膝的引火（血）下行功效。

75. 答案：B 解析：竹茹功效：清热化痰，除烦止呕。主治病证：肺热咳嗽、痰热心烦不寐；胃热呕吐、妊娠恶阻。

76. 答案：E 解析：琥珀功效：镇惊安神，活血散瘀，利尿通淋。

77. 答案：A 解析：麝香功效：开窍醒神，活血通经，消肿止痛。

78. 答案：A 解析：黄芪功效：补气升阳，固表止汗，利水消肿，托疮生肌。

79. 答案：A 解析：杜仲功效：补肝肾，强筋骨，安胎。主治病证：①肝肾不足，腰膝酸痛，筋骨无力，头晕目眩。善治肾虚腰痛。②肝肾亏虚，妊娠漏血，胎动不安。

80. 答案：A 解析：龟甲功效：滋阴潜阳，益肾强骨，养血补心，固经止崩。主治病证：①阴虚潮热，骨蒸盗汗，头晕目眩，虚风内动。②肾虚筋骨痿弱。③阴虚血亏之惊悸、失眠、健忘。④崩漏经多。还能止血，可治阴虚血热，冲任不固之崩漏、月经过多。

81. 答案：E 解析：肉豆蔻功效：温中行气，涩肠止泻。主治病证：虚寒泻痢，脘腹胀痛，食少呕吐。

82. 答案：E 解析：反佐药是指在病重邪甚时，为防止拒药，配用的与君药性质相反而又能在治疗中起相反相成作用的药物。

83. 答案：A 解析：逍遥散中柴胡疏肝解郁为君药。

84. 答案：D 解析：小柴胡汤中柴胡透泄少阳半表之邪为君；黄芩清泄少阳半里之热为臣，二药一清一散，合而为和解少阳的基本结构。

85. 答案：A 解析：白虎汤的功用为清热生津。主治气分热盛证。症见壮热面赤，烦渴引饮，汗出恶热，脉洪大有力。

86. 答案：D 解析：小柴胡汤功用为和解少阳。其配伍特点为透散清泄以和解，升清降浊兼扶正。

87. 答案：A 解析：桑菊饮的功用为疏风清热，宣肺止咳。主治风温初起，邪客肺络证。

88. 答案：B 解析：参苓白术散的功用为益气健脾，渗湿止泻。主治脾虚湿盛证，症见饮食不化，胸脘痞闷，肠鸣泄泻，四肢乏力，形体消瘦，面色萎黄，舌淡苔白腻，脉虚缓。亦可用于治疗肺脾气虚，痰湿咳嗽。

89. 答案：A 解析：四物汤的功用为补血调血。主治营血虚滞证。配伍特点为阴柔辛甘相伍，补中寓行，补血不滞血，行血不伤血。

90. 答案：D 解析：当归补血汤中用黄芪一两、当归二钱，比例为 5：1。功用为补气生血，主治血虚发热证。

91. 答案：A 解析：八珍汤的功用为益气补血，主治气血两虚证。

92. 答案：A 解析：补中益气汤中重用黄芪为君，意在补中益气，升阳固表。

93. 答案：A 解析：四神丸的功用为温补脾肾，固肠止泻。主治脾肾阳虚之肾泄证。

94. 答案：C 解析：天王补心丹的功用为滋阴养血，补心安神。主治阴亏血少，神志不安证。

95. 答案：E 解析：川芎茶调散中羌活偏治太阳经头痛，白芷偏治阳明经头痛，细辛偏治少阴经头痛。

96. 答案：C 解析：清营汤的功用为清营解毒，透热养阴。主治热入营分证，症见身热夜甚，神烦少寐，时有谵语，目常喜开或喜闭，口渴或不渴，斑疹隐隐，脉细数，舌绛而干。

97. 答案：A 解析：桑杏汤的功用为清宣温燥，润肺止咳。主治外感温燥证。

98. 答案：C 解析：麦门冬汤的功用为滋养肺胃，降逆下气。主治虚热肺痿及胃阴不足证。

99. 答案：C 解析：五苓散的功用为利水渗湿，温阳化气。主治蓄水证、痰饮及水湿内停证。

100. 答案：D 解析：防己黄芪汤的组成包括防己、黄芪、甘草、白术、生姜、大枣。

101. 答案：C 解析：四逆散的功用为透邪解郁，疏肝理脾。主治阳郁厥逆证，症见手足不温，或腹痛，或泄利下重，脉弦；以及肝脾不和证，症见胁肋胀闷，脘腹疼痛，脉弦。

102. 答案：A 解析：真人养脏汤的功用为涩

肠固脱，温补脾肾。主治久泻久痢，脾肾虚寒证，症见泻利无度，滑脱不禁，甚至脱肛坠下、脐腹疼痛，喜温喜按，倦怠食少，舌淡苔白，脉沉迟细。

103. 答案：A 解析：银翘散的组成包括连翘、银花、桔梗、薄荷、竹叶、生甘草、荆芥穗、淡豆豉、牛蒡子、鲜苇根；桑菊饮的组成包括桑叶、菊花、杏仁、连翘、薄荷、桔梗、生甘草、苇根。

104. 答案：C 解析：济川煎的功用为温肾益精，润肠通便，主治肾虚便秘，其中泽泻渗利小便而泄肾浊。

105. 答案：E 解析：一贯煎的功用为滋阴疏肝。主治肝肾阴虚，肝气郁滞证。

106. 答案：A 解析：理中丸的功用为温中祛寒，补气健脾。除治疗脾胃虚寒证、阳虚失血证外，还可治疗中阳不足，阴寒上乘所致的胸痹；或脾气虚寒，不能摄津之病后多涎唾；或中阳虚损，土不荣木之小儿慢惊；或清浊相干，升降失常之霍乱等。

107. 答案：B 解析：羚角钩藤汤的功用为凉肝息风，增液舒筋。主治肝热生风证。

108. 答案：B 解析：独活寄生汤的组成包括独活、桑寄生、杜仲、牛膝、细辛、秦艽、茯苓、肉桂心、防风、川芎、人参、甘草、当归、芍药、干地黄。

109. 答案：B 解析：仙方活命饮的功用为清热解毒，消肿溃坚，活血止痛，主治痈疡肿毒初起。《医宗金鉴》誉本方为"疮疡之圣药，外科之首方"。

110. 答案：A 解析：半夏泻心汤中以半夏散结除痞，善降逆止呕，干姜温中散寒；又以黄芩、黄连苦寒降下以泄热开痞，体现"辛开苦降"的特点。

111. 答案：A 解析：《传染病防治法》是现行的由全国人民代表大会常务委员会制定的卫生法律。

112. 答案：E 解析：卫生法中的法律责任可分为卫生民事责任、卫生行政责任和卫生刑事责任3种。

113. 答案：A 解析：医师在执业活动中不按照规定使用麻醉药品、医疗用毒性药品、精神药品和放射性药品的，由县级以上人民政府卫生健康主管部门给予警告，情节严重的，责令暂停六个月以上一年以下执业活动，直至吊销其医师执业证书。

114. 答案：C 解析：对医疗机构内的甲类传染病患者的密切接触者，在指定场所进行医学观察和采取其他必要的预防措施。

115. 答案：B 解析：有下列情形之一的，为假药：①药品所含成分与国家药品标准规定的成分不符；②以非药品冒充药品或者以他种药品冒充此种药品；③变质的药品；④药品所标明的适应证或者功能主治超出规定范围。

116. 答案：B 解析：普通处方、急诊处方、儿科处方保存期限为1年。

117. 答案：B 解析：医疗机构发生或者发现不明原因的群体性疾病的，应当在2小时内向所在地县级人民政府卫生行政主管部门报告；接到报告的卫生行政主管部门应当在2小时内向本级人民政府报告。

118. 答案：B 解析：患者死亡，医患双方对死因有异议的，应当在患者死亡后48小时内进行尸检；具备尸体冻存条件的，可以延长至7日。

119. 答案：D 解析：暑邪的性质及致病特点：①暑为阳邪，其性炎热。暑邪伤人多表现为一系列阳热症状，如高热、心烦、面赤、脉洪大等。②暑性升散，易扰心神，易伤津耗气。暑为阳邪，易升发上犯，故易上扰心神、头目，出现心胸烦闷不宁、头昏、目眩、面赤等。暑邪伤人，可致腠理开泄而多汗。且汗出过多，不仅伤津，而且气随津泄则易耗气，故临床除常见口渴喜饮、尿赤短少等津伤之症外，往往可见气短、乏力。③暑多夹湿。临床见证除发热烦渴外，伴有四肢困重、纳差、胸闷呕恶、大便溏滞不爽、舌苔厚腻等湿阻症状。

120. 答案：A 解析：题干患者一派肾阳虚衰之象，虚寒内生，水湿不化，多表现为白滑苔。

121. 答案：C 解析：患者胸腹灼热，口臭吸粗，口渴引饮，便秘溲赤，舌红苔黄而干，脉有力，本是一派邪热内盛之象，但又见神识昏沉，面色紫暗，手足逆冷，脉沉迟等类似阴证的假寒表现。乃是邪热内盛，气血不畅，阳气郁闭于内而不能布达于外所致，故为"热极似寒"的真热假寒证，而非表里同病，证候错杂。胸腹的冷热是辨别寒热真假的关键，胸腹灼热者为热证，胸腹部冷而不灼热者为寒证。

122. 答案：B 解析：题干属表里同病，虚实性质相同，但寒热性质相反，为表实寒里实热之证，即"寒包火"证。

123. 答案：C 解析：暑淫证指感受暑热之邪，耗气伤津，以发热口渴、神疲气短、心烦头晕、汗出、小便短黄、舌红苔黄干等为主要表现的证候。具有暑性炎热升散，耗气伤津，易夹湿邪等致病特点。

124. 答案：B 解析：气逆证是指气机失调，气上冲逆，主要是指肺胃之气不降而上逆，或肝气升发太过而上逆。导致气逆的原因，可有外邪侵袭、痰饮瘀血内停、寒热刺激、情志过激等。临床可表现为咳嗽频作，呼吸喘促；呃逆、嗳气不止、或恶心、呕吐、呕血；头痛、眩晕，甚至昏厥、咯血等。

125. 答案：A 解析：题干为大泻后，体内津液耗损过多所致津液亏虚证。体内津液减少，脏腑、组织、官窍失却滋润、濡养、充盈，以口渴尿少，口、鼻、唇、舌、皮肤、大便干燥等为主要表现。

126. 答案：C 解析：肺肾气虚证以久病咳喘、呼多吸少、动则尤甚，兼见气虚症状为辨证的主要依据。

127. 答案：D 解析：湿热蕴脾证以腹胀、纳呆、便溏不爽、身重、发热、苔黄腻等为辨证的主要依据。

128. 答案：B 解析：胃阴虚证以胃脘嘈杂、灼痛，饥不欲食，兼见虚热症状为辨证的主要依据。

129. 答案：C 解析：心肾阳虚证以心悸、水肿，兼见虚寒症状为辨证的主要依据。

130. 答案：D 解析：少阴热化证指病邪深入少阴，心肾阴虚，从阳化热所表现的虚热证候。以心烦失眠、口燥咽干、舌尖红、脉细数为辨证要点。

131. 答案：E 解析：大建中汤的功用为温中补虚，缓急止痛。主治中阳衰弱，阴寒内盛之脘腹疼痛。症见心胸中大寒痛；呕不能食，腹中寒，上冲皮气，出见有头足，上下痛而不可触近，舌苔白滑，脉细沉紧，甚则肢厥脉伏。

132. 答案：B 解析：保和丸的功用为消食化滞，理气和胃，主治食积证。症见脘腹痞满胀痛，嗳腐吞酸，恶食呕逆，或大便泄泻，舌苔厚腻，脉滑。

133～134. 答案：C、E 解析：脾主运化，即消化吸收饮食物中的水谷精微并将其转输至全身。肾的生理功能包括肾藏精、主生长发育生殖与脏腑气化，主水，主纳气。

135～136. 答案：C、D 解析：气能行血是

指血液的正常运行必须依靠气的推动作用。血属阴主静，血不能自行，必须依赖气的推动作用，气行则血行。病理情况下可出现，气虚则血瘀，气滞则血瘀，血随气逆，血随气陷等。治疗血运失常的疾病，常配用补气、行气、降气的药物，是对气能行血理论的应用。血能载气是指气存于血中，依附于血而不致散失，赖血之运载而运行全身。大失血的病人，气亦随之发生大量丧失，导致气的涣散不收，漂浮无根的气脱病变，称为"气随血脱"。

137～138. 答案：A、C 解析：需特别注意肝风内动四证的鉴别。血虚生风证以眩晕、肢麻、震颤、瘙痒、拘急、眴动，兼见血虚症状为辨证的主要依据。阴虚动风证以眩晕、手足震颤、蠕动等，兼见虚热症状为辨证的主要依据。热极生风证则见高热、神昏、抽搐。肝阳化风证以眩晕、肢麻震颤、头胀痛、面赤，甚至突然昏仆、口眼㖞斜、半身不遂为辨证要点。

139～140. 答案：A、B 解析：一般来说，食指络脉色深暗者，多属实证，是邪气有余；色浅淡者，多属虚证，是正气不足。红紫辨寒热：食指络脉鲜红属外感表证；紫红属里热证；色青主疼痛、惊风；淡白属脾虚、疳积；紫黑为血络郁闭，病属重危。

141～142. 答案：D、B 解析：赭石功效：平肝潜阳，重镇降逆，凉血止血。羚羊角功效：平肝息风，清肝明目，散血解毒。

143～144. 答案：D、A 解析：蟾酥功效：解毒，止痛，开窍醒神。炉甘石功效：解毒明目退翳，收湿止痒敛疮。

145～146. 答案：E、D 解析：芍药汤所治证候由湿热壅滞肠中，气血失调所致，"泻而便脓血，气行则血止，行血则便脓自愈，调气则后重自除"；犀角地黄汤治证由热毒炽盛于血分，动血耗血所致，治疗应如叶天士所谓"入血就恐耗血动血，直须凉血散血"。

147～148. 答案：C、A 解析：麻黄杏仁甘草石膏汤的功用为辛凉疏表，清肺平喘，主治外感风邪，邪热蕴肺证；银翘散的功用是辛凉透表，清热解毒，主治温病初起。

149～150. 答案：B、E 解析：卫生主管部门应当自收到申请之日起5个工作日内做出是否受理的决定，应当自受理之日起30个工作日内完成调解。

第二单元

1. 答案：C 解析：鼻窦炎引起的头痛多为上午重下午轻；紧张性头痛多在下午或傍晚出现；颅内占位性头痛在早上起床时较明显；丛集性头痛常在夜间发生；药物引起的头痛一般出现在用药后15～30分钟，持续时间与药物半衰期有关。故选择C。

2. 答案：C 解析：心绞痛呈压榨样痛，可伴有窒息感；心肌梗死疼痛更为剧烈并有恐惧、濒死感；干性胸膜炎尖锐刺痛或撕裂痛，伴呼吸时加重，屏气时消失；原发性肺癌、纵隔肿瘤胸部闷痛。

3. 答案：D 解析：腹痛伴休克，常见于腹腔内脏大出血、急性胃肠穿孔、急性心肌梗死、中毒性菌痢等。

4. 答案：D 解析：呼气性呼吸困难：呼气显著费力，呼气时间延长而缓慢，伴有广泛哮鸣音。常见于支气管哮喘、喘息性慢性支气管炎、慢性阻塞性肺疾病等。

5. 答案：E 解析：脉压增大，见于主动脉瓣关闭不全、动脉导管未闭、动静脉瘘、高热、甲状腺功能亢进症、严重贫血、动脉硬化等。主动脉瓣狭窄，为脉压减小。

6. 答案：C 解析：被动体位，患者不能随意调整或变换体位，需别人帮助才能改变体位。见于极度衰弱或意识丧失的患者。

7. 答案：C 解析：慌张步态：步行时头及躯干前倾，步距较小，起步动作慢，但行走后越走越快，有难以止步之势，见于震颤麻痹。

8. 答案：A 解析：小颅婴幼儿前囟过早闭合可引起小头畸形，同时伴有智力发育障碍（痴呆症）。

9. 答案：E 解析：双侧眼睑闭合不全常见于甲状腺功能亢进症。

10. 答案：A 解析：浊音或实音可见于肺组织含气量减少或消失：如肺炎、肺结核、肺梗死、肺不张、肺水肿、肺硬化等。肺大疱、肺空洞，一般为鼓音；阻塞性肺疾病、支气管哮喘发作时，一般为过清音。

11. 答案：D 解析：两肺都出现干啰音，见于急慢性支气管炎、支气管哮喘、支气管肺炎、心源性哮喘等。局限性干啰音是由局部支气管狭窄所致，常见于支气管局部结核、肿瘤、异物或黏稠分泌物附着。局部而持久的干啰音见于肺癌早期或支气管内膜结核。故两肺满布干啰音，应选D。

12. 答案：D 解析：二尖瓣狭窄震颤特点为心尖部舒张期震颤。

13. 答案：B 解析：舒张早期奔马律的出现，提示心脏有严重的器质性病变，见于各种原因的心力衰竭、急性心肌梗死、重症心肌炎等。

14. 答案：B 解析：毛细血管搏动征常见于主动脉瓣关闭不全、发热、贫血及甲亢等。

15. 答案：B 解析：机械性肠梗阻的体征是肠鸣音次数多，且呈响亮、高亢的金属音，称肠鸣音亢进。

16. 答案：A 解析：类风湿关节炎引起的梭形关节最常见。

17. 答案：C 解析：肢体远端对称性完全性感觉缺失，呈手套状、袜子状分布，多见于多发性神经炎。

18. 答案：D 解析：红细胞相对性增多见于严重腹泻、频繁呕吐、大量出汗、大面积烧伤、糖尿病酮症酸中毒、尿崩症等。绝对性增多：①继发性：病理性见于严重的慢性心、肺疾病，如阻塞性肺疾病、肺源性心脏病、发绀型先天性心脏病等；②原发性：见于真性红细胞增多症。再生障碍性贫血可见红细胞减少，属于红细胞生成减少。

19. 答案：B 解析：急性心肌梗死可见中性粒细胞反应性增多。其余选项均为中性粒细胞减少。

20. 答案：E 解析：中性粒细胞核左移，常见于感染，特别是急性化脓性感染，也可见于急性大出血、急性溶血反应、急性中毒等。巨幼细胞贫血，见于中性粒细胞核右移，常伴有白细胞总数减少，为骨髓造血功能减低或缺乏造血物质所致。

21. 答案：C 解析：血浆凝血酶原时间缩短，主要见于血液高凝状态，如DIC早期、脑血栓形成、心肌梗死、深静脉血栓形成、多发性骨髓瘤等。

22. 答案：D 解析：血清总胆红素、结合胆红素、非结合胆红素均中度增加，考虑为肝细胞性黄疸，见于病毒性肝炎、中毒性肝炎、肝癌、肝硬化等。

23. 答案：E 解析：血糖病理性增高见于：①各型糖尿病；②内分泌疾病：如甲状腺功能亢进症、嗜铬细胞瘤、肾上腺皮质功能亢进症；③应激性因素；④肝脏和胰腺疾病；⑤其他：如呕吐、脱水、缺氧、麻醉等。胰岛β细胞瘤，为胰岛素分泌过多，可见血糖病理性减低。

24. 答案：E　解析：血型不合的输血反应，可见血红蛋白尿，呈浓茶色或酱油色，镜检无红细胞，但隐血试验为阳性。

25. 答案：A　解析：脑脊液蛋白质定量显著提升，首先考虑为化脓性脑膜炎。

26. 答案：E　解析：三度房室传导阻滞：① P波和 QRS 波群无固定关系，PP 与 RR 间距各有其固定的规律性。②心房率＞心室率。③ QRS 波群形态正常或宽大畸形。

27. 答案：A　解析：肠梗阻典型 X 线表现为：梗阻上段肠管扩张，积气、积液，立位或侧位水平位摄片可见肠管扩张，呈阶梯状气液平。

28. 答案：B　解析：慢性支气管炎：早期 X 线可无异常发现。典型慢支表现为两肺纹理增多、增粗、紊乱，肺纹理伸展至肺野外带。支气管充气征，见于肺炎链球菌肺炎。

29. 答案：B　解析：效能指药物产生的最大效应。此时已达最有效量，若再增加剂量，效应不再增加。效能常用药物效应指标的最大数值来表示，如氢氯噻嗪的每日最大排钠量为 150mmol。

30. 答案：D　解析：胎盘屏障指胎盘绒毛与子宫血窦间的屏障，能将母体与胎儿的血液隔开。但对药物而言，其通透性和毛细血管无明显区别，几乎所有药物都能穿过胎盘屏障进入胎儿体内，只是程度和快慢不同。妊娠期应特别注意某些药物进入胎儿循环的毒性作用和妊娠早期引起畸胎的危险。

31. 答案：B　解析：M 受体兴奋药毛果芸香碱对眼的作用有缩瞳、降低眼内压、调节痉挛，常用于治疗青光眼，以及与扩瞳药交替使用治疗虹膜睫状体炎。另外，毛果芸香碱还能促进腺体分泌，兴奋平滑肌。

32. 答案：B　解析：新斯的明属于抗胆碱酯酶药，而有机磷酸酯类为难逆性、持久性抗胆碱酯酶药，使用新斯的明会导致病情进一步加重，此时需使用 AchE 复活药，常用药物有氯解磷定和双复磷。发现患者中毒后，应将其移离毒物现场。经皮肤中毒者，立即用温水、肥皂水清洗皮肤。M 受体阻断药阿托品为特异性、高效能解毒药物，能迅速对抗体内 Ach 的 M 样作用，大剂量能解除一部分中枢症状，并兴奋呼吸中枢，应尽早、大剂量给药。中度及重度中毒时，阿托品常与胆碱酯酶复活药合用，以彻底消除病因与症状。

33. 答案：D　解析：山莨菪碱（654-2）属于阿托品类生物碱，解痉作用选择性高，可改善微循环，常应用于感染性休克、内脏平滑肌绞痛、血管神经性头痛、眩晕症等。

34. 答案：C　解析：异丙肾上腺素属于拟肾上腺素药，其不良反应常见心悸、头晕、皮肤潮红等。支气管哮喘病人已有缺氧状态，如用量过大，心肌耗氧量加大容易产生心律失常，严重者可引起室性心动过速及室颤而死亡。禁用于冠心病、心肌炎和甲状腺功能亢进病人。

35. 答案：C　解析：此题考察几种拟肾上腺素药物作用受体的区分。肾上腺素能激动 α、β 受体；去甲肾上腺素对 α 受体有强大激动作用，对 β_1 受体作用较弱，对 β_2 受体几乎无作用；间羟胺直接兴奋 α 受体，对 β_1 受体作用较弱，异丙肾上腺素对 β 受体有很强的激动作用，对 β_1、β_2 受体选择低，对 α 受体几乎无作用；多巴胺则主要激动 α、β 和多巴胺（DA）受体。

36. 答案：E　解析：β 受体阻滞药是一类能选择性地和 β 受体结合，竞争性阻断神经递质或拟肾上腺素药物 β 受体效应的药物。其阻断支气管 β_2 受体而使支气管平滑肌收缩，呼吸道阻力增加。可诱发或加重哮喘的急性发作。故 E 项是禁忌证而非适应证。

37. 答案：B　解析：地西泮属于长效苯二氮䓬类药物，起效快，安全性大，静脉注射为癫痫持续状态首选。苯巴比妥对除小发作以外的各型癫痫，包括癫痫持续状态都有效，因中枢抑制作用明显，一般不作首选。卡马西平是一种有效的广谱抗癫痫药，对精神运动性发作疗效较好，对强直－阵挛性发作和单纯部分性发作也有效。乙琥胺是治疗小发作的首选药。丙戊酸钠为广谱抗癫痫药，对各种类型的癫痫都有一定疗效，由于肝毒性，一般不作首选药物。

38. 答案：E　解析：左旋多巴是多巴胺（DA）递质合成的前体物质。左旋多巴在脑内多巴胺脱羧酶的作用下生成 DA，补充纹状体 DA 不足，产生抗帕金森病作用。

39. 答案：A　解析：治疗剂量的吗啡明显降低呼吸中枢对 CO_2 的敏感性，使呼吸频率减慢，潮气量减小。吗啡急性中毒表现为昏迷，呼吸高度抑制，针尖样瞳孔（严重缺氧时则瞳孔可散大），血压降低，甚至休克。呼吸麻痹是中毒致死的主要原因。

40. 答案：D　解析：病毒感染性疾病伴发热的

儿童和青少年服阿司匹林后，偶致瑞氏综合征，表现为肝损害和脑病，可致死。病毒感染时慎用，可用对乙酰氨基酚代替。

41.答案：C 解析：第一代 H_1 受体阻滞药中枢抑制作用强，应用受到限制，多数药物可通过血脑屏障，产生不同程度镇静、嗜睡等中枢抑制作用，以苯海拉明和异丙嗪最强；中枢抑制作用可能是由于中枢 H_1 受体被阻断，拮抗了内源性组胺介导的觉醒反应所致。第二代药物如阿司咪唑无中枢抑制作用。

42.答案：C 解析：高效利尿药呋塞米（速尿）作用于髓袢升支粗段，选择性地抑制 Na^+、Cl^- 的重吸收而产生强利尿作用，且反复给药不易蓄积。

43.答案：B 解析：中枢降压药可乐定较少单独使用，常用于其他降压药无效的中度高血压，对兼有溃疡病的高血压及肾性高血压尤为适宜，与利尿剂合用有协同作用。还可作为吗啡类镇痛药成瘾者的戒毒药。

44.答案：D 解析：ⅠB 类钠通道阻滞药利多卡因应用于室性心律失常，特别适用于危急病例，是治疗急性心肌梗死引起的室性心律失常的首选药，对强心苷中毒所致者也有效。

45.答案：B 解析：强心苷安全范围小，一般治疗量已接近中毒量的60%，中毒发生率高。胃肠道症状较常见，是中毒时的早期反应，主要表现为厌食、恶心、呕吐、腹泻、腹痛等。

46.答案：C 解析：β 受体阻滞药其 $β_1$ 受体的阻断作用可使心率减慢，心脏舒张期延长而增加冠脉灌流时间，抑制心肌收缩力，减少心脏做功，降低心肌耗氧量而发挥抗心绞痛作用。用于稳定型及不稳定型心绞痛，对伴有高血压和快速心律失常患者效果更好。常用药物包括普萘洛尔、美托洛尔、阿替洛尔。

47.答案：C 解析：肝素在体内和体外均具有抗凝血作用，作用迅速，能延长凝血酶原时间，而香豆素类药物无体外抗凝作用。

48.答案：C 解析：H_2 受体阻断药雷尼替丁能选择性阻断壁细胞 H_2 受体，拮抗组胺引起的胃酸分泌，治疗消化性溃疡、胃肠道出血、胃酸分泌过多症（卓－艾综合征）和食管炎等与胃酸分泌相关的疾病。突然停药可引起胃酸分泌反跳性的增加。

49.答案：E 解析：糖皮质激素类药物是目前治疗哮喘最有效的抗炎抗过敏药物。由于长期全身使用糖皮质激素类药物能引起许多严重的不良反应，一些新型吸入用的糖皮质激素类药物，如曲安西龙、倍他米松、二丙酸倍氯米松、布地奈德、曲安奈德、氟尼缩松等用于临床，有强大的局部抗炎作用，主要用于气道扩张药不能有效控制的慢性支气管哮喘、反复发作的顽固性哮喘和哮喘持续状态。

50.答案：D 解析：糖皮质激素能刺激骨髓造血功能，使红细胞和血红蛋白含量增加，大剂量使血小板及纤维蛋白原增多，缩短凝血时间。一般剂量可用于治疗粒细胞减少症、血小板减少症、过敏性紫癜、再生障碍性贫血、急性淋巴细胞性白血病等。能改善症状，但停药后易复发。

51.答案：B 解析：二甲双胍（降糖片）的降糖作用不依赖于胰岛 β 细胞的功能，故对胰岛功能完全丧失的糖尿病患者仍有作用。可能机制包括：①增加肌肉组织中无氧糖酵解；②促进组织对葡萄糖的摄取；③减少肝细胞糖异生；④减慢葡萄糖在肠道的吸收；⑤增加胰岛素与其受体结合；⑥降低血中胰高血糖素水平。

52.答案：C 解析：甲氧苄啶（TMP）又称抗菌增效剂。可抑制细菌二氢叶酸还原酶，阻碍四氢叶酸的合成。它与磺胺合用可使细菌叶酸代谢受双重阻断，使抗菌作用增加数倍至数十倍，甚至出现杀菌作用，且可减少耐药性产生。

53.答案：A 解析：氨基糖苷类药物具有耳毒性，对前庭神经功能和耳蜗听神经均有损害。前者表现为头昏、视力减退、眼球震颤、眩晕、恶心、呕吐、共济失调；后者表现为耳鸣、听力减退和永久性耳聋。高效利尿药呋塞米也具有耳毒性，应避免二药合用。

54.答案：A 解析：一线抗结核药包括异烟肼、利福平、链霉素、乙胺丁醇、吡嗪酰胺，以及近年开发的喹诺酮类的环丙沙星、氧氟沙星、利福喷汀、利福定和司帕沙星等；其抗结核疗效高、不良反应较少，在治疗中首选。二线抗结核药包括氨基水杨酸、乙硫异烟胺、卡那霉素、卷曲霉素、阿米卡星等药物。其毒性较大或疗效较低，主要用于对一线抗结核药产生耐药性时的替换治疗。

55.答案：C 解析：感染的五种表现形式中，隐性感染者最多见，病原携带者次之，显性感染者比率最低，但最易识别。显性感染又称临床感染，感染后不但引起机体免疫应答，还导致组织损伤，引起病理改变和临床表现。

56.答案：C 解析：重型肝炎表现为一系列肝

衰竭综合征，极度乏力，严重消化道症状、神经、精神症状，有明显出血现象，黄疸加深，胆红素大于正常值10倍，可出现中毒性鼓肠、肝臭、肝肾综合征，可见扑翼样震颤及病理反射，肝浊音界进行性缩小，胆酶分离，血氨升高等。重型肝炎常表现为肝脏缩小，而非肿大。

57. 答案：E　解析：流行性出血热可经呼吸道、消化道、接触、母婴垂直、虫媒等多种途径传播。全年散发，但有明显的季节高峰。野鼠型发病以秋冬季为多，家鼠型发病以春夏季为多。各年龄组均可发病，以青壮年为主。典型患者有五期经过，非典型和轻型病例可出现越期或不典型表现，而重型患者则可出现发热期、休克期和少尿期之间的重叠。

58. 答案：D　解析：HIV感染人体后，不会对凝血功能有显著影响，因此D项皮肤黏膜出血不是艾滋病的常见临床表现。

59. 答案：C　解析：脑脊液检查是明确流脑诊断的重要方法。初起或休克型患者脑脊液多无改变。其他型可见脑脊液压力升高，外观浑浊，白细胞明显增高，蛋白质增高，糖及氯化物明显降低。

60. 答案：A　解析：乙脑是人畜共患的自然疫源性疾病。猪的感染率高，感染后血中病毒含量多，病毒血症期长，且猪的饲养范围广，更新快，是本病的主要传染源。乙脑主要通过蚊虫叮咬传播，蚊虫是传播途径，而不是传染源，注意明确区分。

61. 答案：C　解析：部分伤寒患者于病程第7～14日，即病程极期，皮肤出现暗红色小斑丘疹，称为玫瑰疹，散在分布于前胸和上腹部，数目不多，分批出现，多在2～4日内消退。

62. 答案：A　解析：根据题干典型的临床表现，应高度怀疑为细菌性痢疾。B项阿米巴痢疾大便呈暗红色果酱样；E项霍乱一般无发热和腹痛，无里急后重，有典型的剧烈腹泻及喷射状呕吐，排出物为米泔水样便或洗肉水样血便。

63. 答案：A　解析：细菌培养是确诊伤寒的主要手段。血培养在病程第1周阳性率最高，可达80%～90%，以后阳性率逐渐下降，至第4周常转为阴性，复发或再燃时又可呈阳性。

64. 答案：B　解析：淤胆型肝炎是以肝内胆汁淤积为主要表现的一种特殊类型。起病类似急性黄疸型肝炎，但自觉症状较轻，皮肤瘙痒，大便灰白，血清胆固醇可明显升高，黄疸常持续3周以上。

65. 答案：A　解析：艾滋病（AIDS）是由人免疫缺陷病毒（HIV）引起的以侵犯辅助性T淋巴细胞（CD_4^+T）为主，造成细胞免疫功能缺损为基本特征的传染性疾病。

66. 答案：D　解析：传染病的基本特征包括病原体、传染性、流行病学特征以及感染后免疫。发热是传染病的常见临床表现，但不是传染病的基本特征，如典型霍乱则不常见发热表现。

67. 答案：B　解析：感染过程中病原体的作用包括侵袭力、毒力、数量以及变异性。B项免疫力属于易感人群的免疫屏障，而不是病原体的作用。

68. 答案：E　解析：流行性感冒以全身中毒症状为主，发热通常持续3～4日，呼吸道症状轻微或不明显。注意与普通感冒鉴别。

69. 答案：C　解析：艾滋病期并发呼吸系统感染，以肺孢子菌肺炎最为常见。

70. 答案：E　解析：艾滋病对所有人群普遍易感，与人体免疫力的强弱并无显著关联性。而感染的高危人群包括静脉注射吸毒者、性工作者、同性恋、性乱者、血友病人、多次接受输血或血制品者。

71. 答案：A　解析：流行性出血热在病程的3～7日，由于全身小血管和毛细血管广泛受损，通透性增加，血浆大量外渗使血容量下降引起的低血压休克，称为原发性休克。

72. 答案：D　解析：电镜下在肿胀或变性的神经细胞浆中可见到一至数个圆形或卵圆形直径3～10μm的嗜酸性包涵体，即内基小体，是狂犬病特异且具有诊断价值的病变。

73. 答案：E　解析：8岁以下儿童患布鲁菌病可采用利福平联合复方新诺明治疗，也可采用利福平联合氨基糖苷类药物治疗。

74. 答案：A　解析：乙脑临床目前多用特异性IgM抗体测定进行早期诊断。一般在病程3～4天即可出现，脑脊液中最早在病程第2天测到，2周达高峰。

75. 答案：E　解析：一旦高度怀疑流脑，应在30分钟内行抗菌治疗，青霉素为首选药，较大剂量青霉素能使脑脊液内药物达到有效浓度，从而获得满意疗效。

76. 答案：E　解析：高效消毒法能杀灭一切细菌繁殖体（包括分枝杆菌）、病毒、真菌及其孢子，并对细菌芽孢有显著杀灭作用。E项的表述不够准确，应为灭菌法能杀灭一切微生物。

77. 答案：B 解析：足少阴肾经与手厥阴心包经在胸中交接。

78. 答案：E 解析：阳维脉主一身之表，阴维脉主一身之里，阴阳维脉具有维系一身阴经和阳经的作用。考试时需注意与督脉主一身之阳，任脉主一身之阴相区分。

79. 答案：D 解析：足三阳经的相同主治包括神志病以及热病。

80. 答案：B 解析：胆的募穴为本经穴日月。十二募穴歌——天枢大肠肺中府，关元小肠巨阙心，中极膀胱京门肾，胆日月肝期门寻，脾募章门胃中脘，气化三焦石门针，心包募穴何处取？胸前膻中觅浅深。

81. 答案：A 解析：肩胛骨内侧缘至后正中线的骨度折量寸为3寸。

82. 答案：D 解析：高频考点，八会穴之脉会太渊，善治疗无脉症。

83. 答案：E 解析：列缺为手太阴肺经络穴，亦是八脉交会穴，通任脉。列缺除主治本经相关肺系病证，以及局部手腕痛之外，还能治疗外感头痛、项强、齿痛、口喝等头面五官疾患。《四总穴歌》所载"头项寻列缺"，是循经取穴的具体体现。

84. 答案：D 解析：脾经阴陵泉在小腿内侧，胫骨内侧髁下缘与胫骨内侧缘之间的凹陷中。

85. 答案：D 解析：阴经郄穴多治疗血证。阴郄属手少阴心经郄穴，善于治疗吐血、衄血等血证。

86. 答案：D 解析：膀胱经膈俞内应横膈，故善治呕吐、呃逆、咳嗽、气喘等气逆之证。

87. 答案：C 解析：肾经照海在踝区，内踝尖下1寸，内踝下缘边际凹陷中。

88. 答案：D 解析：胆经合穴阳陵泉在小腿外侧，腓骨头前下方凹陷中。

89. 答案：E 解析：任脉中脘在上腹部，脐中上4寸，前正中线上。C、D项分别为下脘和建里，B项为天突，A项为神阙穴。

90. 答案：B 解析：用押手拇、食二指将欲针刺腧穴部位的皮肤向两侧撑开，使皮肤绷紧，刺手持针，使针从押手拇、食二指的中间刺入，是为舒张进针法，主要用于皮肤松弛部位腧穴的进针。

91. 答案：C 解析：隔附子饼灸属于间接灸，具有温补肾阳等作用，多用于治疗命门火衰而致的阳痿、早泄或疮疡久溃不敛等病证。

92. 答案：C 解析：化脓灸又称瘢痕灸，属于艾炷灸中的直接灸。

93. 答案：A 解析：连续波有密波、疏波两种，频率快的叫密波（或叫高频连续波），一般在50～100次/秒，频率慢的叫疏波（或叫低频连续波），一般是2～5次/秒。

94. 答案：A 解析：表里经配穴法是以脏腑、经脉的阴阳表里配合关系为依据的配穴方法。当某一脏腑经脉发生疾病时，取本经和其相表里经脉的腧穴配合组成处方。原络配穴法是表里经配穴法在临床上的具体运用。A项合谷为大肠经原穴，列缺为肺经络穴，其配合属表里同治的原络配穴法。

95. 答案：D 解析：针灸治疗头痛，常根据头痛部位循经取穴和取阿是穴为主。若头痛连及项背，兼恶风畏寒，苔薄白，脉浮紧者为风寒头痛，配穴当选风门、列缺。

96. 答案：C 解析：针灸治疗头痛，根据疼痛部位进行经络辨证，额痛或兼眉棱、鼻根部痛者为阳明头痛，除主穴百会、风池、阿是穴、合谷，还应选配穴阳白、内庭。

97. 答案：C 解析：关节肌肉疼痛，屈伸不利，疼痛重着，或肿胀麻木，苔白腻，脉濡缓者为着痹，配穴当选阴陵泉、足三里。

98. 答案：D 解析：胃痛如刺，痛有定处，或有呕血黑便，舌质紫暗或有瘀斑，脉涩者为瘀血停胃，配穴当选膈俞、三阴交。

99. 答案：B 解析：针灸治疗月经先后无定期，以任脉、足太阴经穴为主，主穴取关元、三阴交、肝俞。

100. 答案：C 解析：瘾疹起病急骤，皮肤突发瘙痒不止，可见大小不等、形状各异的风团，风团色红，伴脘腹疼痛，恶心呕吐，舌红，苔黄腻，脉滑数者为胃肠积热，配穴当选天枢、足三里。

101. 答案：E 解析：治疗耳鸣耳聋虚证，取局部腧穴及足少阴经穴为主，主穴取听宫、翳风、太溪、肾俞。

102. 答案：B 解析：咽喉部红肿疼痛，吞咽不适，兼发热，汗出，头痛，咳嗽，舌质红，苔薄白或微黄，脉浮数者，属外感风热之实证，治疗取手太阴、手阳明经穴为主，主穴选少商、合谷、尺泽、关冲。

103. 答案：C 解析：突然昏仆，兼面色苍白，四肢厥冷，舌淡，苔薄白，脉细缓无力者，为晕厥虚证，配穴当取气海、关元。

104. 答案：E　解析：《素问·阴阳应象大论》原文：其在皮者，汗而发之。

105. 答案：B　解析：脾病而四肢不用：脾病，指脾的运化功能失常，不能为胃行其津液，不能将通过胃腐熟消化而产生的水谷精气转输至四肢，以致四肢失于充养，日久痿而不用。

106. 答案：B　解析：百病生于气：许多疾病的发生都是各种因素导致气机失调所致。

107. 答案：C　解析：劳风治则为巨阳引，即取足太阳经的穴位以引动经气。

108. 答案：A　解析：《灵枢·决气》原文：液脱者，骨属屈伸不利，色夭，脑髓消，胫酸，耳数鸣。

109. 答案：B　解析：生姜泻心汤证的审证要点为心下痞硬，干噫食臭。

110. 答案：B　解析：真武汤的主要病机是肾阳虚衰，水气泛滥。

111. 答案：D　解析：少阴病辨证纲要为脉微细，但欲寐。

112. 答案：C　解析：白头翁汤证病机为厥阴肝经湿热下迫大肠。

113. 答案：C　解析：防己黄芪汤服药后，卫阳振奋，祛风湿邪气外达，故皮肤出现虫爬行样的感觉；湿性下行，卫阳尚无力祛邪，故从腰下如冰，此时应坐被上，并加被以围腰中，助阳令其温暖以出汗，则湿去病愈。

114. 答案：C　解析：百合病的病机是心肺阴虚内热。

115. 答案：A　解析：越婢汤可发越水气，清解郁热，治疗风水夹热水肿。

116. 答案：E　解析：呕而肠鸣，心下痞者，半夏泻心汤主之。

117. 答案：C　解析：《温热论》原文：若斑出热不解者，胃津亡也。

118. 答案：D　解析：伤寒厥证多为寒厥，因阳气虚弱，阴寒内盛所致；温病厥证多为热厥，因邪热内盛，热邪内闭而无出路，阳气内阻不能外达而致厥。寒厥和热厥皆能因阳气不能外达而出现四肢逆冷，脉沉伏，而两者鉴别考点为舌象等。寒厥者，舌多见色淡而胖嫩、有齿印，苔白、灰或黑润；热厥者，舌多见色绛红，苔黄而焦干。

119. 答案：D　解析：《温病条辨》原文：夜热早凉，热退无汗，热自阴来者，青蒿鳖甲汤主之。

120. 答案：A　解析：湿热病后期，湿热大势已解但余邪未清，余湿困脾，胃气未醒，湿邪蒙绕三焦，气机不畅，故见脘中微闷，虽能知饥但不欲食。

121. 答案：A　解析：患者起病较缓，病程较短，临床症状较轻，主要表现为乏力，食欲不振，厌油腻，腹胀，体征出现肝大、压痛，ALT升高，没有黄疸，首先应考虑急性无黄疸型肝炎。可根据病原学等检查进一步诊断。

122. 答案：D　解析：沿海国家是霍乱流行的主要疫区，结合典型泻吐表现，高度怀疑为霍乱。将新鲜粪便做悬滴暗视野显微镜检查，可见运动活泼呈穿梭状的弧菌，此为动力试验阳性，常用于霍乱的快速诊断。

123. 答案：E　解析：根据持续咳嗽伴低热，盗汗，乏力等典型临床表现，结合胸片右肺尖云雾状阴影，应考虑为浸润性肺结核。

124. 答案：D　解析：剧烈泻吐，结合米泔水样排泄物，迅速出现脱水，循环衰竭及肌肉疼挛，应诊断为疑似霍乱。而及时足量补液是治疗本病的关键。

125. 答案：B　解析：医者针刺胸部、背部和锁骨附近的穴位过深，针具刺穿了胸膜腔且伤及肺组织，气体积聚于胸膜腔，则会引起创伤性气胸。患者表现为突感胸闷、胸痛、气短、心悸，严重者呼吸困难、发绀、冷汗、烦躁、恐惧，到一定程度会发生血压下降、休克等危急现象。

126. 答案：C　解析：腰痛起病缓慢，隐隐作痛，反复发作者为肾虚腰痛，配穴当选肾俞、太溪。

127. 答案：A　解析：意识清楚，半身不遂，口角㖞斜，语言不利，兼见面红目赤，眩晕头痛，口苦，舌红或绛，苔黄，脉弦有力者为中风中经络之肝阳暴亢证，配穴当选太冲、太溪。

128. 答案：C　解析：眩晕久作不已，兼少寐健忘，耳鸣，腰酸膝软，舌红，脉弦细者为肾精不足之眩晕虚证，主穴选百会、风池、肝俞、肾俞、足三里。

129. 答案：B　解析：喉中哮鸣如水鸡声，痰多、色白、稀薄或多泡沫，伴风寒表证，苔薄白，脉浮紧者为风寒外袭之哮喘实证，主穴当选列缺、尺泽、肺俞、中府、定喘。

130. 答案：D　解析：有便意，但排出不畅，便质不干硬，临厕努挣乏力，舌淡苔薄，脉细弱者为虚秘，配穴当选足三里、脾俞、气海。

131.答案：E　解析：睡后遗尿，少气懒言，食欲不振，大便溏薄，自汗出，舌淡，苔薄，脉细无力者为脾肺气虚，治疗除主穴关元、中极、膀胱俞、三阴交，还应选配穴肺俞、气海、足三里。

132.答案：E　解析：根据题干所述临床特征，应诊断为蛇串疮，针灸治疗取局部阿是穴及相应夹脊穴为主。

133.答案：B　解析：漏肩风疼痛以肩前部为主者为手太阴经证，配穴当选列缺。

134.答案：B　解析：《水气病脉证并治第十四》原文：皮水，其脉亦浮，外证胕肿，按之没指，不恶风，其腹如鼓，不渴，当发其汗。

135～136.答案：A、D　解析：黏液性水肿面容表现为面色苍白，睑厚面宽，颜面浮肿，目光呆滞，反应迟钝，眉毛、头发稀疏，舌色淡、胖大。见于甲状腺功能减退症。伤寒面容可见表情淡漠，反应迟钝，呈无欲状态。见于伤寒、脑脊髓膜炎、脑炎等。

137～138.答案：E、D　解析：抑制骨髓造血功能是氯霉素的主要毒性反应，包括可逆性的血细胞减少、再生障碍性贫血。用药期间应定期检查血象。氨基糖苷类抗生素具有神经肌肉阻断作用，常见于大剂量腹膜内或胸膜内应用后或静脉滴注剂量过大、速度过快，出现急性肌肉麻痹，四肢无力，甚至呼吸停止。可用钙剂或新斯的明等胆碱酯酶抑制剂治疗。临床用药时应避免合用肌肉松弛药、全麻药等。血钙过低、重症肌无力患者禁用或慎用该类药物。

139～140.答案：A、C　解析：β受体阻滞药能减少心输出量，抑制肾素分泌，降低血压，常用于高血压，对伴有心输出量偏高或血浆肾素活性增高者以及伴有冠心病者更适宜。RAS抑制药能增加肾血流量，保护肾脏，能改善胰岛素抵抗，不引起电解质紊乱和脂质代谢改变。其中，血管紧张素Ⅱ受体拮抗剂厄贝沙坦可用于高血压合并糖尿病肾病患者，能减轻肾损害。

141～142.答案：A、B　解析：潜伏期指从病原体侵入人体至开始出现临床症状为止的时期，是临床诊断、追溯传染源、确定检疫期、选择免疫方式的重要依据。恢复期机体免疫力增长到一定程度，体内病理生理过程基本终止，症状及体征基本消失。

143～144.答案：A、C　解析：流脑患者一般隔离至症状消失后3日，密切接触者应医学观察

7日。

145～146.答案：C、D　解析：腧穴的治疗作用具有相对的特异性，某些腧穴可相对特异地治疗某些病证，如大椎退热、至阴矫正胎位等。某些腧穴不仅能治局部病证，而且能治本经循行所到达的远隔部位的脏腑、组织、器官的病证，如合谷穴，不仅能治上肢病证，而且能治颈部和头面部病证等。A、B、E均属于腧穴的近治作用。

147～148.答案：A、B　解析：手三阴经的相同主治是胸部病，足三阴经的相同主治是腹部病、妇科病，而足厥阴经和足少阴经二经的相同主治是前阴病。

149～150.答案：C、D　解析：温病是由于温邪侵袭人体，温热为阳邪，易伤阴津，初起即见表热证候，传变迅速。温邪侵犯肺卫，此时温邪在表，宜用辛凉轻剂治疗。如温邪在表夹有风邪，可在辛凉轻剂中加薄荷、牛蒡等辛凉散风之药，使风从外解，即所谓"透风于热外"，风不与热相搏，则热易解；如温邪在表夹有湿邪，可在辛凉轻剂中加芦根、滑石等淡渗利湿之药，使湿从下泄，即所谓"渗湿于热下"，湿不与热相搏，则热易清。

第三单元

1.答案：E　解析：急性上呼吸道感染的主要病原体为鼻病毒、流感病毒（甲、乙、丙）、副流感病毒、呼吸道合胞病毒、冠状病毒、腺病毒及柯萨奇病毒等。

2.答案：C　解析：急性支气管炎的表现：主要症状：起病较急，通常全身症状较轻，可有发热。初为干咳或有少量黏液痰，随后痰量增多，咳嗽加剧，偶伴血痰。咳嗽、咳痰可延续2～3周，如迁延不愈，可演变成慢性支气管炎。伴支气管痉挛时，可出现程度不等的胸闷气促。体征：查体可无明显阳性表现。也可以在两肺闻及散在干、湿啰音，或伴哮鸣音，部位不固定，咳嗽后可减少或消失。白细胞计数和分类多无明显改变。细菌感染时白细胞升高，或伴有中性粒细胞比例增加，血沉加快。X线检查：大多数正常或肺纹理增粗。

3.答案：E　解析：支气管哮喘：①发作时伴有哮鸣音的呼气性呼吸困难或发作性胸闷和咳嗽；②哮喘症状可在数分钟内发作，经数小时至数天，经用支气管舒张剂治疗或自行缓解，某些患者在缓

解数小时后可再次发作；③有时顽固性咳嗽可为唯一的症状（咳嗽变异型哮喘）；④在夜间及凌晨发作和加重常是哮喘的特征之一；⑤发作前有鼻痒、喷嚏、流涕、胸闷。

4. 答案：A 解析：寒哮证见呼吸急促，喉中哮鸣有声，胸膈满闷如窒，咳不甚，咳吐不爽，痰稀薄色白，面色晦滞，口不渴或渴喜热饮，天冷或受寒易发，形寒畏冷，初起多兼恶寒、发热、头痛等表证，舌质淡，舌苔白滑，脉弦紧或浮紧。

5. 答案：A 解析：如某一肺段反复发生炎症且不易消散，要警惕肺癌的发生。

6. 答案：C 解析：呼吸道感染是心力衰竭最常见、最重要的诱因。

7. 答案：B 解析：左心衰竭症状：①呼吸困难：劳力性呼吸困难是左心衰竭最早出现的症状。患者卧位呼吸困难加重，坐位减轻。夜间阵发性呼吸困难时患者常在熟睡后突然憋醒，可伴阵咳，呼吸急促，咳泡沫样痰或呈哮喘状态，又称为"心源性哮喘"（轻者坐起数分钟即缓解，重者发生急性肺水肿）。②咳嗽、咳痰、咯血。体征：①肺部体征：两肺底湿性啰音与体位变化有关；心源性哮喘时两肺可闻及哮鸣音；胸腔积液时有相应体征。②心脏体征：除原有心脏病体征外，一般均心脏扩大、心率加快，有肺动脉瓣区第二音（P₂）亢进、心尖区舒张期奔马律和（或）收缩期杂音、交替脉等。B属于右心衰竭的表现。

8. 答案：E 解析：BNP/NT-pro BNP 作为心衰的生物标志物，对急性左心衰竭诊断和鉴别诊断有肯定价值，对患者的危险分层和预后评估有一定的临床价值。

9. 答案：D 解析：Ⅰ度房室传导阻滞：①窦性P波，每个P波后都有相应的QRS波群；②P-R间期延长至0.20秒以上（老人P-R间期>0.22秒）。

10. 答案：B 解析：心跳骤停应紧急心肺复苏，主要措施包括人工胸外按压、开放气道和人工呼吸，简称CAB。心脏骤停时最常见的心律失常是室颤，故应准备好电击除颤。心脏骤停患者在进行心肺复苏时应尽早开通静脉通道，心内注射加强心肌张力的药物。

11. 答案：D 解析：高血压病发病主要与肝、脾、肾等脏腑关系密切；病因为情志失调、饮食不节、久病劳伤、先天禀赋不足等；主要病机环节为风、火、痰、瘀、虚，病机性质为本虚标实，肝肾

阴虚为本，肝阳上亢、痰浊内蕴为标。

12. 答案：D 解析：吸烟、高脂血症，血压190/110mmHg，考虑为很高危。

13. 答案：E 解析：心绞痛一般在停止诱发症状的活动后即可缓解，舌下含服硝酸甘油能在几分钟内缓解。因为舌下含服，而非送服，故E不正确。

14. 答案：C 解析：大多数患者可出现典型的缺血性改变，即以R波为主的导联中，出现ST段水平或下斜型压低≥0.1mV。

15. 答案：B 解析：急性心肌梗死中，以室性心律失常最多，尤其是室性期前收缩。室颤是AMI早期，特别是入院前主要的死因。

16. 答案：C 解析：消化性溃疡病位在胃，与肝、脾关系密切，是以脾胃虚弱为本，气滞、寒凝、热郁、湿阻、血瘀为标的虚实夹杂之证。基本病机为胃气阻滞，胃失和降，不通则痛。

17. 答案：B 解析：内镜检查是消化性溃疡最直接的诊断方法。胃镜取活检做病理学检查，对良性与恶性溃疡的鉴别诊断有很高价值。

18. 答案：C 解析：早期胃癌Ⅱb为浅表平坦型。

19. 答案：A 解析：肝硬化可出现脾肿大。

20. 答案：B 解析：肝癌湿热瘀毒证的证候：胁下结块坚实，痛如锥刺，脘腹胀满，目肤黄染，日渐加深，面色晦暗，肌肤甲错，或高热烦渴，口苦咽干，小便黄赤，大便干黑，舌质红有瘀斑，苔黄腻，脉弦数或涩。故选B。

21. 答案：C 解析：慢性肾小球肾炎多数起病隐匿，进展缓慢，病程较长。其临床表现呈多样性，但以蛋白尿、血尿、高血压、水肿为基本临床表现，可有不同程度的肾功能减退。病情时轻时重、迁延难愈，渐进性发展为慢性肾衰竭。

22. 答案：C 解析：慢性肾小球肾炎的治疗以积极控制高血压和减少尿蛋白为主要原则。力争把血压控制在理想水平，即蛋白尿≥1g/d，血压控制在125/75mmHg以下；蛋白尿<1g/d，血压可放宽到130/80mmHg以下。题干尿蛋白<1g/d，故C项正确。

23. 答案：E 解析：慢性肾小球肾炎脾肾阳虚证表现为全身浮肿，面色苍白，畏寒肢冷，腰脊冷痛，神疲，纳少，便溏，遗精，阳痿，早泄，或月经失调，舌质嫩淡胖，边有齿痕，脉沉细或沉迟无力。治以温补脾肾，方用附子理中丸或济生肾气丸

加减。

24. 答案：B 解析：尿路感染肝胆郁热证表现为小便不畅，少腹胀满疼痛，小便灼热刺痛，有时可见血尿，烦躁易怒，口苦口黏，或寒热往来，胸胁苦满，舌质暗红，可见瘀点，脉弦或弦细。治以疏肝理气，清热通淋，方用丹栀逍遥散合石韦散加减。

25. 答案：C 解析：急性肾损伤少尿期的表现为短时间内尿量明显减少，可出现恶心呕吐、腹胀腹泻、消化道出血、高血压、心力衰竭、意识障碍、抽搐昏迷、严重的酸中毒和电解质异常。少尿期可出现高钾血症，血钾可超过 6.5mmol/L，并可伴低钠血症及高磷血症。多尿期可出现低血钾、低血钠等电解质紊乱。

26. 答案：A 解析：对保守治疗无效，出现下列指征的急性肾损伤患者，应考虑进行急诊透析：①少尿或无尿 2 天；②尿毒症症状明显；③肌酐清除率较正常下降超过 50%，或血尿素氮升高达 21mmol/L，血肌酐升高达 442μmol/L；④血钾超过 6.5mmol/L；⑤代谢性酸中毒，$CO_2-CP ≤ 13mmol/L$；⑥脑水肿、肺水肿或充血性心力衰竭。

27. 答案：A 解析：慢性肾衰竭阴阳两虚证表现为浑身乏力，畏寒肢冷，或手足心热，口干欲饮，腰膝酸软，或腰部酸痛，大便稀溏或五更泄泻，小便黄赤或清长，舌胖润有齿痕，舌苔白，脉沉细。治以温扶元阳，补益真阴，方用金匮肾气丸或全鹿丸加减。

28. 答案：E 解析：缺铁性贫血为小细胞低色素性，诊断标准为男性 Hb < 120g/L，女性 Hb < 110g/L，孕妇 Hb < 100g/L；血清铁 < 8.95μmol/L，总铁结合力升高（> 64.44μmol/L），转铁蛋白饱和度降低（< 15%）；血清铁蛋白 < 12μg/L，提示贮铁耗尽。

29. 答案：A 解析：缺铁性贫血脾胃虚弱证表现为面色萎黄，口唇色淡，爪甲无泽，神疲乏力，食少便溏，恶心呕吐，舌质淡，苔薄腻，脉细弱。治以健脾和胃，益气养血，方用香砂六君子汤合当归补血汤加减。

30. 答案：C 解析：再生障碍性贫血多为虚证，也可见虚中夹实，阴阳虚损为基本病机，病变部位在骨髓，发病脏腑为心、肝、脾、肾，肾为根本，是由于精气内夺而引起。

31. 答案：D 解析：再生障碍性贫血简称再障（AA），是多种病因引起的骨髓造血功能衰竭，

而出现以全血细胞减少为主要表现的一组病证。主要表现为骨髓造血功能低下、全血细胞减少、贫血、出血和感染等。A、C 项均属于红细胞破坏过多引起的溶血性贫血，B、E 项则属于血红蛋白合成障碍，红细胞生成减少所致的贫血。

32. 答案：A 解析：再生障碍性贫血多呈全血细胞减少，发病早期可仅有一系或二系减少，贫血呈正细胞正色素型，临床主要表现为贫血、感染和出血。淋巴细胞比例增高，巨核细胞明显减少，一般无脾肿大，一般抗贫血药物治疗无效。

33. 答案：B 解析：白细胞减少症外感温热证表现为发热不退，口渴欲饮，面赤咽痛，头晕乏力，舌质红绛，苔黄，脉滑数或细数。治以清热解毒，滋阴凉血，方用犀角地黄汤合玉女煎加减。

34. 答案：B 解析：骨髓象检查对白血病具有决定性诊断价值。WHO 分类将骨髓原始细胞 ≥ 20% 定为急性白血病的诊断标准。

35. 答案：B 解析：急性白血病热毒炽盛证表现为壮热，口渴多汗，烦躁，头痛面赤，身痛，口舌生疮，咽喉肿痛，面颊肿胀疼痛，或咳嗽，咳黄痰，皮肤、肛门疖肿，便秘尿赤，或见吐血、衄血、便血、尿血、斑疹，或神昏谵语，舌质红绛，苔黄，脉大。治以清热解毒，凉血止血，方用黄连解毒汤合清营汤加减。

36. 答案：E 解析：急性白血病湿热内蕴证表现为发热，有汗而热不解，头身困重，腹胀纳呆，关节酸痛，大便不爽或下利不止，肛门灼热，小便黄赤而不利，舌红，苔黄腻，脉滑数。治以清热解毒，利湿化浊，方用葛根芩连汤加味。

37. 答案：D 解析：慢性髓细胞白血病阴虚内热证表现为低热，多汗或盗汗，头晕目眩，虚烦，面部潮红，口干口苦，消瘦，手足心热，皮肤瘀斑或鼻衄、齿衄，舌质光红，苔少，脉细数。治以滋阴清热，解毒祛瘀，方用青蒿鳖甲汤加减。

38. 答案：C 解析：原发免疫性血小板减少症血热妄行证表现为皮肤紫癜，色泽新鲜，起病急骤，紫斑以下肢最为多见，形状不一，大小不等，有的甚至互相融合成片，发热，口渴，便秘，尿黄，常伴有鼻衄、齿衄，或有腹痛，甚则尿血、便血，舌质红，苔薄黄，脉弦数或滑数。治以清热凉血，方用犀角地黄汤加减。

39. 答案：C 解析：甲亢临床表现为高代谢综合征，出现怕热多汗，皮肤温暖湿润；神经过敏，时有幻觉，甚而发生亚躁狂症，也有部分患者表现

为寡言、抑郁；心血管系统方面，则出现心悸，胸闷，气促，稍活动后更加剧，严重者可导致甲亢性心脏病，心律失常以早搏为常见，可见收缩压上升，舒张压降低，脉压差增大。

40.答案：E　解析：甲减黏液性水肿昏迷的治疗，需即刻补充 TH，首选左三碘甲状腺原氨酸（L-T_3）静脉注射；氢化可的松，每天 200～300mg，静脉滴注，病人清醒及血压稳定后减量；保温，供氧，保持呼吸道通畅，必要时行气管切开；根据需要补液，但补液量不宜过多；控制感染，防治休克，治疗原发病。

41.答案：A　解析：亚急性甲状腺炎阴虚火旺证表现为颈前肿块或大或小，质韧，疼痛，口燥咽干，潮热盗汗，心悸，失眠多梦，舌质红，苔少或无苔，脉细数。治以滋阴清热，软坚散结，方用清骨散加减。

42.答案：C　解析：糖尿病（消渴病）的中医病因主要包括禀赋不足、饮食失节、情志失调、劳欲过度或外感热邪等。

43.答案：B　解析：如果没有禁忌证，且能够耐受，二甲双胍是 2 型糖尿病起始治疗的首选药物。尤其是无明显消瘦的患者以及伴血脂异常、高血压或高胰岛素血症的患者，作为一线用药，可单用或联合其他药物。

44.答案：E　解析：糖尿病气阴两虚证表现为口渴引饮，能食与便溏并见，或饮食减少，精神不振，四肢乏力，体瘦，舌质淡红，苔白而干，脉弱。治以益气健脾，生津止渴，方用七味白术散加减。

45.答案：C　解析：他汀类药物是血脂异常药物治疗的基石，一般高 TC 血症首选他汀类。

46.答案：C　解析：类风湿关节炎寒热错杂证表现为低热，关节灼热疼痛，或有红肿，形寒肢凉，阴雨天疼痛加重，得温则舒，舌质红，苔白，脉弦细或数。治以祛风散寒，清热化湿，方用桂枝芍药知母汤加减。

47.答案：A　解析：癫痫全面性强直-阵挛发作（GTCS）即大发作，为最常见的发作类型之一，以意识丧失和全身对称性抽搐为特征。

48.答案：B　解析：动脉硬化性脑梗死阴虚风动证，症见突然发生口眼㖞斜，舌强语謇，半身不遂；平素头晕头痛，耳鸣目眩，膝酸腿软；舌红，苔黄，脉弦细而数或弦滑，治法为滋阴潜阳，镇肝息风，方选镇肝息风汤加减。

49.答案：E　解析：CT 检查是诊断脑出血安全有效的方法，为临床上脑出血疑诊病例的首选检查。

50.答案：D　解析：急性一氧化碳中毒迟发性脑病的临床表现包括精神意识障碍（呈现痴呆状态、谵妄状态或去大脑皮层状态）、锥体外系神经障碍（出现震颤麻痹综合征，如面具面容、四肢肌张力增强、静止性震颤、慌张步态等）、锥体系神经损害（如偏瘫、病理反射阳性或小便失禁等）、大脑皮质局灶性功能障碍（如失语、失明等，或出现继发性癫痫）、脑神经及周围神经损害（如视神经萎缩、听神经损害及周围神经病变等）。

51.答案：A　解析：有机磷杀虫药中毒毒蕈碱样症状，可见平滑肌痉挛，表现为瞳孔缩小，胸闷、气短、呼吸困难，恶心、呕吐、腹痛、腹泻。

52.答案：B　解析：有机磷杀虫药中毒的解毒药为胆碱受体阻断药（以阿托品为代表），以及胆碱酯酶复能药（氯磷定是目前临床上首选的 ChE 复能药）。

53.答案：A　解析：心率和血压通常是临床上观察是否存在休克的首选指标。

54.答案：B　解析：目前肾上腺素主要用于过敏性休克。

55.答案：B　解析：休克的一般处理需监测血压、心率、呼吸、血氧饱和度、神志和尿量等指征。

56.答案：D　解析：热射病典型表现为高热、无汗、昏迷。严重患者可出现休克、心力衰竭、肺水肿、脑水肿、肝肾衰竭、弥散性血管内凝血。

57.答案：E　解析：实喘证包含风寒壅肺、表寒肺热、痰热郁肺、痰浊阻肺与肺气郁痹等证型。

58.答案：C　解析：泄泻湿热伤中证，症见泄泻腹痛，泻下急迫，或泻而不爽，粪色黄褐，气味臭秽，肛门灼热，烦热口渴，小便短黄，舌质红，苔黄腻，脉滑数或濡数，治法为清热利湿，分利止泻，方选葛根芩连汤加减。

59.答案：A　解析：胁痛肝胆湿热证，症见胁肋胀痛或灼热疼痛，口苦口黏，胸闷纳呆，恶心呕吐，小便黄赤，大便不爽，或兼有身热恶寒，身目发黄，舌红苔黄腻，脉弦滑数，治法为清热利湿，方选龙胆泻肝汤加减。

60.答案：E　解析：黄疸寒湿困脾证，症见身目俱黄，黄色晦暗，或如烟熏，头重身困，恶心纳少，脘痞腹胀，大便不实，神疲畏寒，舌质淡，苔白腻，脉濡缓，治法为温中散寒，健脾渗湿，方选茵陈术附汤加减。

61. 答案：B 解析：聚证是以腹中结块，或痛或胀，聚散无常，痛无定处为主要临床特征的一类病证。聚证在历代医籍中又称"瘕""疝气""癖块""痞块"等。

62. 答案：A 解析：水肿湿毒侵淫证，症见眼睑头面浮肿，延及全身，皮肤光亮，尿少色赤，身发疮痍，甚者溃烂，恶风发热，舌质红，苔薄黄，脉浮数或滑数，治法为宣肺解毒，利湿消肿，方选麻黄连翘赤小豆汤合五味消毒饮加减。

63. 答案：C 解析：六郁中，气郁、血郁、火郁主要关系于肝；食郁、湿郁、痰郁主要关系于脾；而虚证则与心的关系最为密切。

64. 答案：D 解析：悬饮证表现为胸胁胀满，咳唾引痛，喘促不能平卧，属饮流胁下。

65. 答案：D 解析：盗汗阴虚火旺证，症见寐则汗出，虚烦少寐，五心烦热，或久咳虚喘，形体消瘦，两颧发红，午后潮热，女子月经不调，男子梦遗，舌质红少津，少苔，脉细数，治法为滋阴降火，方选当归六黄汤加减。

66. 答案：A 解析：痿证肝肾亏损证，症见起病缓慢，下肢痿软无力，腰脊酸软，不能久立，或伴目眩发落，咽干耳鸣，遗精或遗尿，或妇女月经不调，甚至步履全废，腿胫大肉消脱，舌红少苔，脉细数，治法为补益肝肾，滋阴清热，方选大补阴煎加减。

67. 答案：C 解析：气厥虚证，症见平素身体虚弱，发作前有明显的精神紧张，劳倦、饥饿太过，眩晕昏仆，面色苍白，汗出肢冷，气息低微，舌淡，苔薄，脉沉弱，治法为益气回阳固脱，方选独参汤或四味回阳饮加减。

68. 答案：E 解析：医学伦理学的理论基础包括生命论、人道论、美德论、功利论、道义论。

69. 答案：E 解析："上以疗君亲之疾，下以救贫贱之厄，中可保身长全"，体现了在医疗服务中一视同仁，公平地对待每一位患者，公正分配医疗卫生资源，公正对待患者。此为公正原则。

70. 答案：D 解析：医患关系的模式包括主动—被动型，指导—合作型，共同参与型。

71. 答案：A 解析：体格检查的道德要求：全面系统，认真细致；关心体贴，减少痛苦；尊重病人，心正无私。

72. 答案：D 解析：与患者沟通的方法包括认

真、仔细地倾听；有针对性地说明；在沟通中深入分析、及时判断。

73. 答案：E 解析：医学道德教育的方法包括提高医德认识；培养医德情感；养成医德行为和习惯。

74. 答案：A 解析：生命伦理学《吉汉宣言》（2000 年）主张科技必须考虑公共利益。意识到生物学与医学的巨大进展，保证人权的迫切需要，滥用这个进展可能给人权带来的危险。

75. 答案：D 解析：中华人民共和国科技部、卫生部《人胚胎干细胞研究伦理指导原则》制定的时间是 2003 年。

76. 答案：C 解析：现身热，微恶风，汗少，肢体酸重，头昏重胀痛，咳嗽痰黏，鼻流浊涕，心烦口渴，渴不多饮，口中黏腻，胸脘痞闷，泛恶，小便短赤，舌苔薄黄而腻，脉濡数，考虑为急性上呼吸道感染暑湿伤表证，治法为清暑祛湿解表，首选方为新加香薷饮。

77. 答案：C 解析：端坐呼吸，呼吸急促，口唇微绀，双肺满布哮鸣音，考虑为支气管哮喘。常用的药物如沙丁胺醇和特布他林等。

78. 答案：D 解析：咳嗽，血常规检查示白细胞总数增高，以中性粒细胞增加为主，胸部 X 线检查见肺大叶见浸润阴影，考虑为肺炎。干咳少痰，咳嗽声低，气短神疲，身热，手足心热，自汗盗汗，心胸烦闷，口渴欲饮，虚烦不眠，舌红，苔薄黄，脉细数，考虑为肺炎正虚邪恋证，选方为竹叶石膏汤。

79. 答案：B 解析：咳嗽，咳铁锈色痰，胸部 X 线检查见肺大叶见实变影，考虑为肺炎链球菌肺炎。咳嗽，咳铁锈色痰，呼吸气促，高热不退，舌红苔黄，脉滑数，考虑为痰热壅肺证。

80. 答案：C 解析：胸部 CT 示近右肺门处类圆形阴影，边缘毛糙，有分叶，考虑为肺癌。咳嗽无力，痰中带血，肺中积块，神疲乏力，时有心悸，汗出气短，口干，午后潮热，手足心热，考虑为肺癌气阴两虚证，选方为生脉散合沙参麦冬汤。

81. 答案：E 解析：肺气肿病史 3 年，呼吸浅短难续，超声心动图有肺动脉增宽和右心增大、肥厚的征象，考虑为肺心病。声低气怯，张口抬肩，倚息不能平卧，舌暗紫，脉沉细微无力，考虑为慢性肺心病的肺肾气虚证，选方为补肺汤。

82. 答案：B 解析：慢性肺心病，咳喘无力，气短难续，咳痰不爽，面色晦暗，心悸，胸闷，唇甲紫绀，神疲乏力，舌淡暗，脉细涩无力，考虑为慢性肺心病的气虚血瘀证，选方为生脉散合血府逐瘀汤。

83.答案：A 解析：肝肋下 3cm，肝颈静脉反流征阳性，双下肢凹陷性水肿，为静脉淤血体征，首先考虑为右心衰竭。

84.答案：E 解析：冠心病高血压病和慢性心功能不全病史，外感后心悸气短，肢肿，X 线胸片示心影增大，两肺淤血征象，BNP 1005pg/mL，考虑为慢性心衰。身重乏力，心烦不寐，口咽干燥，小便短赤，肢肿形瘦，唇甲稍暗，舌质暗红，少苔，脉细数，考虑为慢性心衰的气阴两虚证，选方为生脉饮合血府逐瘀汤。

85.答案：E 解析：Ⅱ度Ⅰ型房室传导阻滞病史 3 年，现症见心悸气短，乏力，失眠多梦，自汗盗汗，五心烦热，舌质淡红少津，脉虚弱，考虑为缓慢性心律失常的气阴两虚证，选方为炙甘草汤。

86.答案：A 解析：高血压伴有心力衰竭症状的患者，应采用利尿剂、ACEI 或 ARB 和 β 受体阻滞剂联合治疗。

87.答案：B 解析：血压 160/95mmHg，已持续 2 年，现头晕头痛，头重如裹，困倦乏力，胸闷，腹胀痞满，少食多寐，呕吐痰涎，肢体沉重，舌胖苔腻，脉濡滑，考虑为原发性高血压痰湿内盛证，选方为半夏白术天麻汤。

88.答案：D 解析：心绞痛病史，现症见胸闷隐痛，时作时止，心悸气短，倦怠懒言，头晕目眩，心烦多梦，手足心热，舌红少津，脉细弱，考虑为心绞痛气阴两虚证，选方为生脉散合炙甘草汤。

89.答案：B 解析：变异型心绞痛：休息或一般活动时发生的心绞痛，发作时心电图显示 ST 段暂时性抬高。

90.答案：D 解析：心肌梗死病史，胸痛胸闷，喘促心悸，气短乏力，畏寒肢冷，腰部、下肢浮肿，面色苍白，唇甲淡白，舌淡胖，苔滑，脉沉细，考虑为急性心梗阳虚水泛证，选方为真武汤合葶苈大枣泻肺汤。

91.答案：E 解析：感冒症状，现发热微恶寒，头身疼痛，鼻塞流涕，咽痛口渴，口干口苦，小便黄赤，心悸气短，胸闷，舌红苔薄黄，脉浮数，实验室检查见血清 TNI、CK-MB 明显增高，考虑为病毒性心肌炎热毒侵心证，治法为清热解毒，宁心安神。

92.答案：A 解析：进食冷饮后胃脘暴痛，得热痛减，喜热饮食，脘腹胀满，舌淡，苔白，脉弦紧迟，考虑为急性胃炎的寒邪客胃证，选方为香苏散合良附丸。

93.答案：A 解析：近 1 年来上腹部不适，胃镜下可见黏膜充血、色泽较红、边缘模糊，考虑为慢性胃炎。胃脘隐隐作痛，嘈杂，口干咽燥，五心烦热，大便干结，舌红少津，脉细，考虑为胃阴不足证，选方为益胃汤。

94.答案：B 解析：近 2 个月胃脘胀痛，胃镜示胃窦部黏膜充血、水肿，呈红白相间，考虑为慢性胃炎。每因情志不舒而病情加重，得嗳气或矢气后稍缓，脉弦，考虑为肝胃不和证。

95.答案：E 解析：胃痛多为餐后痛，胃镜见胃小弯处溃疡，考虑为胃溃疡；胃脘灼热疼痛，胸胁胀满，泛酸，口苦口干，烦躁易怒，大便秘结，舌红，苔黄，脉弦数，考虑为消化性溃疡的肝胃郁热证，治法为清胃泄热，疏肝理气。

96.答案：E 解析：胃镜示胃体溃疡，诊断为消化性溃疡；胃痛隐隐，喜温喜按，畏寒肢冷，考虑为脾胃虚寒证，选方为黄芪建中汤。

97.答案：A 解析：胃癌大部切除术后半年。现症见神疲乏力，面色无华，少气懒言，动则气促，自汗，消瘦。舌苔薄白，舌质淡白，边有齿痕，脉沉细无力。考虑为气血两虚证，选方为八珍汤。

98.答案：E 解析：胃脘无节律性胀痛半年，X 线钡餐检查示胃小弯部有充盈缺损，考虑胃癌。脘膈痞闷，呕吐痰涎，进食发噎不利，口淡纳呆，大便时结时溏，舌体胖大有齿痕，苔白厚腻，脉滑，考虑为胃癌痰湿阻胃证，治法是燥湿健脾，消痰和胃。

99.答案：D 解析：腹大胀满，腹部膨隆，腹壁静脉曲张，移动性浊音阳性，脾脏肿大，B 超见肝缩小，脾肿大，腹腔内可见到液性暗区，考虑为肝硬化腹水。腹大胀满，按之如囊裹水，下肢浮肿，怯寒懒动，精神困倦，脘腹痞胀，得热则舒，食少便溏，小便短少，舌苔白滑，脉沉迟，考虑为肝硬化寒湿困脾证，治法为温中散寒，行气利水。

100.答案：B 解析：肝硬化腹水，腹大胀满，形如蛙腹，神疲怯寒，面色苍黄，脘闷纳呆，下肢浮肿，小便短少不利，舌淡胖，苔白滑，脉沉迟无力，考虑为肝硬化脾肾阳虚证，治法为温肾补脾，化气利水，选方为附子理中汤合五苓散。

101.答案：C 解析：素有肝炎，近2个月体重明显下降，消瘦，右上腹不适、腹胀、乏力，两次检查 AFP 均示增高，应首先考虑为肝癌。

102.答案：B 解析：患者大量呕血后出现头晕心悸。查体：血压 80/60mmHg（10.6/8kPa），心率 118 次 / 分，符合紧急输血指征，应尽快配血，快速输液，等待输血。

103.答案：C 解析：突然吐血倾盆盈碗，大便溏黑，面色苍白，大汗淋漓，四肢厥冷，眩晕心悸，烦躁口干，神志恍惚，昏迷，舌淡红，脉细数无力。考虑为上消化道出血气随血脱证，选方为独参汤。

104.答案：A 解析：慢性肾小球肾炎脾肾气虚证表现为腰脊酸痛，神疲乏力，或浮肿，纳呆或脘胀，大便溏薄，尿频或夜尿多，舌质淡，有齿痕，苔薄白，脉细。治以补气健脾益肾，方用异功散加味。

105.答案：E 解析：患者有水肿、高血压、蛋白尿、镜下血尿，而肌酐、尿素氮、尿酸未见异常，可诊断为慢性肾小球肾炎。慢性肾小球肾炎肝肾阴虚证表现为目睛干涩或视物模糊，头晕耳鸣，五心烦热或手足心热，口干咽燥，腰膝酸痛，遗精，或月经失调，舌红少苔，脉弦细或细数。治以滋养肝肾，方用杞菊地黄丸加减。患者尿蛋白 ≥ 1g/d，故血压应控制在 125/75mmHg 以下，可选用 ACEI 类降压药，如贝那普利。

106.答案：E 解析：患者以大量蛋白尿，低蛋白血症，水肿和血脂异常为主要临床表现，故诊断为肾病综合征。肾病综合征水湿浸渍证表现为全身水肿，按之没指，伴有胸闷腹胀，身重困倦，纳呆，泛恶，小便短少，舌苔白腻，脉濡缓。治以健脾化湿，通阳利水，方用五皮饮合胃苓汤。

107.答案：E 解析：患者为育龄期妇女，既往有尿路感染反复发作史，出现尿频、尿急、尿痛，伴腰痛、高热、寒战、恶心呕吐，肋腰点有压痛，肾区有叩击痛，结合实验室检查血白细胞计数升高，出现白细胞尿、血尿，可诊断为慢性肾盂肾炎急性发作。

108.答案：A 解析：慢性肾衰竭标实—湿浊证表现为恶心呕吐，胸闷纳呆，或口淡黏腻，口有尿味。治以和中降逆，化湿泄浊，方用小半夏加茯苓汤加减。

109.答案：A 解析：患者血红蛋白 80g/L，有贫血本身的表现，有表现为异食癖的组织缺铁症状，便常规结果示寄生虫感染，即存在铁缺乏的病因，故应首先考虑缺铁性贫血，需完善实验室检查，进一步发现贮铁耗尽或缺铁性红细胞生成的证据，方能明确诊断。

110.答案：B 解析：再生障碍性贫血肾阴虚证表现为面色苍白，唇甲色淡，心悸乏力，颧红盗汗，手足心热，口渴思饮，腰膝酸软，出血明显，便结，舌质淡，舌苔薄，或舌红少苔，脉细数。治以滋阴补肾，益气养血，方用左归丸合当归补血汤加减。

111.答案：C 解析：急性白血病阴虚火旺证表现为皮肤瘀斑，鼻衄，齿龈出血，发热或五心烦热，口苦口干，盗汗，乏力，体倦，面色晦滞，舌质红，苔黄，脉细数。治以滋阴降火，凉血解毒，方用知柏地黄丸合二至丸加减。

112.答案：E 解析：患者属2～6岁儿童，有上呼吸道感染史，出现寒战、发热，广泛出血累及皮肤、黏膜，血小板计数减少，骨髓巨核细胞增多，有成熟障碍，考虑为原发免疫性血小板减少症。确诊需至少2次检查血小板计数减少。

113.答案：D 解析：患者骨髓象检查原始细胞 > 20% 而 < 30%，幼粒细胞出现 Auer 小体，可分型诊断为 MDS 难治性贫血伴原始细胞增多转变型（RAEB-t），以全血细胞减少为主，贫血、出血及感染易见。

114.答案：A 解析：骨髓增生异常综合征阴虚内热证表现为颜面潮红，五心烦热，虚烦不眠，午后低热，夜间盗汗，口干咽燥，腰膝酸软，大便干结，小便黄赤，舌体瘦小，舌质紫红或绛红，舌苔薄少，脉象细数。治以滋阴清热，方用清骨散加减。

115.答案：D 解析：甲状腺功能亢进症气阴两虚证表现为颈前肿大，眼突，心悸失眠，手颤，消瘦，神疲乏力，气短汗多，口干咽燥，手足心热，纳差，大便溏薄，舌质红或淡红，舌苔少，脉细或细数无力。治以益气养阴，消瘿散结，方用生脉散加味。

116.答案：A 解析：TIA 患者症见头晕目眩，甚则欲仆，目胀耳鸣，心中烦热，多梦健忘，猝然半身不遂，言语謇涩，但瞬时即过，舌质红，苔薄白，脉细数，中医辨证为肝肾阴虚、风阳上扰证，治法为平肝息风，育阴潜阳，方选镇肝息风汤加减。

117.答案：D 解析：突然剧烈头痛、呕吐、脑膜刺激征阳性高度提示蛛网膜下腔出血，如眼底检查发现玻璃体膜下出血，脑脊液检查呈均匀血性，压力增高，则可临床确诊。CT检查证实临床诊断，进一步明确SAH的原因。

118.答案：E 解析：患者晨起被发现叫不醒，未见呕吐，房间有一煤火炉，口唇樱桃红色、面色潮红，考虑为中度CO中毒，应迅速将病人搬离中毒现场，积极纠正缺氧，防治脑水肿，促进脑细胞恢复，对症治疗。对于中、重度CO中毒，应尽早采取高压氧治疗。

119.答案：A 解析：休克患者症见精神萎靡，面色苍白，气短息促，心烦口渴，汗出热黏，神昏，舌红，脉细数无力，辨为气阴耗伤证，治法为益气固脱，敛阴生脉，方选生脉散。

120.答案：A 解析：心烦不寐，入睡困难，心悸多梦，伴头晕耳鸣，腰膝酸软，潮热盗汗，五心烦热，咽干少津，遗精，舌红少苔，脉细数，考虑为不寐心肾不交证，治法为滋阴降火，交通心肾，方选六味地黄汤合黄连阿胶汤。

121.答案：C 解析：泄泻清稀，腹痛肠鸣，脘闷食少，恶寒头痛，舌苔白，脉濡缓，中医辨证为泄泻寒湿内盛证，治法为芳香化湿，解表散寒，方选藿香正气散加减。

122.答案：A 解析：突发黄疸，迅速加深，其色金黄鲜明，高热烦渴，呕吐频作，胁痛腹满，神昏谵语，肌肤出现瘀斑，尿少便结，舌质红绛，苔黄而燥，脉弦数，考虑为黄疸热毒炽盛证（急黄），治法为清热解毒，方选犀角散加减。

123.答案：B 解析：患者腹大胀满，按之如囊裹水，颜面微浮，下肢浮肿，脘腹痞胀，得热则舒，精神困倦，怯寒懒动，小便少，大便溏，舌苔白腻，脉缓，考虑为鼓胀水湿困脾证，治法为温中健脾，行气利水，方选实脾饮加减。

124.答案：B 解析：眩晕，动则加剧，劳累即发，神疲懒言，气短声低，面白少华，心悸失眠，纳减，唇甲淡白，舌质淡胖嫩，边有齿印，苔少，脉细，考虑为眩晕气血亏虚证，治法为补益气血，健运脾胃，方选八珍汤加减。

125.答案：C 解析：鼻燥衄血，口干咽燥，或身热，恶风，头痛，咳嗽，痰少，舌质红，苔薄，脉数，考虑为血证－鼻衄邪犯肺证（风热伤肺证），治法为清泄肺热，凉血止血，方选桑菊饮加减。

126.答案：C 解析：时常发热，热势随情

绪波动而起伏，精神抑郁，胁肋胀满，烦躁易怒，口干而苦，纳食减少，舌红，苔黄，脉弦数，考虑为内伤发热气郁发热证，治法为疏肝理气，解郁泄热，方选丹栀逍遥散加减。

127.答案：C 解析：腰痛如刺，痛有定处，痛处拒按，昼轻夜重，俯仰不便，舌质暗紫，脉涩，考虑为瘀血腰痛证，治法为活血化瘀，理气止痛，方选身痛逐瘀汤加减。

128～130.答案：E、B、E 解析：近2年常出现咳嗽、咳痰症状，迁延数月，近日再次复发，WBC $12×10^9/L$，N 82.7%，胸片可见肺纹理增多、变粗、扭曲，呈条索状阴影，向肺野周围延伸，以两肺中下野明显，考虑为慢性支气管炎。现咳嗽，咳声重浊，痰多色白而黏，胸满窒闷，舌苔白腻，脉滑，考虑为慢性支气管炎痰湿蕴肺证。治法为燥湿化痰，降气止咳，选方为二陈汤合三子养亲汤。慢性支气管炎主要并发症：阻塞性肺气肿是慢性支气管炎最常见的并发症；支气管扩张症；支气管肺炎。

131～133.答案：D、D、C 解析：患者有明显发热，体温在38℃以上，有尿频、尿急、尿痛等尿路刺激征，伴腰部疼痛及肾区叩击痛，有白细胞尿和蛋白尿，可见白细胞管型，故考虑为急性肾盂肾炎。患者未见严重感染中毒表现，故可用口服药治疗，疗程10～14天。常用药物有喹诺酮类如氧氟沙星、环丙沙星，半合成青霉素类如阿莫西林，头孢菌素类如头孢呋辛等。治疗14天后，通常90%可治愈。如尿菌仍阳性，应参考药敏试验选用有效抗生素继续治疗4～6周。

134～136.答案：D、A、A 解析：患者突然倒地，意识丧失，四肢抽搐，醒后如常，头颅CT、血液生化检查均正常，考虑为癫痫全面性强直－阵挛发作（GTCS），即大发作。症见发病前常有眩晕、头昏、胸闷、乏力，舌质红，苔黄腻，脉弦滑，中医辨证为发作期阳痫证，治法为急以开窍醒神，继以泄热涤痰息风，方选黄连解毒汤合定痫丸加减；GTCS首选药物为苯妥英钠、卡马西平，次选丙戊酸钠。

137～138.答案：D、B 解析：支气管哮喘寒包热哮证，治疗首选小青龙加石膏汤。支气管哮喘热哮证，治疗首选定喘汤。

139～140.答案：B、C 解析：成人每日消化道出血＞5mL即可出现粪便隐血试验阳性，每日出血量50～100mL可出现黑便，胃内蓄积

血量在 250～300mL 可引起呕血。一次出血量 < 400mL 时，一般不出现全身症状；出血量达 400～500mL，可出现乏力、心慌等全身症状；短时间内出血量超过 1000mL，可出现周围循环衰竭表现。

141～142. 答案：D、A　解析：系统性红斑狼疮瘀热痹阻证表现为手足瘀点累累，斑疹斑块暗红，两手白紫相继，两腿青斑如网、脱发、口糜、口疮、鼻衄、肌衄、关节肿痛、小便短赤、有蛋白尿、血尿、低热、烦躁多怒，苔薄舌红，舌光红刺或边有瘀斑，脉细弦或涩数。治以清热凉血，活血散瘀，方用犀角地黄汤加减。系统性红斑狼疮气营热盛证表现为高热、满面红赤、皮肤红斑、咽干、口渴喜冷饮、尿赤而少、关节疼痛、舌红绛、苔黄，脉滑数或洪数。治以清热解毒，凉血化斑，方用清瘟败毒饮加减。

143～144. 答案：A、D　解析：治疗白细胞减少症，有升粒细胞作用的药物有碳酸锂、维生素 B_4、鲨肝醇、利血生等。对于脏器功能良好的 MDS 患者可考虑使用联合化疗，如蒽环类抗生素联合阿糖胞苷，预激化疗，部分患者能获一段缓解期。

145～146. 答案：B、D　解析：高血压脑出血最好发部位是内囊及基底节附近，占全部脑出血的 70%；大脑中动脉是血栓性梗死的主要血管，发病率最高，占脑血栓性梗死的 70%～80%。

147～148. 答案：E、C　解析：气秘的最佳选方是六磨汤。气虚秘的最佳选方是黄芪汤。

149～150. 答案：B、E　解析：中国传统医学中的阴阳五行学说和"六淫""七情"病因学说，古希腊医学家希波克拉底的"四体液"学说，都属于自然哲学医学模式。生物－心理－社会医学模式认为人的心理与生理、精神与躯体、机体内外环境是相互作用的，心理、社会因素与疾病的发生、发展、转化有着密切的联系。

第四单元

1. 答案：A　解析：根脚指肿疡之基底根部。

2. 答案：B　解析：气痛攻痛无常，时感抽掣，喜缓怒甚。见于乳癖等。

3. 答案：A　解析：肿疡期用金黄膏、玉露膏清热解毒，消肿止痛，散瘀化痰，适用于疮疡

阳证。

4. 答案：D　解析：中度缺水失水量占体重的 4%～6%。

5. 答案：B　解析：代谢性碱中毒是由于酸丢失过多或碱摄入过多，使血浆 HCO_3^- 相对或绝对增高所致。电解质表现为血 Na^+ 增高，K^+、Cl^- 减少；尿 Cl^- 减少，呈碱性，但低钾性碱中毒时可出现反常酸性尿。

6. 答案：C　解析：输血的细菌污染反应可能与采血、贮血及输血等环节的无菌技术出现漏洞有关，以革兰染色阴性杆菌为常见。轻者可仅有发热，重者可出现败血症和中毒性休克，出现寒战高热、面红、结膜充血、呼吸困难、紫绀、呕吐、腹泻、脉搏细数、血压下降，甚至发生休克，血常规化验见白细胞明显升高。应采取有效的抗休克、抗感染治疗。

7. 答案：B　解析：感染性休克热伤气阴证，症见神志淡漠，反应迟钝，身热汗出，口干喜饮，四肢厥冷，唇甲紫绀，小便短赤，大便秘结，舌红苔黄，脉细而沉，治法为益气养阴，清热固脱，方选生脉饮加清热解毒之品。

8. 答案：D　解析：一般头、面、颈部切口术后 4～5 天拆线；下腹、会阴部手术 6～7 天拆线；胸部、上腹、背、臀部切口术后 7～9 天拆线；四肢术后 10～12 天拆线，近关节处可适当延长；减张缝线术后 14 日拆线。

9. 答案：C　解析：癌痛的第二阶梯用药为弱阿片类镇痛药，如可待因，替代药物有强痛定、羟考酮、曲马多、右丙氧芬等，适用于中度疼痛。

10. 答案：C　解析：疖病好发于项后、背部、臀部等处，数个到数十个，反复发作，缠绵经年不愈。

11. 答案：D　解析：急性蜂窝织炎臀痈，常由臀部肌肉注射染毒或患疮疖挤压等引起。臀部一侧初起疼痛，肿胀焮红，皮肤红肿以中心最为明显，而四周较淡，边缘不清，红肿逐渐扩大而有硬结。伴恶寒发热，头痛骨楚，食欲不振。舌质红，苔黄或黄腻，脉滑数，治法为清热解毒，和营利湿，方选黄连解毒汤合仙方活命饮加减。

12. 答案：D　解析：全身性感染干陷证多见于有头疽 2～3 周的溃脓期，局部脓腐不透，疮口中央糜烂，脓少而薄，疮色灰暗，肿势平塌，散漫不聚，胀闷或微痛不甚；伴发热或恶寒，神疲纳少，自汗，胁痛，神昏谵语，气息短促；舌质淡红，脉

虚数；或体温反而不高，肢冷、大便溏薄、小便频数；舌质淡，苔灰腻，脉沉细。治法为补养气血，托毒透邪，佐以清心安神，方选托里消毒散加减。

13. 答案：A　解析：闭式胸膜腔引流的穿刺部位，液体一般选在腋中线和腋后线之间的第6～8肋间插管引流，气体常选锁骨中线第2肋间。

14. 答案：B　解析：毒蛇咬伤，蛇毒内陷证，症见毒蛇咬伤后失治、误治，出现高热、躁狂不安、痉厥抽搐或神昏谵语；局部伤口由红肿突然变为紫暗或紫黑，肿势反而消减；舌质红绛，脉细数。治法为清营凉血解毒，方选清营汤加减。

15. 答案：E　解析：甲亢气阴两虚证，症见神疲乏力，气促汗多，口咽干燥，五心烦热，面白唇淡，眼突手颤，颈肿胸闷，抑郁善忧，夜寐不安，心悸喜忘，食多便溏，腹胀泄泻，形体消瘦；舌红少苔，脉细数无力，治法为益气养阴，泻火化痰，方选生脉散合补中益气汤加减。

16. 答案：B　解析：肺癌脾虚痰湿证，症见咳嗽痰多，胸闷纳呆，神疲乏力，面色苍白，大便溏薄；舌质淡胖，苔白腻，脉濡缓或濡滑，治法为健脾除湿，化痰散结，方选六君子汤合海藻玉壶汤加减。

17. 答案：C　解析：胃、十二指肠溃疡瘢痕性幽门梗阻脾胃虚寒证，症见上腹饱胀，食后较甚，朝食暮吐，暮食朝吐，吐出物为宿食残渣及清稀黏液，吐后则舒，畏寒喜热，神疲乏力，大便溏少；舌质淡红，苔白或白滑，脉沉弱，治法为温中健脾，和胃降逆，方选丁香透膈散加减。

18. 答案：C　解析：门静脉高压症瘀血内结证，症见腹部积块明显，硬痛不移，面暗消瘦，纳减乏力，时有寒热，女子或见月事不下，舌边暗紫或见瘀点，苔薄，脉弦涩，治法为祛瘀软坚，兼调脾胃，方选膈下逐瘀汤加减。

19. 答案：D　解析：肠梗阻水结湿阻型，症见腹痛阵阵加剧，肠鸣辘辘有声，腹胀拒按，恶心呕吐，口渴不欲饮，无排气排便，尿少；舌质淡红，苔白腻，脉弦缓，治法为理气通下，攻逐水饮，方选甘遂通结汤加减。

20. 答案：B　解析：急性胆道感染湿热证（肝胆湿热证），症见发热恶寒，口苦咽干，胁腹疼痛难忍，皮肤黄染，不思饮食，便秘尿赤；舌红苔黄，脉弦数滑，治法为清胆利湿，通气通腑，方选茵陈蒿汤合大柴胡汤加减。

21. 答案：A　解析：一般腹外疝病人在站立、

行走、劳动或腹内压骤增时突出，在平卧、休息或用手向腹腔推送时又可回纳腹腔内，称为易复性疝。

22. 答案：D　解析：弗格森法是加强腹股沟管前壁最常用的方法，适用于腹股沟管后壁发育尚健全的儿童和青年人较小的斜疝。

23. 答案：D　解析：排便习惯改变，是直肠癌常见早期症状。

24. 答案：B　解析：慢性湿疹由急性和亚急性湿疹长期不愈或反复发作而成，部分病人一开始即表现为慢性湿疹的症状。皮损表现为皮肤肥厚粗糙、浸润，色暗红或紫褐色，有不同程度的苔藓样变。皮损表面常附有鳞屑伴抓痕、血痂、色素沉着，部分皮损可出现新的丘疹或水疱，抓破后有少量流滋。皮损多局限于某一部位，如小腿、手足、肘窝、腘窝、外阴、肛门等处。患者自觉瘙痒，呈阵发性，夜间或精神紧张、饮酒、食辛辣发物时瘙痒加剧。病程较长，反复发作，时轻时重。

25. 答案：A　解析：银屑病风热血燥证，症见皮损鲜红，皮疹不断出现，红斑增多，刮去鳞屑可见发亮薄膜、点状出血，有同形反应，伴瘙痒；心烦，口渴，大便干，尿黄；舌红，苔黄或腻，脉弦滑或数。治法为清热凉血，祛风润燥，方选凉血地黄汤加减。

26. 答案：A　解析：一期梅毒主要表现为疳疮（硬下疳），发生于不洁性交后2～4周，常发生在外生殖器部位，少数发生在唇、咽、宫颈等处，男性多发生在阴茎的包皮、冠状沟、系带或龟头上。

27. 答案：C　解析：前庭大腺又称巴氏腺，位于阴道口两侧，大阴唇后部，被海绵体肌覆盖，正常情况下不能触及，若腺管口闭塞，易形成脓肿或囊肿。

28. 答案：C　解析：雌激素能促进子宫肌细胞增生和肥大；增进血运，促使和维持子宫发育；增加子宫平滑肌对缩宫素的敏感性；使腺体及间质增生、修复；宫颈松弛、扩张，宫颈黏液分泌增加，易拉成丝状；促进输卵管肌层发育及上皮的分泌活动，加强输卵管平滑肌节律性收缩的振幅；促使阴道上皮细胞增生、角化、黏膜变厚，并能增加细胞内糖原储存量，使阴道维持酸性环境；使阴唇发育、丰满、色素加深；协同FSH促进卵泡发育；促使乳腺管增生，乳头、乳晕着色，促进其他第二性征的发育；通过对下丘脑和垂体的正负反馈调节，控制促性腺激素的分泌；促进水钠潴留，促进肝脏高密度脂蛋白合成，抑制低密度脂蛋白合成，降低循环中胆固醇水平；维持和促进骨基质代谢。

29. 答案：D 解析：胎盘具有气体交换、营养物质供应、排出胎儿代谢产物功能，以及防御功能和合成功能。

30. 答案：A 解析：B 为终生不潮而能受孕。C 为女子年逾 16 周岁，月经尚未来潮，或月经周期已建立后又中断 6 个月以上者。D 为受孕之初，按月行经而无损于胎儿的。E 为身无病，月经 2 个月一潮的。

31. 答案：B 解析：预产期推算从末次月经第 1 日算起，月份减 3 或加 9，日数加 7（农历日数加 14），所得日期即为预产期。若孕妇记不清末次月经时间，应采用超声检查来协助推算，妊娠早期超声监测胎儿头臀长是估计孕周最准确的指标。

32. 答案：B 解析：临床上以胎头下降的程度作为判断产程进展的重要标志。

33. 答案：A 解析：枕下前囟径是胎头的最小径线，足月儿枕下前囟径平均值约 9.5cm。

34. 答案：C 解析：产后随子宫蜕膜的脱落，含有血液、坏死蜕膜等组织经阴道排出，称恶露。分为血性恶露（持续 3～4 日）；浆液恶露（持续 10 日左右）；白色恶露（持续 3 周干净）。正常恶露有血腥味，但无臭味，持续 4～6 周。总量为 250～500mL。

35. 答案：A 解析：妇科致病的情志因素以郁怒伤肝，忧思伤脾，惊恐伤肾为甚。

36. 答案：D 解析：与妇科关系最为密切的脏腑为肝、脾、肾，滋肺养心不是妇科常用治法。

37. 答案：B 解析：妊娠剧吐的主要机理是冲气上逆，胃失和降。

38. 答案：A 解析：产后出血指胎儿娩出后 24 小时内失血量≥500mL，剖宫产时≥1000mL。

39. 答案：D 解析：一旦发生羊水栓塞，应立即抢救。早期阶段以抗过敏，纠正呼吸循环功能衰竭和改善低氧血症、抗休克为主；DIC 阶段早期抗凝治疗，晚期抗纤溶治疗；少尿无尿阶段，应及时使用利尿剂，预防肾衰竭发生。

40. 答案：D 解析：产后三病指产后病痉、病郁冒、大便难。

41. 答案：B 解析：产褥中暑暑入心营证，症见产后神昏谵语，灼热烦躁，甚或猝然晕倒，不省人事，身热肢厥，牙关紧闭；舌绛，脉洪大或滑数，治法为清营泄热，清心开窍，方选清营汤送服

安宫牛黄丸或紫雪丹或至宝丹。

42. 答案：C 解析：外阴硬化性苔藓脾肾阳虚证，症见外阴瘙痒，局部皮肤黏膜薄脆，变白，弹性减弱，腰背酸楚，小便频数，四肢欠温，形寒畏冷，面浮肢肿，纳差便溏，性欲淡漠；舌淡胖，苔薄白或薄润，脉沉细无力，治法为温肾健脾，养血润燥，方选右归丸加减。

43. 答案：A 解析：外阴阴道假丝酵母菌病症状为白带增多，呈白色凝乳状或豆渣样，外阴及阴道奇痒灼痛、性交痛。体征为阴道黏膜附有白色膜状物，擦去后见黏膜充血红肿。

44. 答案：B 解析：子宫颈炎症湿热下注证，症见带下量多，色黄或黄白相兼，质稠有臭味，少腹胀痛，胸胁胀痛，心烦易怒，口干口苦但不欲饮；舌红，苔黄腻，脉滑数，治法为疏肝清热，利湿止带，方选龙胆泻肝汤去木通。

45. 答案：C 解析：子宫内膜不典型增生常为癌前病变，不属于排卵障碍性异常子宫出血的范畴。

46. 答案：E 解析：诊断性刮宫的作用是止血和明确子宫内膜病理诊断。为确定排卵和黄体功能，应在经前期 1～2 日或月经来潮 6 小时内诊刮；若怀疑子宫内膜不规则脱落，应在月经第 5 天诊刮；长期、大量出血者可随时诊刮。

47. 答案：B 解析：经前期综合征肝郁气滞证，症见经前乳房、乳头胀痛，胸闷胁胀，精神抑郁，头晕目眩，烦躁易怒，或少腹胀痛；舌质红或紫暗，脉弦，治法为疏肝解郁，养血调经，方选柴胡疏肝散。

48. 答案：A 解析：宫颈癌早期病例应采用宫颈细胞学检查和（或）HPV 检测、阴道镜检查、子宫颈活组织检查的"三阶梯"程序，确诊依据为组织学检查。

49. 答案：D 解析：Ⅱ度子宫脱垂轻型，子宫颈已脱出阴道口，但宫体仍在阴道内；Ⅱ度子宫脱垂重型，宫颈及部分宫体已脱出于阴道口。

50. 答案：C 解析：氯米芬（CC）为首选促排卵药，适于体内有一定雌激素水平和下丘脑－垂体轴反馈机制正常者。

51. 答案：A 解析：不孕症肝气郁结证，症见婚久不孕，经前乳房、小腹胀痛，月经周期先后不定，经血夹块，情志抑郁或急躁易怒，胸胁胀满；舌质暗红，脉弦。治法为疏肝解郁，养血理脾，方选开郁种玉汤。

52. 答案：A　解析：钳刮术的适应证为妊娠10～14周内要求终止妊娠而无禁忌证者，或因某种疾病而不宜继续妊娠或其他流产方法失败者。

53. 答案：C　解析：幼儿期：1周岁至满3周岁称为幼儿期。

54. 答案：D　解析：出生时胸围平均32cm，1周岁时头围胸围相等。1岁时头围为46cm。

55. 答案：E　解析：1岁至青春前期体重：年龄×2(kg)+8(kg)，故6岁为20kg；2～12岁身高：身高（cm）=年龄×7+75，故6岁为117cm。

56. 答案：C　解析：6～7岁乳牙开始脱落换恒牙，恒牙32个。

57. 答案：E　解析：添加辅食的原则有：①从少到多；②由稀到稠；③由细到粗；④由一种到多种；⑤天气炎热和（或）婴儿患病时，应暂缓添加新品种。

58. 答案：C　解析：小儿出现咳嗽，鼻塞流清涕，咽腔不适，舌淡红苔白，考虑为寒证，指纹应为红色。

59. 答案：E　解析：脉象浮而有力为表实，浮而无力为表虚。

60. 答案：D　解析：对低渗脱水应补给2/3张含钠液；等渗脱水补给1/2张含钠液；高渗脱水补给1/3～1/5张含钠液。等渗性脱水选D。

61. 答案：C　解析：新生儿寒冷损伤综合征治疗基本原则是及时复温，提供热量和液体，去除病因，早期纠正脏器功能紊乱。

62. 答案：D　解析：感冒夹惊：小儿神气怯弱，肝气未盛，感邪之后，热扰心肝，易致心神不安，睡卧不宁，惊惕抽风，此为感冒夹惊。病位是肝。

63. 答案：A　解析：糖皮质激素作为儿童危重哮喘治疗的一线药物，应尽早静脉应用。

64. 答案：E　解析：小儿反复呼吸道感染的发病机理大致有以下几方面：①禀赋不足，体质虚弱；②喂养不当，调护失宜；③少见风日，不耐风寒；④用药不当，损伤正气；⑤正虚邪伏，遇感乃发。

65. 答案：A　解析：病毒性心肌炎常用的营养心肌药物：辅酶Q10（CoQ10）为细胞代谢及细胞呼吸的激活剂，有改善心肌代谢、保护细胞膜完整和抗氧自由基作用。维生素C能清除自由基，改善心肌代谢，有助于心肌炎的恢复。

66. 答案：E　解析：病毒性脑炎痰蒙清窍证的首选为涤痰汤。

67. 答案：D　解析：性早熟是指女孩8岁以前、男孩9岁以前，出现青春期特征即第二性征的一种内分泌疾病。

68. 答案：E　解析：过敏性紫癜起病前1～3周常有上呼吸道感染史，也可伴有低热、乏力、食欲减退等全身症状。临床表现主要可见皮肤紫癜、关节肿痛、腹痛、血尿、蛋白尿等，各种症状可以不同组合，出现先后不一。以皮肤紫癜为首发症状，少数病例以腹痛、关节炎或肾脏症状首先出现。消化道症状：以脐周或下腹部绞痛伴呕吐为主。关节症状：出现多发性大关节肿痛，以膝、踝受累多见，肘、腕次之，常反复发作，关节腔内为浆液性渗出积液，数日后消失，不留畸形。

69. 答案：A　解析：皮肤黏膜淋巴结综合征诊断标准应在下述六条主要临床症状中包括发热在内的5条即可确诊。①不明原因的发热，持续5天或更久。②双侧球结膜弥漫性充血。③口腔及咽部黏膜弥漫充血，唇发红及干裂，并呈杨梅舌。④发病初期手足硬肿和掌跖发红，恢复期指趾端出现膜状脱皮或肛周脱屑。⑤躯干部多形充血性红斑。⑥颈淋巴结非化脓性肿大。

70. 答案：A　解析：维生素D缺乏性佝偻病初期的治法为健脾益肺，调和营卫。

71. 答案：A　解析：皮疹初起为玫瑰红色斑丘疹，压之褪色，大小不等，稀疏分明，继而疹色加深，呈暗红色，疹间可见正常皮肤，病情严重者皮疹可融合成片。

72. 答案：E　解析：小儿麻疹麻毒攻喉证：身热不退，咽喉肿痛或溃烂疼痛，饮水呛咳，声音嘶哑，咳声重浊，状如犬吠，喉间痰鸣，甚则吸气困难，胸高胁陷，面唇紫绀，舌质红，苔黄腻，脉滑数。

73. 答案：C　解析：风疹与水痘初期均可选用的方剂是银翘散。

74. 答案：B　解析：猩红热的病原菌为A组乙型溶血性链球菌。

75. 答案：E　解析：心脏骤停，颈动脉搏动消失，当存在室颤时可用利多卡因。

76. 答案：C　解析：脓毒性休克的休克中期（失代偿期）表现为低血压和酸中毒。意识模糊，嗜睡，面色青灰，四肢厥冷，肛指温差＞6℃，唇绀，毛细血管再充盈时间＞3秒。血压下降，呼吸表浅且快，心率快，心音低钝，尿少甚则无尿。此期可出现各脏器功能不全。

77. 答案：C 解析：小儿慢性咳嗽痰热郁肺证：久咳痰多，痰稠色黄难咳，大便干结，舌质红，苔黄腻，脉滑数或指纹紫滞。

78. 答案：D 解析：小儿急惊风四证：痰、热、惊、风。

79. 答案：A 解析：疖初起毛囊处有红、肿、热、痛的小结节，逐渐肿大并隆起，数天后中央部组织坏死，出现脓栓，红、肿、热、痛随之加重，中心部位变软，随后脓栓脱落，脓液排出，炎症随之消退而愈。

80. 答案：E 解析：初生儿脐腹部见皮肤鲜红，压之皮肤红色减退，放手又显，考虑为丹毒；症见表面紧张光亮，摸之灼手，肿胀触痛，向外游走遍体，兼有发热，舌红，苔黄，脉数，中医辨证为胎火蕴毒证，治法为凉血清热解毒，方选犀角地黄汤加减。

81. 答案：C 解析：深Ⅱ°烧伤伤及皮肤的真皮层，介于浅Ⅱ°和Ⅲ°之间，深浅不尽一致，也可有水疱，但去疱皮后创面微湿，红白相间，痛觉较迟钝。

82. 答案：D 解析：海绵状血管瘤常见于头部、颈部，也可发生于其他部位及内脏。瘤体呈紫红或暗红色，柔软如海绵，大小不等，边界清楚，位于皮下或黏膜下组织内者可境界不清。指压柔软，有波动感，偶有少数呈柔韧或坚实感，无波动和杂音。

83. 答案：B 解析：患者产后 23 天，左乳房肿痛，左乳外上象限可扪及一硬块，皮肤微红压痛，伴发热恶寒，考虑为急性乳腺炎；症见发热恶寒，口干，舌红苔薄黄、脉浮数，中医辨证为肝胃郁热证，治法为疏肝清胃，通乳散结，方选瓜蒌牛蒡汤加减。

84. 答案：D 解析：乳房肿块圆形，光滑，边缘清楚，无粘连，极易推动，考虑为乳腺纤维腺瘤；肿块较大，重坠不适，伴烦闷急躁，月经不调，舌质暗红，苔薄腻，脉弦滑，考虑为血瘀痰凝证，选方为逍遥散合桃红四物汤加减。

85. 答案：B 解析：单纯性甲状腺肿患者，症见颈部肿块皮宽质软，伴有神情呆滞，倦怠畏寒，行动迟缓，肢冷，性欲下降，舌质淡，脉沉细，中医辨证为肝郁肾虚证，治法为疏肝补肾，调摄冲任，方选四海舒郁丸合右归丸加减。

86. 答案：E 解析：患者乳房结块质地硬、表面不光滑，与周围组织粘连、界限不清、不易推

动，考虑为乳腺癌；症见溃烂后色紫暗，时流污水，臭气难闻，头晕耳鸣，肢体消瘦，五心烦热，面色苍白，夜寐不安，舌淡苔白，脉沉细，中医辨证为气血两虚证，治法为调理肝脾，益气养血，方选人参养荣汤加减。

87. 答案：B 解析：患者今晨突发腹痛，后固定于右下腹，考虑为急性阑尾炎；症见腹痛剧烈，全腹压痛、反跳痛，腹皮挛急，高热不退，恶心纳差，便秘，舌红绛，苔黄厚，脉洪数，中医辨证为热毒证，治法为通腑排毒，养阴清热，方药大黄牡丹汤合透脓散加减。

88. 答案：E 解析：患者患内痔，症见便血鲜红，量多，便时肿物脱出，可自行还纳，肛门灼热，舌红苔黄腻，脉弦数，中医辨证为湿热下注证，治法为清热渗湿止血，方选脏连丸加减。

89. 答案：C 解析：痔气滞血瘀证，症见肛内肿物脱出，甚或嵌顿，肛门紧缩，坠胀疼痛，甚则肛门缘有血栓，形成水肿，触之疼痛明显，舌暗红，苔白或黄，脉弦或涩，治法为清热利湿，祛风活血，方选止痛如神汤加减。

90. 答案：A 解析：患者阴囊潮红，睾丸肿痛，考虑为睾丸附睾炎症；症见恶寒发热，头痛，口渴，舌红苔黄腻，脉滑数，中医辨证为湿热下注证，治法为清热利湿，解毒消肿，方选龙胆泻肝汤加减。

91. 答案：D 解析：患者尿频、尿急、尿痛，排尿及大便时有白浊，考虑为前列腺炎；症见腰膝酸软，头晕目眩，失眠多梦，五心烦热，舌红少苔，脉细数，中医辨证为阴虚火旺证，治法为滋阴降火，方选知柏地黄汤加减。

92. 答案：C 解析：患者患前列腺增生，症见尿频不爽，排尿无力，尿线变细，滴沥不畅，偶见血尿，伴倦怠无力，气短懒言，食欲不振，面色无华，气坠脱肛，舌淡，苔白，脉细弱，中医辨证为脾肾气虚证，治法为健脾温肾，益气利尿，方选补中益气汤加减。

93. 答案：C 解析：患者腰部带状排列簇集状皮疹，考虑为带状疱疹；症见皮疹潮红，疱壁紧张，灼热刺痛，伴口苦咽干，烦躁易怒，大便干，小便黄，舌质红，苔黄腻，脉滑数，中医辨证为肝经郁热证，治法为清泻肝火，解毒止痛，方选龙胆泻肝汤加减。

94. 答案：C 解析：患者皮肤突然发现多个白色风团，考虑为荨麻疹；症见遇风寒加重，得暖则

减，恶寒怕冷，口不渴，舌质淡红，苔薄白，脉浮紧，中医辨证为风寒束表证，治法为疏风散寒，调和营卫，方选麻黄桂枝各半汤加减。

95.答案：C 解析：尖锐湿疣患者多有不洁性接触史或夫妇同病，男性好发于阴茎龟头、冠状沟、系带；同性恋者发生于肛门、直肠；女性好发于外阴、阴蒂、宫颈、阴道和肛门。初起为淡红色丘疹，逐渐增大，融合成乳头状、菜花状或鸡冠状增生突起，表面湿润，根部有蒂，易出血用3%～5%的醋酸液涂擦或湿敷3～10分钟，阳性者局部变白，病灶稍隆起，在放大镜下观察更明显。

96.答案：C 解析：患者产后高热，恶露不畅，有臭气，小腹痛剧，考虑为产褥感染；症见便秘，舌红，苔黄而干，脉数有力，中医辨证为感染邪毒证，治法为清热解毒，凉血化瘀，方选五味消毒饮合失笑散。

97.答案：D 解析：患者外阴一侧结块肿胀，考虑为前庭大腺炎；症见隐隐缠绵，皮色不变，经久不消，舌质胖，苔薄，脉细缓，中医辨证为寒凝痰瘀证，治法为温经散寒，涤痰化瘀，方选阳和汤。

98.答案：D 解析：患者因怀孕导致子宫肌瘤血管破裂，出血弥散组织内，导致腹痛、发热，故判断为子宫肌瘤的红色样变。

99.答案：A 解析：患者产后血性恶露4周未止，诊断为晚期产后出血；症见出血量时多时少，色紫暗，夹血块，小腹疼痛拒按，舌紫暗，边尖有瘀斑、瘀点，脉沉涩，中医辨证为血瘀证，治法为活血化瘀，调冲止血，方选生化汤合失笑散加减。

100.答案：C 解析：临产开始的主要标志是有规律而逐渐增强的子宫收缩，持续30秒及以上，间歇5～6分钟，并伴有进行性宫颈管消失，宫口扩张和胎先露部下降。宫口开全（达10cm）后，进入第二产程。患者已出现阵发性腹痛，宫口开大未达10cm，应为已临产，第一产程。

101.答案：A 解析：患者早孕，阴道少量出血，考虑为先兆流产；症见血色鲜红，心烦不安，口苦，咽干，小便短赤，大便秘结，舌质红，苔黄，脉滑数，中医辨证为血热证，治法为清热凉血，固冲安胎，方选保阴煎或当归散。

102.答案：D 解析：患者尿妊娠试验阳性，突发左下腹撕裂样剧痛，伴肛门坠胀，面色苍白，血压降低，首先考虑为异位妊娠。

103.答案：E 解析：患者妊娠30周，血压160/100mmHg，尿蛋白（+），考虑为妊娠期高血压疾病子痫前期；症见先由脚肿，渐及于腿，皮色不变，随按随起，头晕胀痛，胸闷胁胀，脘胀纳少，苔薄腻，脉弦滑，中医辨证为气滞湿阻证，治法为理气行滞，除湿消肿，方选天仙藤散。

104.答案：B 解析：前置胎盘是指妊娠28周后，胎盘附着于子宫下段，甚至胎盘下缘达到或覆盖宫颈内口，其位置低于胎先露部。主要症状为妊娠晚期或临产时，发生无诱因、无痛性反复阴道流血。

105.答案：A 解析：患者提示母儿ABO血型不合，纳差、带下量多、小便黄、大便不爽，苔黄腻，中医辨证为湿热内蕴证，治法为清热利湿，固冲安胎，方选茵陈二黄汤。

106.答案：A 解析：患者有糖尿病史，孕20周，为妊娠合并糖尿病；烦渴多饮，口干舌燥，脉滑数，为肺热津伤证，治法为清热润肺，生津止渴，方选消渴方。

107.答案：A 解析：患者产后缺乳，症见乳汁浓稠，乳房胀硬疼痛，情志抑郁，食欲不振，舌质暗红，苔微黄，脉弦，中医辨证为肝郁气滞证，治法为疏肝解郁，通络下乳，方选下乳涌泉散。

108.答案：E 解析：患者产后尿频伴夜尿多，为产后小便频数，腰膝酸软，脉沉细无力，为肾气亏虚证表现，治法为温阳化气，补肾固脬，方选肾气丸加减。

109.答案：C 解析：经血非时暴下不止，中医诊断为崩漏，西医考虑为无排卵性异常子宫出血；症见色淡质稀，神倦懒言，面色㿠白，不思饮食，舌淡胖，边有齿痕，苔薄白，脉缓无力，中医辨证为脾虚证，治法为补气摄血，固冲调经，方选固本止崩汤或固冲汤。

110.答案：C 解析：患者基础体温双相型，月经周期20天一行，曾2次在发现怀孕不足40天时流产，考虑为有排卵型异常子宫出血——黄体功能不足；症见月经量少，色淡暗，腰膝酸软，头晕耳鸣，夜尿频多，舌质淡暗，苔薄白，脉沉细，中医辨证为肾气虚证，治法为补肾益气，固冲调经，方选固阴煎。

111.答案：C 解析：患者经期9天，中医考虑为经期延长，西医考虑为子宫内膜不规则脱落；症见经量较少，色红质稠，口干咽燥，潮热盗汗，舌红，少苔，脉细数，中医辨证为虚热证，治法为养阴清热，凉血调经，方选两地汤合二至丸。

112. 答案：B 解析：患者闭经 7 个月，症见形体肥胖，胸胁满闷，呕恶痰多，面浮足肿，舌淡苔白腻，脉沉滑，中医辨证为痰湿阻滞证，治法为燥湿化痰，活血通经，方选丹溪治湿痰方或苍附导痰丸合佛手散。

113. 答案：A 解析：出生后 2 周出现身黄、目黄，考虑为病理性黄疸；身黄，目黄，其色晦暗，四肢欠温，舌质偏淡，舌苔白腻，考虑为黄疸寒湿阻滞证，选方为茵陈理中汤。

114. 答案：D 解析：听诊双肺底固定中湿啰音。咳嗽而喘，呼吸困难，气急鼻扇，夜间痰鸣加重，泛吐痰涎，舌红苔黄腻，脉象弦滑，考虑为肺炎痰热闭肺证。

115. 答案：E 解析：气喘发作，喉间哮鸣，考虑为支气管哮喘；咳痰清稀色白，呈黏沫状，形寒无汗，鼻流清涕，面色晦滞带青，四肢不温，口不渴，舌淡红，舌苔薄白，脉象浮滑，考虑为寒性哮喘，选方为小青龙汤合三子养亲汤。

116. 答案：A 解析：CK-MB 升高，超声心动图示心脏扩大，感冒后低热绵延，鼻塞流涕，咽红肿痛，咳嗽有痰，肌痛肢楚，头晕乏力，心悸气短，胸闷胸痛，舌质红，舌苔薄，脉数。考虑为病毒性心肌炎风热犯心证，选方为银翘散。

117. 答案：E 解析：因病长期使用广谱抗生素，导致患儿白色念珠菌感染，满口白屑，状如雪花，不易擦去，考虑为鹅口疮。

118. 答案：D 解析：2 周前皮肤疮毒感染，面目浮肿，尿黄，有血尿，尿蛋白（++），血清 ASO 滴度升高，总补体及 C_3 下降，持续高血压，考虑为急性肾小球肾炎；皮肤有脓疮，烦热口渴，头身困重，舌红，苔黄腻，脉滑数，考虑为湿热内侵证，选方为五味消毒饮合小蓟饮子。

119. 答案：D 解析：挤眉弄眼，摇头扭腰，肢体抖动，咽干清嗓，形体偏瘦，性情急躁，两颧潮红，五心烦热，舌质红，苔少，脉细数无力，考虑为抽动障碍的阴虚风动证，治法为滋水涵木，柔肝息风。

120. 答案：E 解析：多动多语，烦躁不宁，冲动任性，注意力不集中，考虑为注意力缺陷多动障碍；胸中烦热，烦闷不眠，纳少口苦，便秘尿赤，舌红，苔黄腻，脉滑数，治法为清热化痰，宁心安神，选方为黄连温胆汤。

121. 答案：A 解析：风湿热患儿，发热恶风，汗出不解，口渴欲饮，关节肿痛，局部灼热，皮肤红斑，小便黄赤，大便秘结，舌质红，苔黄厚腻，脉滑数，考虑为风湿热湿热阻络证，选方为宣痹汤。

122. 答案：E 解析：发稀枕秃，囟门未闭，多汗夜惊，烦躁，肌肉松软，纳呆，大便不实，舌质淡红，苔薄白，指纹偏淡，考虑为维生素 D 缺乏性佝偻病的肺脾气虚证，选方为四君子汤合黄芪桂枝五物汤。

123. 答案：C 解析：脘腹胀痛，疼痛拒按，不思乳食，嗳腐吞酸，时有呕吐，吐物酸馊，腹痛欲泻，泻后痛减，矢气频作，粪便秽臭，夜卧不安，舌淡红，苔厚腻，脉沉滑，考虑为腹痛乳食积滞证，选方为香砂平胃散。

124. 答案：D 解析：不思进食，食少饮多，皮肤失润，大便偏干，小便短黄，手足心热，舌红少津，苔少，脉细数，考虑为厌食的脾胃阴虚证，选方为养胃增液汤。

125. 答案：A 解析：面色萎黄，形体消瘦，神疲肢倦，不思乳食，食则饱胀，腹满喜按，大便稀溏酸腥，夹有不消化食物残渣，舌质淡，苔白腻，脉细滑，考虑为积滞脾虚夹积证，首选健脾丸。

126. 答案：B 解析：大便干结，排便困难，脘腹胀满，不思饮食，手足心热，睡眠不安，小便短黄，舌红苔黄厚，脉沉有力，考虑为便秘乳食积滞证，选方为枳实导滞丸。

127. 答案：B 解析：尿色突然鲜红，伴发热，口渴喜饮，遍身酸痛，少腹胀痛，舌红苔黄腻，脉滑数，考虑为尿血下焦湿热证，选方为小蓟饮子。

128. 答案：C 解析：受惊恐后突然抽搐，惊惕不安，神志不清，四肢厥冷，大便色青，苔薄白，脉乱不齐，考虑为急惊风的暴受惊恐证，选方为琥珀抱龙丸。

129. 答案：C 解析：寐后汗多，自汗亦汗出较多，伴低热、口干、手足心灼热，舌淡苔少，脉细数，考虑为汗证气阴亏虚证，选方为生脉散。

130～132. 答案：D、B、E 解析：患者腹痛 2 天，腹部胀满，恶心呕吐，无排气排便，立位腹部平片示小肠扩张积气，有大小不等的阶梯状气液平面，考虑为肠梗阻；症见遇冷加重，得热稍减，腹部胀满，恶心呕吐，吐出物为胃内容物，脘腹怕冷，四肢畏寒，舌质淡红，苔薄白，脉弦紧，中医辨证为肠腑寒凝证，治为温中散寒，通里攻下，方选温脾汤加减。肠梗阻的常见西医非手术治疗包括禁食与胃肠减压；纠正水、电解质和酸碱平衡紊乱；防治感染和毒血症；灌肠疗法；颠簸疗法；其他（包括穴位注射阿托品、腹部推拿按摩等）。

133～135.答案：B、C、E　解析：患者月经稀发，量少，色淡，质稀，渐至经闭，体毛增多，呈男性分布，颈后黑棘皮症，首先考虑为多囊卵巢综合征；症见婚久不孕，头晕耳鸣，腰膝酸软，形寒肢冷，小便清长，大便不实，性欲淡漠，形体肥胖，多毛，舌淡，苔白，脉沉无力，中医辨证为肾阳虚证，治法为温肾助阳，调补冲任，方选右归丸。西医治疗调整月经周期，首选复方醋酸环丙孕酮（达英-35），也可用妈富隆，在月经周期后半期可应用孕激素；除上述短效避孕药及孕激素外，还可口服螺内酯，治疗多毛需6～9个月；二甲双胍适用于治疗肥胖或胰岛素抵抗。

136～138.答案：A、A、B　解析：患儿突发高热（39℃），呼吸急促，四肢抽搐，颈项强直，角弓反张，考虑小儿急惊风；神志昏迷，谵妄烦躁，腹痛拒按，呕吐，大便黏腻，舌红，苔黄腻，脉滑数，为湿热疫毒证。地西泮是抗惊厥的首选药。治疗小儿急惊风湿热疫毒证首选黄连解毒汤。

139～140.答案：D、B　解析：局部麻醉可分为表面麻醉、局部浸润麻醉、区域阻滞麻醉、神经阻滞麻醉；椎管内麻醉包括蛛网膜下腔阻滞麻醉和硬脊膜外腔阻滞麻醉。

141～142.答案：A、D　解析：血栓闭塞性脉管炎寒湿证，症见面色暗淡无华，喜暖怕冷，患肢沉重、酸痛、麻木感，小腿抽痛感，常伴有间歇性跛行，跗阳脉搏动减弱或消失，局部皮色苍白，触之冰凉、干燥，舌淡，苔白腻，脉沉细而迟，其他症状并不显著，或伴有迁移性静脉炎，治法为温

阳通脉，祛寒化湿，方选阳和汤加减。动脉硬化性闭塞症寒凝血脉证，症见肢体肢端发凉、冰冷，肤色苍白，肢体疼痛，舌质淡苔白，脉沉迟或弦细，治法为温经散寒，活血化瘀，方选阳和汤加减。

143～144.答案：A、E　解析：胎漏又称"胞漏""漏胎"，是指妊娠期阴道少量出血，时出时止，或淋漓不断，而无腰酸腹痛者，相当于西医学所称"先兆流产"。稽留流产指胚胎或胎儿死亡，滞留在宫腔内未及时自然排出，又称过期流产。胚胎或胎儿死亡后子宫不再增大反而缩小，早孕反应消失，如至妊娠中期，孕妇腹部不见增大，胎动消失。妇科检查见子宫颈口闭，子宫明显小于停经周数，质地不软，未闻及胎心音。中医称"胎死不下"。

145～146.答案：A、A　解析：患者经前小腹胀痛，诊断为痛经；症见小腹胀痛，拒按，经血量少，经行不畅，色紫暗有块，块下痛减，经前胸胁乳房胀满，舌紫暗，边有瘀点，脉弦，中医辨证为气滞血瘀证，治法为理气活血，逐瘀止痛，方选膈下逐瘀汤加蒲黄。患者妇科检查后穹隆可触及触痛性结节，考虑为子宫内膜异位症；症见经期小腹胀痛，量少色暗，有血块，胸闷乳胀，舌暗，边尖有瘀点，脉涩，中医辨证为气滞血瘀证，治法为理气活血，活血祛瘀，方选膈下逐瘀汤加减。

147～148.答案：B、C　解析：猩红热蕴于肺胃二经。疳证主要病变部位在脾胃，可涉及五脏，钱乙曰："疳皆脾胃病，亡津液之所作也。"

149～150.答案：B、A　解析：急性肾炎特点为急性起病，血尿、蛋白尿、水肿、高血压和不同程度的肾功能损坏。肾病综合征表现为大量蛋白尿、低蛋白血症、高度水肿、高脂血症。

中西医结合执业医师资格考试医学综合最后成功
四套胜卷（二）答案

第一单元

1.A	2.C	3.C	4.E	5.B	6.D	7.C	8.A	9.A	10.E
11.C	12.D	13.B	14.D	15.B	16.C	17.C	18.C	19.D	20.C
21.A	22.B	23.D	24.C	25.E	26.B	27.C	28.E	29.D	30.B
31.C	32.D	33.E	34.D	35.B	36.A	37.A	38.B	39.D	40.E
41.C	42.D	43.A	44.B	45.A	46.E	47.D	48.E	49.E	50.E
51.E	52.B	53.B	54.B	55.E	56.C	57.D	58.A	59.D	60.C
61.E	62.A	63.C	64.C	65.E	66.D	67.E	68.C	69.D	70.E
71.D	72.B	73.C	74.A	75.A	76.E	77.D	78.E	79.E	80.D
81.B	82.B	83.D	84.D	85.E	86.A	87.C	88.B	89.B	90.C
91.A	92.C	93.B	94.D	95.C	96.C	97.A	98.C	99.D	100.A
101.B	102.B	103.B	104.A	105.B	106.B	107.D	108.C	109.C	110.B
111.E	112.C	113.D	114.D	115.B	116.C	117.C	118.B	119.D	120.C
121.C	122.A	123.D	124.D	125.E	126.A	127.C	128.E	129.C	130.B
131.C	132.C	133.C	134.D	135.B	136.D	137.B	138.E	139.B	140.E
141.C	142.D	143.D	144.E	145.D	146.B	147.C	148.B	149.B	150.E

第二单元

1.C	2.B	3.C	4.B	5.A	6.A	7.B	8.D	9.B	10.D
11.B	12.C	13.B	14.D	15.A	16.C	17.E	18.B	19.D	20.D
21.A	22.A	23.C	24.A	25.E	26.B	27.B	28.D	29.C	30.D
31.A	32.B	33.B	34.C	35.E	36.D	37.A	38.D	39.A	40.C
41.C	42.D	43.C	44.B	45.B	46.B	47.A	48.D	49.B	50.D
51.B	52.B	53.A	54.C	55.E	56.D	57.A	58.B	59.D	60.A
61.A	62.B	63.C	64.D	65.D	66.A	67.D	68.E	69.D	70.D
71.A	72.E	73.D	74.B	75.E	76.A	77.E	78.E	79.D	80.C
81.C	82.B	83.E	84.A	85.E	86.D	87.B	88.C	89.B	90.C
91.A	92.A	93.D	94.C	95.B	96.B	97.C	98.C	99.C	100.E
101.C	102.C	103.C	104.C	105.D	106.E	107.D	108.B	109.E	110.A
111.A	112.E	113.E	114.D	115.D	116.E	117.E	118.E	119.C	120.C
121.A	122.D	123.D	124.B	125.B	126.E	127.C	128.B	129.D	130.A

| 131.C | 132.B | 133.D | 134.B | 135.B | 136.E | 137.C | 138.A | 139.B | 140.A |
| 141.C | 142.D | 143.A | 144.B | 145.B | 146.D | 147.B | 148.C | 149.B | 150.C |

第三单元

1.D	2.A	3.A	4.D	5.A	6.C	7.B	8.B	9.A	10.E
11.C	12.B	13.E	14.C	15.B	16.D	17.C	18.C	19.E	20.D
21.A	22.E	23.A	24.E	25.E	26.B	27.A	28.D	29.D	30.E
31.C	32.C	33.C	34.C	35.C	36.C	37.A	38.E	39.C	40.E
41.C	42.E	43.A	44.A	45.D	46.B	47.B	48.B	49.C	50.D
51.B	52.E	53.A	54.D	55.E	56.D	57.B	58.B	59.B	60.D
61.C	62.B	63.A	64.A	65.C	66.A	67.D	68.E	69.A	70.C
71.D	72.A	73.A	74.A	75.D	76.D	77.D	78.C	79.C	80.C
81.C	82.D	83.B	84.C	85.E	86.C	87.A	88.A	89.C	90.B
91.B	92.B	93.A	94.C	95.D	96.C	97.B	98.D	99.B	100.C
101.B	102.C	103.D	104.B	105.A	106.B	107.E	108.E	109.C	110.B
111.A	112.A	113.C	114.C	115.C	116.B	117.B	118.A	119.A	120.C
121.B	122.C	123.B	124.E	125.C	126.C	127.E	128.B	129.A	130.B
131.C	132.C	133.E	134.E	135.C	136.E	137.E	138.A	139.A	140.D
141.A	142.E	143.D	144.C	145.A	146.C	147.B	148.A	149.C	150.B

第四单元

1.B	2.E	3.A	4.E	5.A	6.B	7.C	8.D	9.D	10.A
11.A	12.C	13.C	14.E	15.B	16.A	17.C	18.D	19.C	20.B
21.B	22.D	23.A	24.C	25.C	26.E	27.A	28.B	29.D	30.B
31.D	32.B	33.B	34.B	35.B	36.C	37.B	38.D	39.B	40.D
41.E	42.B	43.B	44.A	45.E	46.A	47.D	48.E	49.C	50.A
51.A	52.A	53.C	54.A	55.D	56.E	57.B	58.A	59.B	60.A
61.A	62.D	63.D	64.A	65.A	66.B	67.D	68.A	69.A	70.E
71.D	72.A	73.C	74.B	75.D	76.D	77.E	78.A	79.C	80.A
81.E	82.C	83.B	84.C	85.C	86.D	87.B	88.B	89.E	90.B
91.E	92.D	93.B	94.A	95.B	96.E	97.B	98.C	99.B	100.A
101.B	102.D	103.E	104.C	105.B	106.D	107.C	108.B	109.D	110.C
111.C	112.E	113.A	114.A	115.A	116.B	117.A	118.B	119.E	120.E
121.B	122.A	123.E	124.D	125.A	126.C	127.B	128.D	129.E	130.C
131.E	132.B	133.A	134.D	135.A	136.D	137.E	138.A	139.A	140.B
141.A	142.E	143.B	144.C	145.D	146.A	147.B	148.C	149.B	150.E

中西医结合执业医师资格考试医学综合最后成功四套胜卷（二）解析

第一单元

1.答案：A　解析：此题目旨在考查金元四大家的代表观点。朱震亨提倡"相火论"，谓"阳常有余，阴常不足"，主张滋阴降火，被称为"滋阴派"。

2.答案：C　解析：同病异治是指同一种病（感冒），由于发病的时间、地域不同，或疾病所处的阶段或类型不同，或病人的体质有异，故反映出的证候不同，因而治疗也就有异（辛温解表或辛凉解表），即"证异则治异"。

3.答案：C　解析：《素问·阴阳应象大论》曰："天地者，万物之上下也；阴阳者，血气之男女也；左右者，阴阳之道路也；水火者，阴阳之征兆也；阴阳者，万物之能始也。"故水火为阴阳之征兆，正确选项为C。

4.答案：E　解析："重阴必阳"是指阴气积累到一定程度必然转化为阳，"重阳必阴"是指阳气积累到一定程度必然转化为阴。说明了阴阳的相互转化。

5.答案：B　解析：阴偏衰导致的虚热证，采用阳病治阴——壮水之主，以制阳光。

6.答案：D　解析：相克关系即相乘或相侮。相乘是按五行的相克次序发生过强的克制，从而形成五行间相克关系的异常，又称倍克。木克土，故为相乘。

7.答案：C　解析：依据五行相生规律制定的治法，常用的有滋水涵木法、益火补土法、培土生金法和金水相生法四种。依据五行相克规律制定的治法，常用的有抑木扶土法、培土制水法、佐金平木法和泻南补北法四种。

8.答案：A　解析：藏象学说的主要特点是以五脏为中心的整体观，主要体现在以五脏为中心的人体自身的整体性及五脏与自然环境的统一性两个方面。

9.答案：A　解析：一般说来，病理上"脏病多虚""腑病多实"；治疗上"五脏宜补""六腑宜泻"。

10.答案：E　解析：肺的宣发肃降是肺气运动的基本形式，肺的其他各种生理功能也有赖于肺的宣发肃降。通过宣发肃降布散水谷精微和津液。

11.答案：C　解析：肾主生长发育与生殖，是肾精及其所化肾气的生理作用，人体的生长壮老已的生命过程，以及在生命过程中的生殖能力，都取决于肾精及肾气的盛衰。

12.答案：D　解析：肝主疏泄及藏血，脾主运化及统血。肝主藏血指肝脏具有贮藏血液、调节血量及防止出血的功能。脾统血是指脾能统摄、控制血液正常地循行于脉内，而不溢出于脉外的功能。

13.答案：B　解析：肝开窍于目，肝贮藏充足的血液，可濡养肝脏及其形体官窍，使其发挥正常的生理机能。

14.答案：D　解析：胆汁的分泌和排泄主要取决于肝疏泄气机。

15.答案：B　解析：奇恒之腑乃脑、髓、骨、脉、胆、女子胞。五体指肢体的筋、脉、肉、皮、骨。

16.答案：C　解析：血具有濡养作用和化神作用。

17.答案：C　解析：宗气的生成，一是脾胃运化的水谷之精所化生的水谷之气；二是肺从自然界中吸入的清气，二者相结合生成宗气。

18.答案：C　解析：明代张景岳《景岳全书》载："命门为元气之根，水火之宅，五脏之阴气，非此不能滋，五脏之阳气，非此不能发。"故水火之宅为命门，正确选项为C。

19.答案：D　解析：神的盛衰是生命力盛衰的综合体现，因此神是人体生理活动和心理活动的主宰。神是机体生命存在的根本标志，形离开神则形亡，形与神俱，神为主宰。

20.答案：C　解析：十二经别的循行分布可用"离（多为肘膝以上部位别出）、入（走入体腔脏腑深部，呈向心性循行）、出（浅出颈项而上头面）、合（阴经的经别合入相为表里的阳经的经别后分别注入六阳经脉）"来加以概括。

21.答案：A　解析：由于体质的特殊性，不同的体质类型有其潜在的、相对稳定的倾向性，可称之为"质势"。

22.答案：B　解析：风邪的特点：风为阳邪，轻扬开泄，易袭阳位；风性善行而数变；风性主动；风为百病之长。

23.答案：D　解析：根据五行木火土金水，五脏肝心脾肺肾，五味酸苦甘辛咸及五行相克关系，可依次推出：甘——脾，克咸——肾，肾主色黑。

24.答案：C　解析：感邪后，并不立即发病，病邪在体内潜伏一段时间，或在诱因作用下，过时而发病，称为伏而后发。温病是感受温邪引起的以发热为主症的疾病，温病之因有"新感""伏邪"。《内经》之"冬伤于寒，春必温病"乃伏邪为病也。

25.答案：E　解析：邪去正虚指在疾病过程中，正气抗御邪气，邪气退却而正气大伤的病理变化。

26.答案：B　解析：薄厥是指由于精神刺激，可使阳气急亢，血随气逆，致使血液郁积于头部，发生卒然昏厥的病证。《素问·生气通天论》载："阳气者，大怒则形气绝，而血菀于上，使人薄厥。"故正确选项为B。

27.答案：C　解析：内寒形成主要与心脾肾阳气虚衰，尤其是肾阳虚衰有关。

28.答案：E　解析：正虚邪实，正气过于虚弱，若兼以攻邪，则反而更伤正气者，应采用先扶正后祛邪的方法。

29.答案：D　解析：虚则补之是指虚损性病证出现虚象，用具有补益作用的方药来治疗。即以补益药治虚证。

30.答案：B　解析：养生的方法主要包括：适应自然，避其邪气；调养精神，内养真气；饮食有节，谨合五味；劳逸结合，不可过劳；合于术数，适当调补。

31.答案：C　解析：滑脉属实脉类，表现为往来流利，应指圆滑，单独出现并无脉率快的特征。而数、疾、促、动均属数脉类，脉率都在一息五至以上。

32.答案：D　解析：短气指自觉呼吸短促而不相接续，气短不足以息的轻度呼吸困难。其表现似喘而不抬肩，气急而无痰声，即只自觉短促，他觉征象不明显。

33.答案：E　解析：口渴多饮指口干，欲饮水，饮水则舒的症状。燥邪伤津、外感温热病初期、里实热证、消渴病、阴虚证等均可出现口渴多饮。E项湿热证，因体内津液本不亏，乃津液输布失常，故表现为渴不多饮。

34.答案：D　解析：阴水多因久病，脾肾阳气虚衰所致，表现为足胫、下肢先肿，渐至全身，腰以下肿甚，按之凹陷难复，小便短少，兼脾、肾阳虚的表现，具有发病缓、病程长的特点。D项属阳水的特征，注意鉴别。

35.答案：B　解析：咳声如犬吠，伴声音嘶哑，吸气困难，是肺肾阴虚，疫毒攻喉所致，多见于白喉。咳声短促，呈阵发性、痉挛性，连续不断，咳后有鸡鸣样回声，并反复发作者，称为顿咳（百日咳），多因风邪与痰热搏结所致，常见于小儿。注意白喉与百日咳的鉴别。

36.答案：A　解析：心血虚与心阴虚均可见心悸、失眠、多梦等症，但血虚以"色白"为特征而无热象，阴虚以"色赤"为特征而有明显热象。

37.答案：A　解析：寒滞胃肠证：胃脘冷痛，痛势暴急，遇寒加剧，得温则减，恶心呕吐，吐后痛缓，口淡不渴，或口泛清水，腹泻清稀，或腹胀便秘，面白或青，恶寒肢冷，舌苔白润，脉弦紧或沉紧。

38.答案：B　解析：气不固证以疲乏、气短、脉虚及自汗，或二便、经、精等不固为主要表现。全身瘫软常见于气脱证。

39.答案：D　解析：由于风邪侵袭的部位及兼夹的邪气不同，风淫证可见多种证候。A为风邪袭表证，B为风邪犯肺证，C为风客肌肤证，E为风胜行痹证。还有表现为突起面睑肢体浮肿的风水相搏证。

40.答案：E　解析：寒证化热示阳气旺盛，热证转寒示阳气衰惫。

41.答案：C　解析：亡阴证以汗热味咸而黏，如珠如油，身灼肢温，虚烦躁扰，恶热，口渴饮冷，皮肤皱瘪，小便极少，面赤颧红，呼吸急促，唇舌干燥，脉细数疾而无力为证候特点。

42.答案：D　解析：腹中结块，按之起伏聚散，往来不定，或按之形如条索状，久按转移不定，或按之手下如蚯蚓蠕动者，多为虫积。

43.答案：A　解析：沉涩脉多见于血瘀，尤常见于阳虚而寒凝血瘀者。

44.答案：B　解析：真脏脉又称"败脉""绝

脉""死脉""怪脉"。

45. 答案：A 解析：弱脉沉细无力而软。主阳气虚衰，气血俱虚。

46. 答案：E 解析：大便时干时稀的症状，称为溏结不调，多因肝脾不调所致。大便先干后溏为脾虚所致。

47. 答案：D 解析：饥不欲食指病人虽然有饥饿感，但不想进食或进食不多。饥不欲食，兼脘痞，胃中有嘈杂、灼热感，舌红少苔，脉细数者，是因胃阴不足，虚火内扰所致。

48. 答案：E 解析：根据头痛的不同性质，可辨识病性的寒热虚实。①头痛连项，遇风加重者，属风寒头痛。②头痛怕热，面红目赤者，属风热头痛。③头痛如裹，肢体困重者，属风湿头痛。④头痛绵绵，过劳则盛者，属气虚头痛。⑤头痛眩晕，面色苍白者，属血虚头痛。⑥头脑空痛，腰膝酸软者，属肾虚头痛。

49. 答案：E 解析：手足心汗可因阴经郁热熏蒸，或阳明燥热内结，或阴虚阳亢，或中焦湿热郁蒸，或阳气内郁所致。阴汗多因下焦湿热郁蒸所致。

50. 答案：E 解析：日晡潮热的特点是热势较高，日晡热甚，兼见腹胀便秘等。见于阳明腑实证。日晡指下午3～5时。

51. 答案：E 解析：口气臭秽难闻，牙龈腐烂者，为牙疳。

52. 答案：B 解析：淡白舌黄腻苔者，其舌淡白多主虚寒，而苔黄腻主湿热，故脾胃虚寒而感受湿热之邪可见上述舌象，表明本虚标实，寒热夹杂的病变特征。

53. 答案：B 解析：短缩舌多属危重证候表现。舌短缩，色淡白或青紫而湿润，多属寒凝筋脉。舌短缩，色淡白而胖嫩，多属气血俱虚。舌短缩，体胖而苔滑腻，多属痰浊内蕴。舌短缩，色红绛而干，多属热盛伤津。

54. 答案：B 解析：皮肤突然鲜红成片，色如涂丹，边缘清楚，灼热肿胀者，称为丹毒。发于头面者，为抱头火丹；发于小腿足部者，名流火；发于全身，游走不定者名赤游丹。

55. 答案：A 解析：齿缝出血，痛而红肿，多为胃热伤络；若不痛不红微肿者，多为气虚，或肾火伤络。

56. 答案：A 解析：小儿发结如穗，枯黄无泽，伴见面黄肌瘦，多为疳积病。

57. 答案：D 解析：甘，有补益、和中、调和药性和缓急止痛的作用。

58. 答案：A 解析：药物炮制转变其升降浮沉的性能，如酒制则升，姜炒则散，醋炒则收敛，盐炒下行。

59. 答案：D 解析：相须，就是两种功效相似的药物配合应用，可以增强原有药物的疗效。麻黄与桂枝的配伍属于相须。

60. 答案：C 解析：十八反：乌头反贝母、瓜蒌、半夏、白蔹、白及；甘草反甘遂、大戟、海藻、芫花；藜芦反人参、西洋参、党参、沙参、丹参、玄参、细辛、芍药。

61. 答案：E 解析：荆芥：解表散风，透疹消疮，止血；无论风寒、风热或寒热不明显者，均可用。防风：祛风解表，胜湿止痛，止痉；无论外感风寒、风湿、风热表证均可用。

62. 答案：A 解析：桂枝：发汗解肌，温经通脉，助阳化气，平冲降气。

63. 答案：C 解析：葛根主治：表证发热，善治颈项强痛；麻疹不透；热病口渴，阴虚消渴；热泻热痢，脾虚泄泻。

64. 答案：C 解析：牛蒡子功效：疏散风热，宣肺祛痰，利咽透疹，解毒散肿。可治疗痈肿疮毒，丹毒，痄腮，喉痹。本品性寒，滑肠通便，脾虚便溏慎用。

65. 答案：E 解析：细辛功效：解表散寒，祛风止痛，通窍，温肺化饮。主治：风寒感冒，阳虚外感；头痛，牙痛，风湿痹痛；鼻渊；肺寒痰饮咳喘。

66. 答案：D 解析：夏枯草功效：清热泻火，明目，散结消肿。主治：目赤肿痛，头痛眩晕，目珠夜痛；瘰疬，瘿瘤；乳痈肿痛。

67. 答案：E 解析：青蒿功效：清透虚热，凉血除蒸，解暑，截疟。

68. 答案：C 解析：大黄主治：积滞便秘；血热吐衄，目赤咽肿，牙龈肿痛；热毒疮疡，烧烫伤；瘀血诸证；湿热痢疾、黄疸、淋证。

69. 答案：D 解析：乌梢蛇功效：祛风，通络，止痉。主治：风湿顽痹，中风半身不遂；小儿惊风，破伤风；麻风，疥癣。此外，又可治瘰疬、恶疮。

70. 答案：E 解析：厚朴功效：燥湿消痰，下气除满。为消除胀满的要药。

71. 答案：D 解析：虎杖功效：利湿退黄，清热解毒，散瘀止痛，化痰止咳。主治：湿热黄疸，淋浊，带下；水火烫伤，痈肿疮毒，毒蛇咬伤；经闭，癥瘕，跌打损伤；肺热咳嗽；泄热通便，治热结便秘。

72. 答案：B 解析：附子上助心阳、中温脾阳、下补肾阳，为"回阳救逆第一品药"。

73. 答案：C 解析：香附功效：疏肝解郁，调经止痛，理气宽中。主治：肝郁气滞痛证，为疏肝解郁，行气止痛的要药；月经不调、痛经、乳房胀痛，为妇科调经之要药；气滞腹痛。

74. 答案：A 解析：鸡内金功效：消食健胃，固精止遗，通淋化石。主治：饮食积滞，小儿疳积，广泛用于各种食积证。

75. 答案：A 解析：选项中只有小蓟和大蓟的性能甘、苦，凉。功效：凉血止血，散瘀解毒消痈。临床上用于治疗血热出血证和热毒痈肿。

76. 答案：E 解析：白及功能收敛止血，善治各种出血证，尤多用于肺胃出血之证；又能消肿生肌，对于痈肿疮疡，水火烫伤，皮肤皲裂皆宜。

77. 答案：D 解析：桃仁功效：活血祛瘀，润肠通便，止咳平喘。主治：瘀血阻滞诸证；肺痈、肠痈；肠燥便秘；咳嗽气喘。

78. 答案：E 解析：半夏与天南星内服均能燥湿化痰，均可治疗湿痰，寒痰证。半夏兼有降逆止呕、消痞散结之功，故可治疗呕吐、心下痞、胸痹、梅核气。天南星兼有息风解痉之功，故可治疗中风、癫痫、破伤风。

79. 答案：E 解析：磁石：镇惊安神，平肝潜阳，聪耳明目，纳气平喘。主治：心神不宁、惊悸失眠、癫痫；肝阳上亢，头晕目眩；耳鸣耳聋、视物昏花；肾虚气喘。

80. 答案：D 解析：石决明与决明子共同点：清肝明目，治目赤肿痛、翳障等偏于肝热者。不同点：石决明咸寒质重，凉肝镇肝，滋养肝阴，无论实证、虚证之目疾均用，多用于血虚肝热之羞明、目暗、雀盲；平肝潜阳，治肝阳上亢证。决明子苦寒，偏清泻肝火而明目，治肝经实火目赤肿痛；润肠治肠燥便秘。

81. 答案：B 解析：冰片功效：开窍醒神，清热止痛。

82. 答案：B 解析：山药功效：补脾养胃，生津益肺，补肾涩精。

83. 答案：D 解析：补骨脂功效：补肾助阳，纳气平喘，温脾止泻，外用消风祛斑。

84. 答案：D 解析：白芍功效：养血调经，敛阴止汗，柔肝止痛，平抑肝阳。

85. 答案：E 解析：麦冬功效：养阴生津，润肺清心。主治：津伤口渴，内热消渴，肠燥便秘；肺燥干咳，阴虚劳嗽，喉痹咽痛；心烦失眠。

86. 答案：A 解析：山茱萸功效：补益肝肾，收敛固涩。为平补阴阳、固精遗、防元气虚脱的要药。

87. 答案：C 解析：丸剂吸收缓慢，药力持久，节省药材，便于服用与携带，适用于慢性、虚弱性疾病；也有因药性峻猛、不宜作汤剂煎服而为丸药者。

88. 答案：B 解析：桂枝汤中炙甘草益气和中，合桂枝辛甘化阳以助卫，合芍药酸甘化阴以益营，兼调和诸药为使。

89. 答案：B 解析：败毒散组成药物包括柴胡、前胡、川芎、枳壳、羌活、独活、茯苓、桔梗、人参、甘草（生姜、薄荷）。

90. 答案：C 解析：麻子仁丸主治脾约证。"大便秘结，小便频数"为其辨证要点。

91. 答案：A 解析：十枣汤于清晨空腹服用。

92. 答案：C 解析：四逆散中柴胡与枳实相配，一升一降，疏畅气机，升清降浊。

93. 答案：B 解析：犀角地黄汤中用苦微寒之赤芍与辛苦微寒之牡丹皮共为佐药，清热凉血，活血散瘀，可收化斑之功。

94. 答案：D 解析：普济消毒饮主治大头瘟，症见恶寒发热，头面红肿焮痛，目不能开，咽喉不利，烦躁口渴，舌红苔白兼黄，脉浮数有力者。

95. 答案：C 解析：龙胆泻肝汤中泽泻、木通、车前子导湿热从水道而去。

96. 答案：C 解析：白头翁汤功用为清热解毒，凉血止痢。

97. 答案：A 解析：方中饴糖甘温质润，重用为君，温补中焦，缓急止痛。芍药酸甘，养营阴，缓肝急，止腹痛。

98. 答案：C 解析：防风通圣散功可疏风解表，泄热通便，主治风热壅盛，表里俱实证。

99. 答案：D 解析：当归补血汤主治血虚发热证，症见肌热面赤，烦渴欲饮，脉洪大而虚，重按无力；亦治妇人经期、产后血虚发热头痛；或疮疡溃后，久不愈合者。

100. 答案：A 解析：苏合香丸的功效为温通开窍，行气止痛。

101. 答案：B 解析：瓜蒌薤白白酒汤功可通阳散结，行气祛痰，主治胸痹，胸阳不振，痰气互结证。

102. 答案：B 解析：苏子降气汤的功效为降气平喘，祛痰止咳，主治上实下虚之喘咳证，证由痰涎壅盛在肺，肾阳不足所致。

103. 答案：B 解析：定喘汤中白果的作用是敛肺定喘祛痰。

104. 答案：A 解析：桃核承气汤的功用为逐瘀泄热，主治下焦蓄血证，症见少腹急结，小便自利，甚则烦躁谵语，神志如狂，至夜发热；以及血瘀经闭，痛经，脉沉实而涩者。

105. 答案：B 解析：九味羌活汤中羌活偏治太阳经头痛，白芷偏治阳明经头痛，细辛偏治少阴经头痛。

106. 答案：B 解析：镇肝息风汤的功效为镇肝息风，滋阴潜阳，主治类中风，症见头目眩晕，目胀耳鸣，脑部热痛，面色如醉，心中烦热；或时常噫气，或肢体渐觉不利，口眼渐形㖞斜，甚或眩晕颠仆，昏不知人，移时始醒，或醒后不能复元，脉弦长有力。

107. 答案：D 解析：杏苏散的功用为轻宣凉燥，理肺化痰，主治外感凉燥证。

108. 答案：C 解析：藿香正气散的功用为解表化湿，理气和中，主治外感风寒，内伤湿滞证。

109. 答案：C 解析：连朴饮功用为清热化湿，理气和中，主治湿热霍乱。

110. 答案：B 解析：苓桂术甘汤的功效为温阳化饮，健脾利水，主治中阳不足之痰饮，体现"病痰饮者，当以温药和之"之法。

111. 答案：E 解析：二陈汤的组成药物有半夏、橘红、茯苓、炙甘草（生姜、乌梅）。

112. 答案：C 解析：贝母瓜蒌散的功用为润肺清热，理气化痰，主治燥痰咳嗽证。

113. 答案：D 解析：保和丸中连翘可清热散结。

114. 答案：D 解析：卫健委单独或者与国务院有关部门联合制定发布的规范性文件，称为卫生规章。规章不得与《宪法》、法律、行政法规相抵触。

115. 答案：D 解析：行政处分的种类主要有警告、记过、记大过、降级、撤职、开除等形式。选项 D 是属于行政处罚的种类。

116. 答案：C 解析：取得医师资格的，可以向所在地县级以上人民政府卫生健康主管部门申请注册。

117. 答案：C 解析：具有高等学校医学专业本科以上学历，在执业医师指导下，在医疗、预防、保健机构中试用期满一年的，可以申请参加执业医师资格考试。

118. 答案：B 解析：损害赔偿是民事责任的承担方式。

119. 答案：D 解析：有下列情形之一的，为劣药：①药品成分的含量不符合国家药品标准；②被污染的药品；③未标明或者更改有效期的药品；④未注明或者更改产品批号的药品；⑤超过有效期的药品；⑥擅自添加防腐剂、辅料的药品；⑦其他不符合药品标准的药品。D 为假药。

120. 答案：C 解析：①在注册的执业范围内，进行医学诊查、疾病调查、医学处置、出具相应的医学证明文件，选择合理的医疗、预防、保健方案。②按照国务院卫生行政部门规定的标准，获得与本人执业活动相当的医疗设备基本条件。③从事医学研究、学术交流，参加专业学术团体。④参加专业培训，接受医学继续教育。⑤获取工资报酬和津贴，享受国家规定的福利待遇。⑥对所在机构的医疗、预防、保健工作和卫生行政部门的工作提出意见和建议，依法参与所在机构的民主管理。⑦法律、法规规定的其他权利。

121. 答案：C 解析：对可能导致甲类传染病传播的以及国务院卫生行政部门规定的菌种、毒种和传染病检测样本，确需采集、保藏、携带、运输和使用的，须经省级以上人民政府卫生行政部门批准。

122. 答案：A 解析：怒则气上，指郁怒、暴怒可致肝气上逆或肝阳上亢，出现头痛头晕，面红目赤甚至呕血等症。

123. 答案：D 解析：肝脾不调证是指肝失疏泄，脾失健运，以胁胀作痛、情志抑郁、腹胀、便溏等为主要表现的证候，又称肝郁脾虚证。注意与 E 项重点鉴别，肝胃不和证除肝郁气滞表现之外，会出现嗳气、吞酸等胃失和降的表现。

124. 答案：D 解析：饮停胸胁证以胸廓饱满、胸胁胀闷或痛等为辨证依据。

125. 答案：E 解析：瘀阻脑络证的临床表现为头痛，头晕，伴瘀血证（刺痛，固定不移；面色晦暗，舌质紫暗或有斑点，脉细涩）。

126. 答案：A 解析：气虚血瘀证以面色淡白

无华或面色紫暗，倦怠乏力，少气懒言，局部疼痛如刺，痛处固定不移、拒按，舌淡紫，或有斑点，脉涩等为辨证依据。

127.答案：C　解析：虚实真假的辨别，关键在于脉象的有力无力、有神无神，其中尤以沉取之象为真谛；其次是舌质的嫩胖与苍老，言语呼吸的高亢粗壮与低怯微弱。脏腑虚衰，气血不足，运化无力，气机不畅，故可出现类似实证的假象，但其本质仍为虚。

128.答案：E　解析：患者热渴汗出脉洪大，为白虎汤证，当用石膏、知母。

129.答案：C　解析：一贯煎主治阴虚肝郁证，肝气郁滞证。症见胸脘胁痛，吞酸吐苦，咽干口燥，舌红少津，脉细弱或虚弦。亦治疝气瘕聚。

130.答案：B　解析：牡蛎散主治自汗、盗汗证，症见常自汗出，夜卧尤甚，心悸惊惕，短气烦倦，舌淡红，脉细弱。

131.答案：C　解析：酸枣仁汤主治肝血不足，虚热内扰之虚烦不眠证，症见虚烦失眠，心悸盗汗，头目眩晕，咽干口燥，脉弦细。

132.答案：C　解析：苇茎汤主治肺痈，热毒壅滞，痰瘀互结证，症见身有微热，咳嗽痰多，甚则咳吐腥臭脓血，胸中隐隐作痛，舌红苔黄腻，脉滑数。

133～134.答案：C、D　解析：所谓正治、反治是指所用药物性质的寒热、补泻效用与疾病的本质、现象之间的从逆关系而言。"逆者正治，从者反治"，正治又称逆治，是逆其症状性质而治疗的方法。适用于疾病本质与表现一致的病证，如寒病见寒象。反治又称从治，是顺从临床假象而治的方法。适用于疾病本质与表现不一致的病证，如寒病见热象。

135～136.答案：B、D　解析：气的温煦作用是指气能温暖全身，是人体热量的来源。气的温煦作用是通过阳气的作用体现出来的。气的运动而产生的各种变化称为气化。诸如体内精微物质的化生及输布，精微物质之间、精微物质与能量之间的互相转化，以及废物的排泄等等都属气化。在中医学中，气化实际上是指由人体之气的运动而引起的精气血津液等物质与能量的新陈代谢过程，是生命最基本的特征之一。

137～138.答案：B、E　解析：病室有烂苹果样气味（酮体气味），多为消渴并发症患者，属危重病证。病室尸臭，多为脏腑败坏，病情危笃。

139～140.答案：B、E　解析：正常脉象的特点包括胃、神、根三个方面。脉有胃气的特点是从容、和缓、流利的感觉。脉之有根关系到肾，主要表现在尺脉有力、沉取不绝两个方面。A项则是脉象有神的表现，即有力柔和、节律整齐。

141～142.答案：C、D　解析：附子功效：回阳救逆，补火助阳，散寒止痛；干姜功效：温中散寒，回阳通脉，温肺化饮。故附子、干姜都具有的功效是既能散寒，又能回阳。肉桂功效：补火助阳，散寒止痛，温通经脉，引火归原；丁香功效：温中降逆，散寒止痛，温肾助阳。故肉桂、丁香都具有的功效是既能散寒，又能助阳。

143～144.答案：D、E　解析：金樱子功效：固精缩尿，固崩止带，涩肠止泻。海螵蛸功效：收敛止血，涩精止带，制酸止痛，收湿敛疮。

145～146.答案：D、B　解析：左金丸的功效为清肝泻火，降逆止呕；泻白散的功效为清泻肺热，止咳平喘。

147～148.答案：C、B　解析：参苓白术散中桔梗开宣肺气，通调水道，又载药上行，与补脾诸药合用，收"培土生金"之效；补中益气汤为补气升阳，甘温除热的代表方。

149～150.答案：B、E　解析：县级以上人民政府应当加强对医疗纠纷预防和处理工作的领导、协调，将其纳入社会治安综合治理体系，建立部门分工协作机制，督促部门依法履行职责。司法行政部门负责指导医疗纠纷人民调解工作。

第二单元

1.答案：C　解析：三叉神经痛表现为颜面部发作性电击样疼痛。

2.答案：B　解析：胸痛伴进行性加重的吞咽困难见于食管癌。

3.答案：C　解析：混合性呼吸困难见于重症肺炎、重症肺结核、大面积肺不张、大块肺梗死、大量胸腔积液和气胸。

4.答案：B　解析：黑便的出血量在60mL以上。

5.答案：A　解析：既往史包括患者既往的健康状况和过去曾经患过的疾病（包括各种传染病）、外伤手术、预防接种、过敏史等等，尤其是与现病有密切关系的疾病的历史。

6. 答案：A 解析：蜘蛛痣的发生与雌激素增多有关，常见于慢性肝炎、肝硬化，是肝脏对体内雌激素的灭活能力减弱所致。

7. 答案：B 解析：胸骨左缘第3、4肋间触及收缩期震颤，为室间隔缺损。

8. 答案：D 解析：空腹听诊出现振水音常见于胃扩张、幽门梗阻及胃液分泌过多。

9. 答案：B 解析：大量胸腔积液采取患侧侧卧位。

10. 答案：D 解析：左锁骨上窝淋巴结肿大，多为腹腔脏器癌肿（胃癌、肝癌、结肠癌等）转移；右锁骨上窝淋巴结肿大，多为胸腔脏器癌肿（肺癌等）转移。鼻咽癌易转移到颈部淋巴结；乳腺癌最早经胸大肌外侧缘淋巴管侵入同侧腋下淋巴结。

11. 答案：B 解析：双侧瞳孔缩小（＜2mm）常见于虹膜炎，有机磷农药中毒，毒蕈中毒，吗啡、氯丙嗪、毛果云香碱等药物影响。

12. 答案：C 解析：左心房增大或合并肺动脉段扩大可见心脏浊音区外形呈梨形，称为二尖瓣型心脏。故梨形心脏常见于二尖瓣狭窄。

13. 答案：B 解析：腹膜慢性炎症时，触诊如揉面团一样，称为揉面感，常见于结核性腹膜炎，癌性腹膜炎。

14. 答案：D 解析：扑翼样震颤见于肝性脑病。

15. 答案：A 解析：内囊型感觉障碍表现为病灶对侧半身感觉障碍、偏瘫、同向偏盲，常称为三偏征，常见于脑血管疾病。

16. 答案：C 解析：甲亢面容可见眼裂增大，眼球突出，目光闪烁，呈惊恐貌，兴奋不安，烦躁易怒，可伴消瘦，见于甲状腺功能亢进症。

17. 答案：E 解析：奇脉常见于心包积液和缩窄性心包炎。

18. 答案：B 解析：正常人定性检查尿酮体为阴性。尿酮体阳性见于糖尿病酮症酸中毒、妊娠剧吐、重症不能进食等脂肪分解增强的疾病。

19. 答案：D 解析：排出的新鲜尿液即有氨味，提示慢性膀胱炎及尿潴留。

20. 答案：D 解析：血BUN（尿素氮）临床意义反映肾小球滤过功能，各种肾脏疾病都可以使BUN增高，而且常受肾外因素的影响。所以血尿素氮对早期肾功能损害的敏感性差。

21. 答案：A 解析：血性脑脊液见于蛛网膜下腔出血。

22. 答案：A 解析：急性病毒性肝炎：ALT（丙氨酸氨基转移酶）与AST（天门冬氨酸氨基转移酶）均显著增高，ALT增高更明显，ALT/AST＞1。

23. 答案：C 解析：内生肌酐清除率测定是测定肾小球滤过功能最常用的方法，也是反映肾小球滤过功能的主要指标。

24. 答案：A 解析：ST段上抬超过正常范围且弓背向上见于急性心肌梗死。

25. 答案：E 解析：典型胆囊结石特征如下：①胆囊内见一个或数个强光团、光斑，其后方伴声影或彗星尾。②强光团或光斑可随体位改变而依重力方向移动。但当结石嵌顿在胆囊颈部，或结石炎性粘连在胆囊壁中（壁间结石）时，看不到光团或光斑随体位改变。不典型者如充填型胆结石，胆囊内充满大小不等的结石，声像图上看不见胆囊回声，胆囊区见一条强回声弧形光带，后方伴直线形宽大声影。

26. 答案：B 解析：胃肠道穿孔，最多见于胃或十二指肠穿孔，立位X线透视或腹部平片可见：两侧膈下有弧形或半月形透亮气体影。

27. 答案：B 解析：游离性胸腔积液：当积液达250mL左右时，站立位X线检查可见外侧肋膈角变钝。

28. 答案：D 解析：治疗指数（TI）是表示药物安全性的指标。此数值越大，表示有效剂量与致死剂量间距离越大，越安全。TI是粗略的、相对的理论参数，不能完全反映药物的医疗价值。评价药物的安全性时，还应参考安全指数（SI）。

29. 答案：C 解析：首过消除，也叫首过效应，指药物在胃肠道吸收后要先经门静脉进入肝脏，再进入体循环，其在肠黏膜和肝脏中极易被代谢灭活，使进入体循环的药量减少的现象。药物的首过消除发生在口服给药之后。首过消除明显的药物不宜口服给药（如硝酸甘油）。

30. 答案：D 解析：作用于受体的药物包括激动药和拮抗药。拮抗药包括竞争性拮抗药以及非竞争性拮抗药。其中非竞争性拮抗药能不可逆地作用于某些部位而妨碍激动药与受体结合，并拮抗激动药的作用。而竞争性拮抗药的拮抗作用是可逆的。

31. 答案：A 解析：氯解磷定用于中度和重度有机磷酸酯类中毒的解救。对酶复活的效果随不同的有机磷酸酯类而异，对内吸磷、马拉硫磷和对硫磷中毒的疗效较好；对敌百虫、敌敌畏中毒的疗效稍差；对乐果中毒无效。

32. 答案：B 解析：东莨菪碱中枢镇静和抑制腺体分泌作用强于阿托品，有中枢抗胆碱作用，防晕防吐。临床用于麻醉前给药、帕金森病、晕动病。

33. 答案：B 解析：拟肾上腺素药间羟胺直接兴奋 α 受体，对 β_1 受体作用较弱。临床上可代替去甲肾上腺素用于各种休克早期的治疗。

34. 答案：C 解析：肾上腺嗜铬细胞瘤分泌大量肾上腺素，使血压升高。酚妥拉明可阻断 α 受体，使肾上腺嗜铬细胞瘤所致的高血压明显下降，因此可用于肾上腺嗜铬细胞瘤的诊断和此病骤发高血压危象以及手术前的治疗。但用于诊断时，其可靠性和安全性均较差，应慎用。

35. 答案：E 解析：地西泮可用于麻醉前给药，减轻患者对手术的恐惧情绪，减少麻醉药用量，增强麻醉药的作用，而非该药物本身产生麻醉作用。

36. 答案：D 解析：氯丙嗪具有镇静、抗精神病、镇吐、调节体温、加强中枢抑制药作用的功效；同时能拮抗肾上腺素 α 受体和 M 胆碱受体。

37. 答案：A 解析：左旋多巴可用于急性肝功能衰竭所致的肝昏迷辅助治疗。左旋多巴在脑内转化成多巴胺（DA），并进一步转化成 NA，与伪递质相竞争，纠正神经传导功能的紊乱，使患者由昏迷转为苏醒。

38. 答案：D 解析：苯海索（安坦）阻断胆碱受体而减弱黑质 – 纹状体通路中的 Ach 的作用。抗震颤效果好，也能改善运动障碍和肌肉强直。

39. 答案：A 解析：哌替啶可镇痛，因成瘾性较吗啡轻，已取代吗啡用于各种剧痛。治疗心源性哮喘，以及麻醉前给药，能使患者安静，消除患者术前紧张和恐惧情绪，减少麻醉药用量并缩短诱导期。本品与氯丙嗪、异丙嗪组成冬眠合剂，以降低需人工冬眠患者的基础代谢率。

40. 答案：C 解析：吗啡的外周作用主要表现在三个方面：①兴奋胃肠道平滑肌，减慢胃排空速度，减弱推进性蠕动，同时抑制胆汁、胰液和肠液分泌，引起便秘；还能兴奋胆道 Oddi's 括约肌，诱发或加重胆绞痛。②可扩张全身血管，引起体位性低血压，抑制呼吸致 CO_2 积聚，导致脑血管扩张，颅内压增高。③提高膀胱括约肌张力，致尿潴留；减弱分娩期子宫肌张力、收缩频率和幅度，而延长产程；大剂量还可收缩支气管。

41. 答案：C 解析：阿司匹林可诱发溃疡，引起胃出血，导致凝血障碍，发生水杨酸反应，过敏

反应，以及瑞夷综合征。其不良反应有趣记"为您扬名易"。

42. 答案：D 解析：H_1 受体阻断药对过敏性鼻炎、荨麻疹、花粉症等疗效好，第二代 H_1 受体阻滞药常作为首选药。对昆虫咬伤所致皮肤瘙痒和水肿有良效；对血清病、药疹和接触性皮炎亦有效。对变态反应性支气管哮喘效果差，但可用于支气管哮喘的预防性治疗。

43. 答案：C 解析：中效利尿药，即 Na^+-Cl^- 同向转运抑制剂，主要作用于远曲小管近端。减少 Na^+、Cl^- 的重吸收，影响肾脏的稀释功能而产生利尿作用，对尿液的浓缩过程无影响。常用药物为氢氯噻嗪、氢氟噻嗪等。

44. 答案：B 解析：低效利尿药螺内酯作用的发挥依赖于体内醛固酮的存在，对切除肾上腺的动物无效，所以螺内酯与肾上腺皮质功能相关。同类药物氨苯蝶啶的保钾利尿作用不受醛固酮水平影响，对肾上腺切除的动物仍有效。

45. 答案：B 解析：ACEI 制剂卡托普利抑制激肽酶，使缓激肽、P 物质堆积，易引起刺激性干咳和血管神经性水肿。

46. 答案：B 解析：β 受体阻滞剂美托洛尔常见的神经系统不良反应包括眩晕、精神抑郁等。另外，高血压伴有精神抑郁者也不宜应用利血平。

47. 答案：A 解析：ⅠA 类钠通道阻滞药奎尼丁适用于心房颤动、心房扑动、室上性及室性早搏和心动过速。因其减慢传导，故不适用于治疗三度房室传导阻滞。

48. 答案：D 解析：治疗量的强心苷增加心输出量，反射性兴奋迷走神经，从而延长房室结的有效不应期，减慢房室结的传导速度，缓解和消除心房颤动时的血流动力学障碍。

49. 答案：B 解析：强心苷轻度中毒停用强心苷和排钾利尿药即可。对于快速型心律失常，应及时补钾，轻者可口服氯化钾。重者用苯妥英钠、利多卡因等抗心律失常药。对于缓慢型心律失常，如房室传导阻滞、窦性心动过缓等可用阿托品治疗。

50. 答案：D 解析：硝酸酯类能扩张静脉使回心血量减少，扩张动脉降低心脏射血阻力而使排血充分，结果使心室容积或心室壁张力下降，减少了对心内膜下血管的压力，因而增加了心内膜下区域的血液供应。

51. 答案：B 解析：氯化铵口服后能刺激胃黏膜引起轻度恶心，反射性地促进支气管腺体分泌，

使痰液稀释，易于咳出。

52. 答案：B　解析：青霉素在治疗梅毒、钩端螺旋体病、雅司、鼠咬热或炭疽时，可有症状加剧现象，称赫氏反应或治疗矛盾。

53. 答案：A　解析：流行性出血热典型的"三痛""三红"表现均出现在发热期。发热期主要表现为感染中毒症状、毛细血管损伤和肾脏损害。"三痛"即头痛、腰痛和眼眶痛。"三红"即颜面、颈部及上胸部呈弥漫性潮红。

54. 答案：C　解析：神经氨酸酶抑制剂奥司他韦对禽流感病毒 H5N1、H7N9 和 H9N2 有抑制作用。对确诊或高度怀疑的患者给予奥司他韦治疗，具有较高的预防疾病恶化的价值。

55. 答案：E　解析：甲肝和戊肝均主要经粪－口途径传播。

56. 答案：D　解析：氟喹诺酮类是治疗伤寒的首选药物，目前常用的药物有氧氟沙星、左氧氟沙星、环丙沙星等。

57. 答案：A　解析：《传染病防治法》规定，对乙类传染病中的传染性非典型肺炎、肺炭疽和脊髓灰质炎等按甲类传染病报告和管理。

58. 答案：B　解析：乙肝的传播途径包括：①输血及血制品以及使用污染的注射器或针刺器具等传播；②母婴传播；③日常生活密切接触传播；④性接触传播。

59. 答案：D　解析：对 HBsAg 阳性产妇所生婴儿，乙肝疫苗与乙肝免疫球蛋白联合使用可提高保护率。

60. 答案：A　解析：目前感染人类的禽流感病毒亚型主要有 H5N1、H9N2、H7N9、H7N7、H7N2、H7N3 等，其中感染 H5N1、H7N9 亚型者病情重。

61. 答案：A　解析：血清学检查是以微粒中和法或特异的酶联免疫吸附试验（ELISA）检测抗体，发病初期和恢复期双份血清抗禽流感病毒抗体滴度有 4 倍或以上升高，有助于回顾性诊断。

62. 答案：B　解析：HIV 分期无前驱期。

63. 答案：C　解析：肾综合征出血热白细胞计数逐渐升高。发病早期中性粒细胞增多，核左移，有中毒颗粒，并出现异型淋巴细胞。发热后期至低血压休克期血红蛋白和红细胞数升高，血小板减少。C 项嗜酸性粒细胞减少甚至消失常见于伤寒。

64. 答案：C　解析：为预防狂犬病，除非伤及大血管需紧急止血外，伤口一般不予缝合或包扎，

以便排血引流。

65. 答案：D　解析：高热、抽搐和呼吸衰竭是乙脑极期的严重表现，三者常相互影响，互为因果。

66. 答案：A　解析：流脑脑膜炎期的病变在软脑膜和蛛网膜，暴发型脑膜脑炎型的病变主要在脑实质。

67. 答案：D　解析：流脑败血症期具有诊断意义的体征是皮肤黏膜的瘀点、瘀斑。流行性乙型脑炎则无。

68. 答案：E　解析：患者和带菌者为伤寒的传染源。从潜伏期开始，在整个病程中都有传染性，尤其在病程的 2～4 周传染性最强。少数患者病后 3 个月以上仍持续带菌而成为慢性带菌者。慢性带菌者较患者更具有隐匿性，且可以持续排菌，所以是更重要的传染源。

69. 答案：D　解析：伤寒的主要病变部位在回肠末段肠壁的集合淋巴结和孤立淋巴滤泡。

70. 答案：D　解析：治疗霍乱应遵循的补液原则是早期、快速、足量，先盐后糖，先快后慢，纠酸补钙，见尿补钾。

71. 答案：A　解析：结核病的最主要传播途径是呼吸道传播，开放性肺结核患者的排菌是结核传播的主要来源。消化道传播、垂直传播、经伤口感染以及上呼吸道直接接种传播均极罕见。

72. 答案：E　解析：布鲁菌属至少包括 6 个种 19 个生物型：牛种（流产布鲁菌）、猪种、羊种（马耳他布鲁菌）、犬种、绵羊附睾种及沙林鼠种，其中前四种对人类致病。

73. 答案：D　解析：布鲁菌病每年发病高峰位于春夏之间，与动物产仔季节有关。

74. 答案：B　解析：成人及 8 岁以上儿童布鲁菌病首选的治疗方案是多西环素（强力霉素）联合利福平或多西环素联合链霉素。

75. 答案：E　解析：终末消毒指传染源离开疫源地（如转送、出院或死亡后），对其曾产生的含有病原体的排泄物、分泌物以及所污染的物品及场所进行的最后一次彻底消毒。包括患者的终末处理和原居住地或病室单位的终末处理。医护人员手的消毒属于预防性消毒。

76. 答案：A　解析：睡中经常遗尿，多则一夜数次，醒后方觉，兼神疲乏力、面色苍白、肢凉怕冷，舌淡者为肾气不足之遗尿，配穴当选肾俞、命门、太溪。

77.答案：E 解析：膀胱经攒竹在面部，眉头凹陷中，额切迹处。

78.答案：E 解析：十二经脉表里关系为手太阴肺经—手阳明大肠经，足阳明胃经—足太阴脾经，手少阴心经—手太阳小肠经，足太阳膀胱经—足少阴肾经，手厥阴心包经—手少阳三焦经，足少阳胆经—足厥阴肝经。

79.答案：D 解析：带脉约束了纵行躯干部的诸条经脉。

80.答案：C 解析：《四总穴歌》所载"肚腹三里留，腰背委中求，头项寻列缺，面口合谷收"，是循经取穴的具体体现。"酸痛取阿是，胸胁内关谋"是后人根据临床经验对四总穴歌进行了补充。

81.答案：C 解析：2006年颁布的中华人民共和国国家标准《腧穴名称与穴位》，督脉增加1穴印堂，经穴总数达362个。

82.答案：B 解析：腧穴的主治特点主要表现在三个方面，即近治作用、远治作用和特殊作用。

83.答案：E 解析：心的募穴应为巨阙。

84.答案：A 解析：耻骨联合上缘至髌底的骨度折量寸是18寸。

85.答案：E 解析：患者的食、中、无名、小指四指并拢，以中指中节横纹为准，其四指的宽度作为3寸。四指相并名曰"一夫"，用横指同身寸量取腧穴，又名"一夫法"。

86.答案：D 解析：肺经合穴尺泽在肘横纹中，肱二头肌腱桡侧凹陷处。

87.答案：B 解析：太渊是输穴、原穴、八会穴之脉会；太溪、大陵、神门、太冲皆既是输穴又是原穴，但不是八会穴。

88.答案：C 解析：大肠经迎香穴在面部，鼻翼外缘中点旁，鼻唇沟中。

89.答案：B 解析：手太阴肺经与手阳明大肠经交于两手食指（商阳）。

90.答案：C 解析：胃经天枢穴在腹部，横平脐中，前正中线旁开2寸。

91.答案：A 解析：隐白为脾经井穴，可健脾统血，是治疗月经过多、崩漏等妇科病的经验穴，还可以治疗鼻衄、便血、尿血等出血证。

92.答案：A 解析：心经井穴少冲在手指，小指末节桡侧，指甲根角侧上方0.1寸（指寸）。

93.答案：D 解析：心经郄穴阴郄可治疗骨蒸盗汗，常和肾经复溜合用，加强治疗效果。

94.答案：C 解析：小肠经天宗在肩胛区，肩

胛冈中点与肩胛骨下角连线的上1/3与下2/3交点凹陷中。

95.答案：B 解析：后溪可治疗头项强痛、腰背痛、手指及肘臂挛痛等痛证。委中亦可治疗腰背痛等病证，有"腰背委中求"之说。

96.答案：B 解析：膀胱经承山主治腰腿拘急、疼痛，痔疾，便秘以及腹痛，疝气。

97.答案：B 解析：肾经照海主治月经不调、痛经、阴痒、赤白带下等妇科病证；癫痫、不寐、嗜卧、癔症等神志病证；咽喉干痛，目赤肿痛；小便频数，癃闭；便秘。

98.答案：C 解析：针下得气后，捻转角度大、用力重、频率快、操作时间长，结合拇指向后、食指向前（右转用力为主）者为捻转泻法。

99.答案：C 解析：隔蒜灸多用于治疗瘰疬、肺痨及初起的肿疡等，有清热解毒、杀虫等作用。

100.答案：E 解析：密波易产生抑制反应，常用于止痛、镇静、缓解肌肉和血管痉挛。

101.答案：C 解析：同名经配穴法是将手足同名经的腧穴相互配合的方法，如牙痛取合谷、内庭，肝气郁结证取太冲、内关。神门属于手少阴心经，而三阴交属于足太阴脾经，故C项不属于同名经配穴法。

102.答案：C 解析：眩晕实证治以平肝潜阳、化痰定眩，主穴取百会、风池、太冲、内关。

103.答案：C 解析：面瘫治以祛风通络，疏调经筋，取局部穴、手足阳明经穴为主。针刺时面部腧穴均行平补平泻法，恢复期可加灸法。发病初期，面部腧穴手法不宜过重，针刺不宜过深，肢体远端腧穴行泻法且手法宜重；恢复期，足三里行补法，合谷、太冲行平补平泻法。

104.答案：C 解析：感冒治以祛风解表，主穴取列缺、合谷、风池、大椎、太阳。

105.答案：D 解析：落枕治以疏经活络，调和气血，主穴取外劳宫、天柱、阿是穴、后溪、悬钟。

106.答案：E 解析：《素问·阴阳应象大论》曰："阴阳者，天地之道也，万物之纲纪，变化之父母，生杀之本始，神明之府也。治病必求于本。""治病必求于本"之"本"指阴阳。

107.答案：D 解析：毛脉合精：肺主气，外合皮毛，心主血脉。毛脉合精，即气血相合。张志聪注："夫皮肤主气，经脉主血，毛脉合精者，血气相合也。"

108. 答案：B 解析：《素问·至真要大论》曰："诸厥固泄，皆属于下。"故选B。

109. 答案：E 解析：两神相搏是指男女媾合。搏，交也。马莳注："男女媾精，万物化生，盖当男女相媾之时，两神相合而成人，生男女之形。"故选E。

110. 答案：A 解析：血脱者，色白，夭然不泽。血主营养，脉为"血之府"，血脱则肌肤无以滋养，则皮肤淡白、枯槁无华；血液脱失，不能充盈脉管，则脉道空虚，治宜补血、生血，药如当归、白芍、熟地黄等。

111. 答案：A 解析：桂枝汤中桂枝与芍药配伍比例是1：1的剂量。发汗之中寓于敛营，桂枝辛温，发散卫分之邪，芍药酸苦微寒，敛阴和营。

112. 答案：E 解析：太阴病的病因病机：太阴病的成因有二：其一是脾阳素虚，或内有寒湿，复感外邪，致脾虚不运，寒湿困脾。其二是三阳病误治，伤及脾阳，致脾虚不运，寒湿内停或邪陷脾络，脾络不通。所以太阴病的病机是脾阳亏虚，寒湿内盛。

113. 答案：E 解析：栀子豉汤证是无形邪热内扰胸膈所引起，故除心烦不眠一症外，还有头汗出，甚至胸中窒，心中结痛等症，治宜清宣郁热而除烦，因非实火乃郁热所致，故不用芩连苦寒直折，而用栀子、豆豉甘凉辛散，宣透郁热。黄连阿胶汤证是心火亢旺，肾水不足所致，故其心烦、失眠，伴有舌红少苔，脉细数等阴虚内热之证。而不是苔黄，舌红绛。故选E。

114. 答案：D 解析：太阳病，关节疼痛而烦，脉沉而细，此名湿痹。湿痹之候，小便不利，大便反快，但当利其小便。

115. 答案：D 解析：本条论述了血痹的证治。血痹是由于素体气血不足，血行涩滞致使身体肌肤失于濡养，而出现身体麻木不仁，甚则或有疼痛，类似风痹的症状。"寸口关上微，尺中小紧"提示了阳气不足，阴血涩滞之象。方用黄芪桂枝五物汤以益气通经，和营行痹。

116. 答案：E 解析：仲景高度概括胸痹的病机是"阳微阴弦"。"阳微"指心阳虚衰，上焦阳气不足，"阴弦"指阴寒、痰饮、瘀血等邪气，邪气趁虚停滞心胸，而发为胸痹。后进一步从正虚和邪盛两方面阐述了胸痹的发生，揭示了胸痹是本虚标实之证。

117. 答案：C 解析：《温热论》原文："若加烦躁，大便不通，金汁亦可加入，老年或平素有寒者，以人中黄代之，急急透斑为要。"对于老年人或素体虚寒者，可人中黄取代金汁。邪热入营但见斑点隐隐，表明邪热有外透之势，可用清热凉血透邪之法使营热随斑点外透，即所谓"急急透斑为要"。

118. 答案：E 解析：治疗温病时"救阴""通阳"的目的与治疗杂病时不同。温病治疗中救阴的目的不在于滋养阴血，而在于顾护津液，防止过汗伤津；而通阳的目的不在于以温药温补阳气，而在于宣通气机，化气利湿通小便，使湿邪随小便而出。

119. 答案：C 解析：风温、温热、温疫、冬温初起，如恶风寒较明显，表明表邪偏盛，可以辛温法解表治疗，代表方为桂枝汤，但应慎用麻桂等辛温峻汗之剂，以免助热化燥。

120. 答案：C 解析："治上焦如羽（非轻不举）；治中焦如衡（非平不安）；治下焦如权（非重不沉）。"吴氏指出三焦分证在治疗上的主要特点，用"羽""衡""权"三字概括了治疗上、中、下焦温病的基本大法。治上焦之药物要轻如羽毛，因轻药才能到达上焦，治疗在上的病位，此外药量要轻，煎煮时间亦不能过长，也是令药能升浮到上焦病位的要诀。而治中焦要如同秤杆那样保持平衡，中焦为脾胃之府，脾胃一升一降，如平衡打破则疾病生也，故脾胃不平则人不安，治疗上要保持脾升胃降为主要原则。治疗下焦则如同秤砣一样，用性质沉重，重镇滋潜味厚的药物才能直达下焦之病所，如滋补真阴、潜阳息风之药。

121. 答案：A 解析：波状热是指体温逐渐升高达39℃或以上，数天后逐渐下降至正常水平，数天后再逐渐升高，如此反复多次。见于布鲁菌病。

122. 答案：D 解析：出血是肝素的主要不良反应，表现为各种黏膜出血，关节腔积血和伤口出血等。肝素轻度过量，停药即可，如严重出血，可缓慢静脉注射硫酸鱼精蛋白解救。

123. 答案：D 解析：肾综合征出血热低血压休克期，患者经补液、纠酸后，升高的血红蛋白已恢复正常，但血压仍不升高或不稳定者，可应用血管活性药物，如多巴胺等。

124. 答案：B 解析：伤寒骨髓培养较血培养阳性率更高，可达90%，其阳性率受病程及使用抗菌药物的影响较小，已开始抗菌治疗者仍可获阳性结果。本题中患者进行了抗菌药物的治疗，所以为进一步确诊应进行骨髓培养。

125. 答案：B　解析：急性典型细菌性痢疾可见发热、腹痛、腹泻、里急后重、黏液或脓血便。

126. 答案：E　解析：胃脘灼热隐痛，似饥而不欲食，口燥咽干，大便干结，舌红少津，脉细数者为胃阴不足，除主穴中脘、足三里、内关，还应选配穴胃俞、三阴交、内庭，故 E 项为最佳答案。

127. 答案：C　解析：失眠，夜寐多梦，易惊善恐，舌淡，苔薄，脉弦细者为心胆气虚之不寐，配穴当选心俞、胆俞。

128. 答案：B　解析：患者双下肢关节游走性疼痛，时有寒热，舌淡苔薄白，脉浮，考虑为行痹，配穴当选膈俞、血海。

129. 答案：D　解析：患者每因情志不畅而呕吐，伴有嗳气吞酸，胸胁胀满，平时多烦善怒，舌苔薄白，脉弦，考虑为呕吐肝气犯胃证，配穴当选期门、太冲。

130. 答案：A　解析：经前或经期小腹胀痛拒按，经血量少，行而不畅，血色紫暗有块，块下痛缓，伴有乳房胀痛，舌质紫暗或有瘀点，脉弦者，为气滞血瘀证。痛经实证主穴为中极、次髎、地机、三阴交、十七椎，气滞血瘀证配太冲、血海，故 A 项最佳。

131. 答案：C　解析：患者咽喉隐痛，入夜为甚，手足心热，考虑为咽喉肿痛阴虚火旺证。咽喉肿痛虚证主穴取太溪、照海、列缺、鱼际。

132. 答案：B　解析：此为表寒里饮证，乃因风寒外束，内有水饮停蓄心下胃脘所致。临床以咳吐白色清稀痰涎为审证要点，治以小青龙汤发汗解表，温化水饮。

133. 答案：D　解析："伤寒脉结代，心动悸，炙甘草汤主之。"此证病机为心阴阳两虚。治疗用炙甘草汤滋阴养血，通阳益气复脉。

134. 答案：B　解析：主要因妊娠妇人血虚肝郁，脾虚湿停，所致肝脾不和之妊娠腹痛。妇人胎为孕妇气血所养，若孕妇素体气血不足，常因血养胎而不藏于肝则肝气不疏，气养胎而使脾不运则湿浊内生，肝脾不和，血虚湿生，则气血运行不畅。故治以当归芍药散养血柔肝，补脾利湿，最终达到调和肝脾的目的。

135～136. 答案：B、E　解析：QT 间期：从 QRS 波群的起点至 T 波终点，代表左、右心室除极与复极全过程的时间。ST 段：从 QRS 波群终点至 T 波起点的一段平线，反映心室早期缓慢复极的电位和时间变化。

137～138. 答案：C、A　解析：糖皮质激素小剂量替代疗法适用于腺垂体功能减退症、肾上腺皮质功能减退症、肾上腺危象和肾上腺次全切除术后。糖皮质激素大剂量冲击疗法适用于中毒性感染或同时伴有休克者，如中毒性菌痢。

139～140. 答案：B、A　解析：B 项氢化可的松属于糖皮质激素，本类药物是目前治疗哮喘最有效的抗炎抗过敏药物，通过抑制哮喘时炎症反应多个环节发挥作用，如：①抑制多种参与哮喘发病炎性细胞因子和黏附分子的生成；②抑制变态反应，减少过敏介质释放；③降低气道血管通透性，加强儿茶酚胺对腺苷酸环化酶的激活作用；④非特异性的抗炎作用，能抑制气道高反应。A 项氨茶碱是茶碱类代表药物，具有舒张支气管平滑肌的作用，其机制包括：①抑制磷酸二酯酶活性，升高气道平滑肌细胞内 cAMP 水平；②促进内源性儿茶酚胺类物质释放，但作用弱；③阻断腺苷受体，可预防腺苷诱发哮喘患者的呼吸道平滑肌收缩；④干扰呼吸道平滑肌的钙离子转运，抑制细胞外钙离子内流和细胞内质网贮存钙离子的释放。

141～142. 答案：C、D　解析：根据病原体感染的次数、时间先后和种数，感染可分为四种。首发感染，即初次感染某种病原体。重复感染，指在感染某种病原体基础上再次感染同一病原体。混合感染，指人体同时感染两种或两种以上的病原体。重叠感染，指在感染某种病原体基础上又被其他病原体感染。原发感染后出现的病原体感染称继发性感染。

143～144. 答案：A、B　解析：结核分枝杆菌可分为人结核分枝杆菌、牛结核分枝杆菌、非洲分枝杆菌和田鼠分枝杆菌等类型。其中人结核分枝杆菌为人类结核病的病原体。免疫接种常用的卡介苗来源于牛结核分枝杆菌。

145～146. 答案：B、D　解析：针灸的治疗作用包括疏通经络、调和阴阳、扶正祛邪。临床上常用的刺募穴治疗六腑病，刺背俞穴治疗五脏病，便是"从阴引阳，从阳引阴"刺法的典型应用，核心是调和阴阳。疏通经络是针灸最基本和最直接的治疗作用，目的是使瘀阻的经络通畅，气血运行正常，从而达到治疗疾病的效果，操作时可选择相应的腧穴，采用毫针刺、三棱针点刺出血、皮肤针叩刺、拔罐等。

147～148. 答案：B、C　解析：此题考察几种针刺异常情况的区分。滞针是指在行针时或留针期间出现医者感觉针下涩滞，捻转、提插、出针均感困难，而患者则感觉痛剧的现象。弯针是因医者进针手法不熟练，用力过猛、过速，以致针尖碰到坚硬组织、器官或患者在针刺或留针时移动体位，或因针柄受到某种外力压迫、碰击等，使针柄改变了进针或刺入留针时的方向和角度，提插、捻转及出针均感困难，而患者感到疼痛。

149～150．答案：B、C　解析：风水，关之于肺。因风邪袭表，肺主皮毛，卫外不固，故脉浮恶风；肺失宣降，水湿停滞，流注于关节，故骨节疼痛。正水，关乎于肾，肾阳虚不能蒸化水湿，故水湿停滞，泛溢肌肤则浮肿；水湿上逆犯肺则喘；肾阳虚弱，失于温养，则可表现为腰膝酸冷，脉迟。

第三单元

1．答案：D　解析：流感有流行病学史，急骤起病，高热和全身肌肉酸痛等全身中毒症状明显，病毒分离和血清学检查有助于鉴别。

2．答案：A　解析：气道炎症是目前公认的最重要的发病机制，被认为是哮喘的本质。

3．答案：A　解析：持久的阵发性刺激性呛咳为肺炎支原体肺炎的突出症状。

4．答案：D　解析：中央型肺癌：多为一侧肺门类圆形阴影，边缘毛糙，可有分叶或切迹。D为直接征象。

5．答案：A　解析：慢性肺心病的心律失常多表现为房性早搏及阵发性室上性心动过速。

6．答案：C　解析：肺心病的X线检查：除肺、胸基础疾病的特征外，尚可有肺动脉高压征，如肺动脉段弧突出或其高度≥3mm；右下肺动脉增宽（其横径≥15mm，横径与气管横径比值≥1.07）；肺动脉"残根征"（中央动脉扩张，外周血管纤细）；右心室增大，心脏呈垂直位（心力衰竭时可见全心扩大，但在心力衰竭控制后，心脏可恢复原来大小）。

7．答案：B　解析：抢救急性左心衰竭，静息时明显呼吸困难者应端坐位，双腿下垂以减少回心血量，降低心脏前负荷。

8．答案：B　解析：心源性休克临床表现包括：持续低血压，收缩压至90mmHg以下，或高血压患者收缩压降低60mmHg，且持续30分钟以上。

组织低灌注状态：①皮肤湿冷、苍白和紫绀，出现紫色条纹。②心动过速（HR＞110次／分）。③尿量显著减少（＜20mL/h），甚至无尿。④意识障碍，常有烦躁不安、激动焦虑、恐惧和濒死感；收缩压＜70mmHg，可出现抑制症状如神志恍惚、表情淡漠、反应迟钝，逐渐发展至意识模糊甚至昏迷。血流动力学障碍PCWP≥18mmHg，心脏排血指数（CI）≤36.7mL/s·m^2（≤2.2L/min·m^2）。低氧血症和代谢性酸中毒。

9．答案：A　解析：房颤：①P波消失，代之以大小不等、形态不同、间隔不等的f波，频率为350～600次／分；②QRS波形态通常正常，但当心室率过快，QRS可增宽畸形（室内差异传导）；③大多数病例，房颤心室率快而不规则，多在每分钟160～180次；④当心室率极快而无法辨别f波时，主要根据心室率完全不规则及QRS与T波形状变异诊断。

10．答案：E　解析：基础心肺复苏主要措施包括人工胸外按压和开放气道、人工呼吸，简称CAB。

11．答案：C　解析：钙通道阻滞剂：适用于各种不同程度高血压；尤其适用于老年高血压、单纯收缩期高血压，合并糖尿病、冠心病和外周血管病的患者。

12．答案：B　解析：高血压合并冠心病，发生过心肌梗死患者，应选择ACEI和β受体阻滞剂，预防心室重构。

13．答案：E　解析：血管紧张素转化酶抑制剂的不良反应主要是刺激性干咳和血管性水肿。

14．答案：C　解析：心绞痛发作时超声显示有节段性室壁收缩活动减弱。

15．答案：B　解析：急性心肌梗死溶栓未成功者，应立即施行补救性PCI。

16．答案：D　解析：风湿性心脏病最常见的心律失常是心房颤动。

17．答案：C　解析：治疗扩张性心肌病气虚血瘀证，首选圣愈汤合桃红四物汤加减。

18．答案：C　解析：胃癌癌前病变包括：慢性萎缩性胃炎，慢性胃溃疡，胃息肉，残胃炎，巨大黏膜皱襞症。

19．答案：E　解析：胃癌常见的转移途径是直接蔓延、血行转移、淋巴结转移、腹腔内种植。

20．答案：D　解析：早期胃癌指病灶局限且深度不超过黏膜下层的胃癌，而不论有无淋巴结转移。进展期胃癌指胃癌深度超过黏膜下层，侵及肌层者称中期胃癌，侵及浆膜或浆膜外者称晚期胃癌。

21. 答案：A 解析：我国以病毒性肝炎所致的肝硬化为主，西方国家以慢性酒精中毒多见。

22. 答案：E 解析：肝硬化代偿期可出现肝肿大及质地改变，部分有脾肿大、肝掌和蜘蛛痣。肝功能正常或有轻度异常。

23. 答案：A 解析：溃疡性结肠炎患者腹痛有"疼痛→便意→便后缓解"的规律，可伴腹胀、食欲不振、恶心及呕吐。若并发中毒性巨结肠或炎症波及腹膜，有持续性剧烈腹痛。

24. 答案：E 解析：紧急输血指征：①当改变体位时出现晕厥、血压下降和心率加快，或心率大于 120 次 / 分或收缩压低于 90mmHg，或较基础血压下降 25%；②失血性休克；③血红蛋白低于 70g/L 或血细胞比容低于 25%。

25. 答案：E 解析：慢性肾小球肾炎为本虚标实之证，本虚常见肺肾脾气虚、脾肾阳虚、肝肾阴虚和气阴两虚；标实则以湿、瘀、浊为多，具体辨证分为水湿证、湿热证、血瘀证、湿浊证。故不包含 E 项痰浊证。

26. 答案：B 解析：慢性肾衰竭患者，面、肢浮肿或全身浮肿，甚则有胸水、腹水为标实证之水气证。治以利水消肿，方用五皮饮或五苓散加减。

27. 答案：A 解析：尿路感染的途径主要分为上行感染、血行感染、直接感染、淋巴道感染。上行感染为尿路感染的主要途径，约占尿路感染的 95%。

28. 答案：D 解析：尿细菌学检查，取清洁中段尿，必要时导尿或膀胱穿刺取标本，进行培养及药敏试验。如细菌定量培养菌落计数 ≥ 10^5/mL，可确诊；如菌落计数为 $10^4 \sim 10^5$/mL，结果可疑；如 < 10^4/mL，多为污染。

29. 答案：D 解析：NS 患者血浆胆固醇、甘油三酯、低和极低密度脂蛋白浓度增加，其发生与肝脏合成脂蛋白增加及脂蛋白分解和利用减少有关。

30. 答案：E 解析：骨髓移植是根治再障的最佳方法；非重型再障以雄激素治疗为主，辅以免疫抑制剂及改善骨髓造血微环境药物。对 40 岁以下、无感染及其他并发症、有合适供体的重型再障患者，可考虑造血干细胞移植。

31. 答案：C 解析：急性白血病阴虚火旺证表现为皮肤瘀斑，鼻衄，齿龈出血，发热或五心烦热，口苦口干，盗汗，乏力，体倦，面色晦滞，舌质红，苔黄，脉细数。治以滋阴降火，凉血解毒，方用知柏地黄丸合二至丸加减。

32. 答案：C 解析：脾是自身抗体产生的主要部位，也是血小板破坏的重要场所。

33. 答案：C 解析：白细胞减少症是指由多种原因引起的周围血白细胞持续低于 $4.0×10^9$/L 的一组综合征。必须反复定期检查，以确定是否白细胞持续低于 $4.0×10^9$/L，必要时动态观察。骨髓检查可观察粒细胞增生程度，也可除外其他血液病。

34. 答案：C 解析：糖尿病微血管病变主要包括糖尿病肾病、糖尿病性视网膜病变、糖尿病心肌病等。病程超过 10 年的糖尿病患者常合并程度不等的视网膜病变，是失明的主要原因之一。

35. 答案：C 解析：甲亢临床表现为怕热、多汗、易激动、易饥多食、消瘦、手颤、腹泻、心动过速及眼征、甲状腺肿大等，在甲状腺部位听到血管杂音和触到震颤具有诊断意义。

36. 答案：C 解析：糖尿病酮症酸中毒临床表现为烦渴、尿多、乏力、恶心呕吐、精神萎靡或烦躁、神志恍惚、嗜睡、昏迷，严重酸中毒时出现深大呼吸，呼吸有烂苹果味。

37. 答案：A 解析：糖尿病痰瘀互结证表现为"三多"症状不明显，形体肥胖，胸脘腹胀，肌肉酸胀，四肢沉重或刺痛，舌暗或有瘀斑，苔厚腻，脉滑。治以活血化瘀祛痰，方用平胃散合桃红四物汤加减。

38. 答案：E 解析：痛风风寒湿阻证表现为肢体关节疼痛，屈伸不利，或呈游走性疼痛，或疼痛剧烈，痛处不移，或肢体关节重着，肿胀疼痛，肌肤麻木，阴雨天加重，舌苔薄白，脉弦紧或濡缓。治以祛风散寒，除湿通络，方用蠲痹汤加减。

39. 答案：C 解析：等渗性失水以补充等渗溶液为主。首选 0.9% 氯化钠溶液，但长期使用可引起高氯性酸中毒。可选用 0.9% 氯化钠溶液 1000mL+5% 葡萄糖溶液 500mL+5% 碳酸氢钠溶液 100mL 配成溶液使用。

40. 答案：E 解析：抑制尿酸生成的药物包括别嘌醇以及非布司他。苯溴马隆属于促尿酸排泄药。碳酸氢钠可以碱化尿液。秋水仙碱和糖皮质激素可有效抗炎镇痛。

41. 答案：C 解析：类风湿关节炎的关节外表现有类风湿结节、类风湿血管炎、肺及心脏病变、神经系统病变、干燥综合征、小细胞低色素性贫血等，通常不出现肾脏损害。

42. 答案：E　解析：系统性红斑狼疮与中医学的"蝶疮流注"相似，可归属于"阴阳毒""虚劳"等范畴。

43. 答案：A　解析：强直期病人突然意识丧失，跌倒在地，全身肌肉强直性收缩，喉部痉挛，发出叫声，强直期持续 10～20 秒后，在肢端出现细微的震颤；随后震颤幅度增大并延及全身成为间歇性痉挛，即进入阵挛期，本期持续 30 秒钟至 1 分钟，最后一次强烈阵挛后，抽搐突然终止，所有肌肉松弛，进入惊厥后期；惊厥后期呼吸首先恢复，心率、血压、瞳孔等恢复正常，肌张力松弛，意识恢复，自发作开始到意识恢复历时 5～10 分钟，清醒后常感到头昏、头痛、全身乏力和无力，对抽搐全无记忆；不少患者发作后进入昏睡。

44. 答案：A　解析：癫痫儿童肌阵挛发作首选丙戊酸钠，其次为乙琥胺或氯硝西泮。

45. 答案：D　解析：动脉硬化性脑梗死病位在脑，与心、肾、肝、脾密切相关。

46. 答案：B　解析：脑血栓形成急性昏迷期应卧床休息，监测生命体征，加强皮肤、口腔、呼吸道及排便的护理，起病 24～48 小时仍不能进食者，应予鼻饲饮食。

47. 答案：B　解析：腔隙性脑梗死 CT 检查可见深穿支供血区单个或多个直径 2～15mm 病灶，呈圆形、卵圆形、长方形或楔形腔隙性阴影，边界清晰，无占位效应，增强时可见轻度斑片状强化，阳性率为 60%～96%。

48. 答案：B　解析：脑出血风痰瘀血，痹阻脉络证，症见肌肤不仁，手足麻木，突然口眼㖞斜，语言不利，口角流涎，舌强语謇，甚则半身不遂；或兼见手足拘挛，关节酸痛，恶寒发热；舌苔薄白，脉浮数，治法为祛风化痰通络，方选真方白丸子加减。

49. 答案：C　解析：高血压脑出血血压降低幅度不宜过大，一般主张维持在 150～160/90～100mmHg 为宜，否则可能造成脑低灌注。

50. 答案：D　解析：帕金森症的典型联创表现包括震颤（典型表现是静止性震颤，常为首发症状）、肌强直（"铅管样强直""齿轮样强直"）、运动迟缓（随意动作减少、"面具脸""小写征"）、姿势步态异常。

51. 答案：B　解析：帕金森病气血亏虚证，症见头摇肢颤，面色白，表情淡漠，神疲乏力，动则气短，心悸健忘，眩晕，纳呆，舌体胖大，舌质淡红，舌苔薄白滑，脉沉濡无力或沉细弱。治法为益气养血，濡养筋脉，方选人参养荣汤加减。

52. 答案：E　解析：根据毒物的种类、进入途径和临床表现进行治疗。可分除毒、解毒和对症三步急救：立即脱离中毒现场，清除进入人体内已被吸收或尚未吸收的毒物；如有可能，选用特效解毒药；对症治疗。对不明原因中毒，除暂不能选用特效解毒药，亦应按上述原则急救处理；中毒情况危重时，应首先采取措施，稳定呼吸、循环和生命体征。

53. 答案：A　解析：对口服有机磷杀虫药中毒患者，清除其未被吸收毒物的首要方法是催吐和洗胃。

54. 答案：D　解析：有机磷杀虫药中毒烟碱样症状，又称 N 样症状。由于乙酰胆碱堆积在横纹肌神经－肌肉接头处，出现肌纤维颤动，全身紧缩或压迫感，甚至全身骨骼肌强直性痉挛；骨骼肌过度兴奋后就会出现抑制，发生肌力减退甚至呼吸肌麻痹引起呼吸停止。乙酰胆碱还可刺激交感神经节和肾上腺髓质，出现血压升高和心律失常。

55. 答案：E　解析：误服吩噻嗪类药物后轻者仅有头晕、困倦、注意力不集中、表情淡漠等症状，重者可出现神经、心血管及抗胆碱毒性症状。

56. 答案：D　解析：热痉挛是高温环境中大量出汗，导致失水失钠，进而仅补充水分，出现低钠血症，表现为肌肉痉挛、疼痛。

57. 答案：B　解析：胃癌湿热阻胃证，症见脘腹痞闷，或嘈杂不舒，恶心呕吐，口干不欲饮，口苦，纳少，舌红苔黄腻，脉滑数，治法为清热化湿，和胃消痞，方选泻心汤合连朴饮加减。

58. 答案：B　解析：胁痛的治疗要根据"通则不痛"的理论，以疏肝和络止痛为基本治则。

59. 答案：B　解析：黄疸是指以身黄、目黄、小便发黄为特征的病证，其中目睛黄染尤为本病的重要特征。

60. 答案：D　解析：泄泻与痢均为大便次数增多、粪质稀薄的病证。泄泻以大便次数增加，粪质稀溏，甚则如水样，或完谷不化为主症，大便不带脓血，也无里急后重，或无腹痛。而痢疾以腹痛、里急后重、便下赤白脓血为特征。

61. 答案：C　解析：眩晕病位在清窍，与肝、脾、肾三脏密切相关。病性为本虚标实，气血不足、肝肾阴虚为病之本，风、火、痰为病之标。

62. 答案：B　解析：水肿风水泛溢证，症见眼睑浮肿，继则四肢全身皆肿，来势迅速，多有恶风发热，肢节酸楚，小便不利等症，偏于风热者，伴咽喉红肿疼痛，舌质红，脉浮滑数，偏于风寒者，兼恶寒，咳喘，舌苔薄白，脉浮滑或浮紧。如水肿较甚，亦可见沉脉。治法为散风清热，宣肺行水，方选越婢加术汤加减。

63. 答案：A　解析：血证治疗"三原则"指的是治火、治气、治血。

64. 答案：A　解析：道德是人们在社会生活实践中形成，由经济基础决定。

65. 答案：C　解析：16～17世纪，受工业革命影响，医学用机械观解释一切人体现象，认为人也像一部机器，把疾病看作人体某部件失灵。这种医学模式忽视了生命的生物复杂性和社会复杂性。

66. 答案：A　解析：医学人道主义的核心内容包括尊重病人的生命、尊重病人的人格、尊重病人的权利。

67. 答案：D　解析：中医四诊的道德要求包括安神定志、实事求是。

68. 答案：E　解析：对门诊初诊患者，要通过全面沟通，对患者病情做出准确的判断、制定治疗方案；对复诊患者要重点沟通治疗效果，掌握病情变化，及时调整治疗方案；对住院患者要在系统检查中深入沟通；患者出院，要以叮嘱的方式沟通；回访患者，要以关切的问候方式沟通；对重症患者更要细致沟通，及时对患者家属讲清危险、研究、协商救治方案；对急症患者要快沟通，忙而不乱，快速把握疾病的症状和性质。

69. 答案：A　解析：疗效标准指医疗行为是否有利于病人疾病的缓解、痊愈和保障生命的安全。这是评价和衡量医务人员医疗行为是否符合道德及道德水平高低的重要标志。

70. 答案：C　解析：药物治疗的道德要求对症下药，剂量安全；合理配伍，细致观察；节约费用，公正分配。

71. 答案：D　解析：国家卫生部关于《人类辅助生殖技术和人类精子库伦理原则》制定的时间是2003年。

72. 答案：A　解析：咳嗽新起，咳声嘶哑，干咳无痰，咳引胸痛，伴鼻燥咽干，恶风发热，头痛，舌尖红，苔薄黄而干，脉浮数，考虑为急性支气管炎的燥热伤肺证，选方为桑杏汤。

73. 答案：A　解析：咳嗽、咳痰症状，迁延数月，咳嗽气短，WBC 11.2×10⁹/L，N 82.7%，胸片见肺纹理增多、变粗、扭曲，呈条索状阴影，向肺野周围延伸，以两肺中下野明显，考虑为慢性支气管炎；倦怠乏力，咳痰量多易出，面色㿠白，食后腹胀，便溏，舌体胖边有齿痕，舌苔薄白，脉细弱，考虑为慢性支气管炎肺脾气虚证，选方为补肺汤。

74. 答案：A　解析：咳逆喘息不得卧，桶状胸，触诊双侧语颤减弱，叩诊呈过清音，X线胸片示双肺野透亮度增加，纹理增粗，吸入支气管舒张药后，FEV₁/FVC为56%，考虑为慢性阻塞性肺疾病；咳逆喘息不得卧，痰多稀薄，恶寒发热，背冷无汗，渴不多饮，面色青晦，舌苔白滑，脉弦紧，考虑为外寒内饮证，选方为小青龙汤。

75. 答案：D　解析：喉中痰涎壅盛，声如拽锯，支气管舒张试验阳性，考虑为哮喘；自觉鼻、咽、眼、耳发痒，喷嚏，鼻塞，流涕，胸部憋塞，随之迅即发病，喉中痰涎壅盛，声如拽锯，喘急胸满，但坐不得卧，咳痰为白色泡沫痰液，面色青暗，舌苔厚浊，脉滑实，考虑为支气管哮喘风痰哮证，选方为三子养亲汤。

76. 答案：D　解析：2周前发热咳嗽，咳痰呈铁锈色，白细胞12×10⁹/L，中性粒细胞80%，胸部X线片示右下肺为片状浸润阴影，考虑为肺炎；现症见高热骤降，大汗淋漓，颜面苍白，呼吸急迫，四肢厥冷，唇甲青紫，神志恍惚，舌淡青紫，脉微欲绝，考虑为肺炎阴竭阳脱证，首选方剂是生脉散合四逆汤。

77. 答案：D　解析：频繁咳嗽，痰中带血，经口服"头孢类抗生素"等治疗，症状不能缓解，2个月来进行性体重下降，胸部CT示近右肺门处类圆形阴影，边缘毛糙，有分叶，考虑为肺癌；心烦，少寐，手足心热，低热盗汗，口渴，大便秘结，舌质红，苔薄黄，脉细数，考虑为肺癌的阴虚毒热证，中医治法是养阴清热，解毒散结，选方为沙参麦冬汤合五味消毒饮。

78. 答案：C　解析：慢性肺源性心脏病病史，喘息气粗，烦躁，胸满，咳嗽，痰黄，黏稠难咳，溲黄便干，口渴，舌红，舌苔黄腻，边尖红，脉滑数，考虑为慢性肺源性心脏病的痰热郁肺证，治法为清肺化痰，降逆平喘，选方为越婢加半夏汤。

79. 答案：C　解析：呼吸短浅难续，张口抬肩，

PaO_2 55mmHg，$PaCO_2$ 62mmHg，考虑为Ⅱ型呼吸衰竭；胸满气短，咳嗽，痰白如沫，咳吐不利，形寒汗出，舌淡，苔白润，脉沉细无力，考虑为慢性呼吸衰竭肺肾气虚证，选方为补肺汤合参蛤散。

80. 答案：C 解析：突发气促，端坐呼吸，咳吐粉红色泡沫痰，双肺广泛水泡音，现心悸，喘息不能卧，颜面及肢体浮肿，考虑为急性心力衰竭；心悸，喘息不能卧，脘痞腹胀，食少纳呆，形寒肢冷，舌淡胖，苔白滑，脉沉细无力，考虑为心脾阳虚证，选方为真武汤。

81. 答案：C 解析：间断心悸怔忡，胸闷气短，X线胸片示心影增大，两肺淤血征象，BNP 1005pg/mL，考虑为慢性心力衰竭；心悸怔忡，胸闷气短，喘咳，动则尤甚，神疲乏力，面白，自汗，口唇青紫，舌质紫暗，脉结代，考虑为慢性心力衰竭的气虚血瘀证，选方为保元汤合血府逐瘀汤。

82. 答案：D 解析：心率110次/分，心律不齐，可闻及期前收缩3～4次/分钟，心悸时发时止，胸闷烦躁，失眠多梦，口干口苦，大便秘结，小便黄赤，舌质红，舌苔黄腻，脉弦滑，考虑为快速性心律失常痰火扰心证，应首选黄连温胆汤。

83. 答案：B 解析：心电图示Ⅱ度Ⅰ型房室传导阻滞，心悸气短，动则加剧，面色苍白，形寒肢冷，腰膝酸软，小便清长，下肢浮肿，舌质淡胖，脉沉迟，考虑为缓慢性心律失常的心肾阳虚证，选方为参附汤合真武汤。

84. 答案：C 解析：心肺复苏后，见神志恍惚，面色苍白，四肢厥冷，舌质淡润，脉微细欲绝，考虑为心脏性猝死的元阳暴脱证，中医治法是回阳固脱，选方为独参汤。

85. 答案：E 解析：高血压病史3年，现症见头晕耳鸣，目涩，咽干，五心烦热，盗汗，不寐多梦，腰膝酸软，大便干涩，小便热赤，舌质红少苔，脉细数，考虑为高血压肝肾阴虚证，应首选杞菊地黄丸。

86. 答案：C 解析：胸闷胸痛，气短痰多，形体肥胖，舌苔浊腻，脉滑，考虑为心绞痛痰浊内阻证。

87. 答案：A 解析：主动脉瓣狭窄病史，心悸气短，倦怠乏力，头晕目眩，面色无华，动则汗出，夜寐不宁，口干，舌质红，苔薄白，脉细数无力，考虑为心脏瓣膜病气阴两虚证，首选炙甘草汤。

88. 答案：A 解析：心悸怔忡胸闷，听诊心尖第一心音明显减弱，心电图示心律失常，实验室检查见血清TNI、CK-MB明显增高，考虑为病毒性心肌炎；气短乏力，失眠多梦，自汗盗汗，舌质红，少苔，脉细数无力，考虑为气阴两虚证，选方为炙甘草汤合生脉散。

89. 答案：C 解析：胃脘胀痛2年余，胃镜示胃窦部黏膜充血、水肿，呈红白相间，考虑为慢性胃炎；胃脘胀痛，因情志不舒而加重，得嗳气或矢气后稍缓，嗳气频作，脉弦，考虑为慢性胃炎的肝胃不和证，选方为柴胡疏肝散。

90. 答案：B 解析：胃痛多于餐后痛，胃镜见胃小弯处溃疡，考虑为胃溃疡；胃痛如刺，痛处固定，黑便，舌质紫暗，有瘀斑，脉涩，考虑为消化性溃疡瘀血停胃证，选方为失笑散合丹参饮。

91. 答案：B 解析：无节律性上腹部疼痛不适2个月，多次大便隐血试验均为阳性，考虑为胃癌。胃镜结合黏膜活检是诊断胃癌最可靠的手段。

92. 答案：B 解析：患者45岁，胃脘无节律性胀痛半年，X线钡餐检查示胃小弯部有充盈缺损，考虑胃癌；现胃脘胀满，时而伴两肋不适，呕吐吞酸，食少纳差，脉弦，此为肝气横逆，克脾犯胃，其证型是肝胃不和。

93. 答案：A 解析：腹大胀满，查体见肝掌、蜘蛛痣，上腹部B超提示肝回声明显增强、不均、光点粗大，实验室检查示A/G倒置，考虑为肝硬化；现腹大胀满，脉络怒张，胁腹刺痛，面色晦暗鳌黑，胁下癥块，手掌赤痕，口干不欲饮，舌质紫暗，脉细涩，明显血瘀征象，考虑为肝硬化肝脾血瘀证，方用调营饮加减。

94. 答案：C 解析：体温38.5℃，皮肤巩膜黄染，肝肋下3.0cm，质硬，表面有结节，AFP 500μg/L，考虑为肝癌；腹大胀满，积块膨隆，形体羸瘦，潮热盗汗，头晕耳鸣，腰膝酸软，两胁隐隐作痛，小便短赤，大便干结，舌红少苔，脉弦细，考虑为肝肾阴虚证，选方为滋水清肝饮合鳖甲煎丸。

95. 答案：D 解析：腹泻，脓血便，结肠镜检查示黏膜充血水肿、易脆，伴糜烂和溃疡，考虑为溃疡性结肠炎；腹痛灼热，发热，肛门灼热，溲赤，舌红苔黄腻，脉滑数，考虑为湿热内蕴证，选方为白头翁汤。

96. 答案：C 解析：患者有长期慢性肾病病史，结合实验室检查肾功能明显减退，考虑为慢性肾衰竭。此时患者Scr＞707μmol/L，严重高钾血症，应积极采取透析治疗。若症见面色少华，神疲乏力，腰膝酸软，口干唇燥，饮水不多，或手足心热，大便干燥或稀，夜尿清长，舌淡有齿痕，脉沉细，当辨证为慢性肾衰竭气阴两虚证。治以益气养阴，健脾补肾，方用参芪地黄汤加减。

97. 答案：B　解析：慢性肾小球肾炎肺肾气虚证表现为颜面浮肿或肢体肿胀，疲倦乏力，少语懒言，自汗出，易感冒，腰脊酸痛，面色萎黄，舌淡，苔白，脉细弱。治以补益肺肾，方用玉屏风散合金匮肾气丸加减。

98. 答案：D　解析：GFR 15 ～ 29mL/（min·1.73m²）属于慢性肾脏病4期，GFR重度降低。

99. 答案：B　解析：患者有明显水肿、蛋白尿及低蛋白血症，考虑为肾病综合征。肾病综合征风水相搏证表现为起始眼睑浮肿，继则四肢、全身亦肿，皮肤光泽，按之凹陷易回复，伴发热、咽痛、咳嗽，小便不利等症，舌苔薄白，脉浮。治以疏风解表，宣肺利水，方用越婢加术汤加减。

100. 答案：C　解析：激素减药到一定程度即复发的NS患者属于激素依赖型，此时可采用细胞毒药物，常使用环磷酰胺，协同激素治疗。若无激素禁忌，细胞毒药物一般不作首选或单独治疗用药。

101. 答案：B　解析：慢性肾衰竭脾肾阳虚证表现为面色萎黄或黧黑晦暗，下肢浮肿，按之凹陷难复，神疲乏力，纳差便溏或五更泄泻，口黏淡不渴，腰膝酸痛或腰部冷痛，畏寒肢冷，夜尿频多清长，舌淡胖嫩，齿痕明显，脉沉弱。治以温补脾肾，方用济生肾气丸加减。

102. 答案：C　解析：再障主要表现为贫血、感染和出血。检查可见全血细胞减少，骨髓检查显示多部位骨髓增生减低。网织红细胞百分数＜0.01，淋巴细胞比例增高。再障贫血呈正细胞正色素型，红细胞形态正常。

103. 答案：D　解析：原发免疫性血小板减少症（急性型）常见于2～6岁的儿童，多有上呼吸道感染史，全身皮肤出现瘀点、瘀斑、鼻出血、牙龈出血、口腔黏膜及舌出血常见，血小板多在20×10⁹/L以下，骨髓巨核细胞增多或正常，有成熟障碍。

104. 答案：B　解析：结合题中症状，下肢皮肤紫斑，月经血块多、色紫暗，面色黧黑，舌紫暗有瘀斑，脉细涩，考虑为原发免疫性血小板减少症

瘀血内阻证，治以活血化瘀止血，方用桃红四物汤加减。

105. 答案：A　解析：缺铁性贫血虫积证表现为面色萎黄少华，腹胀，善食易饥，恶心呕吐，或有便溏，嗜食生米、泥土、茶叶等，神疲肢软，气短头晕，舌质淡，苔白，脉虚弱。治以杀虫消积，补益气血，方用化虫丸合八珍汤加减。

106. 答案：B　解析：结合题中症状，面色萎黄，头晕目眩，心悸，疲乏无力，气短懒言，自汗，食欲减退，舌质淡，苔薄白，脉细弱，考虑为慢性髓细胞白血病气血两虚证。治以补益气血，方用八珍汤加减。

107. 答案：E　解析：口服铁剂是治疗缺铁性贫血的首选方法，常用硫酸亚铁片，一般2个月可恢复正常，铁剂治疗在血红蛋白恢复正常后至少持续4～6个月，待铁蛋白正常后停药。

108. 答案：E　解析：缺铁性贫血是指体内贮存铁缺乏，影响血红蛋白合成所引起的一种小细胞低色素性贫血。其特点是骨髓、肝、脾等器官组织中缺乏可染色性铁，血清铁浓度、运铁蛋白饱和度和血清铁蛋白降低。检查血清铁蛋白＜20μg/L表示贮铁减少，＜12μg/L为贮铁耗尽。

109. 答案：C　解析：慢性髓细胞白血病表现为白血病细胞恶性增生，脾脏对白细胞有过滤作用，故常以脾脏肿大为最显著体征，可自觉左上腹有坠胀感。初期可无任何异常感觉，往往就医时脾脏已达脐平面上下。质地坚实，表面光滑，无压痛，脾梗死时可有明显压痛，并有摩擦音。

110. 答案：B　解析：患者颈前肿胀，有明显高代谢综合征表现，结合实验室检查结果，可诊断为甲状腺功能亢进症。甲亢肝火旺盛证表现为颈前肿胀，眼突，烦躁易怒，易饥多食，手指颤抖，恶热多汗，面红烘热，心悸失眠，头晕目眩，口苦咽干，大便秘结，月经不调，舌质红，舌苔黄，脉弦数。治以清肝泻火，消瘿散结，方用龙胆泻肝汤加减。

111. 答案：A　解析：患者血清胆固醇TC≥6.2mmol/L，而甘油三酯TG＜2.3mmol/L，可诊断为高胆固醇血症。血脂异常肝郁脾虚证表现为精神抑郁或心烦易怒，肢体倦怠乏力，口干口苦，胸胁闷痛，脘腹胀满吐酸，纳食不香，月经不调，舌红，苔白，脉弦细。治以疏肝解郁，健脾和胃，方选逍遥散加减。

112. 答案：A　解析：患者1年前行甲亢¹³¹I放

射性治疗，结合实验室检查血清 TSH 增高，TT$_4$、FT$_4$ 均降低，可诊断为甲状腺功能减退症。甲减脾肾气虚证表现为神疲乏力，少气懒言，反应迟钝，纳呆腹胀，面色萎黄，腰膝酸软，小便频数，大便溏，舌质淡，脉沉弱。治以益气健脾补肾，方用四君子汤合大补元煎加减。

113. 答案：C 解析：该病例以小关节受累为主，结合晨僵等表现，高度怀疑类风湿关节炎。X 线平片对类风湿关节炎诊断、关节病变分期、病变演变的监测均很重要。

114. 答案：C 解析：类风湿关节炎痰瘀互结证表现为关节肿痛且变形，屈伸受限，或肌肉刺痛，痛处不移，皮肤失去弹性，按之稍硬，肌肤紫暗，面色黧黑，或有皮下结节，肢体顽麻，舌质暗红或有瘀点、瘀斑，苔薄白，脉弦涩。治以活血化瘀，祛痰通络，方用身痛逐瘀汤合指迷茯苓丸加减。

115. 答案：C 解析：患者双颧颊部出现红斑，有光过敏及口腔溃疡表现，实验室检查抗核抗体及抗 Sm 抗体阳性，可确诊系统性红斑狼疮（SLE）。系统性红斑狼疮热郁积饮证表现为胸闷胸痛，心悸怔忡，时有微热，咽干口渴，烦热不安，红斑皮疹，舌红苔厚腻，脉滑数、濡数，偶有结代。治以清热蠲饮，方选葶苈大枣泻肺汤合泻白散加减。

116. 答案：B 解析：平素性情急躁，心烦失眠，口苦咽干，时吐痰涎，大便秘结，发作则昏仆抽搐，口吐涎沫，舌红，苔黄，脉弦滑，考虑为癫痫休止期，肝火痰热证，治法为清肝泻火，化痰息风，方选龙胆泻肝汤合涤痰汤加减。

117. 答案：B 解析：完全前循环梗死（TACI），多为大脑中动脉（MCA）近段主干，少数为颈内动脉虹吸段闭塞引起的大片脑梗死，表现为三联征：①完全大脑中动脉综合征表现：大脑较高级神经活动障碍（意识障碍、失语、失算、空间定向力障碍等）；②同向偏盲；③对侧三个部位（面、上肢与下肢）较严重的运动和（或）感觉障碍。

118. 答案：A 解析：患者突然口眼㖞斜，语言不利，口角流涎，半身不遂，兼见恶寒发热，肢体拘急，关节酸痛，舌苔薄白，脉浮弦，考虑为脑卒中脉络空虚，风邪入中证，治法为祛风通络，养血和营，方选大秦艽汤加减。

119. 答案：A 解析：蛛网膜下腔出血再出血以 5 ～ 11 天为高峰，临床表现为在经治疗病情稳定好转的情况下突然发生剧烈头痛、恶心呕吐、意识障碍加重、原有局灶症状和体征重新出现等。

120. 答案：C 解析：阿尔兹海默症患者，症见表情迟钝，言语不利，善忘，易惊恐，肌肤甲错，口干不欲饮，舌质暗，脉细涩，考虑为瘀血内阻证，治法为活血化瘀，开窍醒神，方选通窍活血汤加减。

121. 答案：B 解析：手术后出现感染性休克，现见血压降低，壮热，口渴，烦躁，舌红苔黄燥，脉沉数，考虑为休克热毒炽盛证，治法清里泄热解毒，方选黄连解毒汤。

122. 答案：C 解析：喘息咳逆，呼吸急促，胸部胀闷，痰多稀薄而带泡沫，色白质黏，头痛，恶寒，口不渴，无汗，苔薄白而滑，脉浮紧，考虑为喘证风寒壅肺证，治法为宣肺散寒，方选麻黄汤合华盖散加减。

123. 答案：B 解析：症见虚烦不寐，触事易惊，终日惕惕，胆怯心悸，气短自汗，倦怠乏力，舌淡，脉弦细，考虑为不寐心胆气虚证，治法益气镇惊，安神定志，方选安神定志丸合酸枣仁汤加减。

124. 答案：E 解析：腹部积块质软不坚，固定不移，胁肋疼痛，脘腹痞满，舌暗，苔薄白，脉弦，考虑为积证气滞血阻证，治法为理气活血，通络消积，方选大七气汤加减。

125. 答案：C 解析：患者有血吸虫病史，现腹大坚满，脘腹胀急，烦热口苦，渴不欲饮，面、目、皮肤发黄，小便赤涩，大便秘结，舌边尖红，苔黄腻，脉弦数，考虑为鼓胀水热蕴结证，治法为清热利湿，攻下逐水，方选中满分消丸合茵陈蒿汤加减。

126. 答案：C 解析：精神抑郁，胸部窒闷，胁肋胀满，咽中如有物梗塞，吞之不下，咳之不出，苔白腻，脉弦滑，考虑为郁证痰气郁结证（梅核气），治法为行气开郁，化痰散结，方选半夏厚朴汤加减。

127. 答案：E 解析：四肢痿软，身体困重，下肢麻木、微肿，胸痞脘闷，小便短赤涩痛，苔黄腻，脉细数，考虑为痿证湿热浸淫，气血不运证，治法为清热利湿，通利筋脉，方选加味二妙散加减。

128 ～ 130. 答案：B、A、B 解析：患者喉中哮鸣反复发作，呼吸急促，双肺叩诊过清音，听诊满布哮鸣音，呼气延长，X 线胸片示双肺透亮度增加，呼吸功能检查支气管舒张试验阳性，考虑支气管哮喘。气粗息涌，咳呛阵作，喉中哮鸣，胸高胁胀，烦闷不安，汗出，口渴喜饮，面赤口苦，咳痰色黄，黏浊稠厚，舌质红，苔黄腻，脉滑数，为发作期热哮证。激素是最有效的控制支气管哮喘气道炎症的药物，吸入为首选途径。治疗支气管哮喘热哮证首选定喘汤或越婢加半夏汤。

131～133.答案：C、C、E　解析：该患者有多系血细胞减少，红细胞（HGB）＜110g/L，中性粒细胞（ANC）＜1.5×10^9/L，血小板（PLT）＜100×10^9/L，骨髓涂片中红细胞系、中性粒细胞系有发育异常，骨髓涂片中原始细胞达5%～19%，出现克隆性染色体核型异常，可确立MDS的诊断。若症见面色萎黄，唇甲色淡，头晕目眩，失眠多梦，耳鸣眼花，气短懒言，疲乏无力，胸闷心悸，动则尤甚，肋下癥积，舌体胖大，舌质淡红，舌苔薄白，脉虚无力，辨证当属气血两虚证。治以益气补血，方用八珍汤加减。对于低危MDS治疗主要是改善生活质量，采用支持治疗、促造血、去甲基化药物和生物反应调节剂等治疗，而中高危MDS主要是改善自然病程，采用去甲基化、化疗和造血干细胞移植。MDS通常不采取放疗，风险高，疗效较差。

134～136.答案：E、C、E　解析：患者有房颤病史，突发口眼㖞斜，半身不遂，急查头颅CT未见异常，首先考虑为脑栓塞；症见口黏痰多，腹胀便秘，头晕目眩，舌红，苔黄腻，脉弦滑，中医辨证为痰热腑实，风痰上扰证，治法为通腑泄热、化痰理气，方选星蒌承气汤加减。颅脑CT一般于24～48小时后可见低密度梗死区，故应定期复查。

137～138.答案：E、A　解析：上消化道出血是肝硬化最常见的并发症。肝性脑病是肝硬化最严重的并发症，亦是最常见的死亡原因。

139～140.答案：A、D　解析：哮喘的发生原因为宿痰内伏于肺，由于复感外邪、饮食、情志、劳倦等诱因，发作期病机为外邪诱动内伏之宿痰，致痰阻气道，肺气上逆而发哮喘。哮喘缓解期的主要病机是肺不布津，脾失转输，肝不散精，肾失蒸腾气化，以致津液凝聚成痰，伏藏于肺。

141～142.答案：A、E　解析：Graves病常表现为肌肉软弱无力，可伴有周期性麻痹。部分患者发生甲亢性肌病，呈进行性肌无力和肌肉萎缩，多见于近心端的肩胛和骨盆带肌群，水肿表现为胫前黏液性水肿。亚急性甲状腺炎起病急骤，初起常

有发热、畏寒、全身不适等症状，出现特征性甲状腺部位疼痛，常向下颌、耳部及枕骨放射，甲状腺轻度结节性肿大，质地中等，压痛明显，常位于一侧，或一侧消失后又在另一侧出现。

143～144.答案：D、C　解析：患者持续尿糖阳性，但空腹及餐后血糖均正常，乃因肾糖阈降低所致的肾性糖尿。患者有"三多一少"的临床症状，空腹血糖≥7mmol/L，糖耐量亦出现异常，可诊断为糖尿病。

145～146.答案：A、C　解析：脑桥出血轻症或早期检查时可发现单侧脑桥损害的体征，如出血侧的面神经和外展神经麻痹及对侧肢体弛缓性偏瘫（交叉性瘫痪），头和双眼凝视瘫痪侧；小脑出血，多数表现为突发眩晕，频繁呕吐，枕部头痛，一侧肢体共济失调而无明显瘫痪。

147～148.答案：B、A　解析：治疗痰饮饮留胃肠证，应首选甘遂半夏汤或己椒苈黄丸；治疗痰饮脾阳虚弱证，应首选苓桂术甘汤合小半夏加茯苓汤。

149～150.答案：C、B　解析：效用原则是指应恪守不伤害原则，使接受治疗者所获的利益必须远远大于风险，获得新生的机会。尊重原则是指尊重捐献者的知情同意，不损害活体器官捐献人正常的生理功能，尊重死者捐献者的尊严。知情同意原则是指供体和受体都是出于自愿，必须做到知情同意。

第四单元

1.答案：B　解析：中医外科内治原则包括消法、托法和补法。消法适用于尚未成脓的初期肿疡和非化脓性肿块性疾病及各种皮肤疾病。托法适用于疮疡中期及成脓期；补法适用于溃疡后期，此期毒势已去，精神衰疲，血气虚弱，疮口难敛。

2.答案：E　解析：甲醛气体熏蒸法适用于不宜浸泡且不耐高温的器械和物品的消毒，如丝线、纤维内窥镜、精密仪器、手术照明灯、电线等。

3.答案：A　解析：麻醉药中短效者有普鲁卡因等，中效者有利多卡因等，长效者有丁卡因、罗哌卡因和布比卡因等。

4.答案：E　解析：蛛网膜下腔麻醉的常见并发症有术后头痛、腰背痛、尿潴留、下肢瘫痪。

5.答案：A　解析：呼吸性碱中毒是由于肺通

气过度，排出过多的 CO_2，使血液 PCO_2 下降而导致低碳酸血症。

6. 答案：B 解析：肠外营养与代谢相关的并发症包括糖代谢紊乱（高血糖与低血糖、高渗性非酮性昏迷、肝脂肪变性），氨基酸性并发症（高血氨、高氯性代谢性酸中毒、肝酶谱升高、脑病），营养物质缺乏以及其他（胆汁淤积、肠屏障功能受损）。

7. 答案：C 解析：术后早期发生呃逆可采用压迫眶上缘，针刺内关、足三里、天突、鸠尾等穴位，对顽固性呃逆可采用颈部膈神经封闭。

8. 答案：D 解析：一般头、面、颈部切口术后4～5天拆线；下腹、会阴部手术6～7天拆线；胸部、上腹、背、臀部切口术后7～9天拆线；四肢术后10～12天拆线，近关节处可适当延长；减张缝线术后14日拆线。

9. 答案：D 解析：暑疖初起局部皮肤潮红，次日发生肿痛，根脚很浅，范围局限，直径多在3cm左右。舌苔黄，脉数，治法为清热利湿解毒，首选方剂为清暑汤。

10. 答案：A 解析：疔疮走黄，指在原发病灶的基础上，突然疮顶陷黑无脓，肿势软漫，迅速向周围扩散，皮色暗红，伴寒战高热，头痛，烦躁不安；舌质红绛，苔多黄燥，脉多洪数，治法为凉血清热解毒，首选方剂为五味消毒饮合黄连解毒汤加减。

11. 答案：A 解析：创伤后并发气性坏疽的时间通常是伤后1～4日。

12. 答案：C 解析：尿潴留未能立即手术者，紧急处理时可进行耻骨上膀胱穿刺造瘘引流尿液。

13. 答案：C 解析：中度烧伤为Ⅱ度烧伤面积在10%～29%，或Ⅲ度烧伤面积不足10%。

14. 答案：E 解析：治疗甲状腺功能亢进术后，抽搐发作时立即静脉注射葡萄糖酸钙或氯化钙。

15. 答案：B 解析：治疗瘢痕性幽门梗阻，国内目前仍以胃大部切除术为主，也可采用迷走神经干切断加胃窦部切除术。

16. 答案：A 解析：门静脉高压症主要表现为脾肿大和上消化道出血以及腹水等三大临床表现。

17. 答案：C 解析：股疝由于股环狭小，同时疝内容物进入股管呈垂直而下，突出卵圆窝后向前转折，构成锐角，因此极容易发生嵌顿和绞窄。

18. 答案：D 解析：黄癣皮损为以毛发为中心的黄癣痂，伴鼠尿臭味，发展缓慢，毛发脱落，形

成永久性脱发。直接镜检为发内菌丝孢子，滤过紫外线检查显示暗绿色荧光，培养为许兰毛癣菌。

19. 答案：C 解析：寻常型银屑病最多见，多急性发病。白色鳞屑、发亮薄膜和点状出血是本病的临床特征。

20. 答案：B 解析：一期梅毒主要表现为疳疮（硬下疳），发生于不洁性交后2～4周。

21. 答案：B 解析：骶棘韧带宽度及坐骨切迹的宽度，是判断中骨盆是否狭窄的重要标志。

22. 答案：D 解析：正常月经的典型特征是周期性和自限性。出血的第1日为月经周期的开始，两次月经第1日的间隔时间为一个月经周期，一般是21～35日，平均28日。每次月经持续天数称经期，一般为2～8日，多为4～6日。经量是指一次月经的总失血量，正常为20～60mL，若超过80mL为月经过多。月经血一般呈暗红色，不凝，出血多时可有血凝块。

23. 答案：A 解析：腺垂体的促进激素细胞分泌促性腺激素（Gn），包括卵泡刺激素（FSH）和黄体生成素（LH），对促性腺激素释放激素（GnRH）的脉冲式刺激起反应，亦呈脉冲式分布。FSH是卵泡发育必需的激素，LH的主要生理作用是在排卵前促进卵母细胞进一步成熟及排卵等。

24. 答案：C 解析：首次产前检查的时间从确诊为早孕时开始。目前推荐检查孕周分别为：妊娠6～13^{+6}周，14～19^{+6}周，20～24周，25～28周，29～32周，33～36周，37～41周（每周一次）。有高危因素者，可酌情增加次数。

25. 答案：C 解析：Apgar评分法8～10分为正常新生儿，4～7分考虑患有轻度窒息，<4分考虑患有重度窒息。

26. 答案：E 解析：脾阳不足，运化失职，水湿内停，水湿泛溢肌肤，可致妊娠水肿；湿浊下注，浸淫任带，使任脉不固、带脉失约，可致带下病；湿浊内停，夹痰饮上逆，可致妊娠呕吐。

27. 答案：A 解析：妊娠剧吐经常规治疗无好转，体温持续高于38℃，心率每分钟超过120次，出现持续黄疸或持续蛋白尿，或伴Wernicke综合征时，则应终止妊娠。

28. 答案：B 解析：宫颈机能不全应在孕12～14周行宫颈环扎术。

29. 答案：D 解析：全身小血管痉挛，内皮损伤及局部缺血是子痫－子痫前期的基本病理生理变化。

30. 答案：B　解析：母儿 ABO 血型不合瘀热互结证，有流产、死胎或新生儿溶血病史，化验提示 ABO 血型不合；孕后腹部刺痛，或胀痛不适，口干喜饮，溲赤便结；舌暗红，苔黄，脉弦涩，治法清热凉血，化瘀安胎，方选二丹茜草汤。

31. 答案：D　解析：产妇在产后 3 日内心脏负担仍较重；妊娠期合并心脏病产妇围生儿死亡率是正常妊娠的 2～3 倍；治疗心脏病的某些药物对胎儿也有潜在的毒性反应；分娩期是产妇心脏负担最重的时期。

32. 答案：B　解析：从临产规律宫缩开始至活跃期起点（4～6cm）称潜伏期，初产妇＞20 小时，经产妇＞14 小时，称潜伏期延长。

33. 答案：B　解析：产后 24 小时内出血大于 500mL，剖宫产时出血大于 1000mL，为产后出血，子宫收缩乏力是最常见的原因。

34. 答案：B　解析：产后三急指产后呕吐、盗汗、泄泻，三者并见必危。

35. 答案：B　解析：产后关节痛风寒证，症见产后肢体、关节疼痛，屈伸不利，或痛处游走不定，或冷痛剧烈，畏寒恶风，或关节肿胀，麻木重着，恶寒，发热，头痛；舌淡，苔薄白，脉浮紧，治法为养血祛风，散寒除湿，方选独活寄生汤。

36. 答案：C　解析：闭经溢乳综合征由泌乳素水平过高所致，溴隐亭能降低和抑制泌乳素的分泌。

37. 答案：B　解析：胰岛素不是多囊卵巢综合征（PCOS）的常用药；若卵泡发育成熟，应用 hCG；安体舒通可降低雄激素，但无调节月经周期的作用；二甲双胍的作用为治疗胰岛素抵抗，痤疮为雄激素升高的典型表现。

38. 答案：D　解析：经前期综合征痰火上扰证，症见经行烦躁不安，情绪不宁，甚或狂躁不安，胸闷泛恶，痰多不寐，面红目赤，大便干结；月经量多，色深红，质黏稠，平时带下量多，色黄质稠；舌红，苔黄厚或腻，脉弦滑而数，治法为清热化痰，宁心安神，方选生铁落饮加减。

39. 答案：B　解析：绝经综合征心肾不交证，症见经断前后，心悸怔忡，心烦不宁，腰膝酸软，多梦易惊，烘热汗出，眩晕耳鸣，失眠健忘，月经紊乱，量少，色鲜红；舌质偏红，少苔，脉细数，治法为滋阴降火，交通心肾，方选天王补心丹加减。

40. 答案：D　解析：Ⅲ期宫颈癌肿瘤侵及盆壁和（或）侵及阴道下 1/3 和（或）引起肾积水或无功能肾，宫颈癌侵及盆腔，应属Ⅲ期。宫颈癌的五年生存率，Ⅰ期＞85%，Ⅱ期约 50%，Ⅲ期约 25%，Ⅳ期约 5%。

41. 答案：E　解析：子宫内膜异位症以瘀血阻滞冲任胞宫为基本病机。

42. 答案：B　解析：宫内节育环引发的并发症包括子宫穿孔、节育器异位、节育器嵌顿或断裂、节育器下移或脱落、带器妊娠。

43. 答案：B　解析：3 岁儿童体重 = 年龄 ×2 ＋8=3×2 ＋8=14kg；身高 = 年龄 ×7 ＋75=3×7 ＋75=96cm。所以身长正常，体重高于标准。

44. 答案：A　解析：3 个月左右随着抬头动作的发育出现颈椎前凸。

45. 答案：E　解析：古代医家把小儿生机蓬勃，发育迅速的特点概括为纯阳之体。

46. 答案：A　解析：观察指纹是儿科的特殊诊法，适用于 3 岁以下小儿。

47. 答案：D　解析：3 个月抬头，4 个月翻身，6 个月独坐，8～9 个月爬行，1 岁能走，2 岁会跳，3 岁快跑。（三抬四翻六会坐，七滚八爬周会走。）

48. 答案：E　解析：小儿推拿疗法主要用于治疗小儿泄泻、腹痛、厌食、斜颈等病证。

49. 答案：C　解析：病理性黄疸的特点为出现早，发展快，程度重，消退迟，伴随各种临床症状。

50. 答案：A　解析：硬肿为对称性，依次为双下肢、臀、面颊、两上肢、背、腹、胸部等，严重时肢体僵硬，不能活动，多脏器功能损害。

51. 答案：A　解析：肺炎喘嗽病位主要在肺，而肺气闭郁是本病的主要病理机制。

52. 答案：A　解析：气道慢性（变应性）炎症是哮喘的基本病变，由此引起的气流受限，气道高反应性是哮喘的基本特征。

53. 答案：C　解析：治疗病毒性心肌炎通常不主张使用肾上腺皮质激素，肾上腺皮质激素主要用于心源性休克、致死性心律紊乱（Ⅲ度房室传导阻滞、室性心动过速）等严重病例的抢救。

54. 答案：A　解析：高血压脑病选用降压效力强而迅速的药物。首选硝普钠，对伴肺水肿者尤宜。

55. 答案：D　解析：营养性缺铁性贫血属于小细胞低色素性贫血。

56. 答案：E　解析：免疫性血小板减少症病程

超过 6 个月者为慢性型。

57. 答案：B　解析：小儿性早熟辨证主要应以"肾"为主，阴虚火旺为本。

58. 答案：A　解析：皮肤黏膜淋巴结综合征主要是外感温热毒邪，犯于肺卫，蕴于肌腠，侵犯营血所致。

59. 答案：B　解析：水肿型营养不良又称恶性营养不良病，常同时伴有能量摄入不足。多见于单纯碳水化合物喂养的 1～3 岁幼儿。外表似"泥膏样"。水肿通常出现较早，因此体重下降并不明显。由于水肿，故不能以体重来评估其营养状况。

60. 答案：A　解析：维生素 D 缺乏性搐搦症止惊可用 10% 的水合氯醛，或地西泮。

61. 答案：A　解析：肺炎为麻疹最常见的并发症，多见于 5 岁以下小儿。可发生在麻疹的各个时期，是麻疹死亡的主要原因之一。主要为继发细菌或其他病毒感染。

62. 答案：D　解析：幼儿急疹临床表现：发热持续 3～5 天，体温多达 39℃ 或更高，但全身症状较轻；热退后出疹，皮疹为红色斑丘疹，迅速遍布躯干及面部，2～3 天皮疹消失，无色素沉着及脱屑。

63. 答案：D　解析：少数猩红热患儿在病后 2～3 周可发生急性肾小球肾炎、风湿性心脏病、风湿性关节炎等并发症。

64. 答案：A　解析：引起手足口病的病因为感受手足口病时邪，其病变部位在肺脾二经。

65. 答案：A　解析：治疗心搏呼吸骤停，肾上腺素为首选药物，适应于各种原因所致的心搏呼吸骤停。

66. 答案：B　解析：输血时出现畏寒，发热，呕吐，尿呈酱油样，首先考虑为溶血反应。

67. 答案：D　解析：丹毒以患部皮肤突然发红成片，色如涂丹为特点。题干中患者临床表现以右小腿出现水肿性红斑，灼热疼痛 4 天为主诉，据此可诊断为丹毒。

68. 答案：A　解析：患者颈部结块形如鸡卵，考虑为颈痈，症见皮色不变、肿胀、灼热、疼痛；逐渐漫肿坚实，灼热疼痛；伴有寒热、头痛、项强；舌红，苔黄腻，脉滑数，治法为散风清热，化痰消肿，首选方剂为牛蒡解肌汤。

69. 答案：A　解析：脑震荡恢复期一般在 7～10 天以后仍感头晕头痛，肢倦乏力，精神不振；舌质淡，苔薄白，脉细弱，治法为益气补肾，养血健脑。

70. 答案：E　解析：胰腺损伤表现为上腹部剧烈疼痛及弥漫性腹膜炎征象体征；刺激膈肌而出现肩背部疼痛，伴恶心、呕吐、腹胀；可因疼痛与大量体液丢失而出现休克。脐周皮肤可呈青紫色。

71. 答案：D　解析：皮脂腺囊肿质软，界清，肿物中央皮肤表面可见一小孔，此为腺体导管开口处，可见有一黑色粉样小栓。

72. 答案：A　解析：患者甲状腺对称、弥漫性肿大，考虑为单纯性甲状腺肿，症见四肢困乏，气短，纳呆体瘦，舌淡红，苔薄，脉弱无力，中医辨证为肝郁脾虚证，治法为疏肝解郁，健脾益气，方用四海舒郁丸加减。

73. 答案：C　解析：甲状腺癌患者，症见形体消瘦，皮肤枯槁，声音嘶哑，腰酸无力，舌苔红，少苔，脉沉细数，中医辨证为瘀热伤阴证，治法为养阴和营，化痰散结，方用通窍活血汤合养阴清肺汤。

74. 答案：B　解析：患者有轻微的食管不适，X 线钡剂造影示管腔狭窄，腔内充盈缺损，不规则的龛影，首先考虑为食管癌；症见胸膈满闷，两胁胀痛，嗳气，口干，舌质偏红，苔薄腻，脉弦滑，中医辨证为痰气交阻证，治法为开郁，化痰，润燥，方选启膈散合逍遥散加减。

75. 答案：D　解析：患者乳房肿块表现突出，结节感明显，经期前稍有增大变硬，经后可稍有缩小变软，考虑为乳腺增生；症见月经紊乱，量少色淡，腰酸乏力，舌质淡红，苔薄白，脉沉细，中医辨证为冲任失调，治法为调理冲任，温阳化痰，活血散结，方选二仙汤加减。

76. 答案：D　解析：患者乳房结块如石，考虑为乳腺癌；症见两胁胀痛，易怒易躁，舌苔薄黄，舌红有瘀点，脉弦有力，中医辨证为肝郁气滞证，治法为疏肝解郁，理气化痰，用逍遥散加减治疗。

77. 答案：E　解析：肠痈瘀滞证表现为转移性右下腹痛，呈持续性、进行性加剧，右下腹局限性压痛或拒按，伴恶心纳差，可有轻度发热，苔白腻，脉弦滑或弦紧。方用大黄牡丹汤合红藤煎剂。

78. 答案：A　解析：患者进食油腻后胆道感染突发右上腹阵发性绞痛，Murphy 征阳性，症见肩背窜痛，口苦咽干，腹胀纳呆，大便干结，有时低热，舌红苔腻，脉弦，辨证为急性胆道感染的蕴热证（肝胆蕴热），治法为疏肝清热，通下利胆，治疗用金铃子散合大柴胡汤加减。

79. 答案：C 解析：有内痔史，近日大便带血，血色鲜红，脉浮数，考虑为痔的风伤肠络证，治法为清热凉血祛风，治疗首选凉血地黄汤加减。

80. 答案：A 解析：患者直肠可触及一肿块，表面凹凸不平，退指指套可见暗红色血迹，首先考虑为直肠癌；症见便下黏液脓血，排便困难，舌质红有瘀斑，苔黄，脉弦数，中医辨证为湿热瘀毒证，治法为清热解毒，通腑化瘀，攻积祛湿，方选木香分气丸加减。

81. 答案：E 解析：患者排尿突然中断，泌尿系彩超示有强回声光团，后伴声影，考虑为泌尿系结石；症见口干欲饮，舌红，苔黄腻，脉弦细，治法为清热利湿，通淋排石，方选八正散加减。

82. 答案：C 解析：结合有前列腺增生病史和头晕目眩，腰膝酸软，五心烦热，舌红少苔，脉细数的症状，考虑为前列腺增生症肾阴亏虚证，方用知柏地黄丸。

83. 答案：B 解析：患者无高血压、高脂血症、糖尿病病史，趺阳脉搏动消失，患肢持久性静息痛，考虑为血栓闭塞性脉管炎；症见患肢青紫，下垂时更甚，抬高则见苍白，足趾毳毛脱落，皮肤、肌肉萎缩，趾甲变厚，并可有粟粒样黄褐色瘀点反复出现，舌质紫暗，苔薄白，脉沉细而涩，中医辨证为血瘀证，治法为活血化瘀，通络止痛，方选桃红四物汤加减。

84. 答案：C 解析：患者有手术史，现左下肢疼痛肿胀，皮肤色泽发绀，皮温增高，浅静脉怒张，大腿内侧有明显压痛，并伴有低热，可考虑为下肢深静脉血栓形成。

85. 答案：C 解析：患者小腿浅静脉隆起、扩张、迂曲，状如蚯蚓，患肢有沉重感，酸胀痛，久立久坐后加重，考虑为单纯性下肢静脉曲张；再根据患者患肢有沉重感，酸胀痛，遇寒湿加重，患处皮肤颜色紫褐灰暗，平素烦躁易怒，叹息脘闷，舌质淡紫，有瘀斑瘀点，苔白，脉弦细，故考虑为气血瘀滞证。

86. 答案：D 解析：患者1周前过食辛辣刺激之物后，全身皮肤灼热，瘙痒剧烈，抓破渗液流脂水，皮损潮红，对称分布，考虑为湿疹；症见身热，心烦，口渴，大便干，尿短，舌质红，苔黄，脉数，中医辨证为湿热浸淫证，治法为清热利湿，方选萆薢渗湿汤合三妙丸加减。

87. 答案：B 解析：根据与淋病患者性交或不洁性交或共同生活史等感染史，典型症状主要表现为尿道炎、阴道炎等，出现急性、慢性尿道炎症及局部红、肿、热、痛，有分泌物或呈脓性，不难诊断。

88. 答案：B 解析：患者外生殖器及肛门出现疣状赘生物，考虑为尖锐湿疣；症见表面秽浊潮湿，触之易出血，恶臭，小便色黄，不畅，舌苔黄腻，脉弦数，中医辨证为湿毒下注证，治拟利湿化浊，清热解毒，方用萆薢化毒汤。

89. 答案：E 解析：患者妊娠45天，恶心呕吐，甚则食入即吐，考虑为妊娠剧吐；口淡，吐出物为清水，头晕，神疲倦怠，嗜睡，舌淡，苔白，脉缓滑无力，中医辨证为脾胃虚弱证，治法为健脾和胃，降逆止呕，方选香砂六君子汤。

90. 答案：B 解析：患者输卵管妊娠但未破损，中医治法为活血祛瘀，杀胚消癥，方选宫外孕Ⅱ号方加减，西医可予米非司酮行杀胚治疗。

91. 答案：E 解析：患者妊娠6个月，面目及下肢浮肿，血压150/100mmHg，考虑为妊娠高血压疾病；症见肤色淡黄，皮薄而光亮，按之凹陷，即时难起，倦怠无力，气短懒言，食欲不振，下肢逆冷，腰酸膝软，小便短少，大便溏薄，舌淡胖边有齿痕，苔白滑，脉沉滑无力，中医辨证为脾肾两虚证，治法为健脾温肾，行水消肿，方选白术散合五苓散。

92. 答案：D 解析：患者妊娠6个月，腹形明显小于妊娠月份，胎儿存活，考虑为胎儿生长受限；症见形寒怕冷，腰腹冷痛，四肢不温，舌淡苔白，脉沉迟，中医辨证为胞宫虚寒证，治法为温肾扶阳，养血育胎，方选长胎白术散。

93. 答案：B 解析：妊娠22周，腹大异常，考虑为羊水过多；症见腹大绷急光亮，胸膈满闷，阴部水肿，神疲肢软，舌淡胖，脉沉滑无力，中医辨证为脾气虚弱证，治法为健脾渗湿，养血安胎，方选鲤鱼汤加减。

94. 答案：A 解析：孕24周，查空腹血糖6.3mmol/L，诊断为妊娠糖尿病；症见多食易饥，形体消瘦，口干多饮，大便秘结，小便频数，苔黄燥，脉滑实有力，中医辨证为胃热炽盛证，治法为清胃泻火，养阴生津，方选玉女煎加减。

95. 答案：B 解析：新产后，突然阴道大量出血，考虑为产后出血；B超查宫内有残留物，需行刮宫术，症见色暗红，夹有血块，小腹疼痛拒按，血块下后腹痛减轻，舌紫暗，有瘀点瘀斑，脉沉涩，中医辨证为血瘀证，治法为活血化瘀，理血归经，方选化瘀止崩汤加减。

96.答案：E 解析：产后5天，高热不退，神昏谵语，随后昏迷，面色苍白，四肢厥冷，舌红绛，脉微而数，考虑为产褥感染热陷心包证，治法为清心开窍，方选清营汤送服安宫牛黄丸或紫雪丹。

97.答案：B 解析：产后2周，郁郁寡欢，考虑为产褥期抑郁症；症见喜怒无常，少寐多梦，恶露不下，色紫暗有块，小腹硬痛拒按，舌暗有瘀斑，脉涩，中医辨证为瘀阻气逆证，治法为活血化瘀，镇逆安神，方选癫狂梦醒汤加减。

98.答案：C 解析：产后小便不通，小腹胀满，情志抑郁，胸胁胀痛，烦闷不安，舌淡红，脉弦，考虑为产后尿潴留气滞证，治法为理气行滞，行水利尿，方选木通散。

99.答案：B 解析：滴虫性阴道炎分泌物特点为白带多，呈灰黄色稀薄泡沫状。

100.答案：A 解析：患者突发下腹部疼痛拒按，伴发热，考虑为急性盆腔炎；症见热势起伏，寒热往来，带下量多、色黄、质稠、味臭秽，大便燥结，小便短赤，舌红有瘀点，苔黄厚，脉滑数，中医辨证为湿热瘀结证，治法为清热利湿，化瘀止痛，方选仙方活命饮加减。

101.答案：B 解析：近1年小腹冷痛坠胀，经行腹痛加重，喜热恶寒，得热痛缓，经行错后，经血量少，色暗，带下淋漓，神疲乏力，腰骶冷痛，小便频数，婚久不孕，舌暗红，苔白腻，脉沉迟，考虑为盆腔炎性疾病后遗症寒湿凝滞证，治法为祛寒除湿，活血化瘀，方选少腹逐瘀汤。

102.答案：D 解析：月经提前10天来潮3个月，中医考虑为月经先期；症见量少，色鲜红，手足心热，咽干口燥，潮热盗汗，心烦失眠，舌红，少苔，脉细数，辨证为阴虚血热证，治法为养阴清热，固冲调经，方选两地汤。

103.答案：E 解析：近半年两次月经中间，阴道出血，持续1~2天，考虑为排卵期出血（经间期出血）；症见色深红，质稠，平时带下量多，色黄，质黏腻，有臭气，小腹时痛，小便短赤，舌红，苔黄腻，脉滑数，考虑为湿热证，治法为清热除湿，凉血止血，方选清肝止淋汤加减。

104.答案：C 解析：患者停经8个月，有宫腔手术史，且激素序贯疗法无效，首先考虑宫腔操作导致的子宫性闭经。

105.答案：B 解析：经期及经后1~2天内

小腹隐隐作痛，经色淡，量少，腰膝酸软，头晕耳鸣，舌质淡，脉沉细弱，考虑为痛经肝肾亏损证，治法为滋肾养肝，调经止痛，方选调肝汤加减。

106.答案：D 解析：根据症状子宫如孕2个月大小，宫底部明显突出，质硬，B型超声波检查为单个结节，考虑为单发子宫肌瘤，血红蛋白90g/L，有继发性贫血，且继发不孕，符合子宫肌瘤手术指征，首先考虑行子宫肌瘤摘除术。

107.答案：C 解析：患者停经9个月，血hCG明显高于正常妊娠月份值，有水泡组织排出，应首先考虑葡萄胎。

108.答案：B 解析：近半年经行腹痛逐渐加重，后穹隆可触及触痛性结节，考虑为子宫内膜异位症；症见月经先后不定期，经量时多时少，色淡暗质稀，头晕耳鸣，腰膝酸软，性欲减退，舌淡暗有瘀点，苔薄白，脉沉细而涩，中医辨证为肾虚血瘀证，治法为补肾益气，活血化瘀，方选归肾丸合桃红四物汤。

109.答案：D 解析：阴中有物脱出，考虑为子宫脱垂；症见久脱不复，腰酸腿软，头晕耳鸣，小便频数，小腹下坠，舌质淡，苔薄，脉沉弱，中医辨证为肾气亏虚证，治法为补肾固脱，益气升提，方选大补元煎加减。

110.答案：C 解析：患者未避孕未孕2年，配偶查体无异常，考虑为不孕症；症见月经后期量少，色淡，甚则闭经，面色晦暗，腰酸腿软，性欲淡漠，大便不实，小便清长，舌淡，苔白，脉沉细，中医辨证为肾阳虚证，治法为温肾益气，调补冲任，方选温肾丸。

111.答案：C 解析：面目皮肤发黄，颜色晦滞，腹部胀满，右胁下痞块，舌紫暗有瘀斑，苔白，考虑为新生儿黄疸的气滞血瘀证，选方为血府逐瘀汤。

112.答案：E 解析：发热，恶寒，无汗，鼻塞流涕，微咳，为感冒症状。呕吐酸腐，口气秽浊，大便酸臭，为积滞症状，所以考虑为感冒夹滞。

113.答案：A 解析：患儿辅助检查：超声心动图示心脏扩大，CK-MB升高，心肌肌钙蛋白阳性，考虑病毒性心肌炎。低热绵延，鼻塞流涕，咽红肿痛，咳嗽有痰，肌痛肢楚，头晕乏力，心悸气短，胸闷胸痛，舌质红，舌苔薄，脉数，为风热犯心证。

114.答案：A 解析：口腔内白屑散在，考虑为鹅口疮；颧红，手足心热，口干不渴，虚烦不宁，舌红，苔少，指纹紫，考虑为虚火上浮证，选方为知柏地黄丸。

115.答案：A 解析：口颊、上颚、齿龈、口角溃烂，考虑为疱疹性口炎；黏膜焮红，疼痛拒食，烦躁不安，伴发热，舌红，苔薄黄，脉浮数，考虑为风热乘脾证，选方为银翘散。

116.答案：B 解析：泻下不止，次频量多，精神萎靡，表情淡漠，面色青灰，哭声微弱，啼哭无泪，尿少，四肢厥冷，舌淡无津，脉沉细欲绝，考虑为小儿腹泻病的阴竭阳脱证，选方为生脉散合参附龙牡救逆汤。

117.答案：A 解析：发作时突然仆倒，神志丧失，抽搐，两目窜视，口吐白沫，舌苔白，脉弦，考虑为癫痫的风痫证，方药选定痫丸加减。

118.答案：B 解析：尿频量多，口干舌燥，五心烦热，头昏乏力，腰膝酸软，形体消瘦，舌红，脉细数，空腹血糖10.0mmol/L，考虑为儿童期糖尿病的肾阴亏损证，选方为六味地黄丸。

119答案：E 解析：四肢关节游走性疼痛，关节皮下结节，神疲乏力，心悸气短，动则尤甚，面晦，颧红，唇甲发绀，形体瘦弱，舌质紫，苔薄，脉细弱，考虑为风湿热的气虚血瘀证，治法为养血活血，益气通脉，方选补阳还五汤加减。

120.答案：E 解析：患儿全身皮肤红疹、瘀点，色泽鲜红，大小不等，压之不褪色，触之碍手，双膝关节肿痛，阵发性腹痛，白细胞8.6×10⁹/L，中性粒细胞62%，淋巴细胞32%，嗜酸性粒细胞6%，血小板计数180×10⁹/L，便潜血阳性，考虑过敏性紫癜；便血，面赤咽干，心烦口渴，喜冷饮，舌红绛，苔黄燥，脉弦数，为血热妄行证。

121.答案：B 解析：疹点由疏转密，口腔麻疹黏膜斑，考虑为麻疹；发热持续，起伏如潮，大便秘结，小便短少，舌红苔黄，脉洪数，考虑为邪入肺胃证（见形期），选方为清解透表汤。

122.答案：A 解析：患儿体温38.2℃，躯干部可见散在红色丘疹及疱疹，疱浆清亮，少许结痂，考虑水痘；舌质淡，苔薄白，脉浮数，属邪郁肺卫证。

123.答案：E 解析：左腮部肿痛，发热，耳下腮部漫肿，考虑为流行性腮腺炎；发热、耳下腮部漫肿，神昏、嗜睡，项强，呕吐，舌绛，苔黄，脉数，考虑为邪陷心肝证，治法为清热解毒，息风开窍，方选清瘟败毒饮加减。

124.答案：D 解析：右上腹绞痛，吐蛔虫，考虑为蛔虫病；右上腹绞痛，弯腰屈背，辗转不宁，肢冷汗出，舌苔黄腻，脉弦数，考虑为蛔厥证，选方为乌梅丸。

125.答案：A 解析：睡中遗尿，醒后方觉，每晚1次以上，小便清长，面白虚浮，腰膝酸软，形寒肢冷，智力可较同龄儿稍差，舌淡，苔白，脉沉迟无力，考虑为遗尿的下元虚寒证，治法为温补肾阳，固涩止遗，方选菟丝子散加减。

126.答案：C 解析：腹痛，疼痛拒按，痛如锥刺，舌质紫暗，脉涩，考虑为腹痛的气滞血瘀证，治法为活血化瘀，行气止痛，方选少腹逐瘀汤加减。

127.答案：B 解析：咳嗽，痰多色白，喉间痰鸣，胸闷纳呆，口不渴，神疲肢倦，大便溏薄，舌质淡，苔白腻，脉滑，考虑为慢性咳嗽的痰湿蕴肺证，选方为二陈汤合三子养亲汤。

128.答案：D 解析：大便并不干硬，虽有便意，但努挣乏力，难于排出，汗出气短，便后疲乏，神倦懒言，面白无华，唇甲色淡，头晕心悸，健忘，多梦，舌淡，苔白，脉弱，考虑为便秘的气血亏虚证，选方为黄芪汤合润肠丸。

129.答案：E 解析：尿色突然鲜红，恶风，平素常有皮肤紫癜，颜色鲜明，偶有腹痛，关节痛，舌红，苔薄黄，脉浮数，考虑为尿血的风热伤络证，选方为连翘败毒散。

130～132.答案：C、E、B 解析：患者乳房发现肿块，疼痛剧烈，呈持续性搏动性疼痛，壮热不退，患部拒按，肿块中央变软，按之应指，说明已经成脓，考虑为急性乳腺炎；且患者壮热不退，口渴喜饮，患部拒按，肿块中央变软，按之应指，舌质红，苔黄腻，脉滑数，考虑为急性乳腺炎热毒炽盛证，代表方为五味消毒饮合透脓散，治以清热解毒，托里透脓。脓肿形成后宜及时切开排脓。

133～135.答案：A、D、A 解析：结婚2年不孕，男方检查未发现异常，考虑为不孕症；症见经后期，2～3个月一行，经量或多或少，色暗，头晕耳鸣，腰膝酸软，精神疲倦，小便清长，舌淡，苔薄，脉沉细尺弱，中医辨证为肾气虚弱证，治法为补肾益气，温养冲任，方选毓麟珠。基础体温连续测定4个月均为单相型，提示无排卵，首选促排卵药物为氯米芬。

136～138.答案：D、E、A 解析：患儿高热（39℃），头痛剧烈，恶心呕吐，神识不清，谵语妄动，颈项强直，烦躁不安，曾四肢抽搐 2 次，巴氏征阳性，脑膜刺激征阳性，脑脊液外观清亮，血白细胞 $5.8 \times 10^9/L$，中性粒细胞 63%，淋巴细胞 37%，故考虑病毒性脑炎；喉中痰鸣，唇干渴饮，舌质红绛，舌苔黄腻，脉滑数，为痰热壅盛证。对于化脓性脑膜炎患儿应尽早使用抗生素，而非病毒性脑炎。病毒性脑炎的西医治疗：注意营养供给，维持水和电解质平衡；控制高热，可给予物理降温及化学药物降温；重症患儿应注意呼吸道和心血管功能的监护与支持，及时处理颅内高压和呼吸循环功能障碍；控制惊厥，可适当给予止惊剂如安定、苯巴比妥等。治疗病毒性脑炎痰热壅盛证首选清瘟败毒饮。

139～140. 答案：A、B　解析：代谢性碱中毒是由于酸丢失过多或碱摄入过多，使血浆 HCO_3^- 相对或绝对增高所致，多有胃液丢失过多、缺钾、碱性物质摄入过多的病史；代谢性酸中毒是由于非挥发性酸生成过多和排出障碍，或因体内失碱过多，使血浆 HCO_3^- 原发性减少所致，多有严重腹泻、肠瘘等病史。

141～142. 答案：A、E　解析：胰腺损伤气血瘀结证，症见伤后数周或数年，上腹部出现包块，隐痛不适，或出现肩背部放射痛，俯仰转侧则疼痛加重；纳呆便秘，低热；舌偏红，苔黄干，脉细数或弦涩。治法为行气活血，化瘀散结，方选膈下逐瘀汤加减。胰腺损伤热毒内蕴证，症见持续性腹部剧痛，腹胀拒按，局部或全腹压痛、反跳痛，腹肌紧张，肠鸣音减弱或消失；伴发热，恶心呕吐，大便秘结，小便短赤；舌质红，苔黄腻或黄糙，脉洪数。治法为清热解毒，顺气通腑，方选黄连解毒汤合大承气汤加减。

143～144. 答案：B、C　解析：妊娠 38 周时，羊水量约为 1000mL，以后逐渐减少，足月妊娠时羊水量约 800mL。

145～146. 答案：D、A　解析：复发性流产（滑胎）气血两虚证，症见屡孕屡堕，月经量少，或月经周期延后，或闭经，面色白或萎黄，头晕心悸，神疲乏力；舌质淡，苔薄，脉细弱。治法为益气养血，调固冲任，方选泰山磐石散。先兆流产（胎漏、胎动不安）气血虚弱证，症见妊娠期阴道少量流血，色淡红，质稀薄，或腰腹胀痛，小腹下坠，神疲肢倦，面色㿠白，头晕眼花，心悸气短；舌质淡，苔薄白，脉细滑。治法为补气养血，固肾安胎，方选胎元饮。

147～148. 答案：B、C　解析：足月儿血清总胆红素 ≤ 221μmol/L（12.9mg/dL），为生理性。早产儿 ≤ 256.5μmol/L（15mg/dL），为生理性。

149～150. 答案：B、E　解析：免疫性血小板减少症阴虚火旺证，首选方是大补阴丸合茜根散。小儿过敏性紫癜阴虚火旺证，应首选知柏地黄丸。

中西医结合执业医师资格考试医学综合最后成功四套胜卷（三）答案

第一单元

1.A	2.B	3.C	4.E	5.A	6.C	7.C	8.D	9.B	10.E
11.B	12.C	13.D	14.C	15.C	16.C	17.A	18.D	19.E	20.A
21.A	22.C	23.B	24.D	25.E	26.A	27.A	28.D	29.B	30.C
31.D	32.C	33.D	34.B	35.C	36.E	37.E	38.E	39.D	40.B
41.D	42.D	43.E	44.A	45.E	46.C	47.A	48.E	49.C	50.A
51.B	52.D	53.D	54.E	55.A	56.B	57.C	58.D	59.B	60.B
61.D	62.A	63.D	64.C	65.C	66.A	67.B	68.B	69.B	70.D
71.D	72.A	73.A	74.E	75.B	76.D	77.E	78.A	79.A	80.A
81.A	82.B	83.A	84.A	85.B	86.C	87.A	88.B	89.A	90.A
91.E	92.A	93.B	94.A	95.D	96.C	97.D	98.E	99.C	100.A
101.D	102.D	103.A	104.E	105.B	106.B	107.C	108.B	109.D	110.C
111.C	112.E	113.E	114.C	115.B	116.A	117.A	118.C	119.C	120.B
121.B	122.C	123.E	124.C	125.A	126.B	127.D	128.C	129.D	130.A
131.C	132.D	133.E	134.D	135.E	136.B	137.B	138.D	139.C	140.E
141.D	142.A	143.E	144.D	145.C	146.B	147.C	148.D	149.A	150.D

第二单元

1.B	2.D	3.D	4.E	5.D	6.C	7.A	8.E	9.C	10.C
11.A	12.D	13.E	14.B	15.B	16.D	17.D	18.C	19.B	20.A
21.A	22.A	23.B	24.B	25.E	26.D	27.E	28.E	29.B	30.E
31.E	32.A	33.A	34.C	35.E	36.C	37.B	38.C	39.C	40.C
41.C	42.E	43.C	44.C	45.A	46.D	47.B	48.A	49.D	50.B
51.B	52.E	53.B	54.B	55.B	56.A	57.B	58.E	59.A	60.E
61.B	62.B	63.C	64.C	65.C	66.E	67.A	68.C	69.A	70.B
71.C	72.D	73.C	74.C	75.A	76.D	77.D	78.D	79.C	80.E
81.D	82.D	83.B	84.E	85.C	86.A	87.D	88.A	89.B	90.E
91.D	92.C	93.C	94.C	95.D	96.D	97.C	98.D	99.A	100.B
101.B	102.D	103.B	104.B	105.D	106.C	107.C	108.E	109.E	110.C
111.D	112.C	113.E	114.E	115.C	116.C	117.A	118.D	119.A	120.E
121.B	122.C	123.B	124.D	125.B	126.A	127.B	128.C	129.C	130.C

131.C 132.B 133.E 134.C 135.B 136.C 137.B 138.C 139.E 140.A
141.E 142.D 143.B 144.D 145.E 146.C 147.D 148.B 149.A 150.B

第三单元

1.B 2.B 3.D 4.E 5.A 6.E 7.A 8.A 9.A 10.A
11.A 12.E 13.A 14.A 15.B 16.A 17.C 18.D 19.C 20.E
21.C 22.E 23.D 24.B 25.C 26.B 27.E 28.C 29.D 30.E
31.D 32.A 33.D 34.A 35.C 36.E 37.E 38.D 39.B 40.C
41.B 42.D 43.B 44.C 45.C 46.E 47.D 48.C 49.D 50.E
51.C 52.B 53.D 54.A 55.C 56.E 57.A 58.D 59.E 60.A
61.B 62.E 63.B 64.B 65.B 66.E 67.E 68.D 69.D 70.C
71.E 72.A 73.D 74.E 75.B 76.A 77.A 78.D 79.C 80.A
81.E 82.B 83.E 84.C 85.B 86.B 87.B 88.A 89.E 90.A
91.A 92.D 93.A 94.D 95.A 96.B 97.A 98.C 99.B 100.B
101.C 102.A 103.B 104.C 105.B 106.C 107.A 108.C 109.B 110.A
111.C 112.B 113.A 114.A 115.C 116.A 117.A 118.E 119.E 120.A
121.E 122.E 123.A 124.E 125.D 126.D 127.B 128.A 129.C 130.B
131.E 132.E 133.B 134.B 135.E 136.D 137.D 138.E 139.B 140.B
141.C 142.E 143.B 144.D 145.D 146.A 147.D 148.D 149.A 150.D

第四单元

1.C 2.D 3.C 4.A 5.D 6.B 7.C 8.A 9.C 10.A
11.C 12.C 13.A 14.B 15.C 16.A 17.C 18.D 19.D 20.E
21.D 22.B 23.C 24.D 25.E 26.B 27.B 28.A 29.C 30.D
31.E 32.D 33.B 34.D 35.A 36.D 37.E 38.A 39.C 40.C
41.D 42.E 43.E 44.E 45.E 46.A 47.D 48.B 49.B 50.E
51.C 52.E 53.D 54.C 55.A 56.E 57.D 58.D 59.D 60.A
61.D 62.D 63.D 64.B 65.B 66.A 67.D 68.C 69.D 70.A
71.C 72.B 73.A 74.D 75.B 76.E 77.B 78.E 79.B 80.E
81.D 82.A 83.E 84.A 85.C 86.B 87.B 88.A 89.C 90.C
91.A 92.C 93.C 94.A 95.B 96.C 97.C 98.C 99.A 100.C
101.A 102.E 103.E 104.D 105.B 106.D 107.C 108.B 109.A 110.D
111.B 112.A 113.B 114.D 115.E 116.B 117.D 118.A 119.E 120.C
121.D 122.D 123.B 124.E 125.C 126.C 127.C 128.D 129.C 130.B
131.C 132.B 133.B 134.E 135.B 136.A 137.C 138.A 139.A 140.C
141.B 142.C 143.A 144.B 145.A 146.B 147.B 148.C 149.A 150.D

中西医结合执业医师资格考试医学综合最后成功四套胜卷（三）解析

第一单元

1. 答案：A　解析：A苍术燥湿健脾，祛风散寒，明目；B厚朴燥湿消痰，下气除满；C广藿香芳香化浊，和中止呕，发表解暑；D佩兰芳香化湿，醒脾开胃，发表解暑；E砂仁化湿开胃，温脾止泻，理气安胎。故选择A。

2. 答案：B　解析：五种药物除虎杖外均具有凉血止血之功，其中虎杖散瘀止痛，擅长治疗水火烫伤，痈肿疮毒，毒蛇咬伤；槐花凉血止血，清肝泻火，擅长治疗血热便血、痔血及肝热目赤头痛；大蓟、小蓟凉血止血，散瘀解毒消痈，常用于血热出血证，热毒痈肿。地榆凉血止血，解毒敛疮，擅长治疗水火烫伤。故选择B。

3. 答案：C　解析：嗳气为胃中气体上出咽喉所发出的一种声长而缓的症状，古称"噫"，属胃气上逆。A项太息指情志抑郁，胸闷不畅时发出的长吁或短叹声，属肝气郁结。B项呃逆指从咽喉发出的一种不由自主的冲击声，声短而频，呃呃作响，亦属胃气上逆。三者常常混淆，注意临床表现及病机的鉴别。

4. 答案：E　解析：病人自觉口中有酸味，或泛酸，多因肝胃郁热或饮食停滞所致。

5. 答案：A　解析：补阳还五汤中地龙通经活络，力专善走。

6. 答案：C　解析：至宝丹的功用清热开窍，化浊解毒。主治痰热内闭心包证。

7. 答案：C　解析：白茅根的功效：凉血止血，清热利尿。故选择C。

8. 答案：D　解析：《尚书·洪范》所说的"水曰润下，火曰炎上，木曰曲直，金曰从革，土爰稼穑"是对五行特性的经典性概括。

9. 答案：B　解析：同病异治是指同一种病，由于发病的时间、地域不同，或所处的疾病的阶段或类型不同，或病人的体质有异，故反映出的证候不同，因而治疗也就有异。

10. 答案：E　解析：沉香行气止痛，温中止呕，纳气平喘。磁石镇惊安神，平肝潜阳，聪耳明目，纳气平喘。蛤蚧补肺益肾，纳气定喘，助阳益精。益智暖肾固精缩尿，温脾止泻摄唾。紫河车温肾补精，养血益气。故选择E。

11. 答案：B　解析：麻黄根固表止汗。浮小麦固表止汗，益气，除热。麻黄发汗散寒，宣肺平喘，利水消肿。五味子收敛固涩，益气生津，补肾宁心。山茱萸补益肝肾，收敛固脱。故选择B。

12. 答案：C　解析：实证发热常表现为蒸蒸壮热，而虚证发热则表现为五心烦热，午后微热。A、B、D、E项都是虚证的临床表现。

13. 答案：D　解析：六味地黄丸功可填精滋阴补肾。主治肾阴精不足证。症见腰膝酸软，头晕目眩，耳鸣耳聋，视物昏花，盗汗，遗精，消渴，骨蒸潮热，手足心热，口燥咽干，牙齿动摇，足跟作痛，小便淋沥，以及小儿囟门不合，舌红少苔，脉沉细数。

14. 答案：C　解析：伸舌时舌体偏向一侧，或左或右，称为歪斜舌。多见于中风、喑痱或中风先兆。

15. 答案：C　解析：阴盛格阳是指阴气偏盛至极，壅闭于里，寒盛于内，逼迫阳气浮越于外的一种病理变化。寒盛于内是疾病的本质，由于排斥阳气于外，可在原有面色苍白、四肢逆冷、精神萎靡、畏寒蜷卧、脉微欲绝等寒盛于内表现的基础上，又出现面红、烦热、口渴、脉大无根等假热之象，故称为真寒假热证。阳盛格阴是指阳气偏盛至极，深伏于里，热盛于内，格阴于外的一种病理变化。热盛于内是疾病的本质，但由于格阴于外，可在原有壮热、面红、气粗、烦躁、舌红、脉数大有力等热盛于内表现的基础上，又现四肢厥冷、脉象沉伏等假寒之象，故称为真热假寒证。

16. 答案：C　解析：大黄为孕妇慎用，其他选项为清热药，无孕妇的禁忌。故选择C。

17. 答案：A　解析：卫生行政法规是国务院根

据宪法和法律制订行政法规，由总理签署国务院令发布。如《医疗机构管理条例》《麻醉药品和精神药品管理条例》等。卫生行政法规的法律效力低于法律而高于地方性法规。

18. 答案：D 解析：A葛根解肌退热，透疹，生津止渴，升阳止泻，通经活络，解酒毒；B柴胡解表退热，疏肝解郁，升举阳气；C升麻发表透疹，清热解毒，升举阳气；D蔓荆子疏散风热，清利头目；E淡豆豉解表，除烦，宣发郁热。故选择D。

19. 答案：E 解析：麻子仁丸的组成包括麻子仁、芍药、杏仁、枳实、厚朴、大黄（蜂蜜）。

20. 答案：A 解析：特殊药品包括麻醉药品、精神药品、医疗用毒性药品、放射性药品等，国家对其实行特殊管理。

21. 答案：A 解析：归脾汤的功用为益气补血，健脾养心。主治心脾气血两虚证与脾不统血证。

22. 答案：C 解析：医疗机构发现甲类传染病时，应当及时采取下列措施：对病人、病原携带者，予以隔离治疗，隔离期限根据医学检查结果确定。

23. 答案：B 解析：受理申请的卫生健康主管部门对不符合条件不予注册的，应当自收到申请之日起二十日内书面通知申请人，并说明理由。

24. 答案：D 解析：逍遥散的功用为疏肝解郁，养血健脾；主治肝郁血虚脾弱证。一贯煎的功用为滋阴疏肝，主治肝肾阴虚，肝气郁滞证。

25. 答案：E 解析：中药"七情"配伍理论：单行、相须、相使、相畏、相杀、相恶、相反。A相使，指主药配合辅药，互相增强作用；B相畏，指一种药物的毒性可以被另一种药物减轻或消除；C相杀，指一种药物能减轻或消除另一种药物的毒性；D相反，指两药合用，产生毒性反应或副作用；E相恶，一种药物破坏另一种药物的功效。莱菔子能削弱人参的补气作用。故选择E。

26. 答案：A 解析：心肾阳虚证是指心、肾二脏阳气虚衰，失于温煦，以心悸、水肿等为主要表现的虚寒证候。心悸可出现于一系列心系虚损证候中，需有典型阳虚，特别是肾阳虚证候，方能准确辨证为心肾阳虚证，显然A项最为确切。

27. 答案：A 解析：小蓟饮子的功效为凉血止血，利水通淋；八正散的功效为清热泻火，利水通淋。二者的相同功效为利水通淋。

28. 答案：D 解析：因时制宜是根据时令特点，考虑治疗用药的一个原则。如用寒远寒、用凉远凉、用温远温、用热远热。

29. 答案：B 解析：揩舌可用消毒纱布卷在食指上，蘸少许清洁水在舌面上揩抹数次。可用于鉴别舌苔有根无根，以及是否属于染苔。

30. 答案：C 解析：人参大补元气，复脉固脱，补脾益肺，生津养血，安神益智。为拯危救脱的要药。适用于因大汗、大泻、大失血，或大病、久病所致元气虚极欲脱，脉微欲绝的危重证候。故选择C。

31. 答案：D 解析：针对本题所述症状，应选用兼具清热解暑功效的药物。A茯苓利水渗湿，健脾宁心；B猪苓利水渗湿；C金钱草利湿退黄，利尿通淋，解毒消肿；D滑石利尿通淋，清热解暑，外用祛湿敛疮；E泽泻利水，渗湿，泄热。故选择D。

32. 答案：C 解析：大肠的生理功能：①传化糟粕；②大肠主津。

33. 答案：D 解析：麦门冬汤的组成包括麦门冬、半夏、人参、甘草、粳米、大枣。

34. 答案：B 解析：证，即证候，是疾病过程中的某一阶段或某一类型的病理概括，一般由一组相对固定的、有内在联系的、能揭示疾病某一阶段或某一类型病变本质的症状和体征构成。证是病机的外在反映，病机是证的内在本质。

35. 答案：C 解析：根据体质特征注意针药宜忌：一般来说，体质偏阳者宜甘寒、酸寒、咸寒、清润，忌辛热温散；体质偏阴者宜温补益火，忌苦寒泻火；素体气虚者宜补气培元，忌耗散克伐；阴阳平和质者宜视病情权衡寒热补泻，忌妄攻蛮补；痰湿质者宜健脾芳香化湿，忌阴柔滋补；湿热质者宜清热利湿，忌滋补厚味；瘀血质者，宜疏利气血，忌固涩收敛等。

36. 答案：E 解析：细脉属虚脉类，表现为脉细如线，应指明显，多见于气血俱虚、湿邪为病。

37. 答案：E 解析：腧穴是脏腑经络之气转输之处，是内脏病变反映于体表的反应点。诊膀胱病，常选择膀胱之募穴中极，作为诊察点。

38. 答案：E 解析：阴经分布在内侧面，阳经分布在外侧面。内侧分三阴，外侧分三阳；大体上，太阴、阳明在前缘，少阴、太阳在后缘，厥阴、少阳在中线。

39. 答案：D 解析：清朝著名温病学家叶天士著《外感温热论》，发展了卫气营血理论，首创卫气营血辨证。

40.答案：B　解析：补骨脂的功效：补肾助阳，纳气平喘，温脾止泻，外用消风祛斑。故选择B。

41.答案：D　解析：塞因塞用，即以补开塞，是指用补益药物来治疗具有闭塞不通症状的真虚假实证。如血虚经闭、气虚便秘、脾气虚腹胀等。

42.答案：D　解析：A知母清热泻火，滋阴润燥；B苦杏仁降气止咳平喘，润肠通便；C决明子清热明目，润肠通便；D郁李仁润肠通便，下气利水；E火麻仁润肠通便。故选择D。

43.答案：E　解析：脾喜燥恶湿，胃喜润恶燥，二者燥湿相济。

44.答案：A　解析：天王补心丹中重用甘寒之生地黄，入心养血，入肾滋阴，壮水以制虚火，为君药。

45.答案：E　解析：肝心脾肺肾——魂神意魄志。

46.答案：C　解析：脾主升清，指脾气的升动转输作用，将胃肠道吸收的水谷精微和水液上输于心、肺等脏，通过心、肺的作用化生气血，以营养濡润全身。

47.答案：A　解析：阴阳转化，是指事物的总体属性，在一定的条件下，可以向其相反的方向转化。阴阳双方的消长运动发展到一定阶段，事物内部阴与阳的比例出现了颠倒，则该事物的属性即发生转化，所以说转化是消长的结果。阴阳相互转化，一般都产生于事物发展变化的"物极"阶段，即所谓"物极必反"。

48.答案：E　解析：羚角钩藤汤中桑叶、菊花既能清热平肝，又兼疏散风热，使肝热从外疏散。

49.答案：C　解析：钩藤功效：清热平肝，息风定惊。

50.答案：A　解析：行政处罚的种类主要有警告、罚款、没收非法财物、没收违法所得、责令停产停业、暂扣或吊销有关许可证等。

51.答案：B　解析：一日分阴阳：上午为阳中之阳，下午为阳中之阴，前半夜为阴中之阴，后半夜为阴中之阳。

52.答案：D　解析：肝为刚脏，指肝气升主动，具有刚强躁急的生理特性而言。

53.答案：D　解析：清营汤的功用为清营解毒，透热养阴。主治热入营分证。

54.答案：E　解析：相乘是指五行中一行对其所胜的过度制约或克制。相乘的次序：木→土→水→火→金→木，故脾（土）病与肾（水）属于相乘传变。

55.答案：A　解析：《素问·宣明五气》云："久卧伤气，久坐伤肉"。

56.答案：B　解析：二妙散的功用为清热燥湿，主治湿热下注证。

57.答案：C　解析：苏子降气汤中肉桂温补下元，纳气平喘，以治下虚；当归治咳逆上气，养血补肝，还可制诸药之燥，同肉桂并用增强温补下虚之效。

58.答案：D　解析：丁香能够温中降逆，散寒止痛，温肾助阳。常用于治疗胃寒呕吐，呃逆，脘腹冷痛，阳痿，宫冷。故选择D。

59.答案：B　解析：防风祛风解表，胜湿止痛，止痉。白芷解表散寒，祛风止痛，宣通鼻窍，燥湿止带，消肿排脓。羌活解表散寒，祛风胜湿，止痛。苍耳子散风寒，通鼻窍，祛风湿。藁本祛风散寒，除湿止痛。故选择B。

60.答案：B　解析：理气药中具有破气之功的有青皮、枳实，故排除A、D、E，青皮又能疏肝破气，消积化滞，枳实破气消积，化痰散痞。故选择B。

61.答案：D　解析：生我者为母，我生者为子，克我者，为所不胜，我克者为所胜；金克木，金为木之所不胜。

62.答案：A　解析：阳中求阴，即滋阴时适当佐以补阳药，所求为阴，滋阴是重点，适用于阴虚证。

63.答案：D　解析：小建中汤中的芍药可以养营阴，缓肝急，止腹痛。

64.答案：A　解析：石菖蒲开窍豁痰，醒神益智，化湿开胃。苏合香开窍，辟秽，止痛。麝香开窍醒神，活血通经，消肿止痛。冰片开窍醒神，清热止痛。牛黄凉肝息风，清心豁痰，开窍醒神，清热解毒。故选择A。

65.答案：C　解析：食指络脉浅淡而纤细者，多属虚证。因气血不足，脉络不充所致。

66.答案：A　解析：解表药以发散表邪为主要功能，以辛味居多。故本题答案选A。

67.答案：B　解析：普济消毒饮功可清热解毒，疏风散邪，其中升麻、柴胡，既助疏风清热，又寓"火郁发之"之义。

68.答案：B　解析：乌梅丸主治蛔厥证，症见脘腹阵痛，烦闷呕吐，时发时止，得食则吐，甚则吐蛔，手足厥冷；或久泻久痢。

69. 答案：B　解析：麻黄汤中用麻黄三两、桂枝二两，比例为3：2，二者相须为用，是辛温发表的常用组合。

70. 答案：D　解析：内伤杂病也可出现流涕之症状，如鼻渊可因湿热蕴阻所致，而非外感病。

71. 答案：D　解析：真人养脏汤的功用为涩肠固脱，温补脾肾。主治久泻久痢，脾肾虚寒证。

72. 答案：A　解析：生化汤的组成为全当归、川芎、桃仁、炮干姜、炙甘草（黄酒、童便各半煎服）。

73. 答案：A　解析：浮脉主表证。浮缓脉主风邪伤卫，营卫不和的太阳中风证。浮紧脉主外感寒邪之表寒证，或风寒痹证疼痛。浮数脉主风热袭表的表热证。浮滑脉多见于表证夹痰，常见于素体多痰湿而又感受外邪者。

74. 答案：E　解析：目内眦及外眦的血络属心，称为"血轮"。黑珠属肝，称为"风轮"。白睛属肺，称为"气轮"。瞳仁属肾，称为"水轮"。眼胞属脾，称为"肉轮"。

75. 答案：B　解析：清气化痰丸主治痰热咳嗽，症见咳嗽气喘，咳痰黄稠，胸膈痞闷，甚则气急呕恶，烦躁不宁，舌质红，苔黄腻，脉滑数。

76. 答案：D　解析：《灵枢·五色》划分法，即先将面部划分为不同的部位并给予命名，如前额—庭、颜，眉间—阙，鼻—明堂，颊侧—藩，耳门—蔽；然后规定脏腑在面部的分属，庭候首面，阙上候咽喉，阙中（印堂）候肺，阙下（下极、山根）候心，下极之下（年寿）候肝，肝部左右候胆，肝下（鼻端、准头、面王）候脾，方上（即鼻翼）候胃，中央（颧下）候大肠，挟大肠（颊部下方）候肾，面王以上（即鼻端两旁上方）候小肠，面王以下（即人中部位）候膀胱、胞宫。

77. 答案：E　解析：中医以一个呼吸周期为脉搏的计量单位。一呼一吸为"一息"。一息脉来四五至为平脉。如一息五至以上为数脉，一息不满四至为迟脉。

78. 答案：A　解析："咽喉红肿疼痛"治宜利咽，"肺热咳嗽痰多"治宜清肺热消痰。射干清热解毒，消痰，利咽。故A为正确选项。鱼腥草清热解毒，消痈排脓，利尿通淋。马勃清热解毒，利咽，止血。板蓝根清热解毒，凉血，利咽。山豆根清热解毒，利咽消肿。

79. 答案：A　解析：寒湿痹证，初为关节冷痛、重着、麻木，病程日久，或过服温燥药物，演变成患处红肿灼痛，属疾病的寒热性质发生相反的转变，为寒证化热。

80. 答案：A　解析：病人神识清楚而语言时有错乱，语后自知言错，称为错语。虚证多因心气虚弱，神气不足所致，多见于久病体虚或年老脏气衰微者。实证多为痰湿、瘀血、气滞阻碍心窍所致。注意错语和独语皆可因心气虚弱、神气不足所致，病因有诸多相似之处。

81. 答案：A　解析：泽泻是利水消肿药，功效为利水渗湿，泄热。故选择A。

82. 答案：B　解析：完带汤的组成包括炒白术、山药、人参、苍术、车前子、白芍、柴胡、黑芥穗、陈皮、甘草。

83. 答案：A　解析：中焦病证指温热之邪侵犯中焦脾胃，从燥化或从湿化所表现的证候，分为阳明燥热证以及太阴湿热证。阳明燥热以发热口渴、腹满便秘、苔黄燥、脉沉实为主要表现。太阴湿热以身热不扬、脘痞呕恶、便溏、苔黄腻、脉濡数为辨证要点，故此题选A。B、E多属下焦病证，C、D多属上焦病证。

84. 答案：A　解析：脑为神明之所出，称为"元神之府"（《本草纲目》)，是生命的枢机，主宰人体的生命活动。

85. 答案：B　解析：突发事件应急工作，应当遵循预防为主、常备不懈的方针，贯彻统一领导、分级负责、反应及时、措施果断、依靠科学、加强合作的原则。

86. 答案：C　解析：苔白如积粉，扪之不燥（积粉苔）常见于瘟疫或内痈等病，系秽浊时邪与热毒相结而成，为特征性舌苔表现。

87. 答案：A　解析：桑菊饮的组成为桑叶、菊花、杏仁、连翘、薄荷、桔梗、生甘草、苇根；桑杏汤的组成为桑叶、杏仁、香豉、栀皮、沙参、梨皮、象贝。

88. 答案：B　解析：青蒿鳖甲汤的功用为养阴透热。主治温病后期，邪伏阴分证。症见夜热早凉，热退无汗，舌红苔少，脉细数。

89. 答案：A　解析：半夏泻心汤功可寒热平调，散结除痞，主治寒热互结之痞证。其配伍特点为寒热平调以和阴阳，辛开苦降以调气机，补泻兼施以顾虚实。

90. 答案：A　解析：十二经脉的气血循环流注次序可简便记忆为，肺大胃脾心小肠，膀肾包焦胆肝藏。手太阳小肠经流注于足太阳膀胱经。

91. 答案：E　解析：小肠的生理功能：①受盛化物；②泌别清浊；③小肠主液。

92. 答案：A　解析：瘦舌，又称为瘦薄舌，多主气血阴液不足。其中，舌体瘦薄色淡多属气血两虚；舌体瘦薄而色红绛干燥多见于阴虚火旺，津液耗伤。B项舌红绛肿胀者，多见于心脾热盛，热毒上壅。D项点刺舌主脏腑热极，或血分热盛，而舌中生点刺多为胃肠热盛。E项舌淡胖大润而有齿痕，多属寒湿壅盛，或阳虚水湿内停。

93. 答案：B　解析：湿热蕴脾证和寒湿困脾证均因湿邪困脾，脾胃纳运失职所致，均可见脘腹痞闷，纳呆呕恶，便溏，肢体困重，面目发黄，苔腻，脉濡等表现。区别在于兼热、兼寒之不同。前者病性属湿热，故有舌质红苔黄腻，身热不扬，阳黄，脉濡数等湿热内蕴表现；后者病性属寒湿，故见舌淡苔白腻滑，腹痛喜暖，口淡不渴，带下量多清稀，阴黄，脉濡缓等寒湿内停表现。

94. 答案：A　解析：恶寒发热，是指病人恶寒的同时，伴有体温升高，是表证的特征性表现。恶寒重发热轻，属风寒表证；发热轻而恶风，属伤风表证；发热重恶寒轻，属风热表证。

95. 答案：D　解析：根据诱因不同，心脉痹阻证可分为瘀阻心脉证、痰阻心脉证、寒凝心脉证、气滞心脉证，其临床表现也与其病因特征密切相关。如瘀阻心脉证多表现为心胸刺痛，痰阻心脉证多表现为心胸闷痛，寒凝心脉证多表现为心胸剧痛，遇寒加重，得温痛减，气滞心脉证则表现为心胸胀痛，与情志变化有关。需特别注意四证的临床特点。

96. 答案：C　解析：悲胜怒，恐胜喜，怒胜思，喜胜忧，思胜恐。

97. 答案：D　解析：气的固摄作用是指气对血液、津液和精液等液态物质具有固护统摄，防止其无故流失的作用。其表现形式有：统摄血液、固摄津液、固摄精液，防止其妄泄。气不摄津引起自汗、多尿等，气不固精引起遗精、滑精、早泄。

98. 答案：E　解析：《类证治裁·喘证》曰："肺为气之主，肾为气之根。"

99. 答案：C　解析：越鞠丸中香附行气解郁为君药。

100. 答案：A　解析：燥邪犯肺者，出现干咳无痰，或痰少而黏、不易咳出；风热犯肺者，出现咳嗽，痰少而黄，故二证均可见咳嗽痰少。

101. 答案：D　解析：触按疮疡局部，根盘平塌漫肿者属虚证，根盘收束而隆起者属实证。

102. 答案：D　解析：槐花散功可清肠止血，疏风行气。

103. 答案：A　解析：喜则气缓，过度喜乐，致使心气涣散。

104. 答案：E　解析：麻木指病人肌肤感觉减退，甚至消失的症状，亦称为不仁。可因气血亏虚、风寒入络、肝风内动、风痰阻络、痰湿或瘀血阻络，肌肤、经脉失养所致。其中，肌肤麻木，神疲乏力，舌淡白者，多为气血亏虚。

105. 答案：B　解析：参苓白术散中砂仁芳香醒脾，行气导滞，化湿和胃，使全方补而不滞。

106. 答案：B　解析：嗜睡常因痰湿内盛，或阳虚阴盛导致。若困倦嗜睡，伴头目昏沉，胸闷脘痞，肢体困重者，乃痰湿困脾，清阳不升所致。

107. 答案：C　解析：论治，是在通过辩证思维得出证的诊断的基础上，确立相应的治疗原则和方法，选择适当的治疗手段和措施来处理疾病的思维和实践过程。论治过程一般分为因证立法、随法选方、据方施治三个步骤。

108. 答案：B　解析：有下列情形之一的，为假药：①药品所含成分与国家药品标准规定的成分不符；②以非药品冒充药品或者以他种药品冒充此种药品；③变质的药品；④药品所标明的适应证或者功能主治超出规定范围。

109. 答案：D　解析：气血两虚证是指气虚证和血虚证同时存在所表现的证候，显然D项最为确切。A项多属血瘀证，B项多属气滞证，C项多属气虚血瘀证，E项多属气虚证而不见血虚表现。

110. 答案：C　解析：薄荷功可疏散风热，清利头目，利咽透疹，疏肝行气。故选择C。

111. 答案：C　解析：防风通圣散的功用为疏风解表，泄热通便。主治风热壅盛，表里俱实证。

112. 答案：E　解析：痛势较缓，尚可忍耐，但绵绵不休，称为隐痛，是虚证疼痛的特点，多因精血亏损，或阳气不足所致。

113. 答案：E　解析：玉竹养阴润燥，生津止渴。龙眼肉补益心脾，养血安神。人参大补元气，复脉固脱，补脾益肺，生津养血，安神益智。莲子补脾止泻，止带，益肾固精，养心安神。百合养阴润肺，清心安神。故选择E。

114. 答案：C　解析：固冲汤的组成包括白术、生黄芪、煅龙骨、煅牡蛎、山萸肉、生杭芍、海螵蛸、茜草、棕边炭、五倍子。

115.答案：B 解析：均有祛风散寒之功，白芷治疗阳明头痛，藁本则擅长治疗颠顶头痛，细辛善治少阴头痛，吴茱萸善治厥阴头痛，苍耳子善治鼻渊头痛。故选择B。

116.答案：A 解析：人参为贵重药材，为了更好地煎出有效成分，还应单独另煎，即另炖2～3小时。煎液可以另服，也可与其他煎液混合服用。故选择A。

117.答案：A 解析：思证指由于思虑过度，导致心脾功能紊乱而出现的情志证候，可表现为表情淡漠，神思恍惚，食少纳呆，胸闷脘痞，腹胀便溏，甚者心悸健忘，失眠消瘦，面色萎黄。B项属喜证，C项属悲证，D项属怒证，E项属恐证。

118.答案：C 解析：麻黄杏仁甘草石膏汤功可辛凉疏表，清肺平喘，主治外感风邪，邪热蕴肺证。症见身热不解，咳逆气急，甚则鼻扇，口渴，有汗或无汗，苔薄白或黄，脉浮而数。

119.答案：C 解析：寒滞肝脉证是指寒邪侵袭，凝滞肝经，以少腹、前阴、颠顶等肝经经脉循行部位冷痛为主要表现的实寒证候。

120.答案：B 解析：本题五个选项均为消食药，A山楂消食健胃，行气散瘀，化浊降脂；B莱菔子消食除胀，降气化痰；C神曲消食和胃；D鸡内金消食健胃，固精止遗，通淋化石；E麦芽行气消食，健脾开胃，回乳消胀。本题所述症状中有痰壅气逆，痰多胸闷，可用莱菔子降气化痰，故选择B。

121.答案：B 解析：导赤散主治心经火热证。症见心胸烦热，口渴面赤，意欲饮冷，以及口舌生疮；或心热移于小肠，小便赤涩刺痛，舌红，脉数。

122.答案：C 解析：患者"素体肥胖，胸闷憋气，时感胸痛，甚则胸痛彻背"，可诊断为胸痹，其主要的病机是痰浊阻滞胸部气机。故治宜通阳散结，行气导滞。C为治疗胸痹的要药。

123.答案：E 解析：患者"两目模糊，视物不清，伴有头痛，眩晕"，是因肝阳上亢，上扰头目。治宜平抑肝阳，清肝明目。而选项E菊花疏散风热，平抑肝阳，清肝明目，清热解毒。常用于：①风热感冒，温病初起。②肝阳上亢，头痛眩晕。③目赤昏花。④疮痈肿毒。故选择E。

124.答案：C 解析：真虚假实是指病机的本质为"虚"，但表现出"实"的临床假象。一般是由于正气虚弱，脏腑经络之气不足，推动、激发

功能减退所致。真虚假实证又称为"至虚有盛候"。如脾气虚衰的腹胀，气血亏损的经闭。

125.答案：A 解析：患者"痰壅气逆，咳喘痰多，胸闷食少"，是因气滞痰食阻滞，治宜降气化痰消食，方用三子养亲汤。故选择A。

126.答案：B 解析：膀胱湿热证是指湿热侵袭，蕴结膀胱，以小便频急、灼涩疼痛及湿热症状为主要表现的证候。题干舌脉属典型湿热为患，结合小便异常，不难辨证。

127.答案：D 解析：湿邪秽浊不清，湿邪为病，可出现各种分泌物、排泄物秽浊的症状，如面垢眵多、大便溏泄不爽、小便浑浊、妇女白带量多、湿疹浸淫等。

128.答案：C 解析：A附子回阳救逆，补火助阳，散寒止痛；B肉桂补火助阳，散寒止痛，温通经脉，引火归原；C干姜善于温中散寒，回阳通脉，温肺化饮；D细辛解表散寒，祛风止痛，通窍，温肺化饮；E高良姜温中止呕，散寒止痛。本题所述病证为脾胃虚寒，寒饮咳喘，用干姜温中散寒，兼能温肺化饮最合适。故选择C。

129.答案：D 解析：针对本题所述症状，应选择兼具清热泻火，生津止渴，除烦止呕功效的药物。A石膏生用清热泻火，除烦止渴；B知母清热泻火，滋阴润燥；C天花粉清热泻火，生津止渴，消肿排脓；D芦根清热泻火，生津止渴，除烦止呕，利尿；E栀子泻火除烦，清热利湿，凉血解毒，外用消肿止痛，焦栀子凉血止血。故选择D。

130.答案：A 解析：超过有效期的药品，属于劣药。生产、销售劣药的，没收违法生产、销售的药品和违法所得，并处违法生产、销售的药品货值金额十倍以上二十倍以下的罚款。

131.答案：C 解析：A麻黄发汗散寒，宣肺平喘，利水消肿；B桂枝发汗解肌，温经通脉，助阳化气，平冲降气；C香薷发汗解表，化湿和中，利水消肿；D防风祛风解表，胜湿止痛，止痉；E细辛解表散寒，祛风止痛，通窍，温肺化饮。本题所述病证中有"吐泻，苔白腻"，提示脾胃失调湿阻，选取有化湿和中功效的香薷较好，故选择C。

132.答案：D 解析：患者发病初起为太阳表寒证，2日后转为阳明里热证，是实寒转为实热。

133～134.答案：E、D 解析：肝藏血，肾藏精，精血互生，故肝肾之间关系极为密切，有"肝肾同源""乙癸同源"之说。心肾两脏不仅要在生理功能上相互联系，而且要从阴阳水火升降方面保

持平衡：心火必须下降于肾，肾水必须上济于心，即达到"心肾相交""水火既济"的状态。

135～136.答案：E、B 解析：独活祛风除湿，通痹止痛。秦艽祛风湿，通络止痛，退虚热，清湿热。防己祛风湿，止痛，利水消肿。狗脊祛风湿，补肝肾，强腰膝。川乌祛风除湿，温经止痛。

137～138.答案：B、D 解析：假神是指久病、重病患者，精气本已极度衰竭，而突然出现某些神气暂时"好转"的虚假表现，是脏腑精气极度衰竭的表现，显然题干符合假神的临床表现。焦虑不安，心悸气促，不敢独处则是神乱中焦虑恐惧中的典型表现，多由心胆气虚，心神失养所致，常见于脏躁等病人。

139～140.答案：C、E 解析：川芎茶调散主治外感风邪头痛，症见偏正头痛，或颠顶作痛，目眩鼻塞，或恶风发热，舌苔薄白，脉浮；半夏白术天麻汤主治风痰上扰证，症见眩晕，头痛，胸膈痞闷，恶心呕吐，舌苔白腻，脉弦滑。

141～142.答案：D、A 解析：养生原则包括顺应自然、形神兼养、调养脾肾、因人而异。脾为后天之本，肾为先天之本，保养肾精，饮食有节，才能保养脾肾。顺应自然，了解和把握自然界各种变化的规律和特点，"春夏养阳，秋冬养阴"，保持和自然的统一，即"天人合一"。

143～144.答案：E、D 解析：E流行性和地方性斑疹伤寒为丙类传染病，D霍乱为甲类传染病，A艾滋病B肺结核C百日咳为乙类传染病。

145～146.答案：C、B 解析：腰痛指腰部两侧，或腰脊正中疼痛的症状。①腰部经常酸软而痛，多因肾虚所致。②腰部突然剧痛，向少腹部放射，尿血者，多因结石阻滞所致。③腰部冷痛沉重，阴雨天加重，多因寒湿所致。④腰部刺痛，或痛连下肢者，多因瘀血阻络所致。⑤腰痛连腹，绕如带状，多因带脉损伤所致。

147～148.答案：C、D 解析：大建中汤的功用为温中补虚，缓急止痛；吴茱萸汤的功用为温中补虚，降逆止呕。

149～150.答案：A、D 解析：川芎可活血行气，祛风止痛，上行头目，为治头痛要药，无论风寒、风热、风湿、血虚、血瘀头痛均可随证配伍用之，故选择川芎。牛膝逐瘀通经，补肝肾，强筋骨，利水通淋，引火（血）下行；症见腰膝酸软，遇劳则甚，为肾虚所致筋骨无力，故选择牛膝。

第二单元

1.答案：B 解析：食道静脉曲张破裂出血或胃出血时，取去甲肾上腺素1～3mg，适当稀释后口服，收缩食道或胃局部黏膜血管，产生止血效果。

2.答案：D 解析：异丙肾上腺素兴奋心脏，表现为正性肌力和正性频率作用，使心肌收缩力增强，心率加快，传导加速，心排血量和心肌耗氧量增加，禁用于冠心病、心肌炎和甲状腺功能亢进病人。

3.答案：D 解析：《素问·上古天真论》提出的具体养生方法包括五个方面：一是法于阴阳，顺应四时，调养身心；二是和于术数，锻炼身体，保精养神；三是食饮有节，五味和调，滋养气血，日常饮食有节制、有规律；四是起居有常，按时作息，睡眠充足，怡养神气；五是不妄作劳，劳逸结合，保养形气。如此则保全精神，达到祛病延年，健康长寿的养生目的。

4.答案：E 解析：甲状腺功能亢进症属于内分泌与代谢障碍，属于非感染性发热的疾病。故本题选E。

5.答案：D 解析：太阴虚寒证与阳明中寒证的证治异同：太阴虚寒证与阳明中寒证均属中焦虚寒证。太阴虚寒，乃脾阳亏虚，寒湿内盛。脾主运化，脾虚邪入，则运化无权，故太阴病多见腹满而吐，食不下，时腹自痛，下利不渴，舌苔白腻，脉沉迟而弱等证候。治疗当温脾祛寒，燥湿除满。方用理中汤。阳明中寒证乃胃阳亏虚，寒邪内盛，不能受纳水谷，故临床表现为不能食，食谷欲呕，小便不利，大便初硬后溏，手足溅然汗出。治疗温中和胃，降逆止呕，方用吴茱萸汤。主要鉴别在病机，故选D。

6.答案：C 解析：氨茶碱能松弛支气管平滑肌，也能松弛肠道、胆道等多种平滑肌。故其除能治疗各型哮喘外，还可以治疗胆绞痛。

7.答案：A 解析：乙脑临床分型包括轻型、普通型、重型和极重型（暴发型），流行期间以轻型和普通型多见。

8.答案：E 解析：第二代磺酰脲类药物格列齐特可抑制血小板的黏附和聚集，刺激纤溶酶原的合成，恢复纤溶酶活力，并降低微血管对活性胺类（如去甲肾上腺素）的敏感性，改善微循环。对预防或减轻糖尿病微血管并发症有一定作用。

9.答案：C 解析：胰岛素增效药噻唑烷二酮类主要通过增加肌肉和脂肪组织对胰岛素的敏感性而发挥降低血糖的功能。常用药物有罗格列酮、环格列酮、吡格列酮、恩格列酮等，用于2型糖尿病，特别是有胰岛素抵抗者。

10.答案：C 解析：流脑的病原体为脑膜炎奈瑟菌，属奈瑟菌属，为革兰阴性双球菌。

11.答案：A 解析：细菌培养阳性及流脑特异性血清免疫检测阳性为确诊流脑的主要依据。

12.答案：D 解析：青霉素G对敏感的革兰阳性球菌、阴性球菌、螺旋体感染，可作为首选治疗药。还可作为治疗放线菌病、钩端螺旋体病、梅毒、回归热等及预防感染性心内膜炎发生的首选药。

13.答案：E 解析：暴发型流脑，毒血症症状明显的患者，可应用肾上腺皮质激素治疗，常用地塞米松、氢化可的松。

14.答案：B 解析：四环素为广谱抗生素，能抑制敏感细菌的蛋白质合成。对革兰阳性菌的抑制作用强于阴性菌，对革兰阳性菌的作用不如氨基糖苷类及氯霉素类。对伤寒杆菌、副伤寒杆菌、铜绿假单胞菌、结核分枝杆菌、真菌和病毒无效。

15.答案：B 解析：伤寒是由伤寒杆菌经消化道传播引起的急性肠道传染病。伤寒杆菌，属于沙门菌属D组，革兰染色阴性。

16.答案：D 解析：经筋的作用主要是约束骨骼，利于关节屈伸活动，以保持人体正常的运动功能。

17.答案：D 解析：伤寒患者进行粪便培养，整个病程中均可阳性，第3～4周阳性率最高。阳性表示大便排菌，有传染性，除外慢性胆囊带菌者，对伤寒有诊断意义。

18.答案：C 解析：异烟肼具有肝脏毒性，进而引起药物性肝损害，可见转氨酶升高、黄疸，严重者可致死亡。另外，利福平也具有肝毒性，在疗程最初数周内，少数患者可出现血清氨基转移酶升高、肝肿大和黄疸，大多为无症状的血清氨基转移酶一过性升高。

19.答案：B 解析：十二经脉的气血循环流注次序可简便记忆为，肺大胃脾心小肠，膀肾包焦胆肝藏。手太阳小肠经上接手少阴心经，二经在手小指端交接。

20.答案：A 解析：志贺菌可分为四群：A群（痢疾志贺菌）、B群（福氏志贺菌）、C群（鲍氏志贺菌）和D群（宋内志贺菌）。其中，痢疾志贺菌感染病情较重，福氏志贺菌感染易转为慢性，宋内志贺菌感染病情轻，多不典型。

21.答案：A 解析：此证病机为腑实兼表证。患者病腹满，发热十日，可见腹满出现在发热之后，即先有表证，邪气入里化热，形成腑实证。其脉浮而数，也提示了表证未解，入里化热之象。饮食如故，提示了患者胃气未伤，饮食尚可运化，腹满是因肠中腑气不通而导致的。治以厚朴七物汤通腑泄热，祛风解表。

22.答案：A 解析：阿托品影响双侧瞳孔散大。B、C、D、E双侧瞳孔缩小。故本题选A。

23.答案：B 解析：急性菌痢反复发作或迁延不愈达2个月以上者为慢性菌痢。

24.答案：B 解析：凡有腹泻症状，粪便培养霍乱弧菌阳性，即可诊断为霍乱。病原体的直接检出或分离培养是传染病病原学诊断的"金指标"。

25.答案：E 解析：股骨大转子至腘横纹（平髌尖）的骨度折量寸为19寸。

26.答案：D 解析：支气管结核患者可闻及局限性哮鸣音，于呼气或咳嗽末较为明显，故D项有误。

27.答案：E 解析：膀胱经井穴至阴善治胎位不正、滞产、胞衣不下等胎产病证。

28.答案：E 解析：结核病是一种慢性病变，其基本病变包括：渗出型病变、增生型病变、干酪样坏死。三种基本病理改变可以相互转化、交错存在，很少有单一病变独立存在，而以某一种病理改变为主。

29.答案：B 解析：布鲁菌病可存在全身多系统并发症，如血液系统、心血管系统、运动系统以及神经精神系统，另外眼睛及妇女妊娠也常有波及，而少见肾脏表现。

30.答案：E 解析：十二经脉的气血循环流注次序可简便记忆为，肺大胃脾心小肠，膀肾包焦胆肝藏。足厥阴肝经下接手太阴肺经于肺中。

31.答案：E 解析：布鲁菌病存在合并症者一般可考虑应用三联或三联以上药物治疗，并需适当延长疗程。合并心内膜炎，常需同时采取瓣膜置换术；合并脊柱炎，必要时需外科手术治疗。E项首选手术治疗，表述有误。

32.答案：A 解析：足三阴经在足内踝上8寸以下为厥阴在前、太阴在中、少阴在后，至内踝上

8寸以上，太阴交出于厥阴之前。

33.答案：A　解析："呕而肠鸣，心下痞者，半夏泻心汤主之。"因心下痞为主症，故其病位主在中焦，邪气内陷，寒热错杂于中焦，故心下痞满，中焦气机不畅，则脾胃升降失司，胃气上逆为呕，脾气不升为肠鸣泄泻。

34.答案：C　解析：脾足太阴之脉，属脾，络胃，上膈，夹咽，连舌本，散舌下。

35.答案：E　解析：煮沸消毒属于热力消毒法，在水中100℃煮沸10分钟左右即可杀死细菌繁殖体，杀死芽孢需要数十分钟甚至数小时。

36.答案：C　解析：麦门冬汤中麦冬与半夏用药比例为7：1，是仲景的配伍特点和临床用药经验，应予以重视。

37.答案：B　解析：语颤减弱或消失主要见于以下几种情况：①肺泡内含气量增多：如阻塞性肺疾病及支气管哮喘发作时。②支气管阻塞：如阻塞性肺不张、气管内分泌物增多。③胸壁距肺组织距离加大：如胸腔积液、气胸、胸膜高度增厚及粘连、胸壁水肿或高度肥厚、胸壁皮下气肿。④体质衰弱：因发音较弱而语颤减弱。大量胸腔积液、严重气胸时，语颤可消失。

38.答案：C　解析：心脏收缩期胸骨左缘第3、4肋间出现震颤，可见于室间隔缺损。

39.答案：C　解析：原文"邪入于腑，即不识人"。

40.答案：C　解析：氯丙嗪与哌替啶、异丙嗪合用，组成冬眠合剂，使患者深睡，体温、代谢及组织耗氧量均降低，进入人工冬眠状态，用于严重感染、高热惊厥及休克等病证的辅助治疗，有利于机体度过危险的缺氧缺能阶段。

41.答案：C　解析：此病为肾着。治以甘姜苓术汤散寒除湿。

42.答案：E　解析：头部随脉搏呈节律性运动、颈动脉搏动明显、毛细血管波动征、水冲脉、枪击音与杜氏双重杂音统称为周围血管征，均由脉压增大所致，常见于主动脉瓣关闭不全、发热、贫血及甲亢等。故本题选E。

43.答案：C　解析：温病发斑多为阳明热毒内陷营血所致，因邪热有外泄之势，热随斑出之后，热势应渐解。若斑出而身热仍不解者，表明邪热已消灼胃津，津伤则水不能济火，即所谓"胃津亡"，治疗主要以甘寒之剂清热生津。

44.答案：C　解析：因体位不同而出现浊音区变动的现象称为移动性浊音阳性，见于肝硬化门静脉高压症、右心衰竭、肾病综合征、严重营养不良以及渗出性腹膜炎（如结核性或自发性）等引起的腹水。故本题选C。

45.答案：A　解析：原文"太阴风温、温热、温疫、冬温，初起恶风寒者，桂枝汤主之；但热不恶寒而渴者，辛凉平剂银翘散主之。"本条文中，吴鞠通以"恶风寒"和"不恶寒"作为选用辛温法和辛凉法的重要依据，但临证时应结合其他临床表现判断。

46.答案：D　解析：阳明温病，无汗出表示非阳明无形热盛，即非阳明经证，实证未剧，即阳明腑实证尚不明显，故不能以下法治疗。治疗予以冬地三黄汤，"甘苦合化"以泄热益阴。

47.答案：B　解析：《素问·阴阳应象大论》曰："形不足者，温之以气；精不足者，补之以味。"指形体虚弱者，宜用气厚之品温补阳气。阴精虚损者，宜用厚味之品滋补阴精。张介宾注："以形精言，则形为阳，精为阴；以气味言，则气为阳，味为阴。阳者卫外而为固也，阴者藏精而起亟也。故形不足者，阳之衰也，非气不足以达表而温之；精不足者，阴之衰也，非味不足以实中而补之。阳性缓，故曰温；阴性静，故曰补。"故选B。

48.答案：A　解析：反射性呕吐见于：胃源性呕吐，如急慢性胃炎等常与进食有关；肠源性呕吐见于急性肠炎、急性阑尾炎、肠梗阻等，肠梗阻者常伴腹痛、肛门停止排便排气；急慢性肝炎、急慢性胆囊炎等；其他如异味刺激、急慢性咽炎等。洋地黄中毒为中枢性呕吐。故本题选A。

49.答案：D　解析：语颤减弱或消失主要见于以下几种情况：①肺泡内含气量增多：如阻塞性肺疾病及支气管哮喘发作时。②支气管阻塞：如阻塞性肺不张、气管内分泌物增多。③胸壁距肺组织距离加大：如胸腔积液、气胸、胸膜高度增厚及粘连、胸壁水肿或高度肥厚、胸壁皮下气肿。④体质衰弱：因发音较弱而语颤减弱。大量胸腔积液、严重气胸时，语颤可消失。

50.答案：B　解析：中性粒细胞生理性增多见于新生儿、妊娠后期、分娩、剧烈运动或劳动后，故本题选B。

51.答案：B　解析：对诊断急性胰腺炎最有价值的血清酶检查是淀粉酶。

52.答案：E　解析：腹痛、血便、腹部肿块是肠套叠的典型症状。

53.答案：B　解析：硫脲类药物主要是抑制过氧化物酶，从而阻止酪氨酸的碘化和耦联，而药物本身则作为过氧化物酶的底物被碘化。硫脲类并不抑制贮存在腺泡内的甲状腺激素的释放，也不能拮抗甲状腺激素的作用，故须待甲状腺内贮存的激素消耗到一定程度后方起效。

54.答案：B　解析：破伤风见于烦躁不安，局部疼痛，肌肉牵拉，抽搐及强直、苦笑面容。

55.答案：B　解析：《灵枢·本神》曰："随神往来者谓之魂。"魂是神支配下的意识活动。魂属神志活动之一，依附神而存在，故属阳。如果魂离开了神的支配，则出现梦话、梦游、梦幻等无意识的感觉和动作。张介宾注："盖神之为德，如光明爽朗、聪慧灵通之类皆是也。魂之为言，如梦寐恍惚、变幻游行之境皆是也。神藏于心，故心静则神清；魂随乎神，故神昏则魂荡。"故选B。

56.答案：A　解析：声音嘶哑的咳嗽多见于声带炎、喉炎、喉癌，以及喉返神经受压迫。

57.答案：B　解析：引起咯血的原因，一般较常见的是支气管疾病、肺部疾病，其次为心脏病及某些全身性疾病。肺结核为我国最常见的咯血原因。故本题选B。

58.答案：A　解析：左心衰竭时，因肺淤血常出现阵发性呼吸困难，多在夜间入睡后发生。

59.答案：A　解析：腮腺导管开口在与上颌第二磨牙冠相对的颊黏膜上。

60.答案：E　解析：胸部异常浊音或实音是由于肺组织含气量减少、不含气的肺病变、胸膜病变，或胸壁组织局限性肿胀所致。常见于以下疾病：①肺部病变：肺炎、肺结核、肺栓塞、肺脓肿、肺部肿瘤、肺水肿、肺部广泛纤维化和肺包囊虫病等。②胸膜病变：胸腔积液、胸膜肿瘤和胸膜肥厚等。③胸壁病变：胸壁水肿、胸壁结核和胸壁肿瘤等。故本题选E。

61.答案：B　解析：左心室增大：心脏浊音界向左下扩大，使心界呈靴形，见于主动脉瓣关闭不全、高血压性心脏病。

62.答案：B　解析：音调高亢响亮，称肠鸣音亢进，如肠鸣音高亢呈叮当金属声，见于机械性肠梗阻。故本题选B。

63.答案：C　解析：《素问·评热病论》曰："劳风法在肺下，其为病也。"肺下指肺部。劳风的病因为因劳而虚，因虚而受风，邪气化热壅肺；病机为太阳受风，卫阳郁遏，肺失清肃，痰热壅积。

64.答案：B　解析：胃痛，呕吐物含酸腐气味，见于幽门梗阻；上消化道出血，呕吐物为咖啡色；胆道蛔虫、肠道蛔虫，呕吐物有蛔虫；低位肠梗阻，呕吐物有粪臭；十二指肠乳头以下的十二指肠或空肠梗阻，呕吐物有胆汁。

65.答案：C　解析：白细胞总数的增减主要受中性粒细胞数量的影响。中性粒细胞生理性增多见于新生儿、妊娠后期、分娩、剧烈运动或劳动后。病理性增多分为反应性增多和异常增生性增多两种。反应性增多见于：①急性感染：化脓性感染最常见，如流行性脑脊髓膜炎、肺炎链球菌肺炎、阑尾炎等；也可见于某些病毒感染，如肾综合征出血热、流行性乙型脑炎、狂犬病等；某些寄生虫感染，如并殖吸虫病等。②严重组织损伤：如大手术后、大面积烧伤、急性心肌梗死等。③急性大出血及急性溶血：如消化道大出血、脾破裂或输卵管妊娠破裂等。④急性中毒：如代谢性酸中毒（尿毒症、糖尿病酮症酸中毒）、化学药物中毒（安眠药中毒）、有机磷农药中毒等。⑤恶性肿瘤：各种恶性肿瘤的晚期，特别是消化道肿瘤（如胃癌、肝癌等）。⑥其他：如器官移植术后排斥反应、类风湿关节炎、自身免疫性溶血性贫血、痛风、严重缺氧及应用某些药物（如皮质激素、肾上腺素等）。故本题选C。

66.答案：E　解析：《灵枢·决气》曰："壅遏营气，令无所避，是谓脉。"脉，是营血运行的道路，能约束营血运行于脉中。

67.答案：A　解析：呼气性呼吸困难，病变在小支气管。表现为呼气困难，呼气相对延长，伴哮鸣音。见于支气管哮喘及其他慢性阻塞性肺病。答案选A。

68.答案：C　解析："阳浮而阴弱"，既指脉象又指病机。阳指浮取，阴指沉取，意为轻取见浮脉，沉取则弱脉。从病机言则卫阳浮盛，营阴不足。这里的"而"字，卫强而阴弱，卫受邪，卫不固表致营阴不足，故有因果转属之意。

69.答案：A　解析：病毒性脑炎均可引起颅压增高而发生呕吐。多不伴有恶心，但有剧烈头痛，呕吐与饮食无关，亦可伴有不同程度的意识障碍。故本题选A。

70.答案：B　解析：胆红素尿为尿内含有大量结合胆红素所致，呈深黄色，见于肝细胞性黄疸及阻塞性黄疸。因此在溶血性黄疸中，尿中结合胆红素多阴性。故选B，其他选项皆不符。

71. 答案：C 解析：十二经脉的名称是根据手足、脏腑、阴阳来命名的，如手太阴肺经。

72. 答案：D 解析：药物作用的选择性是指多数药物在适当剂量时，只对少数器官或组织产生明显作用，而对其他器官或组织的作用较小或不产生作用。选择性高的药物大多药理活性较强，使用针对性强；选择性低的药物，应用时针对性不强，不良反应较多，但作用范围广。选择性是相对的，与剂量密切相关，一般药物在较小剂量或常用量时选择性较高，随着剂量增大，选择性降低，中毒量时可产生更广泛的作用（包括严重的中毒反应）。如苯巴比妥随着剂量增加，可依次产生镇静、催眠、抗惊厥、抗癫痫、麻醉作用，最后麻痹中枢，可引起死亡。

73. 答案：C 解析：药物的副作用指药物在治疗剂量时产生与治疗目的无关的作用，由于药物的选择性低，副作用可随治疗目的而改变。当某一作用作为治疗作用时，其他作用则为副作用，通常不可避免。

74. 答案：C 解析：根据十二经脉的分布规律，上肢内侧为手三阴经，太阴在前、厥阴在中、少阴在后，故循行于上肢内侧中线的经脉是手厥阴心包经。

75. 答案：A 解析：药物的排泄指药物及其代谢物被排出体外的过程。肾脏是最主要的排泄器官，非挥发性药物主要由肾脏随尿排出。气体及挥发性药物则主要由肺随呼气排出。某些药物还可从胆汁、乳腺、汗腺、唾液腺及泪腺等排出体外。

76. 答案：D 解析：十二经脉的循行走向规律如下，手三阴经从胸走手，手三阳经从手走头，足三阳经从头走足，足三阴经从足走腹胸。

77. 答案：D 解析：新斯的明能兴奋骨骼肌，抑制神经肌肉接头处胆碱酯酶活性，还能直接兴奋骨骼肌运动终板上的 N_2 胆碱受体以及促进运动神经末梢释放 Ach。重症肌无力是一种自身免疫性疾病，体内产生抗 N_2 受体的抗体，使神经肌肉传递功能障碍，骨骼肌呈进行性收缩无力。表现为眼睑下垂、肢体无力、咀嚼和吞咽困难，严重者呼吸困难。皮下或肌内注射新斯的明后，15 分钟即可使症状减轻，维持 2～4 小时。除紧急情况需注射外，一般口服给药。

78. 答案：D 解析：督脉督领六阳经，调节全身阳经经气，故称"阳脉之海"。

79. 答案：C 解析：阿托品阻断 M 受体，较大剂量阻断神经节 N_1 受体。对各种 M 受体亚型的选择性低，作用广泛。

80. 答案：E 解析：肾上腺素作用于心肌、传导系统和窦房结的 $β_1$ 受体，加强心肌收缩性，加速传导，加快心率，增加心输出量。还能舒张冠状血管，改善心肌的血液供应，是一个快速而强效的心脏兴奋剂。不利的方面是提高心肌代谢，使心肌耗氧量增加。如剂量大或静脉注射过快，可引起心律失常，出现期前收缩，甚至心室纤颤。

81. 答案：D 解析：胆经穴足临泣为八脉交会穴之一，通带脉，与外关穴合用，可治疗目锐眦、耳后、颊、颈、肩部疾病。

82. 答案：D 解析：生姜泻心汤证与干姜黄芩黄连人参汤、黄连汤、甘草泻心汤均为辛开苦降之法。这里需注意生姜泻心汤证为寒热错杂于中焦，水食停滞，临床以心下痞硬，干噫食臭为主症，治疗重在和中消痞，其药寒温较为均衡；黄连汤证与干姜黄芩黄连人参汤证均属上热下寒，胃热脾寒，黄连汤以下寒为主，临床以腹痛为主症，治疗去黄芩之苦寒，加桂枝温通阳气，全方药性偏温；干姜黄芩黄连人参汤证，偏于上热，临床以呕吐为主症，故治疗重用芩连以清上热，全方药性偏于寒。小陷胸汤中用黄连苦寒泄热、瓜蒌实宽胸清热涤痰，半夏化痰消痞散结。全方辛开苦降，宽胸散结。

83. 答案：B 解析：隐性感染又称亚临床感染，指病原体只引起特异性免疫应答，不引起或只引起轻微的组织损伤，无临床症状，只能通过免疫学检查发现，临床最多见。

84. 答案：E 解析：地西泮属于中效苯二氮草类药物，其药理作用包括抗焦虑，镇静催眠，抗惊厥、抗癫痫，以及中枢性肌松弛。

85. 答案：C 解析：苯巴比妥是催眠镇静药，具有抗癫痫作用。对除小发作以外的各型癫痫，包括癫痫持续状态都有效。因中枢抑制作用明显，一般不作首选。

86. 答案：A 解析：A 项血海属足太阴脾经；B 项少海属手少阴心经；C 项小海属手太阳小肠经；D 项照海属足少阴肾经；E 项气海属任脉。

87. 答案：D 解析：外周血白细胞总数正常或减少主要见于部分革兰阴性杆菌感染（如布鲁菌病、结核病、伤寒与副伤寒）、多数病毒感染（如流行性感冒、高致病性禽流感病毒感染等）以及原虫感染，故选 D。A、B、C、E 项均表现为外周血白细胞总数增高。

88. 答案：A 解析：心经输（原）穴神门在腕前区，腕掌侧远端横纹尺侧端，尺侧腕屈肌腱的桡侧缘。

89. 答案：B 解析：小肠经听宫穴在面部，耳屏正中与下颌骨髁状突之间的凹陷中。

90. 答案：E 解析：阿片受体拮抗剂纳洛酮能快速对抗阿片类药物过量中毒，对吗啡所致呼吸抑制有显著效果，是最常用的抢救药物。

91. 答案：D 解析：肝功能减退时对雌激素、醛固酮和抗利尿激素的灭能作用减弱，上述激素在体内蓄积，出现肝掌、蜘蛛痣等表现，为慢性肝炎、肝硬化的重要标志之一。

92. 答案：C 解析：HBeAg 与 HBV DNA 有着良好的相关性，是病毒复制活跃、传染性强的标志。

93. 答案：C 解析：胆经悬钟在小腿外侧，外踝尖上 3 寸，腓骨前缘。

94. 答案：C 解析：神经、精神症状，即肝性脑病，是重型肝炎的特征性表现之一，此时肝浊音界进行性缩小，有明显出血现象。重型肝炎常有"酶胆分离"，故转氨酶明显升高并非其特征性表现，其升高幅度反而不如急性肝炎明显。肝区疼痛及黄疸也并非其特征性表现。

95. 答案：D 解析：中效利尿药氢氯噻嗪，作用温和而持久，促进尿中 Na^+、Cl^- 排出，也促进 K^+、Mg^{2+} 及 HCO_3^- 排出，增强远曲小管对钙的重吸收，使 Ca^{2+} 从肾排出减少，并减少尿酸排泄。长期用药引起低血钾、低血镁、低氯性碱中毒及低血钠症，低血钾症较多见，表现为疲倦、软弱、眩晕，合用留钾利尿药可预防。

96. 答案：D 解析：用押手拇、食二指将欲针刺腧穴部位的皮肤提起，刺手持针，从捏起皮肤的上端将针刺入，是为提捏进针法，主要用于皮肉浅薄部位腧穴的进针，如印堂穴。

97. 答案：C 解析：心脏震颤（猫喘）是器质性心血管疾病的体征。

98. 答案：D 解析：回旋灸指施灸时，艾卷点燃的一端与施灸部位的皮肤虽然保持一定的距离，但不固定，而是向左右方向移动或反复回旋施灸，属于艾条灸中的悬起灸。

99. 答案：A 解析：流行性感冒主要以全身中毒症状为主，发热通常持续 3～4 日，体温可达 39～40℃，呼吸道症状轻微或不明显。

100. 答案：B 解析：三棱针疗法具有通经活络、开窍泄热、消肿止痛等作用。凡各种实证、热证、瘀血、疼痛等均可应用。较常用于某些急症和慢性病，如昏厥、高热、中暑、中风闭证、咽喉肿痛、目赤肿痛、顽癣、疔疮初起、扭挫伤、痈证、痔疮、顽痹、头痛、丹毒、指（趾）麻木等。

101. 答案：B 解析：流感的传染源主要为流感患者和隐性感染者。潜伏期即有传染性，发病 3 日内传染性最强。

102. 答案：D 解析：临床上常把先病经脉的原穴和后病的相表里经脉的络穴相配合，称为"原络配穴法"，是表里经配穴法的典型用法。大肠先病，先取其原穴合谷，肺经后病，后取该经络穴列缺，显然 D 项符合原络配穴法。注意不是在同一条经脉上选其原、络穴，而是分别取相表里经脉的原穴和络穴，方能称为原络配穴法。

103. 答案：B 解析：背俞穴主要用于治疗相关脏腑的病变，肺主皮毛，故肺俞能治疗皮肤瘙痒、瘾疹等皮肤病。

104. 答案：B 解析：治疗量强心苷引起的心电图改变有：① T 波幅度变小、低平，甚至倒置，此变化出现最早；② ST 段降低呈鱼钩状，此为临床上判断是否应用强心苷的依据之一；③ P–R 间期延长（房室传导减慢）；④ Q–T 间期缩短及 P–P 间期延长。

105. 答案：D 解析：人禽流感的传染源主要为病禽、带毒的禽。主要经呼吸道传播，也可通过密切接触感染的禽类及其分泌物、排泄物、受污染的水及直接接触病毒株被感染。目前尚无人与人之间直接传播的确切证据。

106. 答案：C 解析：CHF 患者多有体内水钠潴留，血容量增加，加重了心脏的前负荷；血管壁平滑肌细胞内 Na^+ 含量增加，通过 Na^+–Ca^{2+} 交换，增加了细胞内 Ca^{2+} 含量，使血管平滑肌张力升高，外周阻力增大，加重了心脏的后负荷。利尿药的特点是可促进 Na^+ 和水的排出，从而减轻心脏的前后负荷，改善 CHF 患者的心脏功能。

107. 答案：C 解析：小肠经井穴少泽常用于治疗乳痈、乳少、产后缺乳等乳房病证，是通乳之经验穴，亦为治疗缺乳的主穴之一。

108. 答案：E 解析：少数 HIV 急性感染（感染后平均 2～4 周）者有临床症状，持续 1～2 周消失。无症状感染期持续时间一般为 6～8 年或更久。

109. 答案：E 解析：肾经原穴太溪在踝区，内踝尖与跟腱之间的凹陷中。D项与太溪穴相对的腧穴则是膀胱经的经穴昆仑。

110. 答案：C 解析：钙通道阻滞药硝苯地平对变异型心绞痛最有效，对稳定型心绞痛也有效。β受体阻滞药对变异型心绞痛，因易致冠脉痉挛，从而加重心肌缺血症状，不宜使用。

111. 答案：D 解析：对叶酸拮抗剂氨甲蝶呤、肝脏因素等所致巨幼红细胞性贫血，应用一般叶酸制剂无效，需直接选用亚叶酸钙（甲酰四氢叶酸钙）治疗。

112. 答案：C 解析：鼠类为流行性出血热主要的传染源，在我国是黑线姬鼠（野鼠型）、褐家鼠（家鼠型）等，人不是主要的传染源。A、D、E项的传染源均为人，而B项乙脑则以猪为主要传染源。

113. 答案：E 解析：流行性出血热低血压休克期治疗，主要是抗休克，力争稳定血压，预防重要脏器衰竭。促进利尿是少尿期的治疗原则，而非血容量本就不足的低血压休克期的治疗原则。

114. 答案：E 解析：行针的基本手法主要有提插法和捻转法两种。

115. 答案：C 解析：香豆素类是一类含有4-羟基香豆素基本结构的口服抗凝血药，是维生素K的拮抗剂。无体外抗凝作用，只能抑制凝血因子的合成，对已形成的凝血因子无抑制作用，需待其耗竭后才出现疗效，起效缓慢，维持时间长。维生素K可逆转其作用。

116. 答案：C 解析：狂犬病典型病例临床表现分为三期：前驱期、兴奋期、麻痹期。恐水、怕风，以及自主神经功能亢进等表现均出现于兴奋期。而麻痹期则常表现为弛缓性瘫痪，以肢体软瘫为多见。

117. 答案：A 解析：针灸治疗感冒以祛风解表为治法，取手太阴、手阳明经穴及督脉穴为主。

118. 答案：D 解析：大便干结，腹胀腹痛，口干口臭，小便短赤，舌红，苔黄燥，脉滑数者为热秘，配穴当选曲池、内庭。

119. 答案：A 解析：糖皮质激素能治疗多种关节炎性疾病，但其可减少钙、磷在肠道的吸收并增加其排泄，且长期应用抑制骨细胞活力，造成骨质疏松。儿童、绝经期妇女、老年人多见，严重者可引起自发性骨折，可补充维生素D和钙剂。

120. 答案：E 解析：微恶风寒，发热重，流涕涕，痰稠或黄，咽喉肿痛，苔薄黄，脉浮数者为风热感冒，配穴当选曲池、尺泽。

121. 答案：B 解析：蛇串疮其皮损鲜红，疱壁紧张，灼热刺痛，兼口苦，烦躁易怒，苔黄，脉弦滑数者为肝胆火盛证，配穴当选行间、侠溪。

122. 答案：C 解析：暴病耳聋，或耳中觉胀，耳鸣如潮，鸣声隆隆不断，按之不减，属于耳鸣耳聋之实证，取局部腧穴及手足少阳经穴为主，概因手足少阳经脉均绕行于耳之前后并入耳中。

123. 答案：B 解析：呕吐清水痰涎，脘痞纳呆，头眩心悸，苔白腻，脉滑者为痰饮内停之呕吐，配穴当选丰隆、公孙。

124. 答案：D 解析：头晕目眩，面白或萎黄，神倦乏力，舌淡，苔薄白，脉弱者为气血两虚之眩晕，配穴当选气海、脾俞、胃俞。

125. 答案：B 解析：突然昏仆，不省人事，目合口开，四肢瘫软，手撒肢冷，汗多，二便自遗，脉微弱欲绝者为中风中脏腑之脱证，主穴取关元、神阙。

126. 答案：A 解析：由气管移位可考虑患者存有胸腔、肺、纵隔及单侧甲状腺的病变。气管左移、右侧胸腔较左侧饱满，提示该侧气胸或胸腔积液病变，叩诊为鼓音，应考虑诊断为右侧气胸。左侧肺不张时，左胸可出现凹陷，叩诊呈浊音；右下肺炎时，气管无移位，右下肺叩诊呈浊音或实音；阻塞性肺疾病气管无移位，叩出过清音。故本题选A。

127. 答案：B 解析：当腹腔内大量积液时，在仰卧位时腹部外形呈宽而扁状，称为蛙腹。常见于肝硬化门脉高压症、右心衰竭、缩窄性心包炎、肾病综合征、结核性腹膜炎、腹膜转移癌等。故本题选B。

128. 答案：C 解析：突然昏仆，不省人事，牙关紧闭，口噤不开，两手握固，肢体强痉，大小便闭者，为中风中脏腑之闭证，取督脉、手厥阴和十二井穴为主。

129. 答案：C 解析：双侧瞳孔大小不等，常见于脑外伤、脑肿瘤、脑疝及中枢神经梅毒等颅内病变。

130. 答案：C 解析：本证病机为太阳之腑膀胱受邪，气化不利。太阳病发汗太过，损伤津液，如果表证已解，只是大汗伤津致口渴，必伴胃津不足之烦躁、失眠，治疗只需少量多次饮水，使津复胃和自愈；如表证不解，表邪内传膀胱，致膀胱气化不利，水津不布，津不上承之口渴，必伴见小便不利，脉浮发热等症，治以五苓散化气利水，兼以解表。这里需注意五苓散证与小青龙汤证均属外有表寒、内有水饮为病的表里同病之证。均有口渴或不渴，均可见小便不利，治疗均用表里双解之法。但两证水停部位不同，小青龙汤证，水饮停在上焦，以喘咳，咳吐白色清稀痰涎为主症，治以温肺化饮；而五苓散证，水蓄下焦，以小便不利，少腹满为主症，治以通阳化气利水。而茯苓甘草汤证因水停胃脘，故见心下悸，四肢厥冷，小便自利，口不渴，治疗重生姜温胃散水，用桂枝配茯苓化气蠲饮。

131. 答案：C 解析：治疗月经先期的主穴为关元、三阴交、血海。

132. 答案：B 解析：此证由于邪热内盛，热郁气滞，故腹满，胃热炽盛，灼伤津液，故口渴、面垢；热扰神明，故谵语；此热邪充斥上下内外，逼迫津液外泄而见自汗。应独清阳明之热，用辛凉清热重剂白虎汤治疗。若妄行发汗，则津液外泄，里热愈炽，谵语愈甚。若误下之，则阴竭而阳无所附，故额上汗出，手足逆冷。

133. 答案：E 解析：牙痛剧烈，齿龈红肿或出脓血，口臭，口渴，便秘，舌红，苔黄燥，脉洪数者为胃火牙痛，配穴当选内庭、二间。

134. 答案：C 解析：患者有明显的感受风寒史，晨起后颈项疼痛重着，活动受限，头向患侧倾斜，颈肩部压痛明显，伴恶风畏寒为风寒袭络之落枕，配穴当选风池、合谷。

135～136. 答案：B、C 解析：肺俞在脊柱区，第3胸椎棘突下，后正中线旁开1.5寸。膈俞在脊柱区，第7胸椎棘突下，后正中线旁开1.5寸。足太阳膀胱经背部腧穴的定位需要重点掌握。

137～138. 答案：B、C 解析：指关节梭状畸形多见于类风湿关节炎。杵状指（趾）常见于支气管扩张、支气管肺癌、慢性肺脓肿、脓胸以及发绀型先天性心脏病、亚急性感染性心内膜炎等。匙状甲（反甲）常见于缺铁性贫血，偶见于风湿热。

139～140. 答案：E、A 解析：ⅠB类钠通道阻滞药苯妥英钠抗心律失常作用与利多卡因相似，并可与强心苷竞争 Na^+-K^+-ATP酶。主要用于室性心律失常，对强心苷中毒所致室性心律失常疗效显著。Ⅳ类钙通道阻滞药维拉帕米常用于治疗阵发性室上性心动过速，特别是房室交界区心动过速，常在静脉注射数分钟内停止发作，对强心苷中

毒引起的室性早搏也有治疗作用，而对冠心病、高血压伴发心律失常者尤其适用。

141～142. 答案：E、D 解析：中毒型菌痢休克型治疗需迅速扩充血容量及纠正酸中毒，予抗胆碱药物改善微循环，短期使用糖皮质激素，保护心、脑、肾等重要脏器功能，有早期DIC者可予肝素抗凝治疗。中毒型菌痢脑型以减轻脑水肿，防止呼吸衰竭为主，常应用20%甘露醇，注意保持呼吸道通畅，及时吸痰、吸氧。

143～144. 答案：B、D 解析：肺与大肠表里合病，除了阳明热结外，因热邪阻肺，肺失宣降，而出现喘促不宁，坐卧不安，痰热壅盛及右寸脉实大的一派肺热炽盛的表现。同时肺和大肠相表里，大肠腑气不通，可加重肺气不降，肺气不降亦能加重大肠腑气不通。故临床治疗上予以宣白承气汤表里合治，吴氏称此法为"脏腑合治法"。阳明热邪内闭心包，除阳明腑实证外，出现神志昏迷，舌短难伸，口渴而饮不解等症状，此为热邪内陷，热闭心包的症状。治疗上除了泻下阳明腑实外，亦要清心开窍，方予牛黄承气汤，吴氏称此法为"两少阴合治法"。

145～146. 答案：E、C 解析：伤寒的临床特征为持续发热、表情淡漠、相对缓脉、玫瑰皮疹、肝脾肿大和白细胞少等。霍乱患者的典型临床表现为起病急，腹泻剧，多伴呕吐，并可由此导致脱水、肌肉痉挛，严重者可发生循环衰竭和急性肾衰竭。

147～148. 答案：D、B 解析：八脉交会穴是指与奇经八脉相通的十二经脉在四肢部的八个腧穴。八脉交会穴可以单独应用，治疗各自相通的奇经病证，如督脉病变出现的腰脊强痛，可选通督脉的后溪治疗，又常把公孙和内关、后溪和申脉、足临泣和外关、列缺和照海相配，治疗两条奇经相合部位的疾病，如公孙配内关治疗胃、心、胸部病证和疟疾。十二络脉具有加强表里两经联系的作用，络穴能沟通表里二经，有"一络通二经"之说，故络穴除可治疗本经脉的病证、本络脉的虚实病证外，还能治疗其相表里之经的病证。

149～150. 答案：A、B 解析：呋塞米（速尿）通过扩张肾血管，增加肾血流量，从而改善急性肾衰早期的少尿及肾缺血；通过强大的利尿作用冲洗肾小管，防止萎缩和坏死，用于急性肾衰早期的防治。大剂量治疗慢性肾衰，使尿量增加。螺内酯结构与醛固酮相似，与醛固酮竞争远曲小管远端

和集合管细胞浆内的醛固酮受体，产生与醛固酮相反的作用，配伍中、高效利尿剂，治疗伴有醛固酮升高的顽固性水肿，如肝硬化、充血性心衰、肾病综合征。

第三单元

1. 答案：B　解析：自然哲学医学模式是以古代朴素的唯物论和辩证法为指导，根据经验、直觉或思辨推理进行医疗活动的医学模式。

2. 答案：B　解析：《赫尔辛基宣言》涉及人类受试者医学研究的伦理准则。

3. 答案：D　解析：中央型肺癌：以鳞状上皮细胞癌和小细胞未分化癌较为多见。周围型肺癌：以腺癌较为多见。小细胞未分化癌，恶性程度最高。鳞状上皮细胞癌（简称鳞癌）：为最常见的类型。

4. 答案：E　解析：甲亢的中医基本病机为气滞痰凝，气郁化火，耗气伤阴。初起多属实，以气滞痰凝，肝火旺盛为主；病久阴损气耗，多以虚为主，表现为气阴两虚之证；亦可致气血运行不畅，血脉瘀滞之实证。

5. 答案：A　解析：慢性淋巴细胞性甲状腺炎患者血清中甲状腺自身抗体，即 TPOAb 及 TgAb 常明显增高，是诊断最有意义的指标。

6. 答案：E　解析：消渴病（糖尿病）的主要病位在肺、胃、肾，而以肾为关键。

7. 答案：A　解析：糖化血红蛋白（GHbAl）是葡萄糖或其他糖与血红蛋白的氨基发生非酶催化反应的产物，其量与血糖浓度呈正相关。GHbAl 有 a、b、c 三种，以 GHbAlc（Alc）最为主要。由于红细胞在血循环中的寿命约为 120 天，因此 Alc 反映患者近 8～12 周总的血糖水平，为糖尿病控制情况的主要监测指标之一。

8. 答案：A　解析：右锁骨上淋巴结是肺癌常见的转移部位。

9. 答案：A　解析：代谢性酸中毒代偿阶段可无症状，只有化验值改变。失代偿后，轻者可仅感头痛、乏力、心率增快、呼吸加深、胃纳不佳。呼吸增强是代谢性酸中毒的重要临床表现。重者可出现呼吸深而快（Kussmaul 呼吸）、心律失常、烦躁、嗜睡、感觉迟钝，甚则引起呼吸衰竭、血压下降、昏迷，以至心力衰竭、呼吸

停止。

10. 答案：A　解析：代谢性碱中毒可以抑制呼吸中枢，表现为呼吸浅慢；组织中的乳酸生成明显增多，游离钙下降，常出现神经肌肉兴奋性增高，如面部及手足搐搦，口周及手足麻木；伴低血钾时，可有软瘫、腹胀；脑缺氧导致烦躁不安、头昏、嗜睡，严重者引起昏迷；有时伴室上性及室性心律失常或低血压。

11. 答案：A　解析：急性关节炎期，行关节穿刺抽取滑液，在偏振光显微镜下，滑液中或白细胞内有负性双折光针状尿酸盐结晶，诊断阳性率约为 90%。穿刺或活检痛风石内容物，可发现同样形态的尿酸盐结晶。本项检查具有确诊意义，为痛风诊断的"金标准"。

12. 答案：E　解析：关节疼痛及压痛往往是类风湿关节炎最早的表现。最常出现的部位为腕、掌指关节、近端指间关节，其次是趾、膝、踝、肘、肩等关节。多呈对称性、持续性，但时轻时重。

13. 答案：A　解析：高血压合并小动脉硬化，是脑出血最常见病因。

14. 答案：A　解析：大脑中动脉主干闭塞，以"三偏征"为特征，即病灶对侧中枢性面舌瘫及偏瘫，偏身感觉障碍和同向偏盲或象限盲。上下肢瘫痪程度基本相等；可有不同程度的意识障碍；主侧半球受累可出现失语症，非主侧半球受累可见体象障碍。

15. 答案：B　解析：脑栓塞的心源性原因最为常见，占 60%～75%，最多见的直接原因是慢性心房纤颤。

16. 答案：A　解析：血管性痴呆的基本病机为髓海不足，神机失用，以肾精亏虚为本，痰浊瘀血内阻为标，虚实夹杂。

17. 答案：C　解析：左旋多巴及复方左旋多巴是治疗 PD 最基本、最有效的药物。

18. 答案：D　解析：水饮流行，归于四肢，当汗出而不汗出，身体疼痛，谓之溢饮。

19. 答案：C　解析：氰化物中毒呼吸带有苦杏仁味。

20. 答案：E　解析：有机磷杀虫药中毒毒蕈碱样症状包括腺体分泌增加（表现大汗、多泪和流涎）；平滑肌痉挛（表现瞳孔缩小，胸闷、气短、呼吸困难，恶心、呕吐、腹痛、腹泻）；括约肌松弛（表现大小便失禁）；气道分泌物明显增多（表现咳嗽、气促，双肺有干性或湿性啰音，严重者发

生肺水肿）。肌纤维颤动属烟碱样症状。

21. 答案：C　解析：冷秘证，症见大便艰涩，腹痛拘急，胀满拒按，胁下偏痛，手足不温，呃逆呕吐，舌苔白腻，脉弦紧，治法为温里散寒，通便止痛，方选温脾汤加减。

22. 答案：E　解析：肢冷，腰酸冷痛为肾阳不足的典型表现，属阴水证。

23. 答案：D　解析：血淋与尿血均表现为血由尿道而出，两者以小便时痛与不痛为其鉴别要点，不痛者为尿血，痛（滴沥刺痛）者为血淋。

24. 答案：B　解析：心绞痛一般在停止诱发症状的活动后即可缓解，舌下含服硝酸甘油能在几分钟内缓解。

25. 答案：C　解析：痰饮的治疗以温化为原则。

26. 答案：B　解析：肺性脑病是慢性肺、胸疾病伴有呼吸功能衰竭，出现缺氧、二氧化碳潴留而引起精神障碍、神经症状的一种综合征，为肺源性心脏病死亡的首要原因。

27. 答案：E　解析：治疗急性心肌梗死心阳欲脱证，应首选参附龙牡汤。

28. 答案：C　解析：Ⅰ型呼吸衰竭，较高浓度（＞35%）给氧可以迅速缓解低氧血症而不会引起二氧化碳潴留；伴有二氧化碳潴留的Ⅱ型呼吸衰竭，往往需要低浓度给氧。

29. 答案：D　解析：癫痫单纯部分性发作，发作时程较短，持续数秒至数分钟，发作起始与结束均较突然，意识不丧失。

30. 答案：E　解析：急性上呼吸道感染包括普通感冒、急性病毒性咽炎和喉炎、急性咽 - 扁桃体炎、急性疱疹性咽峡炎、急性咽结膜炎。

31. 答案：D　解析：狼疮肾炎是SLE最常见和严重的临床表现，可为无症状性蛋白尿和（或）血尿、高血压，甚至肾病综合征、急进性肾炎综合征等，病情可逐渐进展，晚期发生尿毒症，个别患者首诊即为慢性肾衰竭。肾衰竭是SLE死亡的常见原因。

32. 答案：A　解析：劳力性呼吸困难是左心衰竭最早出现的症状。

33. 答案：D　解析：溶栓应在起病6小时内的治疗时间窗内进行才有可能挽救缺血半暗带。

34. 答案：A　解析：急性心肌梗死发病早期出现频发室性期前收缩等情况，宜使用利多卡因。

35. 答案：C　解析：操作质量是如智商，用来测知智能方面的质量。

36. 答案：E　解析：肺功能检查是判断气流受限的主要客观指标，对COPD诊断、严重程度评价、疾病进展、预后及治疗反应有重要意义。

37. 答案：E　解析：胸外按压时，按压深度应为5～6cm。

38. 答案：D　解析：心绞痛疼痛的典型部位主要在胸骨体中段或上段之后，可波及心前区，常放射至左肩、左臂内侧达无名指和小指，或至颈、咽或下颌部。

39. 答案：B　解析：慢性阻塞性肺疾病（COPD）的体征：胸廓前后径增大，肋间隙增宽，剑突下胸骨下角增宽，呈桶状胸；呼吸动度减弱，触诊双侧语颤减弱或消失；叩诊肺部呈过清音，心浊音界缩小，肺下界和肝浊音界下降；听诊两肺呼吸音减弱，呼气延长，部分患者可闻及湿性啰音和（或）干性啰音，心率增快，心音遥远，肺动脉瓣第二心音亢进，如剑突下出现收缩期心脏搏动及其心音较心尖部明显增强时，提示并发早期肺心病。

40. 答案：C　解析：医务人员应遵循的医学道德规范包括：救死扶伤，忠于医业；钻研医术，精益求精；一视同仁，平等待患；慎言守密，礼貌待人；廉洁奉公，遵纪守法；互学互尊，团结协作。

41. 答案：B　解析：急性前壁心肌梗死基本病因为冠状动脉粥样硬化。

42. 答案：D　解析：主动脉瓣第二听诊区闻及叹气样递减型舒张期杂音见于主动脉瓣关闭不全。

43. 答案：D　解析：痰主要由于肺不布津，脾失转输，肾失蒸腾气化，以致津液凝聚成痰，伏藏于肺，成为发病的"夙根"。

44. 答案：C　解析：治疗慢性阻塞性肺疾病痰浊壅肺证，应首选三子养亲汤合二陈汤。

45. 答案：C　解析：医学道德良心是医务人员道德情感的深化，是医务人员在履行义务的过程中形成的道德责任感和自我评价能力。

46. 答案：B　解析：扩张性心肌病的主要体征为心脏扩大，多数病人可听到第三心音或第四心音呈奔马律，可有相对二尖瓣或三尖瓣关闭不全所致的收缩期吹风样杂音，常有多种心律失常。左心衰可有交替脉、肺部啰音；右心衰有颈静脉怒张、肝肿大、浮肿等体征。

47. 答案：D　解析：幽门螺杆菌（HP）感染和服用非甾体抗炎药是消化性溃疡最常见的病因。

48. 答案：C　解析：出血是消化性溃疡最常见的并发症。

49. 答案：D 解析：手术治疗是目前胃癌能达到治愈的主要治疗方法。

50. 答案：E 解析：医学道德情感是医务人员对患者、对医疗卫生工作的职业态度和内心体验，是建立在对患者的生命和健康高度负责的基础上的。

51. 答案：C 解析：淋巴结转移是胃癌最早、最常见的转移方式。

52. 答案：B 解析：肝硬化患者，肝功能减退时，雌激素增多，由于雄、雌激素平衡失调，男性患者常有性欲减退、睾丸萎缩、毛发脱落及乳房发育等；女性患者有月经不调、闭经、不孕等。蜘蛛痣及肝掌的出现一般认为与雌激素增多有关。

53. 答案：D 解析：无伤原则是从患者的利益出发，为患者提供最佳的诊治、护理，努力避免对患者造成不应有的伤害。不做过度检查，不做过度治疗。

54. 答案：A 解析：厥证发作时急宜回厥醒神，实证宜芳香开窍，虚证宜补虚固脱；缓解后调治气血以增强体质。

55. 答案：C 解析：癫痫典型失神发作及肌阵挛发作首选丙戊酸钠，次选乙琥胺、氯硝西泮；非典型失神发作首选乙琥胺或丙戊酸钠，次选氯硝西泮。

56. 答案：E 解析：肾病综合征（NS）为一组常见于肾小球疾病的临床症候群。临床特征为：①大量蛋白尿；②低白蛋白血症；③水肿；④高脂血症。其中"大量蛋白尿"和"低蛋白血症"为 NS 的最基本的特征。

57. 答案：A 解析：肾病综合征脾虚湿困证表现为浮肿，按之凹陷不易回复，腹胀纳少，面色萎黄，神疲乏力，尿少色清，大便或溏，舌质淡，苔白腻或白滑，脉沉缓或沉弱。治以温运脾阳，利水消肿，方用实脾饮加减。

58. 答案：D 解析：尿路感染肾阴不足，湿热留恋证表现为小便频数，滞涩疼痛，尿黄赤混浊，腰膝酸软，手足心热，头晕耳鸣，四肢乏力，口干口渴，舌质红少苔，脉细数。治以滋阴益肾，清热通淋，方用知柏地黄丸加减。

59. 答案：E 解析：偏枯亦称半身不遂，是中风症状，病见一侧上下肢偏废不用，常伴有语言謇涩、口眼㖞斜，久则患肢肌肉枯瘦。

60. 答案：A 解析：尿路感染病位在肾与膀胱，与肝脾密切相关。病机为湿热蕴结下焦，肾与膀胱

气化不利，以肾虚为本，膀胱湿热为标。

61. 答案：B 解析：急性肾损伤病位在肾，涉及肺、脾（胃）、三焦、膀胱。

62. 答案：E 解析：慢性肾衰竭的基本病机是肾元虚衰，湿浊内蕴，为本虚标实之证。本虚以肾元亏虚为主；标实见水气、湿浊、湿热、血瘀、肝风之证。

63. 答案：B 解析：不寐的病因虽多，但其病理变化总属阳盛阴衰，阴阳失交。一为阴虚不能纳阳，一为阳盛不得入于阴。其病位主要在心，与肝、脾、肾密切相关。

64. 答案：B 解析：医德评价的方式是社会舆论、内心信念、传统习俗。

65. 答案：B 解析：缺铁性贫血心脾两虚证表现为面色苍白，倦怠乏力，头晕目眩，心悸失眠，少气懒言，食欲不振，毛发干脱，爪甲裂脆，舌淡胖，苔薄，脉细细。治以益气补血，养心安神，方用归脾汤或八珍汤加减。

66. 答案：B 解析：白血病病位在骨髓，表现在营血，与肾、肝、脾有关。

67. 答案：E 解析：中医学认为白血病的主要病因为热毒和正虚，病性为本虚标实。正气亏虚为本，温热毒邪为标，多以标实为主。

68. 答案：D 解析：中枢神经系统白血病（CNSL）是白血病最常见的髓外浸润部位。常发生在缓解期，以急淋白血病最常见，儿童患者尤甚。临床上轻者表现为头痛、头晕；重者有呕吐、颈项强直，甚至抽搐、昏迷。

69. 答案：D 解析：慢性髓细胞白血病热毒壅盛证表现为发热甚或壮热，汗出，口渴喜冷饮，衄血发斑或便血、尿血，身疼骨痛，左胁下积块进行性增大、硬痛不移，倦怠神疲，消瘦，舌红，苔黄，脉数。治以清热解毒为主，佐以扶正祛邪，方用清营汤合犀角地黄汤加减。

70. 答案：C 解析：慢性髓细胞白血病常以脾脏肿大为最显著体征，由于脾大而自觉左上腹坠胀感。往往就医时脾脏已达脐平面上下。质地坚实，表面光滑，无压痛，脾梗死时可有明显压痛，并有摩擦音。

71. 答案：E 解析：糖皮质激素是治疗 ITP 的首选药物，常用泼尼松口服，病情严重者用等效量地塞米松或甲泼尼龙静脉滴注，好转后改口服。

72. 答案：A 解析：脘腹坚满，青筋显露，腹内积块痛如针刺，面颈部赤丝血缕，是为"血鼓"，

多属肝脾血瘀水停，腹部按之空空然，叩之如鼓，为"气鼓"表现。

73. 答案：D 解析：患者发热恶寒，身有表证，流清涕，脉浮紧，考虑急性上呼吸道感染风寒束表证，治法为辛温解表，方药选荆防败毒散加减。

74. 答案：E 解析：患者低热后出现皮肤黏膜出血，血小板明显减少至 20×10^9/L，可考虑为原发免疫性血小板减少症。若症见紫斑较多、颜色紫红、下肢尤甚，时发时止，头晕目眩，耳鸣，低热颧红，心烦盗汗，齿衄鼻衄，月经量多，舌红少津，苔薄或少，脉细数，可辨证为阴虚火旺证。治以滋阴降火，清热止血，方用茜根散或玉女煎加减。

75. 答案：B 解析：甲状腺功能亢进症阴虚火旺证表现为颈前肿大，眼突，心悸汗多，手颤，易饥多食，消瘦，口干咽燥，五心烦热，急躁易怒，失眠多梦，月经不调，舌质红，舌苔少，脉细数。治以滋阴降火，消瘿散结，方用天王补心丹加减。

76. 答案：A 解析：患者甲状腺肿大、结节、疼痛、压痛，伴有全身症状，甲状腺摄 ^{131}I 率显著降低，血沉明显增快，达 100mm/h 以上，应高度怀疑亚急性甲状腺炎的可能。

77. 答案：A 解析：α-糖苷酶抑制剂主要作用机理为延缓小肠葡萄糖吸收，降低餐后血糖，故适用于空腹血糖正常而餐后血糖高者，应从小剂量开始，于餐中第一口服，代表药物为阿卡波糖和伏格列波糖。

78. 答案：D 解析：患者低热，面部有蝶形红斑，关节、肌肉酸痛，食欲减退，皮肤黏膜出血，应高度怀疑系统性红斑狼疮的可能。若症见低热绵绵，口苦纳呆，两胁胀痛，月经提前，经血暗紫带块，烦躁易怒，或黄疸、肝脾肿大，皮肤红斑、瘀斑，舌质紫暗或有瘀斑，脉弦，可辨证为瘀热伤肝证。治以疏肝清热，凉血活血，方用茵陈蒿汤合柴胡疏肝散加减。

79. 答案：C 解析：四肢关节疼痛及杵状指为肺癌的胸外表现；有大量吸烟史，咳嗽痰中带血，右肺上叶肺不张，都符合肺癌表现，故首先考虑为肺癌。

80. 答案：A 解析：高血压病史 15 年，今日突发口眼㖞斜，舌强语謇，半身不遂，急查头颅 CT 未见异常，首选考虑为动脉硬化性脑梗死；症见头晕头痛，耳鸣目眩，舌强语謇，半身不遂，肢体麻木，舌红苔黄，脉弦，中医辨证为肝阳暴亢、

风火上扰证，治法为平肝潜阳，活血通络，方选天麻钩藤饮加减。

81. 答案：E 解析：清晨活动时突然昏仆，不省人事，牙关紧闭，口噤不开，痰涎壅盛，静而不烦，四肢欠温，舌淡，苔白滑而腻，脉沉，中医辨证为痰湿壅闭心神证，治法为辛温开窍，豁痰息风，方选涤痰汤加减。

82. 答案：B 解析：甲状腺肿大、结节、疼痛、压痛，伴有全身症状，甲状腺摄 ^{131}I 率和血清 T_3、T_4 呈分离现象，亚急性甲状腺炎诊断即可成立。若症见颈前肿块坚硬，疼痛不移，入夜尤甚，情绪不畅，口干不欲饮，舌质紫暗，或有瘀点瘀斑，脉细涩，则证属痰瘀互结。治以理气活血，化痰消瘿，方选海藻玉壶汤加减。

83. 答案：E 解析：ChE 活力是诊断有机磷杀虫药中毒的特异性实验指标，对判断中毒程度、疗效和预后极为重要，但并不成完全平行关系。

84. 答案：C 解析：精神恍惚，心神不宁，多疑易惊，悲忧善哭，喜怒无常，或时时欠伸，舌质淡，脉弦，考虑为郁证心神失养证（脏躁），治法为甘润缓急，养心安神，方选甘麦大枣汤加减。

85. 答案：B 解析：肺气肿病史 6 年，超声心动图有肺动脉增宽和右心增大、肥厚的征象，考虑为肺心病；发热，喘息气粗，烦躁，痰黄，黏稠难咳，溲黄便干，口渴，舌红，舌苔黄腻，边尖红，脉滑数，考虑为慢性肺心病的痰热郁肺证。

86. 答案：B 解析：动脉气血分析：PaO_2 50mmHg，$PaCO_2$ 55mmHg，考虑为 II 型呼衰。咳喘加重，呼吸急促，伴痰鸣，神志恍惚，烦躁不安，嗜睡，面紫绀，舌暗紫，苔白腻，脉滑数，考虑为痰蒙神窍证。

87. 答案：B 解析：NYHA 分级的 II 级：心脏病患者的体力活动受到轻度的限制，休息时无自觉症状，但平时一般活动下可出现疲乏、心悸、呼吸困难或心绞痛。

88. 答案：A 解析：严重呼吸困难，强迫端坐位，面色灰白、发绀，大汗，烦躁，频繁咳嗽，咳粉红色泡沫样痰，符合急性肺水肿的表现。

89. 答案：E 解析：1 型糖尿病患者，胰岛素治疗中断，出现意识不清，皮肤中度失水征，呼气有烂苹果味，应考虑糖尿病酮症酸中毒。补液从而恢复血容量为 DKA 的首要治疗措施，必须立即进行。开始应快速补充生理盐水。并采用小剂量胰

岛素治疗方案，持续滴注，使血糖水平稳定在较安全范围后过渡至常规皮下注射。

90.答案：A 解析：当中性粒细胞绝对数在成人低于 $2.0×10^9/L$，在儿童≥10 岁低于 $1.8×10^9/L$ 或 <10 岁低于 $1.5×10^9/L$ 时，称为粒细胞减少症；低于 $0.5×10^9/L$ 时称为粒细胞缺乏症。若症见低热，腰膝酸软，头晕耳鸣，五心烦热，失眠多梦，遗精，口干咽燥，舌红少苔，脉细数，辨证属肝肾阴虚证，治以滋补肝肾，方用六味地黄丸加减。

91.答案：A 解析：喘咳气急，张口抬肩，不能平卧，痰多色黄稠，心悸烦躁，胸闷脘痞，面青汗出，口唇青紫，舌质紫暗，舌苔厚腻，脉弦滑而数。两下肋可闻及湿性啰音。考虑为慢性心力衰竭的痰饮阻肺证，选方为苓桂术甘汤合丹参饮。

92.答案：D 解析：慢性心功能不全病史 8 年，现心悸怔忡，气短喘促，动则尤甚，端坐不得卧，听诊两肺底湿性啰音，X 线胸片示心影增大，BNP 1005pg/mL，考虑为慢性心力衰竭。精神萎靡，乏力懒动，腰膝酸软，形寒肢冷，面色苍白，肢体浮肿，下肢尤甚，尿少，舌淡苔白，脉沉弱，考虑为慢性心力衰竭的阳虚水泛证。

93.答案：A 解析：心率 110 次／分，心律不齐，可闻及期前收缩 3～4 次／分钟。心悸不安，胸闷不舒，心痛时作，唇甲青紫，舌质紫暗，脉涩，考虑为快速性心律失常的瘀阻心脉证，选方为桃仁红花煎。

94.答案：D 解析：X 线平片对 RA 诊断、关节病变分期、病变演变的监测均很重要。初诊至少应摄手指及腕关节的 X 线片，早期可见关节周围软组织肿胀影、关节端骨质疏松（Ⅰ期）；进而关节间隙变窄（Ⅱ期）；关节面出现虫蚀样改变（Ⅲ期）；晚期可见关节半脱位和关节破坏后的纤维性和骨性强直（Ⅳ期）。该病例患者双侧腕关节各骨融合，肿胀并伸明显受限，考虑为骨性强直，故诊断为Ⅳ期。

95.答案：A 解析：快速性心律失常病史，心悸不宁，心烦少寐，头晕目眩，手足心热，耳鸣，舌质红，苔少，脉细数，考虑为阴虚火旺证。治法为滋阴清火，养心安神。选方为天王补心丹。

96.答案：B 解析：患冠心病多年，胸痛隐隐，时轻时重，遇劳则发，神疲乏力，气短懒言，心悸自汗，舌质淡暗、舌体胖，有齿痕，苔薄白，脉缓弱无力，考虑为心绞痛的气虚血瘀证。选方为补阳还五汤。

97.答案：A 解析：心电图对应心梗部位如下：V_1、V_2、V_3——前间壁；V_3、V_4、V_5——前壁；V_1～V_6——广泛前壁；Ⅱ、Ⅲ、aVF——下壁；V_{3R}～V_{5R}——右室。

98.答案：C 解析：劳累性心前区疼痛，日前因丧母而致心前区剧痛，并向左肩放射。入院时检查：神志模糊，心电图示广泛心肌缺血，抢救无效死亡，符合急性心肌梗死。

99.答案：B 解析：二尖瓣狭窄病史，心悸气短，胸痛憋闷，两颧紫红，舌质瘀暗，脉细数，考虑为心脏瓣膜病的心肺瘀阻证。选方为血府逐瘀汤。

100.答案：B 解析：心悸、气短、心前区隐痛，呼吸困难，听诊心尖第一心音明显减弱，心电图示心律失常，实验室检查见血清 TNI、CK-MB 明显增高，考虑为病毒性心肌炎。发热微恶寒，恶心欲呕，腹胀腹痛，大便稀溏，困倦乏力，口渴，心悸，胸闷，舌红苔黄腻，脉濡数，选方为葛根芩连汤合甘露消毒丹。

101.答案：C 解析：近 2 个月胃脘灼热胀痛，胃镜示胃窦部黏膜充血、水肿，呈红白相间，考虑为慢性胃炎。嘈杂，脘腹痞闷，口干口苦，渴不欲饮，身重肢倦，尿黄，舌红，苔黄腻，脉滑，考虑为慢性胃炎脾胃湿热证，应首选三仁汤。

102.答案：A 解析：胃痛多为餐后痛，胃镜见胃小弯处溃疡，考虑为胃溃疡；胃脘胀痛，痛引两胁，情志不遂而加重，嗳气，脉弦，考虑为消化性溃疡肝胃不和证，治法为疏肝理气，健脾和胃。

103.答案：B 解析：脘痛剧烈，大便隐血试验示弱阳性，上消化道钡餐检查示胃黏膜皱襞消失，胃壁僵硬，未见蠕动波，胃腔明显缩小，胃窦部充盈缺损，病理示胃窦部腺癌，考虑为胃癌。痛处固定，拒按，上腹肿块，肌肤甲错，眼眶暗黑，舌质紫暗，舌下脉络紫胀，脉弦涩，考虑为瘀毒内阻证，选方为膈下逐瘀汤。

104.答案：C 解析：吐血暗淡，大便漆黑稀溏，面色苍白，头晕心悸，神疲乏力，纳少，舌淡红，苔薄白，脉细弱，考虑为上消化道出血脾不统血证，选方为归脾汤。

105.答案：B 解析：肝硬化代偿期可出现肝肿大及质地改变，部分有脾肿大、肝掌和蜘蛛痣。脾大、腹水为门静脉高压症表现。

106.答案：C 解析：腹大坚满，腹部膨隆，腹壁静脉曲张，移动性浊音阳性，脾脏肿大，B 超示肝缩小，脾肿大，腹腔内可见到液性暗区，考虑为肝硬化腹水；脘腹撑急，烦热口苦，渴不欲饮，面目肌肤发黄，小便短黄，大便溏滞不爽，舌红，苔黄腻，脉弦滑数，考虑为肝硬化湿热蕴脾证，选方为中满分消丸合茵陈蒿汤。

107. 答案：A 解析：右上腹胀痛、消瘦2个月，发热1周，体温38.5℃，皮肤巩膜轻度黄染，肝肋下3.0cm，质硬，表面有结节，AFP 500μg/L，符合肝癌诊断。

108. 答案：C 解析：AFP 510μg/L，B型超声波示右肝叶占位性病变，考虑为肝癌；右上腹疼痛2个月，右胁胀满，胁下结块触痛，脘腹胀闷，纳呆乏力，嗳气泛酸，大便不实，舌质红，有瘀斑，苔薄白，脉弦，考虑为气滞血瘀证。

109. 答案：B 解析：腹泻带黏液及血，结肠镜检查示黏膜充血水肿、易脆，伴糜烂和溃疡，符合溃疡性结肠炎诊断。

110. 答案：A 解析：患者起病缓慢，病程较长，以蛋白尿、血尿、高血压、水肿为基本临床表现，有肾功能不全表现，可诊断为慢性肾小球肾炎。若症见面色无华，少气乏力，或易感冒，午后低热，或手足心热，腰酸痛，或见浮肿，口干咽燥或咽部暗红，咽痛，舌质红，少苔，脉细或弱，可辨证为慢性肾小球肾炎气阴两虚证，治以益气养阴，方用参芪地黄汤加减。

111. 答案：C 解析：根据慢性病史，血压水平及蛋白尿、水肿、颗粒管型尿等检查结果，可判断该患者为慢性肾小球肾炎。慢性肾小球肾炎脾肾阳虚证表现为全身浮肿，面色苍白，畏寒肢冷，腰脊冷痛，神疲，纳少，便溏，遗精，阳痿，早泄，或月经失调，舌质嫩淡胖，边有齿痕，脉沉细或沉迟无力。治以温补脾肾，方用附子理中丸或济生肾气丸加减。

112. 答案：B 解析：咳嗽，咳痰，呈铁锈色，伴右侧胸痛。X线检查右中肺实变阴影，考虑为肺炎链球菌肺炎。

113. 答案：A 解析：慢性肾小球肾炎标证－湿浊证表现为纳呆，恶心或呕吐，口中黏腻，脘胀或腹胀，身重困倦，浮肿尿少，精神萎靡，舌苔腻，脉沉细或沉缓。治以健脾化湿泄浊，方用胃苓汤加减。

114. 答案：A 解析：患者有发热，寒战，典型尿路刺激征，双肾区叩痛，结合血白细胞计数明显升高，中性粒细胞增多，白细胞尿等实验室检查结果，不难诊断为急性肾盂肾炎。若临床见小便

频数，灼热刺痛，色黄赤，小腹拘急胀痛，或腰痛拒按，或见恶寒发热，或见口苦，大便秘结，舌质红，苔薄黄腻，脉滑数，可诊断为尿路感染膀胱湿热证。治以清热利湿通淋，方用八正散加减。

115. 答案：C 解析：育龄期妇女产后出现全身症状如高热，寒战，并有尿路刺激征，出现下腹疼痛、腰痛，以及肾区叩击痛等表现，结合血白细胞计数明显升高，中性粒细胞增多，白细胞尿等实验室检查结果，可诊断为急性肾盂肾炎。

116. 答案：A 解析：镜检见红细胞大小不等和中心淡染区扩大应考虑为小细胞性贫血。患者应用铁制剂治疗有效，考虑为缺铁性贫血。口服铁剂是治疗缺铁性贫血的首选。口服铁剂后，先是外周血网织红细胞增多，高峰在开始服药后5~10天，2周后血红蛋白浓度上升，一般2个月左右恢复正常。

117. 答案：A 解析：患者表现为贫血、高热、出血，全血细胞减少，骨髓增生减低，巨核细胞消失，应诊断为再生障碍性贫血。症见壮热，口渴，咽痛，鼻衄，齿衄，皮下紫癜、瘀斑，心悸，舌红而干，苔黄，脉洪数，应辨证为再障热毒壅盛证。治以清热凉血，解毒养阴，方用清瘟败毒饮加减。

118. 答案：E 解析：低热，午后热甚，心内烦热，胸闷脘痞，不思饮食，渴不欲饮，呕恶，大便稀薄或黏滞不爽，舌苔白腻或黄腻，脉濡数，考虑为内伤发热，痰湿郁热证，治法为燥湿化痰，清热和中，方选黄连温胆汤合中和汤加减。

119. 答案：E 解析：患者急性心肌梗死后出现少尿、血压下降、烦躁不安等休克表现，首先考虑为心源性休克。

120. 答案：A 解析：眩晕，精神萎靡，腰膝酸软，遗精，滑泄，耳鸣，发落，齿摇，少寐多梦，健忘，舌瘦嫩，少苔，脉弦细，考虑为眩晕肾精不足证，治法为补益肾精，充养脑髓，方选河车大造丸加减。

121. 答案：E 解析：绝大多数TIA病人就诊时症状已消失，其诊断主要依靠病史。其诊断要点包括多数在50岁以上发病；有高血压、高脂血症、糖尿病、心脏病病史及吸烟等不良嗜好；突然发生的局灶性神经功能缺失，持续数分钟，或可达数小时，但在24小时内完全恢复正常；不同病人的局灶性神经功能障碍症状常按一定的血管支配区刻板地反复出现；发作间歇期无神经系统定位体征。

122. 答案：E 解析：平素常多忧思抑郁，失眠，心悸，每遇情志刺激则诱发喘证，发时突然呼

吸短促，息粗气憋，胸闷胸痛，咽中如窒，但喉中无痰声。苔薄，脉弦，中医辨证为喘证肺气郁痹证，治法为开郁降气平喘，方选五磨饮子加减。

123. 答案：A 解析：齿衄，血色鲜红，齿龈红肿疼痛，头痛，口臭，舌红，苔黄，脉洪数，考虑为胃火炽盛证，治法为清胃泻火，凉血止血，方选加味清胃散合泻心汤加减。

124. 答案：E 解析：患者久病体弱，腹中积块坚硬，疼痛逐渐加剧，饮食大减，肌肉瘦削，神倦乏力，面色黧黑，舌质淡紫，舌光无苔，脉细数，考虑为积证正虚瘀结证，治法为补益气血，活血化瘀，方选八珍汤合化积丸加减。

125. 答案：D 解析：患者脘腹痞闷，嘈杂，饥不欲食，恶心嗳气，口燥咽干，大便秘结，舌红少苔，脉细数，考虑为胃痞胃阴不足证，治法为养阴益胃，调中消痞，方选益胃汤加减。

126. 答案：D 解析：患者脘腹胀满，疼痛拒按，嗳腐吞酸，厌食呕恶，痛而欲泻，泻后痛减，舌苔厚腻，脉滑，考虑为腹痛饮食积滞证，治法为消食导滞，理气止痛，方选枳实导滞丸加减。

127. 答案：B 解析：患者腰部弛痛，痛处伴有热感，暑湿阴雨天加重，活动后减轻，小便短赤，苔黄腻，脉濡数，考虑为湿热腰痛，治法为清热利湿，舒筋止痛，方选四妙丸加减。

128～130. 答案：A、C、B 解析：患者记忆力逐渐减退，且逐渐出现认知障碍，脑电图无特异性改变，CT 和 MRI 检查见侧脑室扩大和脑沟增加，以额颞叶明显，首先考虑为 Alzheimer 病（AD）；症见口齿不清，腰膝酸软，食少纳呆，少气懒言，流涎，舌淡体胖，苔白，脉沉弱，中医辨证为脾肾两虚证，治法为温补脾肾，方选还少丹加减。

131～133. 答案：E、E、B 解析：高血压病史 3 年，高血压病主要病机环节为风、火、痰、瘀、虚。现头晕头痛，口干口苦，面红目赤，烦躁易怒，大便秘结，小便黄赤，舌红苔黄，脉弦，考虑为高血压的肝阳上亢证，选方为天麻钩藤饮。β 受体阻滞剂适用于各种不同严重程度高血压，尤其是心率较快的中、青年患者或合并心绞痛和慢性心力衰竭患者，对老年高血压疗效相对较差。

134～136. 答案：B、E、D 解析：患者出现全血细胞减少，网织红细胞百分数＜0.01，淋巴细胞比例增高，无肝脾肿大，无胸骨压痛（可与白血病鉴别），有出血、贫血及发热，故应考虑再生障碍性贫血，需进行骨髓检查明确诊断。若症见心

悸气短，周身乏力，面色晦暗，头晕耳鸣，腰膝酸软，皮肤紫斑，肌肤甲错，胁痛，舌质紫暗，有瘀点或瘀斑，苔薄，脉细而涩，当辨证为肾虚血瘀证，治以补肾活血，方选六味地黄丸或金匮肾气丸合桃红四物汤加减。

137～138. 答案：D、E 解析：房扑的心房率是 250～350 次/分。房颤的心房率为 350～600 次/分。

139～140. 答案：B、B 解析：诊断甲减的主要依据是甲状腺功能检查，如 FT_4 降低，TSH 明显升高为原发性甲减；亚临床期仅 TSH 升高；FT_4 降低，TSH 正常，考虑为继发性甲减。

141～142. 答案：C、E 解析：休克阳气暴脱证，应首选四逆汤加味。休克真阴衰竭证，应首选三甲复脉汤加减。

143～144. 答案：B、D 解析：对门诊初诊患者，要通过全面沟通，对患者病情做出准确的判断、制定治疗方案；对复诊患者要重点沟通治疗效果，掌握病情变化，及时调整治疗方案；对住院患者要在系统检查中深入沟通；患者出院，要以叮嘱的方式沟通；回访患者，要以关切的问候方式沟通；对重症患者更要细致沟通，及时对患者家属讲清危险、研究、协商救治方案；对急症患者要快沟通，忙而不乱，快速把握疾病的症状和性质。

145～146. 答案：D、A 解析：当慢性肾衰患者 GFR 为 6～10mL/min（Scr＞707μmol/L）并有明显尿毒症临床表现，经治疗不能缓解时，则应进行透析治疗。对糖尿病肾病，可适当提前（GFR 10～15mL/min）安排透析。

147～148. 答案：D、D 解析：肝硬化病变脏腑在肝，与脾、肾密切相关。胃癌病位在胃，与肝、脾、肾等脏关系密切。

149～150. 答案：A、D 解析：脑栓塞任何年龄均可发病，但以青壮年多见，多在活动中突然发病（也可于安静时发病，约 1/3 发生于睡眠中），常无前驱表现，症状多在数秒至数分钟内发展到高峰；脑出血病发年龄常在 50～70 岁，多数有高血压史，起病常突然而无预兆，多在活动或情绪激动时发病，症状常在数小时内发展至高峰。

第四单元

1. 答案：C 解析：围生期是指产前、产时和

产后的一段时期。我国采用围生期Ⅰ计算相关指标，即从妊娠满28周至产后1周。

2. 答案：D　解析：癌症晚期的重度疼痛，用强效阿片类镇痛药，如吗啡。

3. 答案：C　解析：收缩压（mmHg）=2×年龄（岁）＋80，故5岁小儿收缩压应为90mmHg。

4. 答案：A　解析：产后三急指产后呕吐、盗汗、泄泻，三者并见必危。

5. 答案：D　解析：抽动障碍的基本病理改变为肝风、痰火胶结成疾。病位主要在肝，常涉及心、脾、肾三脏。

6. 答案：B　解析：传染性单核细胞增多症热毒炽盛证的方剂是普济消毒饮。

7. 答案：C　解析：风湿热是与A组β型溶血性链球菌感染有关的全身结缔组织的免疫炎性病变。

8. 答案：A　解析：麦可威法是修补腹股沟管后壁的方法，在巴西尼法的基础上，多用于腹壁重度薄弱的较大斜疝和复发性疝。

9. 答案：C　解析：恶性肿瘤病程短，迅速增大，双侧多，固定，实性或囊实性，表面不平结节状，常伴腹水，多为血性，可查到癌细胞，逐渐出现恶病质，液性暗区内有杂乱光团、光点，肿块边界不清。

10. 答案：A　解析：肺炎病理分类：按解剖部位分为小叶性肺炎（支气管炎）、大叶性肺炎、间质性肺炎、毛细支气管炎等。其中以支气管肺炎最为多见。

11. 答案：C　解析：睾丸炎脓出毒泄证，症见脓液溃出，色黄质稠，睾丸肿痛减轻，热退或仍微热；或脓液清稀，创口不收，身困乏力；舌红苔白，脉细或数，治法为益气养阴，清热除湿，方选滋阴除湿汤加减。

12. 答案：C　解析：子宫颈外口柱状上皮与鳞状上皮交界处是子宫颈癌的好发部位。

13. 答案：A　解析：急性乳腺炎酿脓期脓肿形成后宜及时切开排脓。

14. 答案：B　解析：产后关节痛血虚证，症见产后遍身酸痛，肢体麻木，关节酸楚，面色萎黄，头晕心悸；舌淡，苔少，脉细弱，治法为养血益气，温经通络，方选黄芪桂枝五物汤。

15. 答案：C　解析：急性胆管炎的Charcot三联征是指：病人先出现腹痛，继而出现感染的全身表现（寒战高热），进一步随着胆汁的排出不畅而出现黄疸。

16. 答案：A　解析：甲状腺功能亢进术后呼吸困难和窒息多发生在术后48小时内，是术后最危急的并发症。

17. 答案：C　解析：对已婚育龄期或绝经过渡期患者，若出现异常阴道出血，应常规使用诊断性刮宫，止血迅速，并可行内膜病理检查以除外恶性病变。

18. 答案：D　解析：多根多处肋骨骨折时，伤侧胸壁可有反常呼吸运动。

19. 答案：D　解析：妊娠高血压综合征脾虚肝旺证，症见妊娠中晚期，面浮肢肿逐渐加重，头昏头重如眩冒状，胸闷心烦，呕逆泛恶，神疲肢软，纳少嗜卧；舌淡胖有齿痕，苔腻，脉弦滑而缓，治法为健脾利湿，平肝潜阳，方选半夏白术天麻汤。

20. 答案：E　解析：尿道严重损伤时，常合并大出血，引起损伤失血性休克；可见肉眼血尿，尿道完全断离时可无血液流出。前尿道损伤有会阴部疼痛，并可放射至尿道外口。后尿道损伤可出现下腹部疼痛；常因疼痛而出现排尿困难，尿道完全断裂时可出现尿潴留。

21. 答案：D　解析：流行性腮腺炎为感受风温时邪，从口鼻而入，侵犯足少阳胆经，邪毒壅阻于足少阳经脉，与气血相搏，凝结于耳下腮部所致。

22. 答案：B　解析：灭菌是指杀灭一切活的微生物，而消毒是指杀灭病原微生物和其他有害微生物，并不要求清除或杀灭所有微生物（如芽孢等）。

23. 答案：C　解析：蛲虫病的预防措施包括：①强调预防为主，培养良好的卫生习惯，饭前便后洗手，勤剪指甲，保持双手清洁，纠正吮指等不良习惯；②加强卫生宣传，婴幼儿尽早穿连裆裤，玩具、用具等经常清洗消毒，改善环境卫生，切断传播途径。

24. 答案：D　解析：脑震荡临床表现包括：①一过性昏迷：受伤后立即出现短暂的昏迷，常为数分钟，一般不超过半小时；②逆行性遗忘：又称"近事遗忘症"，清醒后不能回忆受伤之时或受伤前后的情况，但对往事却能清楚回忆；③在昏迷期间可有皮肤苍白、出汗、血压下降、心动徐缓、呼吸浅慢等表现，但随着意识的恢复很快趋于正常，清醒后可有头痛、头晕、恶心、呕吐等症状；④神经系统检查无阳性体征。

25. 答案：E　解析：内痔的好发部位多在膀胱截石位3、7、11点处。

26.答案：B 解析：肿疡期用金黄膏、玉露膏清热解毒，消肿止痛，散瘀化痰，适用于疮疡阳证。冲和膏有活血止痛、疏风祛寒、消肿软坚的作用，适用于半阴半阳证。回阳玉龙膏有温经散寒、活血化瘀的作用，适用于阴证。溃疡期可选用生肌玉红膏、红油膏、生肌白玉膏等。

27.答案：B 解析：痛经气滞血郁证，症见经前或经期小腹胀痛，拒按，经血量少，经行不畅，色紫暗有块，块下痛减，经前胸胁乳房胀满，舌紫暗，边有瘀点，脉弦，治法为理气活血，逐瘀止痛，方选膈下逐瘀汤加减。

28.答案：A 解析：前列腺增生症患者早期表现为尿频，尤其夜尿次数明显增多（每夜2次以上）。

29.答案：C 解析：侵蚀性葡萄胎肺转移发生机会最多，CT或X线胸片检查或可见转移病灶，观察其动态变化对判断病情的发展变化意义重大。

30.答案：D 解析：风湿热主要表现为心脏炎、关节炎、舞蹈症、皮下小节和环形红斑，发热和关节炎是最常见的主诉。发病前1～3周可有咽炎、扁桃体炎、感冒等短期发热或猩红热病史。

31.答案：E 解析：妊娠糖尿病可使巨大儿增多，胎儿畸形率增高（常见心血管畸形和神经系统畸形），胎儿生长受限、流产和早产发生率增高，妊娠中晚期的糖尿病酮症酸中毒可引起胎儿窘迫和胎死宫内。

32.答案：D 解析：新生儿用成人量的1/6，乳婴儿为成人量的1/3，幼儿为成人量的1/2，学龄儿童为成人量的2/3或成人量。

33.答案：B 解析：上呼吸道感染的病原体以病毒为主，占原发上呼吸道感染的90%以上。

34.答案：D 解析：特异性感染是一种特异性感染疾病，只能由特定的专一致病菌所引起。如破伤风、气性坏疽等。

35.答案：A 解析：产力是指将胎儿及其附属物从子宫内逼出的力量。包括子宫收缩力，简称宫缩，是临产后的主要产力，贯穿于分娩的全过程，正常宫缩其特点有节律性、对称性和极性及缩复作用；腹肌和膈肌的收缩力，统称腹压，是第二产程娩出胎儿的重要辅助力量；肛提肌收缩力。

36.答案：D 解析：胎膜早破是指在临产前胎膜破裂。胎膜早破易导致早产、脐带脱垂及母儿感染等。中医称为"胎衣先破"。

37.答案：E 解析：头、面、颈部切口术后4～5天拆线；下腹、会阴部手术6～7天拆线；胸部、上腹、背、臀部切口术后7～9天拆线；四肢术后10～12天拆线，近关节处可适当延长；减张缝线术后14日拆线。

38.答案：A 解析：外阴硬化性苔藓可见外阴瘙痒，或无不适，晚期出现性交困难，检查时见大小阴唇、阴蒂包皮、阴唇后联合及肛周皮肤色素减退呈粉红或白色，萎缩变薄，干燥皲裂。晚期皮肤菲薄，阴道口挛缩狭窄，甚至仅容指尖。

39.答案：C 解析：肿块柔软如棉或坚硬如石属于阴证。肿块软硬适度属于阳证。

40.答案：C 解析：晚期产后出血是指分娩24小时后，在产褥期内发生的子宫大量出血。以产后1～2周发病最常见，亦有产后2月余发病者。本病属中医"产后恶露不绝""产后血崩"范畴。

41.答案：D 解析：萎缩性阴道炎主要因卵巢功能减退，雌激素水平不足，阴道上皮糖原减少，抵抗力下降，致病菌过度繁殖导致。

42.答案：E 解析：诊断性刮宫的作用是止血和明确子宫内膜病理诊断。为确定排卵和黄体功能，应在经前期1～2日或月经来潮6小时内诊刮；若怀疑子宫内膜不规则脱落，应在月经第5天诊刮；长期、大量出血者可随时诊刮。

43.答案：E 解析：结肠癌早期无特异性表现，以后的主要症状有排便习惯或粪便性状改变，腹痛，腹部肿块，肠梗阻及全身慢性中毒症状。右半结肠癌、左半结肠癌的临床表现各有其特点。右半结肠癌的临床表现主要为贫血、腹部肿块、腹痛；左半结肠癌的临床表现主要为便血、黏液便、肠梗阻。

44.答案：E 解析：输血适应证包括急性出血，失血量达总血容量的10%～20%（500～1000mL）；贫血或低蛋白血症，慢性失血、红细胞破坏增加或蛋白合成不足；凝血异常，根据引起凝血异常的原因，选用相关的血液成分加以矫治；重症感染，可考虑输注浓缩粒细胞以帮助控制感染。

45.答案：E 解析：蛛网膜下腔麻醉禁忌证包括中枢神经系统进行性疾病，如多发性脊髓硬化症、脑膜炎、进行性脊髓前角灰白质炎、脊髓转移癌等；全身严重性感染或穿刺部位有炎症感染，为防止将炎症导入蛛网膜下腔引起急性脑脊髓膜炎而应禁用；老年人、消瘦、体弱、高血压、严重贫血等，因循环代偿功能显著减弱，容易出现血压急剧下降，应慎用或禁用；低血容量休克，在血容量未补足的情况下应禁用；妊娠、腹部巨大肿瘤、严重腹水等，因腹腔内压增高及腹腔内血管扩张，容易出现循环骤变，且阻滞平面难以有效控制者，应禁用；脊柱畸形或严重腰背痛者应禁用。

46. 答案：A　解析：肺炎合并心力衰竭诊断标准：①心率突然加快，婴儿超过180次/分；幼儿超过160次/分。②呼吸突然加快，超过60次/分；③突然发生极度烦躁不安，明显发绀，皮肤苍白发灰，指（趾）甲微血管再充盈时间延长；④心音低钝，有奔马律，颈静脉怒张；⑤肝脏迅速增大；⑥颜面、眼睑或下肢水肿，尿少或无尿。具有前5项者即可诊断为心力衰竭。

47. 答案：B　解析：黄体功能不足脾气虚证，症见月经提前，或兼量多，色淡质稀，神疲肢倦，面色萎黄，气短懒言，小腹空坠，食少纳差；舌淡，脉缓弱，治法为健脾益气，固冲调经，方选补中益气汤。

48. 答案：B　解析：小儿急惊风八候：搐、搦、颤、掣、反、引、窜、视。

49. 答案：B　解析：产褥感染热入营血证，症见产后高热汗出，烦躁不安，皮肤斑疹隐隐；舌红绛，苔黄燥，脉弦细而数，治法为清营解毒，散瘀泄热，方选清营汤加减。

50. 答案：E　解析：急性肾小球肾炎典型表现：起病时可有低热、疲倦乏力、食欲不振等，肾炎症状主要表现为水肿、血尿和高血压。①浮肿、少尿：浮肿为早期最常见的症状，自颜面眼睑开始，1～2日渐及全身，呈非凹陷性。②血尿：几乎所有病例都有镜下血尿，30%～50%的病例有肉眼血尿。③高血压病程早期有30%～70%的患儿有高血压。血压急剧升高时可出现高血压脑病。严重病例可出现急性肾功能不全。浮肿呈非凹陷性，故E不正确。

51. 答案：C　解析：哮喘缓解期肾虚不纳证：症候为面白少华，形寒怯冷，四肢不温，腿膝酸软，动则心悸气促，遗尿或夜间尿多，小便澄清，舌淡，苔薄白，或舌红，苔花剥，脉沉细无力。故C不符合。

52. 答案：E　解析：绝大多数肾损伤病人可出现血尿，轻者为镜下血尿，重者出现肉眼血尿，可伴有条状血凝块和肾绞痛，血尿与损伤程度不一定成比例。

53. 答案：D　解析：Ⅲ度子宫脱垂表现为子宫颈及宫体全部脱出至阴道口外。

54. 答案：C　解析：猩红热起病4～5天时，白苔脱落，舌面光滑鲜红，舌乳头红肿突起，称红草莓舌。

55. 答案：A　解析：麻疹皮疹消退后皮肤可见糠麸样脱屑，并留有浅褐色色素沉着，7～10天痊愈。

56. 答案：E　解析：病理缩复环、下腹部压痛、胎心率的变化及血尿是先兆子宫破裂的四个重要症状。

57. 答案：D　解析：鹅口疮主要为口腔黏膜上出现白色或灰白色乳凝块样白膜。初起时，呈点状和小片状，微凸起，可逐渐融合成大片，白膜界线清楚，不易拭去。如强行剥落后，可见充血、糜烂创面，局部黏膜潮红粗糙，可有溢血，但不久又为新生白膜覆盖。

58. 答案：D　解析：小儿感冒容易出现兼证，多见夹惊、夹痰、夹滞。

59. 答案：D　解析：支气管哮喘病机为外因诱发，触动伏痰，痰阻气道所致。

60. 答案：A　解析：药物剂量计算常用方法包括：按体重计算、按体表面积计算、按年龄计算、按成人量折算、小儿中药用量。

61. 答案：D　解析：闭式胸膜腔引流的穿刺部位：液体一般选在腋中线和腋后线之间的第6～8肋间插管引流。气体常选锁骨中线第2肋间。

62. 答案：D　解析：羊水栓塞是指在分娩过程中羊水突然进入母体血循环引起急性肺栓塞、过敏性休克、弥漫性血管内凝血（DIC）、肾衰竭或猝死的严重分娩并发症，可在胎膜破裂后、胎儿娩出后或手术中产妇突然出现寒战、呛咳、气急、烦躁不安、尖叫、发绀、呼吸困难、抽搐、出血、不明原因休克等临床表现。

63. 答案：D　解析：小儿的生理特点包括脏腑娇嫩，形气未充；生机蓬勃，发育迅速。

64. 答案：B　解析：水痘出疹期皮疹特点：①初为红斑疹，后变为深红色丘疹，再发展为疱疹。位置表浅，形似露珠水滴，椭圆形，3～5mm大小，壁薄易破，周围有红晕。②皮疹呈向心分布，先出现于躯干和四肢近端，继头面部、四肢远端，手掌、足底较少。③水痘皮疹分批出现，同一时期常可见斑、丘、疱疹和结痂同时存在（四代同堂）。B最符合。

65. 答案：B　解析：注意力缺陷多动障碍的临床表现以动作过多、易冲动和注意力不集中为主。患儿大多智力正常或接近正常，但因多动、注意力不集中而给学习带来一定的困难。发病与性别无关。

66. 答案：A 解析：婴儿期：从出生到满1周岁，称为婴儿期。

67. 答案：D 解析：输卵管为自两侧子宫角向外伸展的管道，长8～14cm。内侧与宫角相连，外端游离，根据输卵管的形态不同，分为4部分，包括间质部、峡部、壶腹部、伞部，其中伞部有"拾卵"作用。

68. 答案：C 解析：宫内感染风疹病毒者，生后可发生：①一过性新生儿期表现，如肝脾肿大、紫癜、血小板减少、淋巴结肿大、脑膜脑炎等；②永久性器官畸形和组织损伤，如生长发育迟缓、动脉导管未闭、肺动脉瓣狭窄、白内障、小眼睛、视网膜病、耳聋等；③慢性或自身免疫引起的晚发疾病，如糖尿病、慢性进行性全脑炎、甲状腺炎、间质性肺炎等，这些迟发症状可在生后2个月至20年内发生。

69. 答案：D 解析：孕激素生理作用通常是在雌激素作用的基础上发挥效应的。可降低子宫平滑肌兴奋性及其对缩宫素的敏感性，抑制子宫收缩，有利于胚胎及胎儿宫内生长发育；使增生期内膜转为分泌期内膜，为受精卵着床做好准备；使宫口闭合，黏液分泌减少，性状变稠；抑制输卵管平滑肌节律性收缩的振幅；加快阴道上皮细胞脱落；促使乳腺腺泡发育；在月经中期具有增强雌激素对垂体LH排卵峰释放的正反馈作用。在黄体期对下丘脑和垂体有负反馈作用，抑制促性腺激素分泌；兴奋下丘脑体温调节中枢，使基础体温在排卵后升高0.3～0.5℃；促进水钠排泄。

70. 答案：A 解析：病毒性脑炎痰热壅盛证，首选清瘟败毒饮。

71. 答案：C 解析：不孕症瘀阻胞宫证，症见婚久不孕，月经后期，经量多少不一，色紫夹块，经行不畅，小腹疼痛拒按，或腰骶疼痛；舌暗或紫，脉涩，治法为活血化瘀，调理冲任，方选少腹逐瘀汤。

72. 答案：B 解析：慢性宫颈炎肾阳虚损证，症见带下量多，色白质稀，清冷如水，淋漓不止，面色晦暗，腰脊酸楚，形寒肢冷，大便稀薄或五更泄泻，尿频清长，或夜尿频多；舌质淡，苔薄白或润，脉沉迟，治法为温肾助阳，涩精止带，方选内补丸。

73. 答案：A 解析：产后出血气虚证，症见新产后，突然阴道大量出血，血色鲜红，头晕目花，心悸怔忡，气短懒言，肢冷汗出，面色苍白；舌淡，脉虚细，治法为补气固冲，摄血止崩，方选升举大补汤加减。

74. 答案：D 解析：习惯性流产肾气亏虚证，症见屡孕屡堕，甚或如期而堕，月经初潮迟，月经周期推后或时前时后，经量较少，色淡暗，头晕耳鸣，腰膝酸软，夜尿频多，眼眶暗黑，或面有暗斑；舌质淡或淡暗，脉沉弱，治法为补肾益气，调固冲任，方选补肾固冲丸。

75. 答案：E 解析：中毒型细菌性痢疾潜伏期较短，为数小时至1～2天。起病急骤，全身中毒症状严重，高热可>40℃或更高，未腹泻前即出现严重的感染中毒表现，少数患儿体温不升，反复惊厥，迅速发生呼吸衰竭、休克或昏迷；也有在发热，脓血便2～3天后开始发展为中毒型。E见于霍乱。

76. 答案：B 解析：难免流产一般由先兆流产发展而来，阴道流血增多，阵发性腹痛加重，或胎膜破裂出现阴道流水。妇科检查见子宫颈口已扩张，有时宫颈口可见胚胎组织或羊膜囊堵塞，子宫与妊娠周数相符或略小。中医称"胎动欲堕"。

77. 答案：B 解析：个别妇女身体无特殊不适而定期两个月来潮一次者，称为"并月"；三个月一潮者称为"居经"，亦名"季经"；一年一行者称为"避年"；终生不潮而能受孕者称为"暗经"。妊娠早期仍按月有少量阴道流血，但无损于胎儿者，称为"激经"，亦称"盛胎"或"垢胎"。这些特殊月经生理现象，临床应以生育能力是否正常判断其属于生理或病理。

78. 答案：E 解析：辨脓的方法有点压法、透光法、穿刺法、按触法。

79. 答案：B 解析：患儿口腔溃疡，呈灰白色，周围色不红，口臭不甚，反复发作，神疲颧红，口干不渴，舌红，苔少，脉细数，考虑为疱疹性口炎虚火上炎证，选方为六味地黄丸加肉桂。

80. 答案：E 解析：白色鳞屑、发亮薄膜和点状出血，考虑为银屑病。皮肤干燥，伴头晕眼花，面色㿠白，口干，便干，舌淡红，苔薄白，脉细缓，考虑为血虚风燥证，选方为当归饮子。

81. 答案：D 解析：患儿起病急骤，突然牙龈出血，口腔血疱，双下肢瘀斑。实验室检查：血红蛋白110g/L，白细胞9×10⁹/L，血小板10×10⁹/L，骨髓增生活跃，巨核细胞 23 个 / 片，考虑为免疫性血小板减少症（急性型）。

82.答案：A　解析：患者产后乳房红肿热痛，考虑为急性乳腺炎，症见左乳房肿痛，伴发热恶寒，口干，舌红苔薄黄，脉浮数，诊断为肝胃郁热证，方用瓜蒌牛蒡汤加减。

83.答案：E　解析：患儿，5 个月，腹泻，有湿疹，食欲正常，不影响生长发育，考虑为生理性腹泻。

84.答案：A　解析：食欲不振，厌恶进食，食而乏味，伴胸脘痞闷，嗳气泛恶，大便不调，偶尔多食后则脘腹饱胀，形体尚可，精神正常，舌淡红，苔薄白，脉尚有力，考虑为厌食脾失健运证，选方为不换金正气散。

85.答案：C　解析：项部痈起月余，可见多个脓栓，考虑为痈；身热，唇燥口干，大便干结，舌红苔黄，脉细数，考虑为阴虚火盛，治当滋阴生津，清热托毒，方用竹叶黄芪汤加减。

86.答案：D　解析：患者 51 岁，月经紊乱 2 年，近半年时而烘热汗出，时而畏寒肢冷，腰酸乏力，头晕耳鸣，浮肿便溏，月经紊乱，色淡，舌淡，苔薄，脉沉弱，考虑为绝经综合征肾阴阳两虚证，治法为滋阴补肾，调补冲任，方选二仙汤合二至丸。

87.答案：B　解析：症见腹胀 2 天，伴恶心呕吐，无排气排便，腹部 X 线见肠管见气液平面，考虑为肠梗阻，舌质淡红，苔薄白，脉弦，诊断为气滞血瘀证。

88.答案：A　解析：产后 2 周，乳少，症见乳汁清稀，乳房柔软，无胀感，面色少华，神疲乏力，食欲不振，心悸头晕，舌淡白，脉虚细，中医辨证为产后缺乳气血虚弱证，治法为补气养血，佐以通乳，方选通乳丹加减。

89.答案：C　解析：肛门周围突然肿痛，局部红、肿、热、痛明显，考虑为肛周脓肿；伴有恶寒发热，大便秘结，小便短赤，舌红，苔薄黄，脉数，考虑为热毒蕴结证，选方为仙方活命饮或黄连解毒汤加减。

90.答案：C　解析：婴儿突发惊厥，无热，反复发作 3 次，惊厥后意识清，出牙延迟，赫氏沟明显，方颅，首先考虑为维生素 D 缺乏性手足搐搦症。

91.答案：A　解析：患者外阴剧烈瘙痒，妇科检查见外阴皮肤暗红，增厚似皮革，考虑为外阴慢性单纯性苔藓，症见灼热疼痛，带下量多，色黄气秽，胸闷烦躁，口苦口干，溲赤便秘；舌红，苔黄腻，脉弦数，中医辨证为湿热下注证，治法为清热利湿，通络止痒，方选龙胆泻肝汤去木通。

92.答案：C　解析：月经淋漓日久，连月不净，中医诊断为崩漏，西医考虑为无排卵性异常子宫出血；症见色深红，质稠，口渴烦热，溲黄便结，舌红，苔黄，脉滑数，中医辨证为实热证，治法为清热凉血，止血调经，方选清热固经汤加减。

93.答案：C　解析：哮喘反复发作史，受凉后喘促，动则喘甚，面白少华，形寒肢冷，尿频，伴见咳嗽痰多，喉间痰鸣，舌淡，苔腻，脉细弱。考虑为支气管哮喘外寒内热证，选方为射干麻黄汤合都气丸。

94.答案：A　解析：尿蛋白（+++），血浆白蛋白 25g/L，血浆胆固醇 7.2mmol/L，腰痛肢肿，考虑为肾病综合征；现小便频数不爽、量少、有刺痛感、色黄赤浑浊、小腹坠胀不适、恶寒发热、口苦便秘，舌质红、苔黄腻，脉滑数，考虑为湿热证，偏下焦湿热，故选方为八正散。

95.答案：B　解析：血红蛋白 60g/L，红细胞 2.90×10^{12}/L，MCHC 28%，MCV 75fL，血涂片示红细胞大小不等，以小为主，中心淡染区扩大，考虑为小细胞低色素性贫血；结合心肺正常，肝脏于肋下触及 3cm，面色渐苍白，不愿活动，时而腹泻，考虑为缺铁性贫血。

96.答案：C　解析：癫痫发作时吐舌，惊叫，急啼，面色时红时白，惊惕不安，如人将捕之状，四肢抽搐，夜卧不宁，舌淡红，苔白，脉弦滑，考虑为惊痫证，选方为镇惊丸。

97.答案：C　解析：子宫肌瘤患者，症见小腹包块坚硬，胀痛拒按，月经量多，经行不畅，色紫暗有块，经前乳房胀痛，胸胁胀闷，小腹胀痛；舌边有瘀点瘀斑，苔薄白，脉弦涩，中医辨证为气滞血瘀证，治法为行气活血，化瘀消癥，方选膈下逐瘀汤。

98.答案：C　解析：乳房肿块质硬，表面不平，边界不清，考虑为乳腺癌。

99.答案：A　解析：患者下肢出现一红丝，红肿热痛，现红丝较细，向近端蔓延，全身症状轻，苔薄黄，脉数，考虑为红丝疔，选方为五味消毒饮。

100.答案：C　解析：症见转移性右下腹疼痛，现腹痛剧烈，全腹压痛、反跳痛，腹皮挛急，高热、烦渴欲饮，呕吐不食，大便秘结，小便黄，舌红绛苔黄厚，脉洪数，诊断为热毒证，方用大黄牡丹汤合透脓散。

101. 答案：A 解析：患者产后精神不振，心神不宁，考虑为产褥期抑郁症，症见悲伤欲哭，失眠多梦，健忘，伴神疲乏力，面色萎黄；舌淡，苔薄白，脉细弱，治法为补益心脾，养血安神，方选甘麦大枣汤合归脾汤。

102. 答案：E 解析：体外冲击波碎石适用于直径 ≤ 2.5cm 的上尿路结石。

103. 答案：E 解析：十二指肠溃疡穿孔，立位腹部平片可见膈下游离气体，最具有诊断意义。

104. 答案：D 解析：按体表面积划分为 11 个 9% 的等份，另加 1%，构成 100% 的体表面积。即头、面、颈部：1×9%=9%；躯干前后包括外阴：3×9%=27%；两上肢：2×9%=18%；双下肢包括臀部：5×9%+1%=46%，共为 11×9%+1%=100%。患者双上肢损伤，为 18%。有水疱形成，剧烈疼痛，考虑为浅Ⅱ°烧伤。

105. 答案：B 解析：3 天前有不洁性生活史后出现尿道口红肿，尿急、尿频、尿痛，淋沥不止，尿液浑浊如脂，尿道口溢脓，舌红苔黄腻，脉滑数。考虑为湿热毒蕴证（急性淋病），选方为龙胆泻肝汤加减。

106. 答案：D 解析：不洁性交 8 周后周身起杨梅疮，色如玫瑰，梅毒血清试验阳性，口舌生疮，大便秘结，舌质红绛，苔薄黄，脉细数，考虑为二期梅毒，血热蕴毒证，选方清营汤合桃红四物汤。

107. 答案：C 解析：根据症状初步怀疑为异位妊娠，后穹隆穿刺对异位妊娠的诊断有重要意义且可迅速实施，腹腔穿刺一般不作为异位妊娠的检查手段，诊断性刮宫以及腹腔镜检查需较长准备时间，双合诊诊断的特异性不高。

108. 答案：B 解析：颈前肿块 3 个月，无痛，坚硬如石，生长较快，表面高低不平，考虑为甲状腺癌。症见胸闷胀满，苔白腻，脉弦滑，诊断为气郁痰凝证。方用海藻玉壶汤合逍遥散加减。

109. 答案：A 解析：患者尿妊娠试验（+），阴道少量出血，腰酸腹坠隐痛，中医考虑为胎动不安，西医考虑为先兆流产；症见头晕耳鸣，小便频数，舌淡，苔白，脉沉细滑尺弱，中医辨证为肾虚证，治法为补肾益气，固冲安胎，方选寿胎丸。先兆流产者应卧床休息，禁止性生活，黄体功能不足

的患者，给予黄体酮和维生素 E。

110. 答案：D 解析：皮肤出现玫瑰红色斑丘疹，后疹色加深，在口腔颊部近臼齿处出现麻疹黏膜斑，考虑为麻疹；高热不退，咳嗽气急，鼻翼扇动，唇周发绀，喉间痰鸣，口渴烦躁，舌红苔黄，脉数，考虑为麻疹逆证的邪毒闭肺证。

111. 答案：B 解析：不思饮食，嗳腐酸馊，脘腹胀满，疼痛拒按，大便酸臭，苔白厚腻，脉象弦滑，考虑为积滞乳食内积证，选方为保和丸。

112. 答案：A 解析：乳房胀痛，有肿块，月经来潮前乳痛加重、肿块稍肿大，行经后好转，考虑为乳腺增生症。伴情绪抑郁，心烦易怒，失眠多梦，胸胁胀满；舌质淡红，苔薄白，脉细涩，考虑为肝郁气滞证。

113. 答案：B 解析：患者每逢经行面目、四肢浮肿，经行泄泻，腰腿酸软，身倦无力，形寒肢冷，舌淡，苔白滑，脉沉缓，考虑为经前期综合征脾肾阳虚证，治法为温肾健脾，化湿调经，方选右归丸合苓桂术甘汤。

114. 答案：D 解析：患者月经持续 10 ～ 12 天，周期和经量基本正常，中医诊断为经期延长，基础体温呈双相型，月经第 5 天子宫内膜检查呈分泌反应，西医考虑为子宫内膜不规则脱落。

115. 答案：E 解析：一周前腰胯胁下出现大片鲜红，红肿蔓延，摸之灼手，肿胀触痛；舌红，苔黄腻，脉弦滑数，考虑为丹毒的肝脾湿火证，选方为龙胆泻肝汤或柴胡清肝汤加减。

116. 答案：B 解析：患者经期延后及月经量少 3 年，多毛，B 超检查示双卵巢呈多囊性改变，考虑为多囊卵巢综合征；症见头晕头重，胸闷泛恶，形体肥胖，舌体胖大，色淡，苔白腻，脉滑，中医辨证为痰湿阻滞证，治法为燥湿除痰，活血调经，方选苍附导痰丸合佛手散。

117. 答案：D 解析：寒热起伏，全身肌肉酸痛，心悸胸闷，肢体乏力，舌质红，苔黄腻，脉濡数，CK-MB 升高，超声心动图示心脏扩大。考虑为病毒性心肌炎的湿热侵心证，治法为清热化湿，宁心复脉。

118. 答案：A 解析：高热不退，头痛项强，恶心呕吐，突然肢体抽搐，双目上视，神志昏迷，面色发青，烦躁口渴，舌红，苔黄腻，脉数，考虑为急惊风的温热疫毒 - 邪陷心肝，选方为羚角钩藤汤合紫雪丹。

119. 答案：E 解析：皮肤上常出现大小形态

不一的鲜红风团，考虑为荨麻疹；伴腹痛、恶心呕吐，神疲纳呆，大便秘结；舌质红，苔黄腻，脉弦滑数，考虑为胃肠湿热证，选方为防风通圣散加减。

120.答案：C 解析：小便频数，淋沥不尽，尿道口有白浊溢出，考虑为前列腺炎；精神不振，腰酸膝软，手足不温，阳痿，早泄，舌淡胖，苔白，脉沉细，考虑为肾阳虚衰证。

121.答案：D 解析：患者指端剧烈跳痛，触之痛甚，考虑已成脓，为脓性指头炎热盛肉腐证，选方为黄连解毒汤合五味消毒饮加减。

122.答案：D 解析：妊娠中晚期，腹形小于妊娠月份，胎儿存活，考虑为胎儿生长受限；症见颧赤唇红，手足心热，口干喜饮，舌质红，少苔，脉细数，中医辨证为阴虚内热证，治法为滋阴清热，养血育胎，方选保阴煎。

123.答案：B 解析：妊娠29周，小便频而急，考虑为妊娠合并尿路感染；症见小便频而急，尿短黄赤，面色垢黄，腰痛，口苦咽干，渴喜热饮，胸闷食少，舌红，苔黄腻，脉滑数，中医辨证为湿热下注证，治法为清热利湿通淋，方选五淋散加减。

124.答案：E 解析：患者月经停止1年余，尿hCG（－），妇科检查未见异常，考虑为闭经；症见两颧潮红，五心烦热，盗汗，口干咽燥，舌红，苔少，脉细数，中医辨证为阴虚血燥证，治法为养阴清热，养血调经，方选加减一阴煎加减。

125.答案：C 解析：过食瓜果，出现腹痛欲泻，泻后痛减，腹胀，嗳腐，呕吐，吐泻物酸臭，舌苔黄腻，脉滑实，考虑为伤食泻，选方为保和丸。

126.答案：C 解析：面色萎黄无华，唇淡不泽，指甲苍白，食欲不振，神疲乏力，形体消瘦，大便不调，舌淡苔白，脉细无力，血常规示小细胞低色素性贫血，考虑为缺铁性贫血的脾胃虚弱证，选方为六君子汤。

127.答案：C 解析：反复浮肿，尿蛋白明显增高，血浆白蛋白降低，血浆胆固醇5.97mmol/L，考虑为肾病综合征；反复浮肿5个月，面目为著，尿量减少，面白身重，气短乏力，纳呆便溏，自汗出，易感冒，上气喘息，咳嗽，舌淡胖，苔薄白，脉虚弱，考虑为肺脾气虚证。

128.答案：D 解析：肿物如指头大小，质硬，表面光滑，边缘清楚，无粘连，活动度大，考虑为纤维瘤。

129.答案：C 解析：股间出现钱币形红斑，考虑为体癣，选方为龙胆泻肝汤。

130～132.答案：B、C、B 解析：患者痛经进行性加重，后穹隆可触及蚕豆大小的触痛性结节，首先考虑子宫内膜异位症，有灼热感，拒按，遇热痛增，月经先期、量多、经色深红、质黏稠夹血块，心烦口渴，溲黄便结，伴性交疼痛，舌红有瘀点，苔黄，脉弦数，中医辨证为瘀热互结证，治法为清热凉血，活血祛瘀，方选清热调血汤加减。

133～135.答案：B、E、B 解析：1岁患儿前囟2cm×2cm，方颅，肋串珠明显，血钙磷乘积下降，碱性磷酸酶升高，考虑维生素D缺乏性佝偻病激期；烦躁，夜啼不宁，惊惕不安，多汗，毛发稀疏，乏力，纳呆食少，囟门迟闭，出牙延迟，坐立行走无力，舌质淡，苔薄，指纹淡紫，为脾虚肝旺证。维生素D缺乏性佝偻病激期应口服维生素D每日3000～6000U。治疗维生素D缺乏性佝偻病激期脾虚肝旺证首选益脾镇惊散。

136～138.答案：A、C、A 解析：年轻患者左下肢皮肤暗红而肿，趺阳脉搏动消失，疼痛异常，须弯膝抱足按摩而坐，年轻，且无高血压、高脂血症、糖尿病病史，考虑为血栓闭塞性脉管炎；伴有发热、口干、食欲减退、便秘、尿黄赤，舌质红，苔黄腻，脉洪数，考虑为热毒证，治法为清热解毒，化瘀止痛，选方为四妙勇安汤。

139～140.答案：A、C 解析：新生儿后期视觉感知发育迅速，1个月可凝视光源，开始有头眼协调；3～4个月看自己的手；4～5个月认识母亲面容，初步分辨颜色，喜欢红色；1～2岁喜看图画，能区别形状；6岁视深度已充分发育，视力达1.0。前囟在1～1.5岁时闭合。

141～142.答案：B、C 解析：腰大肌试验阳性提示炎性阑尾贴近腰大肌，多见于盲肠后位阑尾炎；闭孔内肌试验阳性提示炎性阑尾位置较低，贴近闭孔内肌，为盆腔位阑尾炎。

143～144.答案：A、B 解析：受精发生在排卵后12小时内，整个过程需要24小时；约在受精后72小时，受精卵分裂成由16个细胞组成的实心细胞团，称为桑椹胚。

145～146.答案：A、B 解析：急性蜂窝织炎足发背，多因足癣感染引起。初起足背红肿灼热疼痛，肿势弥漫，边界不清，活动受限；伴寒战高热，食欲不振；舌质红，苔黄腻，脉滑数，治法为清热解毒，和营利湿，方选五神汤加减。急性蜂窝织炎的锁喉痛，小儿多见，感染起源于口腔或面部。初起喉结处红肿绕喉，根脚散漫，坚硬灼热疼痛；伴有壮热口渴，头痛项强，大便燥结，小便短赤；舌红绛，苔黄腻，脉弦滑数或洪数，治法为散风清热，化痰解毒，方选普济消毒饮加减。

147～148.答案：B、C　解析：痛经湿热瘀阻证，症见经前或经期小腹疼痛或胀痛，灼热感，或痛连腰骶，或平时小腹疼痛，经前加剧；经血量多或经期延长，色暗红，质稠或夹较多黏液，带下量多，色黄质黏有臭味，或低热起伏，小便黄赤；舌红，苔黄腻，脉滑数，治法为清热除湿，化瘀止痛，方选清热调血汤。子宫肌瘤湿热瘀阻证，症见小腹包块，疼痛拒按，经行量多，经期延长，色红有块，质黏稠，带下量多，色黄秽臭，腰骶酸痛，溲黄便结；舌暗红，边有瘀点瘀斑，苔黄腻，脉滑数，治法为清热利湿，活血消癥，方选大黄牡丹汤。

149～150.答案：A、D　解析：过敏性紫癜风热伤络证的首选方剂是银翘散。皮肤黏膜淋巴结综合征气营两燔证的首选方剂是清营汤。

中西医结合执业医师资格考试医学综合最后成功四套胜卷（四）答案

第一单元

1.A	2.C	3.E	4.C	5.D	6.A	7.A	8.D	9.B	10.C
11.A	12.D	13.A	14.C	15.D	16.B	17.E	18.E	19.E	20.D
21.D	22.C	23.D	24.E	25.D	26.D	27.C	28.D	29.E	30.C
31.D	32.C	33.C	34.C	35.D	36.D	37.D	38.C	39.D	40.D
41.C	42.C	43.E	44.D	45.C	46.C	47.E	48.C	49.A	50.E
51.C	52.E	53.D	54.D	55.D	56.C	57.D	58.C	59.E	60.B
61.B	62.A	63.E	64.D	65.C	66.B	67.D	68.D	69.C	70.B
71.B	72.E	73.A	74.E	75.E	76.B	77.C	78.C	79.D	80.C
81.A	82.B	83.A	84.A	85.B	86.D	87.D	88.E	89.B	90.B
91.B	92.D	93.D	94.D	95.C	96.B	97.D	98.A	99.E	100.E
101.B	102.D	103.D	104.D	105.E	106.A	107.D	108.E	109.C	110.B
111.D	112.C	113.A	114.B	115.C	116.C	117.D	118.B	119.B	120.E
121.D	122.B	123.C	124.B	125.D	126.D	127.C	128.D	129.C	130.B
131.E	132.B	133.B	134.C	135.E	136.D	137.A	138.E	139.B	140.A
141.C	142.D	143.A	144.C	145.D	146.A	147.B	148.A	149.C	150.D

第二单元

1.A	2.B	3.C	4.B	5.B	6.E	7.D	8.D	9.D	10.C
11.E	12.B	13.C	14.A	15.E	16.A	17.A	18.B	19.C	20.B
21.D	22.B	23.E	24.C	25.E	26.B	27.E	28.A	29.E	30.C
31.E	32.B	33.A	34.D	35.A	36.D	37.E	38.E	39.E	40.E
41.E	42.E	43.B	44.D	45.C	46.E	47.E	48.D	49.B	50.D
51.A	52.B	53.A	54.C	55.D	56.B	57.B	58.D	59.C	60.B
61.D	62.D	63.C	64.C	65.D	66.E	67.B	68.C	69.C	70.C
71.A	72.E	73.C	74.C	75.D	76.E	77.D	78.B	79.B	80.B
81.A	82.E	83.D	84.B	85.D	86.E	87.B	88.D	89.B	90.A
91.C	92.B	93.D	94.C	95.E	96.A	97.E	98.E	99.B	100.E
101.D	102.A	103.B	104.A	105.A	106.E	107.C	108.A	109.B	110.B
111.A	112.E	113.B	114.E	115.B	116.D	117.B	118.E	119.D	120.E
121.E	122.C	123.D	124.B	125.C	126.B	127.C	128.B	129.C	130.C

131.C　132.B　133.C　134.B　135.D　136.C　137.A　138.D　139.C　140.D
141.D　142.B　143.B　144.A　145.D　146.E　147.E　148.C　149.E　150.A

第三单元

1.C　2.A　3.B　4.C　5.B　6.B　7.E　8.E　9.B　10.A
11.A　12.A　13.D　14.E　15.D　16.D　17.E　18.B　19.E　20.E
21.D　22.E　23.B　24.C　25.D　26.E　27.B　28.E　29.D　30.C
31.E　32.A　33.B　34.A　35.A　36.B　37.C　38.A　39.A　40.E
41.D　42.E　43.E　44.A　45.C　46.A　47.E　48.E　49.A　50.C
51.D　52.B　53.A　54.E　55.D　56.C　57.C　58.C　59.A　60.B
61.C　62.A　63.A　64.D　65.E　66.D　67.E　68.E　69.A　70.E
71.C　72.C　73.B　74.A　75.B　76.B　77.B　78.B　79.B　80.C
81.B　82.A　83.C　84.E　85.A　86.B　87.B　88.E　89.C　90.D
91.C　92.B　93.D　94.C　95.C　96.D　97.E　98.E　99.C　100.E
101.D　102.B　103.A　104.B　105.C　106.D　107.A　108.E　109.D　110.A
111.A　112.B　113.E　114.B　115.D　116.E　117.B　118.C　119.C　120.E
121.A　122.A　123.A　124.E　125.E　126.A　127.A　128.E　129.D　130.D
131.B　132.E　133.E　134.B　135.C　136.A　137.D　138.C　139.B　140.D
141.C　142.D　143.D　144.B　145.A　146.E　147.C　148.A　149.C　150.D

第四单元

1.A　2.D　3.C　4.D　5.A　6.E　7.B　8.E　9.A　10.D
11.A　12.D　13.E　14.E　15.C　16.B　17.A　18.C　19.E　20.E
21.B　22.D　23.C　24.A　25.C　26.E　27.A　28.B　29.C　30.B
31.A　32.A　33.A　34.B　35.A　36.B　37.B　38.C　39.B　40.C
41.A　42.C　43.A　44.D　45.B　46.A　47.C　48.D　49.D　50.B
51.B　52.C　53.C　54.A　55.A　56.B　57.E　58.E　59.C　60.A
61.D　62.C　63.A　64.E　65.D　66.A　67.E　68.A　69.D　70.B
71.C　72.A　73.E　74.B　75.E　76.D　77.B　78.C　79.A　80.E
81.B　82.D　83.D　84.C　85.C　86.E　87.A　88.C　89.C　90.A
91.B　92.C　93.C　94.D　95.A　96.C　97.B　98.C　99.A　100.C
101.B　102.E　103.B　104.C　105.A　106.D　107.C　108.C　109.B　110.B
111.E　112.B　113.B　114.B　115.A　116.E　117.D　118.A　119.A　120.D
121.B　122.A　123.D　124.B　125.C　126.A　127.B　128.D　129.B　130.B
131.A　132.A　133.B　134.A　135.D　136.A　137.D　138.A　139.D　140.B
141.D　142.A　143.D　144.E　145.A　146.E　147.A　148.E　149.C　150.D

中西医结合执业医师资格考试医学综合最后成功四套胜卷（四）解析

第一单元

1.答案：A　解析：广藿香功效：芳香化浊，和中止呕，发表解暑。主治：湿滞中焦，为芳香化湿浊要药，多治寒湿困脾证；呕吐，善治湿浊中阻之呕吐；暑湿、湿温初起。

2.答案：C　解析：龙骨甘涩、平，入心、肝、肾经。功效：镇惊安神，平肝潜阳，收敛固涩，收湿敛疮。主治：心神不宁、心悸失眠、惊痫癫狂；肝阳上亢，头晕目眩；滑脱诸证；湿疮痒疹，疮疡久溃不敛。

3.答案：E　解析：透关射甲，即食指络脉直达指端，提示病情凶险，预后不良。

4.答案：C　解析：苔淡黄而滑润多津（黄滑苔）多是阳虚寒湿之体，痰饮聚久化热，或为气血亏虚，复感湿热之邪。

5.答案：D　解析：肾气丸主治肾阳不足证，症见腰痛脚软，下半身常有冷感，少腹拘急，小便不利，或小便反多，入夜尤甚，或阳痿早泄，舌质淡而胖，脉虚弱，尺部沉细。

6.答案：A　解析：导赤散主治心经火热证，症见心胸烦热，口渴面赤，意欲饮冷，以及口舌生疮；或心热移于小肠，小便赤涩刺痛，舌红，脉数。《医宗金鉴》以"水虚火不实"五字概括了导赤散证的病机。

7.答案：A　解析：浙贝母主治：风热、痰热咳嗽。本品功似川贝母而偏于苦泄，归肺经，长于清肺，为治疗肺热咳嗽之常用药物，多与黄芩等配伍；若治风热咳嗽，则常配伍桑叶、前胡等。前胡功效：降气化痰，散风清热。

8.答案：D　解析：情志相胜顺序为：怒→思→恐→喜→悲→怒。制约喜的情志是恐。

9.答案：B　解析：精的概念源于"水地说"。

10.答案：C　解析：乌梅功效：敛肺，涩肠，安蛔，生津。

11.答案：A　解析：麻黄汤中麻黄与杏仁相

伍，一宣一降，以恢复肺气之宣降，加强宣肺平喘之功，为宣降肺气的常用组合。

12.答案：D　解析：目眩实证者，多因肝阳上亢、肝火上炎、肝阳化风及痰湿上蒙清窍所致；虚证者多因气虚、血亏、阴精不足，目失充养所致。

13.答案：A　解析：燥邪犯肺证，痰少而黏，不易咳出。痰热壅肺证，咳痰黄稠而量多。故二证鉴别最有意义的是痰液的性状。

14.答案：C　解析：白喉，又称"疫喉"，伪膜坚韧，不易剥离，重剥则出血，或剥去随即复生，属重证，因肺胃热毒伤阴而成，属烈性传染病。

15.答案：D　解析：真实假虚是指病机的本质为"实"，但表现出"虚"的临床假象，一般是由于邪气亢盛，结聚体内，阻滞经络，气血不能外达所致，又称为"大实有羸状"。如热结肠胃而泻下稀水臭秽的"热结旁流"证；小儿食积而出现的腹泻，妇科瘀血内阻而出现的崩漏下血等。

16.答案：B　解析：阿胶应烊化又称溶化。主要是指某些胶类、黏性大而易溶的药物。如阿胶、鹿角胶、龟甲胶、鳖甲胶、鸡血藤胶及蜂蜜、饴糖等。

17.答案：E　解析：对乙类传染病中传染性非典型肺炎、炭疽中的肺炭疽和新型冠状病毒肺炎，采取本法所称甲类传染病的预防、控制措施。

18.答案：E　解析：紫草功效：清热凉血，活血消斑，解毒透疹。

19.答案：E　解析：温脾汤的功效为攻下寒积，温补脾阳。

20.答案：D　解析：医疗机构委托配制中药制剂，应当向委托方所在地省、自治区、直辖市人民政府药品监督管理部门备案。

21.答案：D　解析：医生的义务：①遵守法律、法规，遵循临床诊疗指南，遵守技术操作规范和医学伦理规范。②树立敬业精神，遵守职业道德，履行医师职责，尽职尽责为患者服务。③关心、爱护、尊重患者，保护患者的隐私。④努力钻研业务，更新知识，提高专业技术水平。⑤宣传卫生保健知识，对患者进行健康教育。

22．答案：C　解析：丹参功效：活血祛瘀，通经止痛，凉血消痈，清心除烦。主治：月经不调，痛经闭经，产后瘀滞腹痛；血瘀心痛、脘腹疼痛、癥瘕积聚、跌打损伤、风湿痹证；热病烦躁神昏，心悸失眠；疮痈肿毒。

23．答案：D　解析：受吊销医师执业证书行政处罚，自处罚决定之日起至申请注册之日止不满二年的不予注册。

24．答案：E　解析：地方性卫生法规在卫生法法源中也占有重要地位，它是由省、直辖市、自治区人民代表大会及其常务委员会制定的规范性文件。这些规范性文件只能在制定机关管辖范围内有效。

25．答案：D　解析：硫黄畏朴硝，水银畏砒霜，狼毒畏密陀僧，巴豆畏牵牛，丁香畏郁金，牙硝畏三棱，川乌、草乌畏犀角，人参畏五灵脂，官桂畏赤石脂。

26．答案：D　解析：五苓散中桂枝温通阳气以化水，兼解表散邪。

27．答案：C　解析：正治指采用与疾病的证候性质相反的方药以治疗的一种原则。适用于疾病的征象与其本质相一致的病证。包括寒者热之、热者寒之、虚则补之、实则泻之。

28．答案：D　解析：五轮所属部位歌如下：五轮肉血气风水，肉轮两胞血轮眦，气轮白睛风轮黑，水轮瞳子自当如。

29．答案：E　解析：阿胶功效：补血，滋阴，润燥，止血。

30．答案：C　解析：出自《素问·灵兰秘典论》："三焦者，决渎之官，水道出焉。"故应选C项三焦。

31．答案：D　解析：清营汤中银花、连翘、竹叶清热解毒，轻清透泄，使营分热邪有外达之机，促其透出气分而解，此即"入营犹可透热转气"之具体应用。

32．答案：C　解析：仙鹤草功效：收敛止血，止痢，截疟，解毒补虚。主治：出血，腹泻，痢疾，疟疾，痈肿疮毒，阴痒带下，脱力劳伤。

33．答案：C　解析：栀子功效：泻火除烦，清热利湿，凉血解毒；外用消肿止痛。焦栀子凉血止血。主治：热病心烦；湿热黄疸；热淋涩痛；血热

吐衄，尿血、崩漏；目赤肿痛；火毒疮疡，外用治扭挫伤痛。

34．答案：C　解析：嗳气、呃逆、呕吐都是胃气上逆的表现。

35．答案：D　解析：前额连眉棱骨痛属于阳明头痛；两侧太阳穴处痛属于少阳头痛；后头部连项痛属于太阳头痛；颠顶痛属于厥阴头痛；脑中痛，或牵及于齿多属少阴头痛；全头重痛多为太阴头痛。

36．答案：D　解析：感邪即发，又称为卒发、顿发，即感邪后立即发病，多见于新感外邪较盛、剧烈的情绪变化、毒物所伤、外伤、感受疠气等。由于疠气其性毒烈，致病力强，来势凶猛，感邪后多呈暴发。

37．答案：D　解析：吴鞠通著《温病条辨》，创立三焦辨证，并发展了三焦湿热病机和临床湿温病辨证规律。

38．答案：C　解析：女贞子功效：滋补肝肾，明目乌发。

39．答案：D　解析：津伤化燥，在肺则干咳无痰，甚则咯血；以胃燥为主时，可见食少、舌光红无苔；若系肠燥，则兼见便秘等症。

40．答案：D　解析：秦艽功效：祛风湿，通络止痛，退虚热，清湿热。主治骨蒸潮热，疳积发热。为治虚热要药。

41．答案：C　解析：脾气主升，以升为顺；胃气主降，以降为和。脾胃之气，升降相因，相反相成，为气机升降出入的枢纽。

42．答案：C　解析：炙甘草汤功用是滋阴养血，益气温阳，复脉定悸。

43．答案：E　解析：心气下降，肺主宣发肃降，脾主升清，肝主升发，肾主纳气。

44．答案：D　解析：肝主藏血指肝脏具有贮藏血液、调节血量及防止出血的生理功能。

45．答案：C　解析：阳偏衰导致的虚寒证，采用阴病治阳，即益火之源，以消阴翳。

46．答案：C　解析：清气化痰丸的功用为清热化痰，理气止咳。

47．答案：E　解析：甘草功效：补脾益气，祛痰止咳，缓急止痛，清热解毒，调和诸药。

48．答案：C　解析：牛黄功效：凉肝息风，清心豁痰，开窍醒神，清热解毒。主治：惊风、癫痫；热病神昏，口噤、痰鸣；口舌生疮、咽喉肿痛、痈疽疔毒。

49. 答案：A 解析：阴阳的对立制约，是指相互关联的阴阳双方之间存在着相互抑制、排斥、牵制的关系。"动极者，镇之以静；阴亢者，胜之以阳"，是为阴阳对立制约。

50. 答案：E 解析：肾主纳气，肾气有摄纳肺所吸入的自然界清气，保持吸气的深度，防止呼吸表浅的作用。

51. 答案：C 解析：肺主治节即治理调节，它概括了肺的主要生理功能，即肺有辅助心脏对全身进行治理和调节的作用。生理意义体现在四个方面：治理和调节呼吸运动；治理和调节全身气机；治理和调节血液的运行；治理和调节津液代谢。《素问·灵兰秘典论》载："肺者，相傅之官，治节出焉。"C项并非肺脏的生理功能。

52. 答案：E 解析：瘀血的致病特点：易于阻滞气机，即"血瘀必气滞"；影响血脉运行；影响新血生成；病位固定，病证繁多。

53. 答案：D 解析：温经汤中以吴茱萸、桂枝温经散寒，通利血脉，其中吴茱萸功擅散寒止痛，桂枝长于温通血脉，共为君药。

54. 答案：D 解析：辛夷功效：散风寒，通鼻窍。苍耳子功效：散风寒，通鼻窍，祛风湿。细辛功效：解表散寒，祛风止痛，通窍，温肺化饮。白芷功效：解表散寒，祛风止痛，宣通鼻窍，燥湿止带，消肿排脓。四者均可治疗鼻渊。而紫苏叶解表散寒，行气宽中，解鱼蟹毒。

55. 答案：D 解析：暑邪淫胜，多夹湿邪，临床表现除发热烦渴外，伴有四肢困重、纳差、胸闷呕恶、大便溏滞不爽、舌苔厚腻等湿困症状。

56. 答案：C 解析：五脏共同的生理特点是化生和贮藏精气，六腑共同的生理特点是受盛和传化水谷。即所谓"五脏者，藏精气而不泻也，故满而不能实；六腑者，传化物而不藏，故实而不能满也"。

57. 答案：D 解析：相侮是与五行相克次序发生相反方向的过度克制现象，即"反克"，又称"反侮"。相侮次序：木→金→火→水→土→木。

58. 答案：C 解析：补中益气汤组成药物包括黄芪、炙甘草、人参、当归、橘皮、升麻、柴胡、白术。

59. 答案：E 解析：巴戟天的功效为补肾阳，强筋骨，祛风湿；淫羊藿的功效为补肾阳，强筋骨，祛风湿。

60. 答案：B 解析：突然片状脱发，脱落处显露圆形或椭圆形光亮头皮而无自觉症状，称为斑秃，多为血虚受风所致。

61. 答案：B 解析：相杀是指一种药物能够减轻或消除另一种药物的毒副作用。如生姜能减轻或消除生半夏和生南星的毒性或副作用，所以说生姜杀生半夏和生南星的毒。

62. 答案：A 解析：桂枝汤组成为桂枝、芍药、生姜、大枣、炙甘草。小建中汤的组成为芍药、桂枝、炙甘草、生姜、大枣、饴糖。当归四逆汤的组成为当归、桂枝、芍药、细辛、炙甘草、通草、大枣。

63. 答案：E 解析：乌梅丸的药物组成为乌梅、细辛、干姜、黄连、当归、附子、蜀椒、桂枝、人参、黄柏。

64. 答案：D 解析：木香行气止痛，健脾消食；主治：泻痢里急后重，善行大肠之滞气，为治湿热泻痢、里急后重之要药。柿蒂降气止呃。香附疏肝解郁，调经止痛，理气宽中。乌药行气止痛，温肾散寒。薤白通阳散结，行气导滞。

65. 答案：C 解析：消瘦者，形瘦皮皱，多属阴血不足，内有虚火，中焦有火则有多食表现。

66. 答案：D 解析：当归六黄汤中含有当归、生地黄、熟地黄、黄芩、黄柏、黄连、黄芪。

67. 答案：D 解析：消风散中当归、生地黄、胡麻仁补血活血，凉血止痒，体现了"治风先治血，血行风自灭"的治疗原则。

68. 答案：D 解析：阴虚潮热的特点是午后和夜间有低热。有热自骨内向外透发的感觉者，称骨蒸发热，多属于阴虚火旺所致。

69. 答案：C 解析：面色淡黄，枯槁无华，称"萎黄"。常见于脾胃气虚，气血不足者。

70. 答案：B 解析：消食剂不宜长期服用，避免损伤脾胃之气。

71. 答案：B 解析：谵语指神识不清，语无伦次，声高有力的症状，为热扰心神，属实证。A项指狂言，C项指郑声，D项指错语，E项指独语。

72. 答案：E 解析：川乌主治：痹证，尤宜于风寒湿痹之寒邪偏盛；寒凝诸痛；跌打损伤，瘀肿疼痛。

73. 答案：A 解析：饭后嗜睡，兼神疲倦怠，食少纳呆者，多由脾失健运，清阳不升所致。

74. 答案：E 解析：肝胆湿热或郁热所致呕吐多为呕吐黄绿苦水。

75. 答案：E 解析：车前子能利水湿，分清浊而止泻，即利小便以实大便。宜于暑湿泄泻及小便不利之水泻。

76. 答案：A　解析：羌活胜湿汤功可祛风胜湿止痛，主治风湿犯表之痹证，症见肩背痛不可回顾，头痛身重，或腰脊疼痛，难以转侧，苔白，脉浮。

77. 答案：C　解析：苦：有泄、燥、坚阴的作用。

78. 答案：C　解析：肾为生气之根：先后天之精藏于肾中，相互促进，化生元气。脾胃为生气之源：脾胃相合，接受容纳饮食，腐熟运化水谷，化生水谷精微之气。肺为生气之主：肺为清虚之脏，主司呼吸，吸清呼浊，在气生成过程中十分重要。

79. 答案：D　解析：普通处方、急诊处方、儿科处方保存期限为1年，医疗用毒性药品、第二类精神药品处方保存期限为2年，麻醉药品和第一类精神药品处方保存期限为3年。

80. 答案：C　解析：膝部肿大而股胫消瘦，称为"鹤膝风"，多因寒湿内侵，气血亏虚所致。

81. 答案：A　解析：天王补心丹组成药物包括生地黄、人参、丹参、元参、茯苓、五味子、远志、桔梗、当归身、天门冬、麦门冬、柏子仁、酸枣仁、朱砂。

82. 答案：B　解析：痛泻要方的组成包括炒白术、炒白芍、炒陈皮、防风。

83. 答案：A　解析：安宫牛黄丸的功用为清热解毒，豁痰开窍。

84. 答案：A　解析：牵牛子的功效：泻水通便，消痰涤饮，杀虫攻积。

85. 答案：B　解析：肝心脾肺肾——筋脉肉皮骨。

86. 答案：D　解析：战栗鼓颔，口唇振摇，多为阳虚寒盛或邪正剧争所致，可见于温病、伤寒欲作汗时，或疟疾发作时。

87. 答案：D　解析：正常的舌象受年龄的影响，可以产生生理变异，如儿童的舌质多淡嫩，舌苔偏少易剥，老年人的舌色多暗红。

88. 答案：E　解析：表证常见临床表现有新起恶风寒或恶寒发热，头身疼痛，喷嚏、鼻塞，流涕，咽喉痒痛，微有咳嗽、气喘，舌淡红，苔薄，脉浮。

89. 答案：D　解析：脾气不但能将饮食物化为水谷精微，而且能将水谷精微吸收并转输至全身促进人体的生长发育。通过心、肺的作用化生气血，

以营养濡润全身。故脾为气血生化之源。

90. 答案：B　解析：气随津脱指津液大量丢失，气失其依附而随津液外泄，从而导致阳气暴脱亡失的病理状态。如《金匮要略心典》说："吐下之余，定无完气。"

91. 答案：B　解析：脾为气血生化之源，心主血脉是推动血液的动力。

92. 答案：D　解析：清暑益气汤的君药是西瓜翠衣和西洋参。

93. 答案：D　解析：医疗卫生机构对外出租、承包医疗科室，对直接负责的主管人员和其他直接责任人员依法给予处分，由县级以上人民政府卫生健康主管部门责令改正，没收违法所得，并处违法所得二倍以上十倍以下的罚款，违法所得不足一万元的，按一万元计算。

94. 答案：D　解析：黄汗指病人汗出沾衣，色如黄柏汁的症状，多因风湿热邪交蒸。

95. 答案：C　解析：百合固金汤功用是滋养肺肾，止咳化痰。主治肺肾阴亏，虚火上炎证。

96. 答案：B　解析：情志所伤的病证，以心、肝、脾三脏和气血失调为多见。

97. 答案：D　解析：点刺舌提示脏腑热极，或血分热盛。舌中生点刺，多为胃肠热盛。

98. 答案：A　解析：凉膈散功用是泻火通便，清上泄下，主治上中二焦火热证，症见烦躁口渴，面赤唇焦，胸膈烦热，口舌生疮，睡卧不宁，谵语狂妄，或咽痛吐衄，便秘溲赤，或大便不畅，舌红苔黄，脉滑数。

99. 答案：E　解析：舌苔的厚薄主要反映邪正的盛衰和邪气之深浅。

100. 答案：E　解析：夏天属太阳（阳中之阳），秋天属少阴（阳中之阴），冬天属太阴（阴中之阴），春天属少阳（阴中之阳）。

101. 答案：B　解析：常见脉象中，提及脉细的共有四个：①微脉：极细极软，似有似无；②弱脉：沉细无力而软；③濡脉：浮细无力而软；④细脉：脉细如线，应指明显。

102. 答案：D　解析：蝉蜕疏散风热，利咽开音，透疹，明目退翳，息风止痉。可治疗风热感冒、温病初起；急慢惊风、破伤风；小儿夜啼不安。

103. 答案：D　解析：小柴胡汤方中柴胡透泄少阳半表之邪为君；黄芩清泄少阳半里之热为臣，合而为和解少阳的基本结构。半夏、生姜和胃降

逆止呕；人参、大枣益气健脾，既扶正以助透邪外解，又实里以御邪气内传，共为佐。甘草扶正，调和诸药为使。

104. 答案：D 解析：胖大舌多主水湿内停、痰湿热毒上泛。①舌淡胖大：多为脾肾阳虚，水湿内停。②舌红胖大：多属脾胃湿热或痰热内蕴。③肿胀舌：舌红绛肿胀者，多见于心脾热盛，热毒上壅。④先天性舌血管瘤患者，可呈现青紫肿胀。

105. 答案：E 解析：下法是指通过泻下、荡涤、攻逐等方法，使停留于胃肠的宿食、燥屎、冷积、瘀血、结痰、停水等从下窍而出，以祛邪除病的一类治法。

106. 答案：A 解析：旋覆代赭汤中用生姜五两，其量最大。

107. 答案：D 解析：金银花功效：清热解毒，疏散风热。连翘功效：清热解毒，消肿散结，疏散风热。

108. 答案：E 解析：麻黄发汗力强，为发汗解表之要药。多用于外感风寒表实证。

109. 答案：C 解析：脉象八要素包括脉位、脉率（至数）、脉长、脉势（脉力）、脉宽、流利度、紧张度、均匀度。

110. 答案：B 解析：阳偏盛必然会耗阴，导致阴不足，"阳盛则阴病"。

111. 答案：D 解析：有效成分难溶于水的一些金石、矿物、介壳类药物应先煎。龙骨属于动物甲壳类，质地坚硬，有效成分不易煎出，入汤剂宜先煎。

112. 答案：C 解析：督脉与手足三阳经交会于大椎穴，又与阳维脉会合于头部。

113. 答案：A 解析：小青龙汤中麻黄、桂枝发汗解表，宣肺平喘而化里饮为君。

114. 答案：B 解析：三七主治：出血，对人体内外各种出血，无论有无瘀滞，均可应用；跌打损伤，瘀滞肿痛；活血化瘀而消肿定痛，为伤科要药；凡跌打损伤，或筋骨折伤，瘀血肿痛等，本品皆为首选药物。

115. 答案：C 解析：神曲主治：饮食积滞，丸剂中有金石药，加入本品以助消化。

116. 答案：C 解析：因紧急抢救未能及时填写病历的，医务人员应当在抢救结束后6小时内据实补记。

117. 答案：D 解析：奇经八脉纵横交叉于十二经脉之间，主要有三方面的作用：密切十二经脉之间的联系；调节十二经脉的气血；与肝、肾等脏及女子胞、脑、髓等奇恒之腑关系较为密切，增强它们相互之间的生理、病理联系。

118. 答案：B 解析：体质偏阳者，进食宜凉忌热；体质偏寒者，进食宜温忌寒；阴虚之体，饮食宜润忌腻。

119. 答案：B 解析：中医学的基本特点是整体观念以及辨证论治。

120. 答案：E 解析：左金丸中吴茱萸与黄连的用量比例为1：6。

121. 答案：D 解析：辛夷功效：散风寒、通鼻窍。苍耳子功效：散风寒，通鼻窍，祛风湿。

122. 答案：B 解析：越鞠丸中香附行气解郁，川芎活血行瘀治血郁，又助香附行气解郁，栀子清热泻火治火郁，苍术燥湿舒脾治湿郁，神曲消食化滞治食郁。

123. 答案：C 解析：天麻钩藤饮功用：平肝息风，清热活血，补益肝肾。

124. 答案：B 解析：肝阴虚证的临床表现是肝阴失养证（头晕、目涩、胁痛、手足蠕动），伴阴虚内热证（五心烦热，潮热盗汗，舌红少苔乏津，脉弦细数）。题干未出现肾阴虚证候，注意鉴别。

125. 答案：D 解析：患者"气血虚寒，痈肿脓成不溃，或溃后久不收口"，主要是因为气血不足，而"肾阳不足，畏寒肢冷"则是因为肾阳虚衰，治宜生气养血，补火助阳，而肉桂能够补火助阳，加入补气药中能够鼓舞正气生长，故为最适宜。

126. 答案：B 解析：济川煎主治肾虚便秘，症见大便秘结，小便清长，头目眩晕，腰膝酸软，舌淡苔白，脉沉迟。

127. 答案：C 解析：三仁汤主治湿温初起及暑温夹湿之湿重于热证，症见头痛恶寒，身重疼痛，面色淡黄，胸闷不饥，身热不扬，午后热甚，舌白不渴，脉弦细而濡。

128. 答案：B 解析：肝阳上亢证常见：眩晕耳鸣，头目胀痛，面红目赤，急躁易怒，失眠多梦，头重脚轻，腰膝酸软，舌红少津，脉弦有力或弦细数。

129. 答案：C 解析：失神包括精亏神衰以及邪盛神乱。其中精亏神衰的临床表现包括：精神萎靡，意识模糊，反应迟钝，面色无华，晦暗暴露，目无光彩，眼球呆滞，呼吸微弱，或喘促无力，肉削著骨，动作艰难等。

130.答案：B　解析：心阳虚脱证以心悸、心胸剧痛，加亡阳症状如冷汗、肢厥、脉微等为辨证要点。

131.答案：E　解析：瘾疹指皮肤上出现淡红色或苍白色风团，大小形态各异，瘙痒，搔之融合成片，高出皮肤，发无定处，出没迅速，时隐时现。为外感风邪或过敏所致。

132.答案：B　解析：患者出现胃肠热盛的症状，大便秘结，腹满硬痛而拒按，潮热，声高吸粗，是一派实热的证候，但又有倦怠懒言，身体羸瘦，精神萎顿等虚证表现。然脉虽沉细但按之有力，故本质为实证，乃真实假虚证候。

133～134.答案：B、C　解析：恐则气下，指过度恐惧，致使肾气失固，气陷于下的病机变化。临床可见二便失禁、遗精、滑精、骨痿等症。惊则气乱，指猝然受惊，导致心神不定，气机逆乱的病机变化。临床可见惊悸不安，慌乱失措，甚则神志错乱。

135～136.答案：E、D　解析：黄柏配苍术：苍术辛散，苦温燥湿；黄柏苦寒清热燥湿，作用偏下焦。两者伍用，一温一寒，相制相成，治疗湿热下注，下肢水肿，脚气痿躄等症。黄连配木香：黄连善清热燥湿而止泄痢；木香善调中宣滞，行气止痛。两药伍用，共奏清热燥湿、行气导滞之功，适用于胃肠湿热积滞之痢疾、腹痛、里急后重。

137～138.答案：A、E　解析：《处方管理办法》第十九条规定：处方一般不得超过7日用量；急诊处方一般不得超过3日用量。

139～140.答案：B、A　解析：黄精功效：补气养阴，健脾，润肺，益肾。鳖甲功效：滋阴潜阳，退热除蒸，软坚散结。

141～142.答案：C、D　解析：昏睡露睛，是脾气虚弱，气血不足，胞睑失养所致。胞睑下垂又称睑废，其中双睑下垂者，多见于先天不足，脾肾亏虚。

143～144.答案：A、C　解析：小建中汤主治中焦虚寒，肝脾失调，阴阳不和证，症见腹中拘急疼痛，时发时止，喜温喜按，或心中悸动，虚烦不宁，面色无华，兼见手足烦热，咽干口燥等，舌淡苔白，脉细弦；暖肝煎主治肝肾不足，寒滞肝脉证，症见睾丸冷痛，或小腹疼痛，疝气痛，畏寒喜暖，舌淡苔白，脉沉迟。

145～146.答案：D、A　解析：任脉的基本功能为总任一身之阴脉，有"阴脉之海"之称。另外，任脉起于胞中，与女子妊娠有关，称"任主胞胎"。冲脉的基本功能为调节十二经气血，有"十二经脉之海"之称。另外，冲脉又为"血海"，与妇女的月经密切相关。跷脉有阴跷脉和阳跷脉。阴阳跷脉有濡养眼目、司眼睑之开合和下肢运动的功能。此外古人尚有阴阳跷脉"分主一身左右之阴阳"之说。

147～148.答案：B、A　解析：半夏泻心汤的组成包括半夏、干姜、黄芩、黄连、人参、炙甘草、大枣；小柴胡汤的组成包括柴胡、黄芩、半夏、人参、炙甘草、生姜、大枣。

149～150.答案：C、D　解析：失眠临床常见有四种类型：①不易入睡，甚至彻夜不眠，兼心烦不寐者，多见于心肾不交。②睡后易醒，不易再睡者，兼心悸、便溏，多见于心脾两虚。③睡眠时时惊醒，不易安卧者，多见于胆郁痰扰。④夜卧不安，腹胀嗳气酸腐者，多为食滞内停。A、B、E项均会导致嗜睡，而非失眠。

第二单元

1.答案：A　解析：半数有效量即引起50%最大反应强度或引起50%实验对象出现阳性反应时的药物剂量。

2.答案：B　解析：足厥阴肝经上入阴毛中，环绕阴器，其井穴大敦主治疝气，少腹痛，遗尿、癃闭、淋证等泌尿系病证，月经不调、经闭、崩漏、阴挺等妇科病证，以及癫痫。

3.答案：C　解析：青霉素G对真菌、立克次体、病毒和原虫无效。革兰阳性杆菌如白喉杆菌对青霉素敏感；革兰阴性球菌如脑膜炎球菌和淋球菌也对青霉素敏感，但易耐药；梅毒螺旋体、钩端螺旋体、回归热螺旋体、鼠咬热螺菌、放线杆菌等高度敏感。

4.答案：B　解析：为了减少和避免耐药性的产生，应严格控制抗菌药物的使用，合理使用抗菌药物。可用一种抗菌药物控制的感染绝不使用多种抗菌药联合；窄谱抗菌药可控制的感染不用广谱抗菌药物；严格控制抗菌药物预防应用、局部使用的适应证，避免滥用；医院内应对耐药菌感染的患者采取相应的消毒隔离措施，防止细菌的院内交叉感染；对抗菌药物要加强管理，使用或购买抗菌药物必须凭医生处方。

5. 答案：B 解析：弛张热是指体温在39℃以上，但波动幅度大，24小时内体温差达2℃以上，最低时仍高于正常水平。常见于败血症、风湿热、重症肺结核、化脓性炎症等。

6. 答案：E 解析：阿是穴又称天应穴、不定穴等，是以压痛点或其他反应点作为刺灸的部位，既不是经穴，又不是奇穴，而是按压痛点取穴。这类穴既无具体名称，又无固定位置，多位于病变附近，也可在与病变距离较远处。阿是穴无一定数目。

7. 答案：D 解析：隔盐灸有回阳、救逆、固脱的作用，多用于治疗伤寒阴证或吐泻并作、中风脱证等病证。

8. 答案：D 解析：颅内高压呕吐的特点是呈喷射状。

9. 答案：D 解析：肝脏为多种凝血因子合成的场所，如果肝实质广泛而严重损伤时，凝血因子缺乏，PT明显延长，PTA下降，则有明显出血现象，常见于重型肝炎。

10. 答案：C 解析：十五络脉是由十二经脉和任、督二脉的别络及脾之大络组成的。

11. 答案：E 解析：骨髓异常增生时，常有胸骨压痛或叩击痛，见于白血病患者。

12. 答案：B 解析：中枢抑制药中毒可引起低血压，用去甲肾上腺素静滴，可使血压回升，维持正常水平。特别是当氯丙嗪中毒时应选去甲肾上腺素，而不可选用肾上腺素。

13. 答案：C 解析：心包积液300mL以下者，X线难以发现。中等量积液时，后前位可见心脏形态呈烧瓶形，上腔静脉增宽，心缘搏动减弱或消失等。

14. 答案：A 解析：伤寒多起病缓慢，发热是最早出现的症状，呈弛张热型。

15. 答案：E 解析：病理性蛋白尿见于：①肾小球性蛋白尿：见于肾小球肾炎、肾病综合征等。②肾小管蛋白尿：见于肾盂肾炎、间质性肾炎等。③混合性蛋白尿：见于肾小球肾炎或肾盂肾炎后期、糖尿病、系统性红斑狼疮等。④溢出性蛋白尿：见于多发性骨髓瘤、巨球蛋白血症、严重骨骼肌创伤、急性血管内溶血等。⑤组织性蛋白尿：肾组织破坏或肾小管分泌蛋白增多所致的蛋白尿，多为低分子量蛋白尿。肾脏炎症、中毒时排出量增多。

16. 答案：A 解析：本证属阴阳两虚之证，致使虚阳上浮，阴精下泄。故而用桂枝汤既能调和营卫以固表，还能调和阴阳以补虚，加龙骨、牡蛎潜镇固涩，潜阳入阴，阴阳相济，使虚阳不致上浮，阴精不致下泄。

17. 答案：A 解析：痢疾志贺菌的主要致病物质是内毒素。

18. 答案：B 解析：针下得气后，先浅后深，重插轻提，提插幅度小，频率慢，操作时间短者为提插补法。

19. 答案：C 解析：瘾疹取神阙穴，选用大号玻璃罐，先留罐5分钟，起罐后再拔5分钟，如此反复拔3次。也可用闪罐法拔至穴位局部充血。

20. 答案：B 解析：意识障碍的临床表现：①嗜睡；②昏睡；③昏迷；④意识模糊；⑤谵妄。

21. 答案：D 解析：HBV DNA是HBV存在和复制最可靠的直接证据。抗–HBc为感染HBV后最早出现的抗体，是HBV感染的标志，可能为现症感染或既往感染。

22. 答案：B 解析：粪便中查到巨噬细胞见于细菌性痢疾和溃疡性结肠炎。

23. 答案：E 解析：菌痢的主要病变部位是乙状结肠和直肠，严重者可以波及整个结肠甚至回肠末端。

24. 答案：C 解析：心包摩擦音听诊在心前区或胸骨左缘3、4肋间较易听到。

25. 答案：E 解析：感染性发热：临床最多见，各种病原体所引起的急、慢性感染均能引起感染性发热。包括细菌、病毒、支原体、立克次氏体、螺旋体、真菌、寄生虫等。流行性出血热是一种由病毒所致的经鼠传播的急性病毒性传染病，临床表现以发热、出血倾向及肾脏损害为主要临床特征。

26. 答案：B 解析：血沉病理性增快见于：①各种炎症：细菌性急性炎症、结核病和风湿热活动期。②组织损伤及坏死：较大的组织损伤或手术创伤时血沉增快。急性心肌梗死血沉增快；而心绞痛时血沉则正常。③恶性肿瘤：恶性肿瘤血沉增快，良性肿瘤血沉多正常。④各种原因导致的高球蛋白血症：如慢性肾炎、多发性骨髓瘤、肝硬化、感染性心内膜炎、系统性红斑狼疮等。⑤贫血和高胆固醇血症时血沉可增快。

27. 答案：E 解析：两者均属水气内停证，均有小便不利，脉浮，发热，口渴的证候，均用利水之法，均用茯苓、猪苓、泽泻利水渗湿。但五苓散之水气内停是太阳病，膀胱气化不利所致，其脉浮、发热是太阳表证，其口渴是膀胱气化不利、津不上承所致，其与猪苓汤的鉴别要点是舌质淡，苔薄白而润。治疗用桂枝配茯苓、白术，重在通阳化气解表。猪苓汤证之水气内停是因阴液亏虚，阴虚化热，阴虚水热互结所致。其脉浮、发热、渴欲饮水是因津液受伤，小便不利是因水气内停，故当用猪苓汤育阴清热利水。其与五苓散证的鉴别要点在于舌质红，苔薄黄，故治疗用阿胶育阴清热，加滑石利水泄热。

28.答案：A 解析："胃湿"指湿热偏重于胃，热重于湿。素体阳盛者，湿邪多从热化而归于阳明胃，病见热重于湿。

29.答案：E 解析：α-葡萄糖苷酶抑制剂在小肠竞争抑制 α-葡萄糖苷酶，使淀粉等碳水化合物水解产生葡萄糖速度减慢，从而延缓葡萄糖的吸收，降低餐后血糖峰值。

30.答案：C 解析：阿托品阻断 M 受体，可以松弛多种内脏平滑肌，对过度活动或痉挛的平滑肌作用更明显，可抑制胃肠道平滑肌蠕动的幅度和频率，对膀胱逼尿肌也有解痉作用，对胆道、输尿管和支气管平滑肌的作用较弱，对子宫平滑肌影响较小。

31.答案：E 解析：胆经风池穴既能治疗中风、头痛、眩晕、不寐、癫痫等内风所致病证，也能治疗恶寒发热、口眼㖞斜等外风所致病证。

32.答案：B 解析：氨甲蝶呤与二氢叶酸还原酶有高亲和力，可竞争性地与二氢叶酸还原酶结合，阻止二氢叶酸还原成四氢叶酸，进而影响 DNA 的合成，抑制肿瘤细胞的增殖。

33.答案：A 解析：普通型约占流脑全部病例的 90%。

34.答案：D 解析：三棱针的针刺方法一般分为点刺法、散刺法、刺络法、挑刺法四种。

35.答案：A 解析：胃经下关穴位于面部，颧弓下缘中央与下颌切迹之间凹陷中。

36.答案：D 解析：氯丙嗪可治疗多种疾病及药物所引起的呕吐，但对刺激前庭或胃肠道所引起的晕动性呕吐无效。

37.答案：E 解析：治疗甲状腺危象应立即给大量碘剂，阻止甲状腺激素释放，硫脲类（较一般用量增大一倍）作为辅助治疗，首选丙硫氧嘧啶，大剂量应用不超过一周。

38.答案：E 解析：足三阴经腧穴的相同主治

是腹部病、妇科病。

39.答案：E 解析：流感主要以全身中毒症状为主，呼吸道症状轻微或不明显。肺炎型流感较少见，多发生在 2 岁以下的小儿、老人、孕妇，或原有慢性基础疾病者。少数单纯型流感患者有恶心、呕吐等消化道症状。

40.答案：E 解析：霍乱的病理特点主要是严重脱水导致的一系列功能性改变，而组织器官器质性损害轻微。

41.答案：E 解析：流感的传染源为患者和隐性感染者，经呼吸道-空气飞沫传播，也可通过直接接触或病毒污染物品间接接触传播，一般散发，多发于冬春季。潜伏期即有传染性，发病 3 日内传染性最强，病毒各型及亚型之间无交叉免疫。

42.答案：E 解析：薛生白在自注中说"阴湿伤表之候"，此时湿邪在表，尚未化热，里湿不显著，故宜用芳香辛散、透表化湿之法治疗。"阳湿伤表之候"，是与"阴湿伤表之候"相对而言。此时湿邪伤表，且湿已化热，宜用利湿泄热、芳香化湿透表之法治疗。薛氏在自注中又谓"此条外候与上条同，惟汗出独异"，可见汗之有无是区别阴湿和阳湿的关键，一般认为阴湿者无汗，阳湿者有汗。

43.答案：B 解析：抽搐的内源性中毒，如尿毒症、肝性脑病等。

44.答案：D 解析：结核性脑膜炎脑脊液为微浊，毛玻璃样，静置后有薄膜形成。

45.答案：C 解析：《素问·举痛论》曰："怒则气上，喜则气缓，悲则气消，恐则气下，寒则气收，炅则气泄，惊则气乱，劳则气耗，思则气结。"故选 C。

46.答案：E 解析：儿童忌用阿司匹林制剂，以免诱发致命的瑞氏（Reye）综合征。

47.答案：D 解析：蛋白代谢是肝脏代偿能力的重要表现，是肝脏慢性疾病损害后的反映。肝炎、肝硬化、肝癌等慢性肝病常出现白蛋白减少、球蛋白增加、血清总蛋白和白蛋白/球蛋白（A/G）比值减低或倒置。

48.答案：D 解析：痰结核分枝杆菌检查是确诊肺结核最特异性的方法。

49.答案：B 解析：质子泵抑制药入壁细胞分泌小管并在酸性环境中生成活性体次磺胺或环次磺胺，活性体的硫原子与 H^+-K^+-ATP 酶上的巯基不可逆地结合，使质子泵（H^+ 泵）失活，产生强大而持久的抑制胃酸分泌作用，同时胃蛋白酶分泌减少。

50. 答案：D 解析：不同给药途径吸收快慢依次为：吸入＞肌内注射＞皮下注射＞舌下＞口服＞直肠＞皮肤。

51. 答案：A 解析：传染病流行过程的基本条件，即三环节，为传染源、传播途径和易感人群。

52. 答案：B 解析：膀胱经次髎穴主治月经不调、痛经、阴挺、带下等妇科病证，遗精、阳痿等男科病证，小便不利、癃闭、遗尿、疝气等前阴病证，以及腰骶痛，下肢痿痹。次髎为治疗痛经的经验穴。

53. 答案：A 解析：卡比多巴和左旋多巴合用，可减少左旋多巴在外周组织的脱羧作用，使较多的左旋多巴进入中枢而发挥作用。合用可减少左旋多巴的用量，提高左旋多巴的疗效。

54. 答案：C 解析：背腰部穴的主要取穴标志有肩胛冈平第3胸椎棘突，肩胛骨下角平第7胸椎棘突，髂嵴最高点平第4腰椎棘突等。

55. 答案：D 解析：甲硝唑（灭滴灵）可用于治疗肠内外阿米巴病及阴道滴虫病。

56. 答案：B 解析：抗过敏平喘药通过稳定肥大细胞膜，抑制过敏介质释放而对速发型过敏反应具有明显保护作用。常用药物有色甘酸钠、扎普司特、酮替芬等。

57. 答案：B 解析：华法林是香豆素类口服抗凝血药，应用过量可发生自发性出血，显然不能用于治疗脑出血。

58. 答案：D 解析：督脉与足三阳经交于大椎，主治恶寒发热、疟疾等外感病证，热病，骨蒸潮热、咳嗽、气喘等肺气失于宣降证，癫狂痫、小儿惊风等神志病证，风疹、痤疮等皮肤疾病，项强、脊痛等脊柱病证。

59. 答案：C 解析：心包经曲泽主治心痛、心悸、善惊等心疾，胃痛、呕吐、泄泻等胃腑热性病证，热病，中暑，以及肘臂挛痛，上肢颤动。

60. 答案：B 解析：手阳明大肠经"其支者，从缺盆上颈，贯颊，入下齿中"。

61. 答案：D 解析：异烟肼（雷米封）是治疗各种类型结核病的首选药。其不良反应常见周围神经炎，表现为手脚震颤、麻木、步态不稳等，剂量过大时可引起中枢神经系统反应，出现头痛、头晕、惊厥、精神异常，同服维生素B₆可防治。

62. 答案：D 解析：传染病患者的隔离期限是根据传染病的最长传染期而确定的，同时尚应根据临床表现和微生物检验结果来决定是否可以解除隔离。

63. 答案：C 解析：三焦经经穴支沟宣通三焦，行气导滞，为通便之经验效穴。

64. 答案：C 解析：原发性支气管肺癌（肺癌）周围型：X线表现为密度增高，轮廓模糊的结节状或球形病灶，逐渐发展可形成分叶状肿块；发生于肺尖的癌称为肺沟癌。HRCT有利于显示结节或肿块的形态、边缘、周围状况以及内部结构等，可见分叶征、毛刺征、胸膜凹陷征、空泡征或支气管充气征（直径小于3cm以下的癌，肿块内见到的小圆形或管状低密度影），同时发现肺门或纵隔淋巴结肿大更有助于肺癌的诊断。增强CT能更早发现肺门、纵隔淋巴结转移。

65. 答案：D 解析：刺血拔罐法，又称刺络拔罐法，多用于热证、实证、瘀血证及某些皮肤病，如神经性皮炎、痤疮、丹毒、扭伤、乳痈等。

66. 答案：E 解析：起病急，牙痛甚而龈肿，伴形寒身热，脉浮数者为风火牙痛，配穴当选外关、风池，以疏风降火。

67. 答案：B 解析：左心房肥大的心电图改变为P波增宽，时间＞0.11s，双峰间距≥0.04s，Ⅰ、Ⅱ、aVL明显。

68. 答案：D 解析：布鲁菌病的主要传播途径包括经皮肤及黏膜接触传染，消化道传染，呼吸道传染，苍蝇携带、蜱虫叮咬也可传播本病。人与人之间罕有传播。

69. 答案：C 解析：温病始于上焦手太阴，两寸脉为肺心脉，寸脉大，可知心肺上焦有热，此为上焦温病常见脉。舌绛而干，舌绛红为热入营分之征象，温病热邪伤阴本渴，今反而不渴，此谓热入营分，热邪蒸腾营气上注口咽，故令人不渴。舌绛红而干提示邪热伤及营阴，故用清营汤去黄连。

70. 答案：C 解析：《素问·痹论》所述"脾痹"的症状是"四支解堕，发咳，呕汁，上为大塞"。

71. 答案：A 解析：金属音调咳嗽可由于纵隔肿瘤或支气管癌等直接压迫气管所致。

72. 答案：E 解析：艾滋病的传播途径为性接触传播，血源传播（通过输血、器官移植、药瘾者共用针具等方式传播），母婴传播等。

73. 答案：C 解析：急性腹膜炎的体位为强迫仰卧位。

74. 答案：C 解析：布鲁菌病几乎全部病例都有乏力症状。

75. 答案：B 解析：脏会章门，腑会中脘，气会膻中，血会膈俞，筋会阳陵泉，脉会太渊，骨会大杼，髓会绝骨，此为八会穴。

76. 答案：E 解析：病原体侵入人体能否发病，取决于病原体的致病作用、宿主的免疫功能和外环境三个因素。尤其强调前两者。

77. 答案：D 解析：血管扩张剂肼屈嗪长期大剂量应用（6个月以上）可产生红斑狼疮样综合征，由免疫反应引起。

78. 答案：B 解析：剑突下钻顶样痛是胆道蛔虫梗阻的特征。

79. 答案：B 解析：夹持进针法或称骈指进针法，即用押手拇、食二指持捏无菌干棉球，夹住针身下端，将针尖固定在所刺腧穴的皮肤表面位置，刺手捻动针柄，将针刺入腧穴，此法适用于长针的进针。

80. 答案：B 解析：乙胺丁醇为人工合成的一线抗结核药，治疗剂量不良反应较少，长期大量服用可致球后视神经炎，表现为弱视、视野缩小、红绿色盲或分辨能力减退，偶见胃肠道反应、过敏反应和肝损伤。

81. 答案：A 解析：肘横纹至腕横纹12寸，脐中至耻骨联合上缘（曲骨）5寸，股骨大转子至腘横纹19寸，臀沟至腘横纹14寸，腘横纹至外踝尖16寸。

82. 答案：E 解析：患者进入艾滋病期可出现持续性全身性淋巴结肿大。

83. 答案：D 解析：《素问·汤液醪醴论》载："平治于权衡，去宛陈莝，微动四极，温衣，缪刺其处，以复其形。开鬼门，洁净府，精以时服，五阳已布，疏涤五脏。"水肿病治则是"平治于权衡""去宛陈莝"，即平调阴阳，祛除水邪，体现了扶正祛邪的治疗原则。水肿的具体治法有四：一为"开鬼门，洁净府"，即发汗、利小便之法，以祛除水邪。二为"缪刺其处"，即用针刺之法使经络疏通以祛除水邪。三为"微动四极"，即轻微活动四肢，以疏通气血，振奋阳气。四为"温衣"，即添衣保暖，以保护阳气，有利于消散水饮之邪。四种方法也体现了扶正祛邪的思想，综合并用，使水邪得以消散。

84. 答案：B 解析：丙咪嗪为三环类抗抑郁药，属于非选择性单胺摄取抑制剂，通过抑制神经元对NA和5-HT的再摄取而产生抗抑郁作用。用于内源性抑郁症，伴有躁狂状态的抑郁症。也可用于反应性抑郁症、酒精依赖症、慢性疼痛、遗尿症等，但对精神分裂症的抑郁状态疗效较差。本药起效缓慢，一般需连续服用2～3周才能显效，故不能作为应急时使用。

85. 答案：D 解析：精脱者，耳聋。肾藏精，开窍于耳。《灵枢·脉度》云："肾气通于耳，肾和则耳能闻五音矣"，故肾精充足则耳的听觉灵敏。如果肾精不足，耳失所养，就会出现耳鸣、耳聋等症，临床治疗宜补肾填精，如六味地黄丸、左归丸等。

86. 答案：B 解析：右上腹痛，黄疸，寒战高热者，见于急性梗阻性化脓性胆管炎。

87. 答案：B 解析：左锁骨上窝淋巴结肿大，多为腹腔脏器癌肿（胃癌、肝癌、结肠癌等）转移；右锁骨上窝淋巴结肿大，多为胸腔脏器癌肿（肺癌等）转移。鼻咽癌易转移到颈部淋巴结；乳腺癌最早经胸大肌外侧缘淋巴管侵入同侧腋下淋巴结。

88. 答案：D 解析：《素问·四气调神大论》曰："夫四时阴阳者，万物之根本也。所以圣人春夏养阳，秋冬养阴，以从其根，故与万物沉浮于生长之门。逆其根，则伐其本，坏其真矣。"原文以"四时阴阳者，万物之根本"为理论依据，论述了顺应四时阴阳变化来养生的重要性，如果违背四时养生原则，就会导致疾病发生。

89. 答案：B 解析：肾绞痛治以清利湿热，通淋止痛，主穴取肾俞、膀胱俞、中极、三阴交、阴陵泉。

90. 答案：A 解析：肾上腺素加入普鲁卡因或利多卡因等局麻药中，可使注射部位小血管收缩而延缓局麻药的吸收，延长局麻作用时间，并减少吸收中毒的可能性。

91. 答案：C 解析：甘露醇是目前降低颅内压安全有效的首选药物，临床常用20%高渗溶液静脉注射。因不易进入脑组织或眼前房等有屏障的特殊组织，易使之脱水，适用于脑瘤、颅脑外伤或组织缺氧等引起的脑水肿以及青光眼病人手术前降低眼内压。

92. 答案：B 解析：面痛，其痛处有灼热感，舌红，苔薄黄，脉浮数者为外感风热证，配穴应选曲池、外关。

93. 答案：D 解析：乙脑极期的临床表现包

括：①高热；②意识障碍；③惊厥或抽搐；④呼吸衰竭；⑤颅内高压及脑膜刺激征；⑥其他神经系统症状和体征：昏迷者可有肢体强直性瘫痪、偏瘫或全瘫，伴肌张力增高。

94.答案：C 解析：伤寒论326条"厥阴之为病，消渴，气上撞心，心中疼热，饥而不欲食，食则吐蛔，下之利不止。"本条为厥阴病的辨证纲要。

95.答案：E 解析：呕吐治以和胃理气，降逆止呕，主穴取中脘、足三里、内关。

96.答案：A 解析：触痛并有波动感见于肛门、直肠周围脓肿。

97.答案：E 解析：肝素在体内、体外均具有抗凝作用，作用迅速，能延长凝血酶原时间。带负电荷的肝素可与带正电荷的 AT Ⅲ 的赖氨酸残基形成可逆性复合物，使 AT Ⅲ 发生构型的改变，更充分地暴露出其活性中心，从而加速 AT Ⅲ 对多种凝血因子的灭活。肝素可加速此过程达 1000 倍以上。

98.答案：E 解析：十二经脉循行走向的规律为，手三阴经从胸走手，手三阳经从手走头，足三阳经从头走足，足三阴经从足走腹胸。

99.答案：B 解析：严重影响患者医疗安全、有措施可以控制的常见医院感染主要包括四种：中心导管相关血流感染；呼吸机相关肺炎；导尿管相关尿路感染；手术部位感染。

100.答案：E 解析：肺经合穴尺泽主治咳嗽、气喘、咯血、咽喉肿痛等肺系病证，以及小儿惊风、急性腹痛、吐泻等急症。

101.答案：D 解析：落枕治疗取局部阿是穴和手太阳、足少阳经穴为主。基本刺灸方法为毫针泻法。先刺远端外劳宫、后溪、悬钟，持续捻转，嘱患者慢慢活动颈部，一般颈项疼痛立即缓解，再针刺局部腧穴。风寒袭络者可局部配合艾灸，气滞血瘀者可局部配合三棱针点刺放血。

102.答案：A 解析：左心室增大时，心尖搏动向左向下移位，心尖区抬举性搏动。

103.答案：B 解析：艾滋病无症状感染期，有流行病学史，HIV 抗体阳性即可诊断，或仅实验室检查 HIV 抗体阳性即可诊断。

104.答案：A 解析：前后配穴法是指将人体前部和后部的腧穴配合应用的方法，主要指将胸腹部和背腰部的腧穴配合应用。俞募配穴法是典型代表，如膻中配厥阴俞治疗心包疾病。

105.答案：A 解析：丰隆是足阳明胃经之络穴，为治痰要穴，可用于咳嗽、哮喘、痰多等肺系

病证。

106.答案：E 解析：BUN 增高肾后性因素，见于尿路结石、前列腺增生、泌尿系肿瘤等引起的尿路梗阻。

107.答案：C 解析：瘢痕灸又名化脓灸。施灸时先将所灸腧穴部位涂以少量大蒜汁，然后将大小适宜的艾炷置于腧穴上，用火点燃艾炷施灸。每壮艾炷必须燃尽，除去灰烬后，方可继续易炷再灸，待规定壮数灸完为止。施灸时由于艾火烧灼皮肤可产生剧痛，此时可用手在施灸腧穴四周轻轻拍打以减轻疼痛。灸毕，在施灸穴位上贴敷消炎药膏，大约 1 周可化脓形成灸疮，灸疮 5～6 周愈合，留有瘢痕。常用于治疗哮喘、肺痨、瘰疬等慢性顽疾。

108.答案：A 解析：林可霉素和克林霉素主要用于厌氧菌引起的口腔、腹腔和妇科感染。对金黄色葡萄球菌引起的骨髓炎为首选药。

109.答案：B 解析：氨基糖苷类的抗菌机制主要是抑制细菌蛋白质合成，还能破坏细菌胞浆膜的完整性，为静止期杀菌剂。

110.答案：B 解析：胃肠道穿孔最多见于胃或十二指肠穿孔，立位 X 线透视或腹部平片可见两侧膈下有弧形或半月形透亮气体影。

111.答案：A 解析：将气管拉向患侧常见于肺不张、肺硬化、胸膜粘连。

112.答案：E 解析：迎香主治鼻塞、鼻衄、鼻渊等鼻病，口㖞、面痒等面部病证以及胆道蛔虫症。

113.答案：B 解析：手足搐搦常见于低钙血症和碱中毒。

114.答案：E 解析：流行性出血热少尿期多发生于第 5～8 病日，24 小时尿量少于 400mL 为少尿，少于 50mL 为无尿。

115.答案：B 解析：人禽流感确诊病例是指临床诊断病例呼吸道分泌物标本中分离出特定病毒或采用 RT-PCR 检测到禽流感病毒基因，且发病初期和恢复期双份血清抗禽流感病毒抗体滴度 4 倍或以上升高。A 项为医学观察病例，C 项为疑似病例，D 项为临床诊断病例。

116.答案：D 解析：中效利尿剂氢氯噻嗪适用于治疗轻中度水肿，轻中度高血压，尿崩症，特发性高钙尿症和肾结石。本品可使血糖升高，用药 2～3 个月后出现，停药后自行恢复，可能因其抑制胰岛素的分泌，减少组织利用葡萄糖，故糖尿病

患者慎用。

117. 答案：B　解析：患者晕针时应立即停止针刺，将针全部起出。让患者仰卧，注意保暖，饮温开水或糖水，轻者即可恢复。重者在上述处理基础上，针刺水沟、素髎、内关、足三里，灸百会、关元、气海等穴，即可恢复。仍不省人事，呼吸细微，脉细弱者，应及时采用西医急救措施。B项不利于脑部血液循环，不利于眩晕的缓解，故说法有误。

118. 答案：E　解析：脑干型特点是同侧面部感觉缺失和对侧躯干及肢体感觉缺失，见于炎症、肿瘤和血管病变。

119. 答案：D　解析：双颧紫红，口唇发绀，多见于二尖瓣面容。

120. 答案：E　解析：此证为风湿历节。由于肝肾不足，风湿内侵，浸淫关节筋骨而出现周身肢体关节肿胀疼痛的疾病。风湿日久，气血不畅，郁久化热，消津烁液，则身体消瘦；湿性重浊，向下流注足部筋骨关节，则足部关节肿大、麻木不仁；风夹湿邪上蒙清窍，则头晕目眩、胸闷短气；湿阻中焦，胃失和降，则呕恶。仲景治以桂枝芍药知母汤祛风除湿，温经散寒，佐以滋阴清热。

121. 答案：E　解析：患者除蛇串疮表现外，兼见皮肤色暗，心烦不寐，舌紫暗，考虑为蛇串疮瘀血阻络证。治疗主穴取阿是穴、夹脊穴，瘀血阻络证配穴为血海、三阴交，心烦可配神门。

122. 答案：C　解析："男子消渴，小便反多，以饮一斗，小便一斗，肾气丸主之。"患者肾气虚弱，开阖固摄失权，则水谷精微直趋下泄，随小便而排出体外，故小便反多；肾阳虚衰，不能蒸腾气化水液于口，故口渴多饮。治以肾气丸温补肾阳。

123. 答案：D　解析：艾滋病的艾滋病期，可并发各种机会性感染及恶性肿瘤（以卡波西肉瘤最为常见）。

124. 答案：B　解析：此证的病机为阳明湿热黄疸，兼腑气壅滞证发黄。治法为泄热利湿退黄。方用茵陈蒿汤。此处需要注意阳明湿热发黄三汤证的证治异同：此三方证均因湿热内郁肝胆疏泄失常，胆汁外溢所致，均属阳黄，均有身黄、目黄、小便黄，黄色鲜明，汗出不畅，小便不利等主症。治疗均用清热利湿之法。所不同的是茵陈蒿汤证兼有腑气壅滞，病势偏里，故症见腹微满，大便不畅或秘结，故治疗用大黄，攻逐瘀滞，用茵陈、栀子清利湿热；栀子柏皮汤证既不偏表，亦不偏里，以

湿热弥漫三焦，热盛为主，故症见心中懊恼，发热，舌红较明显，治疗重在苦寒清热，故用栀子配黄柏、炙甘草，加强清泄湿热之功；麻黄连翘赤小豆汤证外兼表邪郁遏，病势偏表，症见发热恶寒，身痒等，治疗用麻黄、杏仁、连翘、生姜等药宣散表邪，用赤小豆、生梓白皮、甘草等清利湿热。

125. 答案：C　解析：体检中发现HBsAg阳性，无症状及体征，表示为乙肝病毒携带者。次年出现抗–HAV IgM（＋），提示甲肝急性感染。结合突然出现乏力、恶心、厌食、皮肤黄染、尿黄等临床症状以及实验室检查结果，不难诊断为急性甲型黄疸型肝炎。

126. 答案：B　解析：此病为温病后期真阴耗伤。温热之邪久留阳明，热势炽盛，或热邪伤及少阴，使真阴受灼，均会出现身热面红，口干舌燥，甚则齿黑唇裂等症状。吴鞠通以脉证辨析病位所在，如出现脉虚大无根，手足心热甚于手足背，午后热甚，舌红光滑无苔，腹中无燥屎者则邪热少虚热多，如再下之则竭其真阴，使病情加重。治疗上应予以加减复脉汤以滋养真阴，以防阴衰阳脱的危害证候。

127. 答案：C　解析：此证为脾虚气滞腹胀满。这里需注意太阴理中汤证腹满与厚朴生姜半夏甘草人参汤证腹满的鉴别：两者均属脾虚气滞腹胀满。但理中汤证以脾虚为主，其腹满属太阴脾虚，寒湿内阻，气滞腹满，一般伴有腹泻便溏，时腹自痛，手足不温，口不渴，脉沉缓而弱，苔薄白，治疗重在温脾祛寒，兼燥湿除满；而厚朴生姜半夏甘草人参汤证以气滞为主，其腹满因发汗太过损伤脾阳，或素有脾虚，以致运化失职，气滞于腹，壅而作满，伴有嗳气或肠鸣，或嗳气胀痞等症，属虚少实多之证，治疗重在行气导滞消胀满，兼补脾气。

128. 答案：B　解析：1份痰标本直接涂片抗酸杆菌镜检阳性加肺部影像学检查符合活动性肺结核影像学表现，即可确诊为涂阳肺结核病例。

129. 答案：C　解析：患者崩漏，经血色红，气味臭秽，口干喜饮，考虑为崩漏血热证。崩漏实证主穴为关元、三阴交、隐白，血热证配穴取中极、血海，故C项最佳。

130. 答案：C　解析：α受体阻滞药酚妥拉明可用于治疗外周血管痉挛性疾病，如肢端动脉痉挛导致的雷诺综合征。

131. 答案：C　解析：患者膝关节得热痛减，遇冷则加剧，考虑为痛痹，配穴取肾俞、关元。犊

鼻、梁丘为局部经穴。

132.答案：B 解析：阳明温病分为经证和腑证，两者有相同的症状也有相异的脉证。两者均因热邪循阳明经脉上蒸而面目俱赤，舌苔老黄；热邪袭肺，肺失宣降而语声重浊，呼吸俱粗；热血伤津而小便涩，里热炽盛，故但恶热，不恶寒，日晡益甚。而相异的脉证是经证脉为脉浮洪躁，腑证脉为脉沉数有力，甚则脉体反小而实者，这种小脉反映是邪结于内，而非虚脉。阳明经证治宜辛寒清热透邪，代表方为白虎汤。

133.答案：C 解析：该患者为绝经前后诸证，宜滋补肝肾，调理冲任，治疗取任脉、足太阴经穴及相应背俞穴为主。

134.答案：B 解析：此证为太阳病误下，表邪不解，邪气内迫阳明大肠导致热利的证治。太阳病桂枝证，不发汗反误下，表邪不解，化热内迫大肠。脉促者，指脉来急促，代表误治之后，正阳未伤，抗邪有力，且表证仍在。治疗用葛根黄芩黄连汤清热止利，兼以解表。这里需注意葛根黄芩黄连汤与葛根汤的证治异同：两者均治疗表里同病的下利。不同：葛根黄芩黄连汤治疗里热为主的热利，葛根汤治疗表寒为主的寒利。

135～136.答案：D、C 解析：膀胱经睛明可治疗急性腰痛、坐骨神经痛，本经的攒竹善治呃逆，亦对急性腰扭伤有治疗作用。

137～138.答案：A、D 解析：心电图对应心梗部位如下：V_1、V_2、V_3——前间壁；V_3、V_4、V_5——前壁；$V_1 \sim V_6$——广泛前壁；Ⅱ、Ⅲ、aVF——下壁；$V_{3R} \sim V_{7R}$——右室。

139～140.答案：C、D 解析：继发反应指药物发挥治疗作用所引起的不良后果，又称治疗矛盾。如长期服用广谱抗生素后，肠道内一些敏感的细菌被抑制或杀灭，使肠道菌群的共生平衡状态遭到破坏，而一些不敏感的细菌如耐药葡萄球菌、白色念珠菌等大量繁殖，导致葡萄球菌性肠炎或白色念珠菌病等。毒性反应指药物剂量过大或用药时间过长引起的机体损害性反应，一般较严重，是可以预知的。主要是对神经、消化、血液、循环系统及肝、肾等器官造成功能性或器质性的损害，甚至可危及生命。

141～142.答案：D、B 解析：流脑患者若高度怀疑有DIC宜尽早应用肝素，并注意凝血时间监测，多数患者应用1～2次即可见效而停用。脑膜脑炎型患者，可用20%甘露醇及时脱水以减轻脑水

肿，重症患者可用高渗葡萄糖与甘露醇交替应用，直至颅内高压症状好转为止，亦可同时应用糖皮质激素。

143～144.答案：B、A 解析：因新产妇人本就耗血伤津，气血不足，复感风邪，化燥伤阴，筋脉失于濡养，易中风，好发痉病。产后血虚多汗，腠理开泄，自体阳气虚故感寒，寒邪闭表，阳郁上冲，胃失和降则郁冒，临床表现为：郁闷不舒，但头汗出，呕而不能食，脉微弱。

145～146.答案：D、E 解析：典型霍乱一般无发热和腹痛，而O139型霍乱的特征为发热、腹痛较常见，且可并发菌血症等肠道外感染。O1群霍乱弧菌为霍乱的主要致病菌，依其生物学性状可分为古典生物型和埃尔托生物型，前者引起症状较重，后者则多为轻症或无症状者。

147～148.答案：E、C 解析：针灸的治疗原则包括补虚泻实、清热温寒、治病求本以及三因制宜。其中，清热温寒又可分为热则疾之、寒则留之两个具体治则。"热则疾之"即热性病证的治疗原则是浅刺疾出或点刺出血，手法宜轻而快，可以不留针或短暂留针，以清泄热毒，如有咽喉肿痛者，可用三棱针在少商穴点刺出血，以加强泄热、消肿、止痛的作用。"三因制宜"是指因时、因地、因人制宜，即根据季节（包括时辰）、地理环境和治疗对象等具体情况，制订适宜的治疗方法。人体气血流注呈现出与时辰变化相应的规律，针灸治疗注重取穴与时辰的关系，强调择时选穴，即根据不同的时辰选取不同的腧穴进行治疗，这就是时间针法，乃因时制宜原则的具体体现。

149～150.答案：E、A 解析：磺酰脲类药物格列本脲、氯磺丙脲能促进抗利尿激素分泌并增强其作用，从而发挥抗利尿作用。氯磺丙脲可使病人尿量减少，治疗尿崩症，与氢氯噻嗪合用可提高疗效。胰岛素促进K^+进入细胞内，增加细胞内K^+浓度，有利于纠正细胞缺钾症状。

第三单元

1.答案：C 解析：动脉硬化性脑梗死的病位在脑，与心、肾、肝、脾密切相关，其基本病机为阴阳失调，气血逆乱，上犯于脑。

2.答案：A 解析：胃癌血行转移：最常转移到肝脏，其次是肺、腹膜及肾上腺，也可转移到

肾、脑、骨髓等。

3. 答案：B 解析：医学道德对人民健康和医疗质量具有保障作用，对医疗卫生事业具有促进作用；对社会文明具有推动作用。

4. 答案：C 解析：急性支气管炎：白细胞计数和分类多无明显改变。细菌感染时白细胞升高，或伴有中性粒细胞比例增加，血沉加快。

5. 答案：B 解析：肿瘤侵犯胸膜或纵隔，可产生不规则钝痛；侵入胸壁、肋骨或压迫肋间神经时可致胸痛剧烈，且有定点或局部压痛，呼吸、咳嗽则加重。

6. 答案：B 解析：急性白血病气阴两虚证，治以益气养阴，清热解毒，方用五阴煎加味，临床症见低热，自汗，盗汗，气短，乏力，面色不华，头晕，腰膝酸软，手足心热，皮肤瘀点、瘀斑、鼻衄、齿衄，舌淡有齿痕，脉沉细。

7. 答案：E 解析：肺心病的诊断：①有慢性阻塞性肺疾病或慢性支气管炎、肺气肿病史，或其他胸肺疾病病史（原发于肺血管的疾病如特发性肺动脉高压、栓塞性肺动脉高压等可无相应病史）。②存在活动后呼吸困难、乏力和劳动耐力下降。③体检发现肺动脉压增高、右心室增大或右心功能不全的征象，如颈静脉怒张、$P_2 > A_2$、剑突下心脏搏动增强、肝大压痛、肝颈静脉回流征阳性、下肢水肿等。④心电图、X线胸片有提示肺心病的征象。⑤超声心动图有肺动脉增宽和右心增大、肥厚的征象。符合前4条中的任一条加上第⑤条，并除外其他疾病所致右心改变（如风湿性心脏病、心肌病、先天性心脏病），即可诊断为慢性肺心病。

8. 答案：E 解析：肝活组织检查对肝硬化有确诊价值，尤其适用于代偿期肝硬化的早期诊断、肝硬化结节与小肝癌鉴别及鉴别诊断有困难的其他情况。

9. 答案：B 解析：心功能Ⅱ级：心脏病患者的体力活动受到轻度限制，休息时无自觉症状，但平时一般活动下可出现疲乏、心悸、呼吸困难或心绞痛。

10. 答案：A 解析：急性白血病痰热瘀阻证表现为腹部积块，颌下、腋下、颈部有痰核单个或成串，痰多，胸闷，头重，纳呆，发热，肢体困倦，心烦口苦，目眩，骨痛，胸部刺痛，口渴而不欲饮，舌质紫暗，或有瘀点、瘀斑，舌苔黄腻，脉滑数或沉细而涩。治以清热化痰，活血散结，方用温胆汤合桃红四物汤加减。

11. 答案：A 解析：胃癌可发生于胃的任何部位，半数以上发生于胃窦部、胃小弯及前后壁，其次在贲门部，胃体区相对较少。

12. 答案：A 解析：原发免疫性血小板减少症病位在血脉，与心、肝、脾、肾关系密切。

13. 答案：D 解析：革兰阴性菌属引起的泌尿系感染约占75%，阳性菌属约占25%。革兰阴性菌属中以大肠杆菌最为常见，约占80%；革兰阳性菌属中以葡萄球菌最为常见。

14. 答案：E 解析：慢性肾衰竭的基本病机是肾元虚衰，湿浊内蕴，为本虚标实之证。本虚以肾元亏虚为主；标实见水气、湿浊、湿热、血瘀、肝风之证。

15. 答案：D 解析：医德品质的内容是：①仁爱：以人道主义的精神关心爱护患者，尊重患者的权利，同情患者的痛苦，全身心地为患者服务。②严谨：严肃认真的工作作风，精勤不倦的科学精神。③诚挚：忠诚医学科学，潜心医学事业，对患者讲诚信，具有宽厚、诚挚的人格品德。④公正：对待患者一视同仁，在医疗资源分配等问题上做到公平公正。⑤奉献：以患者和社会的利益为重。为维护患者和社会利益，敢于牺牲自身利益。

16. 答案：D 解析：癫痫肝肾阴虚证，症见痫病日久，头晕目眩，两目干涩，心烦失眠，腰膝酸软，舌质红少苔，脉细数，治法是补益肝肾，育阴息风，方选左归丸加减。

17. 答案：E 解析：冠状动脉造影对冠心病具有确诊价值。

18. 答案：B 解析：慢性肾炎病理改变是双肾一致性的肾小球改变。

19. 答案：E 解析：再生障碍性贫血的治疗主要分为两个方面，其中支持疗法包括控制感染、止血、输血及护肝治疗，针对发病机制的治疗包括免疫抑制治疗、促造血治疗以及造血干细胞移植。

20. 答案：E 解析：50%～70%的ITP患者血浆和血小板表面可检测到血小板膜糖蛋白特异性自身抗体。目前认为，自身抗体致敏的血小板被单核－巨噬细胞系统过度吞噬破坏是ITP发病的主要机制。

21. 答案：D 解析：慢性髓细胞白血病（慢性粒细胞白血病）的临床特点是外周血粒细胞显著增多并有不成熟性，在受累的细胞系中可找到Ph染色体和BCR-ABL融合基因。

22. 答案：E 解析：甲状腺摄^{131}I率测定，正常值 3 小时为 5% ～ 25%，24 小时为 20% ～ 45%，高峰在 24 小时出现。甲亢时甲状腺摄^{131}I 率增高，3 小时大于 25%，24 小时大于 45%，且高峰前移。

23. 答案：B　解析：与 CT 相比，MRI 具有显示病灶早的特点，能早期发现大面积脑梗死，清晰显示小病灶及后颅凹的梗死灶，病灶检出率 95%。

24. 答案：C　解析：抗甲状腺药物，分为硫脲类和咪唑类，主要不良反应是粒细胞减少。

25. 答案：D　解析：支气管哮喘的诊断标准：①典型哮喘的临床症状和体征：a. 反复发作喘息、气急、胸闷或咳嗽，夜间及晨间多发，常与接触变应原、冷空气、理化刺激以及病毒性上呼吸道感染、运动等有关。b. 发作时双肺可闻及散在或弥漫性哮鸣音，呼气相延长。c. 上述症状和体征可经治疗缓解或自行缓解。②可变气流受限的客观检查：a. 支气管舒张试验阳性；b. 支气管激发试验阳性；c. 平均每日 PEF 昼夜变异率＞ 10% 或 PEF 周变异率＞ 20%。符合上述症状和体征，同时具备气流受限客观检查中的任一条，并除外其他疾病所引起的喘息、气急、胸闷和咳嗽，可以诊断为哮喘。

26. 答案：E　解析：一般来说，暴泻以湿盛为主，多因湿盛伤脾，或食滞生湿，壅滞中焦，脾为湿困所致，病属实证。

27. 答案：B　解析：改善病情的抗风湿药（DMARDs）起效缓慢，对疼痛的缓解作用较差，但能延缓或阻止关节的侵蚀及破坏。因为氨甲蝶呤疗效肯定，费用低，所以是目前治疗 RA 的首选药物之一。

28. 答案：E　解析：审慎指医务人员在医疗行为之前的周密思考和医疗过程中的谨慎认真。医务人员在医疗实践的各个环节，自觉地做到认真负责、谨慎小心、一丝不苟；不断提高业务水平，在技术上做到精益求精。

29. 答案：D　解析：急性链球菌感染后肾炎迁延不愈，病程超过 1 年以上者可转为慢性肾炎，但仅占 15% ～ 20%。大部分慢性肾炎并非由急性肾炎迁延所致。其他细菌及病毒（如乙型肝炎病毒等）感染亦可引起慢性肾炎。

30. 答案：C　解析：亚急性甲状腺炎肝胆郁热证表现为颈前肿胀疼痛，发热，口苦咽干，或心悸易怒，多汗口渴，颜面潮红，小便短赤，大便秘结，舌质红，苔薄黄，脉浮数或弦数。治以清肝泻胆，消肿止痛，方用龙胆泻肝汤加减。

31. 答案：E　解析：患者无重要脏器损害、病情稳定 1 年以上，细胞毒免疫抑制剂（环磷酰胺、氨甲蝶呤等）停用半年以上，泼尼松维持量＜ 10mg/d，可以妊娠。有习惯性流产史或抗磷脂抗体阳性者，应加服低剂量阿司匹林 50 ～ 100mg/d。

32. 答案：A　解析：HP 感染是人类胃癌发病的重要因素。

33. 答案：B　解析：SLE 相关自身抗体：①抗核抗体（ANA）敏感性为 95%，但特异性差；②抗双链 DNA（dsDNA）抗体特异性高达 95%，敏感性仅 70%，对确诊 SLE 和判断狼疮的活动性参考价值大，本抗体滴度高者常有肾损害；③抗 Sm 抗体特异性高，但敏感性较低。

34. 答案：A　解析：脑复苏是心肺复苏最后成败的关键，主要措施包括：①降温（物理降温或加用冬眠药物）；②脱水（20% 甘露醇和速尿）。

35. 答案：A　解析：医学道德原则包括尊重、无伤、公正原则。

36. 答案：B　解析：再生障碍性贫血的病因包括药物因素、化学毒物、电离辐射、病毒感染、免疫因素以及其他因素。其中，药物因素是最常见的发病因素，占首位。药物性再障最常见的是由氯霉素引起的，磺胺类药物也可引起。

37. 答案：C　解析：治疗肾病综合征，使用糖皮质激素治疗需起始足量，常用药物为泼尼松 1mg/（kg·d），口服 8 周，必要时可延长至 12 周。

38. 答案：A　解析：肝性脑病是肝硬化最严重的并发症，亦是最常见的死亡原因。

39. 答案：A　解析：治疗支气管哮喘常用的白三烯受体拮抗剂，如扎鲁斯特、孟鲁司特，是除吸入激素外唯一可单独应用的长效控制药。

40. 答案：E　解析：黄疸的病理因素主要为湿邪，病理性质有阴阳之分。阳黄多因湿热熏蒸，或疫毒伤血，发黄迅速而色鲜明；阴黄多因寒湿阻遏，脾阳不振，发黄持久而色晦暗。

41. 答案：D　解析：治疗扩张性心肌病气阴两虚证，首选炙甘草汤合天王补心丹。

42. 答案：E　解析：人体器官移植的伦理原则包括知情同意原则、尊重原则、效用原则、禁止商业化原则、保密原则、伦理审查原则。

43. 答案：E　解析：五心烦热为阴虚证的表现，而心脾两虚证主要表现为心脾气血亏虚，常见临床表现包括面色苍白，倦怠乏力，头晕目眩，心悸失眠，少气懒言，食欲不振，毛发干脱，爪甲裂脆，舌淡胖，苔薄，脉濡细。

44.答案：A 解析：蛛网膜下腔出血起病时最常见的症状是突然剧烈头痛、恶心、呕吐，可有局限性或全身性抽搐、短暂意识不清甚至昏迷；体征方面最主要的是脑膜刺激征，颅神经中以一侧动眼神经麻痹最常见。

45.答案：C 解析：高血压合并脑血管病，应选用的治疗措施是 ARB、长效钙拮抗剂、ACEI 或利尿剂。

46.答案：A 解析：阿托品化表现为使用阿托品后瞳孔较前增大、口干、皮肤干燥、心率增快、肺湿啰音消失。

47.答案：E 解析：典型溃疡性结肠炎患者活动期大便的特点是黏液脓血便。

48.答案：E 解析：胃镜结合黏膜活检是诊断胃癌最可靠的手段。

49.答案：A 解析：溃疡性结肠炎病变多从直肠开始，呈连续性、弥漫性分布。

50.答案：C 解析：医学人道主义的核心内容：尊重病人的生命；尊重病人的人格；尊重病人的权利。

51.答案：D 解析：萎缩性胃炎则见黏膜失去正常颜色，呈淡红、灰色，呈弥散性，黏膜变薄，皱襞变细平坦，黏膜血管暴露，有上皮细胞增生或明显的肠化生。

52.答案：B 解析：社会标准指医疗行为是否有利于人类生存环境的保护和改善。

53.答案：A 解析：原发性肝癌中块状型最多见。

54.答案：E 解析：上消化道出血的主要原因是消化性溃疡。

55.答案：D 解析：《突发公共卫生事件应急条例》制定的时间是 2003 年。

56.答案：C 解析：痹证后期，由于肢体关节疼痛，不能运动，肢体长期废用，亦有类似痿证之瘦削枯萎者。但痿证肢体关节一般不痛，痹证则均有疼痛，其病因病机、治法也不相同，应予鉴别。

57.答案：C 解析：急性肾衰竭是休克的主要并发症，当出现不易纠正的肾功能损害后，死亡率明显升高。

58.答案：C 解析：肾病综合征水湿浸渍证治以健脾化湿，通阳利水，方药是五皮饮合胃苓汤加减。

59.答案：A 解析：热射病是由于人体受外界

环境中热原作用和体内热量不能通过正常生理性散热达到热平衡，导致体内热量蓄积，引起体温升高。起初，可通过下丘脑体温调节中枢以增加心排血量和呼吸频率、扩张皮肤血管等加快散热；如果体内热进一步蓄积，导致体温调节中枢失控，心功能减退，心排血量减少，中心静脉压升高，汗腺衰竭，体温骤升，则引起以高热、无汗、意识障碍为临床特征的热射病。

60.答案：B 解析：不寐痰热扰心证，症见心烦不寐，胸闷脘痞，泛恶嗳气，伴口苦，头重，目眩，舌偏红，苔黄腻，脉滑数，治法为清化痰热，和中安神，方选黄连温胆汤加减。

61.答案：C 解析：咳血肝火犯肺证，症见咳嗽阵作，痰中带血或纯血鲜红，胸胁胀痛，烦躁易怒，口苦，舌质红，苔薄黄，脉弦数，治法为清肝泻火，凉血止血，方选泻白散合黛蛤散加减。

62.答案：A 解析：急性巴比妥类轻度中毒发生于 2～5 倍催眠剂量，表现为嗜睡、情绪不稳定、入睡后推动可以叫醒、反应迟钝、言语不清、有判断及定向力障碍、眼球有震颤。

63.答案：A 解析：目前观点认为，如果患者出现强直阵挛性发作持续 5 分钟以上即有可能发生神经元损伤，对于 GTCS 的患者若发生持续时间超过 5 分钟就该考虑癫痫持续状态的诊断，并须用抗癫痫药物紧急处理。

64.答案：D 解析：脑栓塞气虚血瘀证，症见肢体不遂，软弱无力，形体肥胖，气短声低，面色萎黄，舌质淡暗或有瘀斑，苔薄厚，脉细弱或沉弱，治法为益气养血，化瘀通络，方选补阳还五汤加减。

65.答案：E 解析：帕金森病阳气虚衰证，症见头摇肢颤，筋脉拘挛，畏寒肢冷，四肢麻木，心悸懒言，动则气短，自汗，小便清长或自遗，大便溏，舌质淡，舌苔薄白，脉沉迟无力。治法为补肾助阳，温煦筋脉，方选地黄饮子加减。

66.答案：D 解析：重度休克患者出现心脑灌注不足，表现为意识障碍、严重少尿或者无尿、酸中毒和心肌损伤（表现为心电图异常、心排血量减少）。轻中度患者也可出现少尿或无尿、酸中毒等表现，但不会出现意识障碍。

67.答案：E 解析：眩晕痰浊内蕴证，症见眩晕，倦怠或头重如蒙，胸闷恶心，呕吐痰涎，少食多寐，舌胖，苔白腻，脉弦滑，治法为燥湿祛痰，健脾和胃，方选半夏白术天麻汤加减。

68.答案：E 解析：脑血管造影或数字减影血管造影（DSA）是诊断颅内动脉瘤最有价值的方法，阳性率达95%。

69.答案：A 解析：肺炎患者，现症见神昏谵语，咳嗽气促，痰鸣肢厥，烦躁，高热不退，舌红绛，苔黄而干，脉细滑数，考虑为热陷心包证，选方为清营汤合菖蒲郁金汤。

70.答案：E 解析：腹痛腹泻，夹有脓血，肠镜示乙状结肠、直肠黏膜血管纹理模糊紊乱，黏膜充血、水肿；可见弥漫性、多发性溃疡，考虑为溃疡性结肠炎。腹泻，日行2～3次，夹有少量脓血，腹痛喜温喜按，腹胀，腰膝酸软，食少，形寒肢冷，神疲懒言，舌质淡，有齿痕，苔白润，脉沉细，属脾肾阳虚证。治疗首选理中汤合四神丸。

71.答案：C 解析：二尖瓣狭窄病史，心悸气短，头晕乏力，面暗，口唇青紫，自汗，颈静脉怒张，胁下痞块，舌有紫斑、瘀点，脉细涩，考虑为心脏瓣膜病的气虚血瘀证，选方为独参汤合桃仁红花煎。

72.答案：C 解析：胃脘规律性隐痛，胃镜见胃窦处溃疡，考虑为胃溃疡；胃隐痛，似饥而不欲食，口干而不欲饮，舌红少津少苔，脉细数，考虑为消化性溃疡胃阴不足证，选方为益胃汤。

73.答案：B 解析：体温38.5℃，皮肤巩膜黄染，肝脏在肋下可触及，质硬，表面有结节，AFP 500μg/L，B超示肝内占位性病变，考虑为肝癌；胁下结块坚实，痛如锥刺，面色晦暗，肌肤甲错，舌质红有瘀斑，苔黄腻，脉弦数，考虑为湿热瘀毒证，选方为茵陈蒿汤合鳖甲煎丸。

74.答案：A 解析：近期感觉心前区疼痛，伴有烧灼感，休息几分钟后疼痛消失，自觉胸闷痛，考虑为心绞痛；心悸盗汗，虚烦不寐，腰膝酸软，头晕耳鸣，舌红少苔，脉沉细数，考虑为心绞痛的心肾阴虚证，选方为左归丸。

75.答案：B 解析：频繁咳嗽，痰中带血，进行性体重下降，胸部CT示近右肺门处类圆形阴影，边缘毛糙，有分叶，考虑为肺癌；咳嗽，咳痰，胸闷胀痛，面青唇暗，肺中积块，舌质暗紫，脉涩，考虑为原发性支气管肺癌的气滞血瘀证，选方为血府逐瘀汤。

76.答案：B 解析：桶状胸，触诊双侧语颤减弱，叩诊呈过清音，X线胸片双肺野透亮度增加，纹理增粗，吸入支气管舒张药后，FEV₁/FVC为56%，考虑为慢性阻塞性肺疾病；胸部膨满，喘咳

不能平卧，咳痰清稀，心悸，面浮，下肢浮肿，腹部胀满有水，面唇青紫，舌苔白滑，舌体胖质暗，脉沉细，考虑为阳虚水泛证，选方为真武汤合五苓散。

77.答案：B 解析：胃脘疼痛1年，痛如针刺，镜下可见黏膜充血、色泽较红、边缘模糊，红白相间，考虑为慢性胃炎；疼痛如针刺，痛有定处，拒按，入夜尤甚，舌暗红，脉弦涩，考虑为胃络瘀阻证，选方为失笑散合丹参饮。

78.答案：B 解析：咳嗽、咳痰症状，迁延数月，受凉复发，咳嗽气短，WBC 11.2×10⁹/L，N 82.7%，胸片可见肺纹理增多、变粗、扭曲，呈条索状阴影，向肺野周围延伸，以两肺中下野明显，考虑为慢性支气管炎。现受凉后复发，症见咳嗽，喘逆不得卧，咳吐清稀白沫痰，量多，遇冷空气刺激加重，兼恶寒肢冷，微热，小便不利，舌苔白滑，脉弦紧，考虑为慢性支气管炎寒饮伏肺证，选方为小青龙汤。

79.答案：B 解析：心肺复苏后，症见神志恍惚，气粗息涌，喉间痰鸣，口唇、爪甲暗红，舌质暗，苔厚腻，脉沉实，考虑为心脏性猝死的痰蒙神窍证，选方为菖蒲郁金汤。

80.答案：C 解析：心悸胸闷，听诊心尖第一心音明显减弱，心电图示心律失常，实验室检查血清TNI、CK-MB明显增高，考虑为病毒性心肌炎；心悸胸闷，口干心烦，失眠多梦，低热盗汗，手足心热，舌红，少苔，脉细数，考虑为心阴虚损证，选方为天王补心丹。

81.答案：B 解析：患者心电图呈房颤律，心室率165次/分，24小时动态心电图，提示频发快速性房颤，诊断为快速性心律失常。心慌气短，活动尤甚，眩晕乏力，失眠健忘，纳呆食少，面色无华，舌质淡，苔薄白，脉细弱，为心血不足证。治疗快速性心律失常心血不足证，首选归脾汤。

82.答案：A 解析：身热较著，微恶风寒，汗出不畅，头胀痛，目胀，鼻塞，流浊涕，口干而渴，咳嗽，痰黄黏稠，咽燥，舌苔薄白微黄，边尖红，脉浮数，考虑为急性上呼吸道感染风热犯表证，选方为银翘散。

83.答案：C 解析：症见脘腹痞塞不舒，胸膈满闷，头晕目眩，身重困倦，呕恶纳呆，口淡不渴，小便不利，舌苔白厚腻，脉沉滑，考虑为胃痞痰湿中阻证，治法为除湿化痰，理气和中，方选二陈平胃汤加减。

84. 答案：E 解析：慢性肾衰竭脾肾气虚证表现为倦怠乏力，气短懒言，纳呆腹胀，腰酸膝软，大便溏薄，口淡不渴，舌淡有齿痕，苔白，脉沉细，治以补气健脾益肾，方用六君子汤加减。

85. 答案：A 解析：胃镜示胃窦部黏膜充血、水肿，呈红白相间，考虑为慢性浅表性胃炎。

86. 答案：B 解析：室性早搏的心电图表现：①QRS 提早出现，宽大、畸形或有切迹，时间 ≥ 0.12 秒，前无窦性 P 波；②T 波亦宽大，其方向与 QRS 主波方向相反；③代偿间歇完全。

87. 答案：B 解析：TIA 患者，症见头晕目眩，动则加剧，语言謇涩，一侧肢体软弱无力，渐觉不遂，口角流涎，舌质暗淡，有瘀点，苔白，脉沉细无力，考虑为气虚血瘀、脉络瘀阻证，治法为补气养血，活血通络，方选补阳还五汤加减。

88. 答案：E 解析：患者有明显水肿，大量蛋白尿，低蛋白血症，以及高脂血症，符合肾病综合征的诊断条件。肾病综合征患者若症见面浮身肿，按之凹陷不起，心悸，气促，腰部冷痛酸重，小便量少或增多，形寒神疲，面色灰滞，舌质淡胖，苔白，脉沉细或沉迟无力，当辨为肾阳衰微证。治以温肾助阳，化气行水，方用济生肾气丸合真武汤。

89. 答案：C 解析：慢性肾小球肾炎肺肾气虚证，表现为颜面浮肿或肢体肿胀，疲倦乏力，少语懒言，自汗出，易感冒，腰脊酸痛，面色萎黄，舌淡，苔白，脉细弱，治以补益肺肾，方用玉屏风散合金匮肾气丸加减。兼有外感表证者，宜先解表，兼风寒者可用麻黄汤加减，兼风热者可用银翘散加减；若头面肿甚，咽干痛者，可用麻黄连翘赤小豆汤加减；若水气壅滞，遍及三焦，水肿甚，尿少，大便干结者，可用己椒苈黄丸合五苓散加减。

90. 答案：D 解析：患者月经过多，有贫血本身的临床表现，Hb < 110g/L，MCV < 80fL，MCH < 27pg，MCHC < 32%，检查确认为小细胞低色素性贫血，有缺铁的依据血清铁蛋白 < 12μg/L，白细胞及血小板未见异常，故应诊断为缺铁性贫血。

91. 答案：C 解析：患者有糖尿病史，症见多食易饥，口渴多尿，形体消瘦，大便干燥，苔黄，脉滑实有力，属于中消 – 胃热炽盛证，其治法是清胃泻火，养阴增液。

92. 答案：B 解析：患者出现进行性贫血，皮肤黏膜出血，月经量增多，肝、脾、淋巴结未扪及，全血细胞减少，淋巴细胞比例增高，应高度怀疑再生障碍性贫血的可能，进一步确诊需进行骨髓检查。

93. 答案：D 解析：高血压病 8 年，突发气促，端坐呼吸，咳吐粉红色泡沫痰，两肺满布湿性啰音，血压 160/90mmHg，考虑为急性心力衰竭；心悸，喘息不能卧，面色苍白，四肢厥冷，舌质淡润，脉微细，考虑为急性心力衰竭心阳欲脱证，应首选独参汤。

94. 答案：C 解析：原发免疫性血小板减少症的急症处理包括：①血小板悬液输注；②静脉注射丙种球蛋白；③血浆置换；④大剂量甲泼尼龙。达那唑为合成雄激素，具有弱雄激素活性，起效缓慢，通常不用于急症 ITP 的治疗。

95. 答案：C 解析：甲减患者症见形寒肢冷，面浮肢肿，心悸胸闷，腰膝酸软，阳痿闭经，舌质淡暗，苔白，脉迟缓，辨证当属心肾阳虚证。

96. 答案：D 解析：慢性淋巴细胞性甲状腺炎又称自身免疫性甲状腺炎，患者双侧甲状腺弥漫性对称性肿大，质韧，可扪及锥体叶，血清 TPOAb 及 TgAb 明显增高，可确诊为桥本甲状腺炎。若症见甲状腺肿大或萎缩，胸胁苦闷，善太息，纳差便溏，舌质淡暗，苔白腻，脉弦滑，应辨证为肝郁脾虚证。治以疏肝健脾，行气化痰，方用逍遥散加减。

97. 答案：E 解析：骨髓增生异常综合征气阴两虚证表现为面色淡红，唇甲淡白，气短懒言，疲乏无力，口干舌燥，五心烦热，潮热盗汗，失眠多梦，肋下癥积，舌体胖大或瘦小，舌质淡红，舌苔少或无苔，脉象细数。治以益气养阴，方用大补元煎加减。

98. 答案：E 解析：外周血白细胞计数 < 4.0×10^9/L 可诊断为白细胞减少症。若症见神疲乏力，腰膝酸软，纳少便溏，面色㿠白，畏寒肢冷，大便溏薄，小便清长，舌质淡，舌体胖大或有齿痕，苔白，脉沉细或沉迟，当辨证为脾肾亏虚证。治以温补脾肾，方用黄芪建中汤合右归丸加减。

99. 答案：C 解析：妊娠过程中初次发现的任何程度的糖耐量异常，均可认为是妊娠期糖尿病。妊娠期糖尿病不包括妊娠前已知的糖尿病患者，后者称为"糖尿病合并妊娠"。题干中患者既往无糖尿病病史，结合症状和检查结果，诊断为妊娠期糖尿病是最为准确的。

100. 答案：E 解析：Somogyi 现象，指夜间有低血糖未被察觉，导致体内胰岛素拮抗激素增加，继发晨起血糖升高。患者睡前使用中效胰岛素18U，夜里出现多汗、心悸、手抖等低血糖表现，晨起血糖出现反跳性升高，故应减少睡前胰岛素用量，以避免出现 Somogyi 现象。

101. 答案：D 解析：劳累后出现面浮肿，呼吸喘促难续，怕冷，舌苔白滑，脉沉细，超声心动图有肺动脉增宽和右心增大、肥厚的征象。考虑为肺心病阳虚水泛证，方选真武汤合五苓散加减。

102. 答案：B 解析：患者处于痛风性关节炎急性发作期，主要治疗措施包括卧床休息，抬高患肢，避免关节负重，并立即给予抗炎药物治疗。苯溴马隆等降尿酸、促进尿酸排泄药物应在发作间歇期和慢性期使用。

103. 答案：A 解析：高热5天，无痰，感呼吸困难，张口抬肩，鼻翼扇动，冷汗淋漓，四肢厥冷，烦躁不安，PaO_2 50mmHg，$PaCO_2$ 32mmHg。考虑为 I 型呼吸衰竭阳微欲脱证。

104. 答案：B 解析：患者45岁，X线钡餐检查示胃小弯部有充盈缺损，粪便隐血持续阳性，考虑胃癌。胃脘嘈杂灼热，痞满吞酸，食后痛胀，口干喜冷饮，五心烦热，便结尿赤，舌质红绛，无苔，脉细数，考虑为胃癌胃热伤阴证。

105. 答案：C 解析：尿路感染之脾肾亏虚，湿热屡犯证表现为小便淋沥不已，时作时止，每于劳累后发作或加重，尿热，或有尿痛，面色无华，神疲乏力，少气懒言，腰膝酸软，食欲不振，口干不欲饮水，舌质淡，苔薄白，脉沉细。治以健脾补肾，方用无比山药丸加减。

106. 答案：D 解析：血脂异常痰浊中阻证表现为形体肥胖，肢体困重，食少纳呆，胸腹满闷，头晕神疲，大便溏薄，舌体胖，边有齿痕，苔白腻，脉滑。治以健脾化痰降浊，方用导痰汤加减。

107. 答案：A 解析：抗环瓜氨酸肽（抗 CCP）抗体敏感性和特异性高，对早期诊断有一定意义，尤其是血清 RF 阴性、临床症状不典型的患者。类风湿因子非 RA 的特异性抗体，其阳性者必须结合临床表现，方能诊断。

108. 答案：E 解析：II 度 I 型房室传导阻滞病史，心悸气短，动则加剧，汗出倦怠，面色苍白，形寒肢冷，舌淡苔白，脉沉细而迟，考虑为缓慢性心律失常的心阳不足证，选方为人参四逆汤合桂枝甘草龙骨牡蛎汤。

109. 答案：D 解析：腹大胀满，查体见肝掌、蜘蛛痣，上腹部 B 超提示肝回声明显增强、不均、光点粗大，A/G 倒置，考虑为肝硬化，病变在肝。腹大胀满，按之软而不坚，胁下胀痛，饮食减少，食后胀甚，得嗳气或矢气稍减，可见有气滞征象，舌苔薄白腻，有湿，考虑为气滞湿阻证。选方为柴胡疏肝散合胃苓汤。

110. 答案：A 解析：癫痫典型失神发作，通常称小发作，见于 5～14 岁的儿童，表现为意识短暂丧失，失去对周围的知觉，但无惊厥。病人突然终止原来的活动或中断谈话，面色变白，双目凝视，手中所持物件可能失握跌落，有时眼睑、口角或上肢出现不易觉察的颤动，无先兆和局部症状；一般持续 3～15 秒，事后对发作全无记忆，发作终止立即清醒，发作 EEG 呈双侧对称 3Hz 棘 – 慢综合波。

111. 答案：A 解析：脑出血患者，症见突然昏仆，口噤目张，气粗息高，两手握固，半身不遂，昏不知人，颜面潮红，大便干结，舌红，苔黄腻，脉弦滑数，考虑为痰热内闭清窍证，治法为清热化痰，醒神开窍，首先灌服（或鼻饲）至宝丹或安宫牛黄丸以辛凉开窍，继以羚羊角汤加减。

112. 答案：B 解析：心尖区舒张期杂音是诊断二尖瓣狭窄最重要的体征。

113. 答案：E 解析：胸痛持续剧烈，甚则心痛彻背，背痛彻心，含服硝酸甘油后不能缓解，心电图示 II、III、aVF 导联 ST 段呈弓背向上的抬高，血清酶学检查示 CK–MB 活性增高，考虑为急性下壁心肌梗死；喘促心悸，气短乏力，畏寒肢冷，腰部、下肢浮肿，面色苍白，唇甲淡紫，舌淡胖，苔滑，脉沉细，考虑为阳虚水泛证。

114. 答案：B 解析：患者有较严重的贫血和低钙血症，推测已有导致慢性肾功能不全的基础疾病，近1周在前驱感染因素的作用下，出现急性肾功能减退，少尿，血肌酐急剧升高，应考虑为慢性肾功能不全急性加剧。

115. 答案：D 解析：患者既往有高血压病史，血压 160/95mmHg。头痛经久不愈，固定不移，头晕阵作，偏身麻木，胸闷，时有心前区痛，口唇发绀，舌紫，脉弦细涩，考虑为高血压病瘀血阻窍证，选方为通窍活血汤。

116. 答案：E 解析：呼吸急促，喉中哮鸣有声，胸膈满闷如窒，考虑为支气管哮喘；痰稀薄色白，形寒畏冷，舌质淡，舌苔白滑，脉浮紧，考虑为支气管哮喘寒哮证，应首选射干麻黄汤。

117. 答案：B 解析：患者在农田劳作时自觉头昏头痛1小时伴恶心呕吐来院就诊，血压110/65mmHg，心率66次/分，意识模糊，双瞳孔缩小，皮肤多汗，两肺未闻及干湿啰音，口腔有大蒜异味，首先考虑为有机磷杀虫剂中毒，ChE活力是诊断OPI中毒的特异性实验指标，对判断中毒程度、疗效和预后极为重要，但并不成完全平行关系。

118. 答案：C 解析：急性胃炎，饮食伤胃证证候：伤食胃痛，饱胀拒按，嗳腐酸臭，厌恶饮食，恶心欲吐，吐后症轻，舌苔厚腻，脉弦滑。

119. 答案：C 解析：癫痫患者，症见神疲乏力，恶心泛呕，胸闷纳差，突然昏仆，不省人事，面色暗晦萎黄，手足清冷，双眼半开半闭，僵卧拘急，口吐涎沫，口不啼叫，舌质淡，苔白而厚腻，脉沉细，考虑为阴痫，治法为温阳除痰，顺气定痫，方选五生丸合二陈汤加减。

120. 答案：E 解析：喘逆上气，胸胀，息粗，鼻扇，咳而不爽，吐痰稠黏，形寒，身热，烦闷，身痛，无汗，口渴，苔薄白微黄，舌边红，脉浮数，考虑为喘证表寒肺热证，治法为解表清里，化痰平喘，方选麻杏石甘汤加减。

121. 答案：A 解析：血管性痴呆患者，症见智力下降，神情呆滞，记忆力和计算力下降，懒惰思卧，齿枯发焦，腰酸腿软，头晕耳鸣，舌瘦色淡红，脉沉细弱，考虑为髓海不足证，治法为补精填髓养神，方选七福饮加减。

122. 答案：A 解析：患者近五年渐进出现头摇肢颤，运动迟缓，持物不稳，平素腰膝酸软，失眠心烦，头晕，耳鸣，善忘，神呆、痴傻，舌质红，舌苔薄白，脉象细数，考虑为帕金森病髓海不足证，治法为填精补髓，育阴息风，方选龟鹿二仙膏加减。

123. 答案：A 解析：遍体浮肿，皮肤绷急光亮，胸脘痞闷，烦热口渴，小便短赤，舌红，苔黄腻，脉濡数，考虑为水肿湿热壅盛证，方选疏凿饮子。

124. 答案：E 解析：腹胀腹痛，腹部时有条索状物聚起，聚散无常，按之胀痛更甚，便秘，纳呆，舌苔腻，脉弦滑，考虑为聚证食滞痰阻证，治法为导滞散结，理气化痰，方选六磨汤加减。

125. 答案：E 解析：症见大便干结，面色无华，头晕目眩，心悸气短，健忘，口唇色淡，舌淡苔白，脉细，考虑为便秘血虚秘，治法为养血润燥，方选润肠丸加减。

126. 答案：A 解析：因抑郁恼怒而发泄泻肠鸣，腹痛攻窜，矢气频作，胸胁胀闷，嗳气食少，舌淡红，脉弦，考虑为泄泻肝气乘脾证，治法为抑肝扶脾，方选痛泻要方加减。

127. 答案：A 解析：胁肋隐痛不休，遇劳加重，口干咽燥，心中烦热，头晕目眩，舌红少苔，脉细弦而数，考虑为胁痛肝络失养证，治法为养阴柔肝，方选一贯煎加减。

128～130. 答案：E、D、D 解析：糖尿病肾病是糖尿病肾衰竭的主要原因，是T1DM的主要死因。在T2DM，其严重性仅次于心、脑血管疾病。糖尿病肾损害的发生、发展可分为5期，其中Ⅳ期为临床肾病，尿蛋白逐渐增多，UAER > 200μg/min，即尿白蛋白排出量＞300mg/24h，相当于尿蛋白总量＞0.5g/24h，GFR下降，可伴有水肿和高血压，肾功能逐渐减退。患者有糖尿病病史10年，治疗及监测均不规范，出现水肿、高血压，结合实验室检查结果，不难诊断为糖尿病肾病，分期为Ⅳ期临床肾病。糖尿病肾病应用ACEI或ARB除可降低血压外，还可减轻微量白蛋白尿。ACEI在降低全身性高血压的同时，可降低肾小球内压，减少尿蛋白，减轻肾小球硬化，延缓肾功能衰竭。

131～133. 答案：B、E、E 解析：患者胸痛彻背，心痛如绞，胸闷憋气，心电图$V_1 \sim V_4$导联见病理性Q波，伴ST段弓背向上抬高，偶发室性早搏，肌红蛋白、肌钙蛋白Ⅰ明显升高，考虑急性心肌梗死。形寒畏冷，四肢不温，冷汗自出，舌质紫暗，苔薄白，脉沉紧，为寒凝心脉证。急性心肌梗死的并发症：①乳头肌功能不全或断裂；②心脏破裂；③栓塞；④心室壁瘤；⑤心肌梗死后综合征。心肌梗死寒凝心脉证治疗当散寒宣痹，芳香温通。选方为当归四逆汤合苏合香丸。

134～136. 答案：B、C、A 解析：患者突然出现短暂性神经功能缺失。彩色经颅多普勒（TCD）可见血管狭窄，动脉粥样硬化斑块，首先考虑为短暂性脑缺血发作（TIA），症见头晕目眩，头重如蒙，肢体麻木，胸脘痞闷，舌质暗，苔白腻，脉涩，中医辨证为痰瘀互结、阻滞脉络证，治法为豁痰化瘀，通经活络，方选黄连温胆汤合桃红四物汤加减。

137～138. 答案：D、C 解析：激素是最有效的控制气道炎症的药物。吸入给药是长期治疗哮喘的首选方法。轻至中度急性哮喘发作的首选治疗是喷吸沙丁胺醇。

139～140. 答案：B、D　解析：HMG-CoA 还原酶抑制剂（他汀类）是目前首选的降胆固醇药物，能够抑制胆固醇合成的限速酶 HMG-CoA 还原酶，减少胆固醇合成，并上调细胞表面 LDL 受体，加速血清 LDL 分解。依折麦布属于肠道胆固醇吸收抑制剂，口服后选择性地强效抑制小肠胆固醇和植物固醇的吸收，与他汀类联合应用，可有效降低血清 LDL-C 水平。A 项普罗布考通过影响脂蛋白代谢，使 LDL 通过非受体途径被清除，降低 TC 和 LDL-C。C 项非诺贝特和 E 项鱼油制剂均为主要降低甘油三酯的药物。

141～142. 答案：C、D　解析：鼓胀的发生，来势缓慢，病因虽与酒食不节，情志所伤，血吸虫感染等有关，但它的直接原因当责之于黄疸、胁痛、积聚等病迁延日久，使肝、脾、肾三脏功能失调，气、血、水瘀积于腹内，以致腹部日渐胀大，而成鼓胀；水肿发病的机理主要在于肺失通调，脾失转输，肾失开合，三焦气化不利，其病位在肺、脾、肾，而关键在肾。

143～144. 答案：D、B　解析：Ⅲ度房室传导阻滞：①窦性 P 波，P-P 间隔一般规则；P 波与 QRS 波群无固定关系；②心房速率快于心室率。③出现交界性逸搏心率（QRS 形态正常，频率一般为 40～60 次/分较多见）或室性逸搏心率（QRS 波宽大畸形，频率一般为 20～40 次/分）。心室率由交界区或心室自主搏点维持。Ⅱ度Ⅱ型房室传导阻滞又称莫氏Ⅱ型，P-R 间期固定（正常或延长）；P 波突然不能下传而 QRS 波脱漏。

145～146. 答案：A、E　解析：40 岁女性患者，类风湿因子阳性，四肢近端小关节呈对称性梭形肿胀畸形，晨僵明显，故考虑类风湿关节炎。假性痛风系关节软骨钙化所致，多见于老年人，膝关节最常受累。血尿酸正常，关节滑囊液检查可发现有焦磷酸钙结晶或磷灰石，X 线可见软骨呈线状钙化或关节旁钙化。

147～148. 答案：C、A　解析：对门诊初诊患者，要通过全面沟通，对患者病情做出准确的判断、制定治疗方案；对复诊患者要重点沟通治疗效果、掌握病情变化、及时调整治疗方案；对住院患者要在系统检查中深入沟通；患者出院，要以叮嘱的方式沟通；回访患者，要以关切的问候方式沟通；对重症患者更要细致沟通，及时对患者家属讲清危险，研究、协商救治方案；对急症患者要快速沟通，忙而不乱，快速把握疾病的症状和性质。

149～150. 答案：C、D　解析：口服美曲膦酯急性中毒时洗胃液忌用 2% 碳酸氢钠溶液；口服有机磷乐果农药急性中毒时，洗胃液忌用高锰酸钾溶液（1：5000）。

第四单元

1. 答案：A　解析：高危型 HPV 的持续感染是宫颈癌的主要危险因素。

2. 答案：D　解析：水痘潜伏期 12～21 天，平均 14 天。

3. 答案：C　解析：真性性早熟第二性征发育的顺序与正常发育是一致的，并且由于过早发育引起患儿近期蹿长，骨骼生长加速，骨龄提前，骨骺可提前融合，故可造成终生身高落后。假性性早熟可由于外源性激素的刺激作用导致第二性征提前出现，如误服避孕药及含性激素的食品或保健品出现性早熟表现，但停止摄入后，上述征象会逐渐自行消失。诊断真性性早熟和假性性早熟可以通过 GnRH 兴奋试验鉴别。假性性早熟不会导致骨骺提前融合。故选 C。

4. 答案：D　解析：抽动障碍基本病理改变为肝风、痰火胶结成疾。病位主要在肝，常涉及心、脾、肾三脏。

5. 答案：A　解析：妊娠病的治疗原则，以胎元正常与否为前提。胎元正常者，治病与安胎并举；胎元不正，胎堕难留，或胎死不下，或孕妇有病不宜继续妊娠者，宜从速下胎以益母。

6. 答案：E　解析：治疗轻度疼痛可选用解热镇痛药，如阿司匹林，替代药物有消炎痛、扑热息痛。

7. 答案：B　解析：纤维胆道镜的并发症包括出血、胰腺炎、胆管炎、感染等。

8. 答案：E　解析：维生素 D 缺乏性手足搐搦症治疗原则主要是止惊、吸氧、通畅气道、补充钙剂和维生素 D 剂治疗。

9. 答案：A　解析：患者有酗酒史，症见腹剧痛，并向腰部放射，伴发热，恶心呕吐，腹胀，查体见卡伦征，首先考虑为急性胰腺炎。

10. 答案：D　解析：乳幼儿大便呈果酱色，伴阵发哭吵，常为肠套叠所致。

11. 答案：A　解析：白癜风气血不和证，发病时期长短不一，多在半年至 3 年左右，皮损白斑光亮，好发于头面、颈及四肢或泛发全身，起病快，发展亦快，常扩散为一片，皮损无自觉症状或微痒；舌质淡红，苔薄白，脉细滑，治法为调和气血，消风通络，方选柴胡疏肝散。

12. 答案：D　解析：挂线法是用普通丝线或药制丝线或纸裹药线或橡皮筋线等来挂断瘘管或窦道的治疗方法。适用于疮疡溃后，脓水不净，虽经内服、外敷等治疗无效而形成瘘管或窦道者；或疮口过深，或生于血络丛处，不宜采用切开手术者。

13. 答案：E　解析：汗证病因病机包括：肺卫不固；营卫失调；气阴亏虚；湿热迫蒸。

14. 答案：E　解析：梅毒毒结筋骨证，见于杨梅结毒，患病日久，在四肢、头面、鼻咽部出现树胶肿，伴关节、骨骼作痛，行走不便，肌肉消瘦，疼痛夜甚；舌质暗，苔薄白或灰或黄，脉沉细涩，治法为活血解毒，通络止痛，方用五虎汤加减。

15. 答案：C　解析：呼吸困难、窒息是破伤风病人死亡的主要原因。

16. 答案：B　解析：输卵管妊娠破裂多见于峡部妊娠，一般发生在 6 ～ 8 周。

17. 答案：A　解析：胎黄的发病与先天禀赋因素及后天感受湿邪或湿热毒邪密切相关。病机为湿邪或湿热之邪阻滞脾胃，肝失疏泄，胆汁外溢，而发为胎黄，病位主要在脾、胃、肝、胆。

18. 答案：C　解析：婴儿期要注意预防的主要疾病是感染性疾病。

19. 答案：E　解析：痈的局部症状包括早期在局部呈片状稍隆起的紫红色浸润区，质地坚韧，界限不清。随后中央形成多个脓栓，破溃后呈蜂窝眼状；常有局部淋巴结肿大、疼痛，好发于韧厚的颈项、背部，偶见于上唇。大多数病人有畏寒发热、食欲不振、白细胞计数增高等全身表现。

20. 答案：E　解析：葡萄胎随访期间必须严格避孕 6 个月，推荐避孕套和口服避孕药，一般不用宫内节育器，以免穿孔或混淆子宫出血的原因。

21. 答案：B　解析：根据坏疽或溃疡的范围，可将其分为三级：Ⅰ级坏疽，溃疡只限于趾部；Ⅱ级坏疽，溃疡延及跖趾（掌指）关节或跖（掌）部；Ⅲ级坏疽，溃疡延及全足背（掌背）或侵及跟踝（腕）关节或腿部。

22. 答案：D　解析：不协调宫缩乏力在宫缩未恢复为协调性之前，严禁使用宫缩剂。

23. 答案：C　解析：鹅口疮为白色念珠菌感染所致。

24. 答案：A　解析：平片不能显示的小结石和透 X 线的结石称为阴性结石，B 超有助于阴性结石的诊断。

25. 答案：C　解析：病毒性心肌炎的临床诊断依据：①心功能不全、心源性休克或心脑综合征。②心脏扩大（X 线、超声心动图检查具有表现之一）。③心电图改变：以 R 波为主的 2 个或 2 个以上的主要导联（Ⅰ、Ⅱ、aVF、V_5）的 ST-T 改变持续 4 天以上伴动态变化，窦房传导阻滞、房室传导阻滞，完全性右或左束支阻滞，成联律、多形、多源、成对或并行性早搏，非房室结及房折返引起的异位性心动过速，低电压（新生儿除外）及异常 Q 波。④CK-MB 升高或心肌肌钙蛋白（cTnI 或 cTnT）阳性。

26. 答案：A　解析：高渗性缺水早期除口渴外，无其他症状。

27. 答案：A　解析：肠外营养氨基酸性并发症包括高血氨、高氯性代谢酸中毒；肝酶谱升高；脑病。

28. 答案：B　解析：随着小儿年龄增长，其呼吸、脉搏变动规律是同步减低。

29. 答案：C　解析：大手术前，糖尿病患者血糖以控制稳定在正常或轻度升高状态（5.6 ～ 11.2mmol/L）较为适宜。

30. 答案：B　解析：毒蛇咬伤风毒（神经毒）证，局部伤口无红肿，疼痛轻微，感觉麻木；全身症状有头昏、眼花、嗜睡、气急，严重者呼吸困难，四肢麻痹，张口困难，口角流涎，双目直视，眼睑下垂，复视，表情肌麻痹，神志模糊甚至昏迷；舌质红，苔薄白，脉弦数或迟弱，中医治法是活血通络，驱风解毒，方用活血驱风解毒汤（经验方）加减。

31. 答案：A　解析：慢性淋巴细胞性甲状腺炎气滞痰凝证，症见肿块坚实，轻度作胀，重按才感疼痛，其痛牵引耳后枕部，或有喉间梗塞感，痰多，一般无全身症状；苔黄腻，脉弦滑，治法为疏肝理气，化痰散结，方选海藻玉壶汤加减。

32. 答案：A　解析：小儿感冒发生的原因，以感受风邪为主，常兼寒、热、暑、湿、燥等。病机关键为肺卫失宣。病变部位主要在肺，亦常累及肝、脾等脏。

33. 答案：A　解析：产后病的诊断除以四诊八纲为基本方法外，尤其要注意"三审"：先审小腹痛与不痛，以辨有无恶露停滞；次审大便通与不通，以验津液之盛衰；再审乳汁的行与不行及饮食多少，以察胃气之强弱。

34. 答案：B 解析：轻症呼吸系统症状为主，无全身中毒症状。重症除呼吸系统受累外，其他系统亦受累，且全身中毒症状明显。

35. 答案：A 解析：消瘦型营养不良多见于1岁以内婴儿，最先出现的症状是体重不增。

36. 答案：B 解析：12个月体重 =6 + 0.25×月龄 =6 + 0.25×12=9kg；12个月身长为75cm，正常小儿前囟关闭的年龄是12～18个月。乳牙数 = 月龄 –4 或 6=12-4 或 6=6～8颗。1岁会走时，会出现腰椎前凸。所以只有身长不正常。

37. 答案：B 解析：指纹紫主热，滞主实证。紫滞的证候为邪热郁结。

38. 答案：C 解析：胎盘早剥的并发症主要包括胎儿宫内死亡，弥散性血管内凝血，产后出血，急性肾衰竭，羊水栓塞。

39. 答案：B 解析：小儿风湿热治疗为控制链球菌感染，大剂量青霉素静脉滴注，持续2～3周。

40. 答案：C 解析：免疫性血小板减少症多散在针尖大小出血点，不高出皮肤，易磕碰处分布较多，血小板计数减少，出血时间延长，骨髓中成熟巨核细胞减少。

41. 答案：A 解析：一旦发生羊水栓塞，应立即抢救。早期阶段以抗过敏，纠正呼吸循环功能衰竭和改善低氧血症、抗休克为主；DIC阶段早期抗凝治疗，晚期抗纤溶治疗；少尿无尿阶段，应及时使用利尿剂，预防肾衰竭发生。

42. 答案：C 解析：肛门周围皮下脓肿是最常见的一种肛周脓肿。

43. 答案：A 解析：麻疹皮疹先见于耳后、发际、渐次延及头面、颈部，自上而下至胸、腹、背、四肢，最后在手心、足心及鼻准部见疹点。

44. 答案：D 解析：子宫内膜下 1/3 为基底层，不受性激素影响发生周期性变化。

45. 答案：B 解析：胶圈套扎疗法是通过器械将小乳胶圈套在痔核根部，利用胶圈的弹性阻断血液循环，使痔核缺血、坏死、脱落而达到痊愈目的。适用于Ⅱ、Ⅲ期内痔和混合痔的内痔部分。

46. 答案：A 解析：急性肾功能不全是急性肾炎的主要死亡原因。

47. 答案：C 解析：外阴硬化性苔藓血虚化燥证，症见外阴干燥瘙痒，变薄，变白，脱屑，皲

裂、阴唇、阴蒂萎缩或粘连，头晕眼花，心悸怔忡，气短乏力，面色萎黄，舌淡，苔薄，脉细，治法为益气养血，润燥止痒，治疗首选人参养荣汤。

48. 答案：D 解析：丹毒的风热毒蕴证，发于头面部，皮肤嫩红灼热，肿胀疼痛，甚则发生水疱，眼胞肿胀难睁；伴发热、恶寒、头痛；舌质红，苔薄黄，脉浮数，治法为疏风清热解毒，方用普济消毒饮。

49. 答案：D 解析：高压蒸汽灭菌法持续30分钟即可杀死包括细菌芽孢在内的所有细菌，达到灭菌目的。

50. 答案：B 解析：生理性黄疸生后2～3天出现，第4～6日达到高峰。

51. 答案：B 解析：胃及十二指肠溃疡瘢痕性幽门梗阻胃中积热证，症见脘腹胀满，餐后加重，朝食暮吐，暮食朝吐，吐出物为食物残渣及秽浊酸臭之黏液；心烦口渴，欲进冷饮，小便黄少，大便干结；舌质红少津，苔黄燥或黄腻，脉滑数。中医治法是清泄胃热，和中降逆，方选大黄黄连泻心汤加减。

52. 答案：C 解析：小儿营养性缺铁性贫血治疗：口服剂量以元素铁计算，口服铁的剂量按元素铁每日2～6mg/kg，分3次口服。一次量不应超过 1.5～2mg/kg。二价铁盐较易吸收，常用制剂有 2.5% 硫酸亚铁合剂、富马酸亚铁和葡萄糖酸亚铁等。最好于两餐之间服药，既减少对胃黏膜的刺激，又利于吸收；同时口服维生素C能促进铁的吸收。牛奶、茶、咖啡及抗酸药等与铁剂同服均可影响铁的吸收。血红蛋白达正常水平后应继续服用铁剂 6～8 周再停药，以补足铁的贮存量。

53. 答案：C 解析：多数风疹病人发热1～2天后出疹，皮疹多为散在淡红色斑丘疹，也可呈大片皮肤发红或针尖状猩红热样皮疹。先见于面部，一天内波及全身，1～2天后，发热渐退，皮疹逐渐隐没，皮疹消退后，可有皮肤脱屑，但无色素沉着。

54. 答案：A 解析：本病多为本虚标实之证，病位主要在心、肝、脾、肾四脏，其主要病机在于热、虚、瘀。

55. 答案：A 解析：子宫韧带包括圆韧带、阔韧带、主韧带和宫骶韧带4对；宫颈阴道部覆盖为鳞状上皮；前庭大腺正常情况下不可触及，发生前庭大腺囊肿时可触及；输卵管分为间质部、峡部、壶腹部、伞部四部分。

56. 答案：B 解析：自体输血的禁忌包括：血液受胃肠道内容物或尿液等污染，如消化道穿孔者；血液可能有癌细胞的污染，如恶性肿瘤患者；心、肺、肝、肾功能不全者；贫血或凝血因子缺乏者；血液内可能有感染者；胸腹开放性损伤超过4小时以上者。

57. 答案：E 解析：闭经气血虚弱证，症见月经周期延后，量少、色淡、质稀，渐致闭经，神疲肢倦，头晕眼花，心悸气短，面色萎黄，唇色淡红；舌淡苔少或薄白，脉沉缓或细弱，治法为益气健脾，养血调经，方选人参养荣汤。

58. 答案：E 解析：出生时中耳鼓膜有羊水潴留，听力较差；3～7日后羊水逐渐吸收，听觉已相当好；3～4个月时头可转向声源，听到悦耳声时会微笑；7～9个月时能确定声源，开始区别语言的意义；1岁时听懂自己的名字；2岁后能区别不同声音；4岁听觉发育完善。

59. 答案：C 解析：子宫肌瘤的手术指征包括：有蒂肌瘤扭转引起的急性腹痛；月经过多，继发贫血，药物治疗无效；肌瘤体积大或有膀胱、直肠压迫症状；能确定不孕或反复流产的唯一病因是肌瘤；疑有肉瘤变。

60. 答案：A 解析：母儿ABO血型不合多发生于孕妇血型为O型而胎儿血型为A型或B型，虽然母儿ABO血型不合发生率很高，但真正发生溶血病例不多，即使发生溶血，症状也较轻，表现为轻、中度的贫血和黄疸，极少发生核黄疸和水肿。

61. 答案：D 解析：下肢深静脉血栓形成可向其远、近端蔓延，进一步加重回流障碍。如血栓波及下腔静脉则可引发双侧下肢回流障碍。血栓脱落，随血流回流至肺动脉处，可引发肺栓塞，肺栓塞可致死。

62. 答案：C 解析：门静脉高压食管胃底静脉曲张破裂出血，尤其是肝功能储备Child C级病人，尽可能采用非手术治疗。

63. 答案：A 解析：无排卵性异常子宫出血血瘀证，症见经乱无期，量时多时少，时出时止，或淋漓不断，或经闭数月又忽然暴下继而淋漓，色紫暗有块，小腹疼痛拒按，块下痛减；舌紫暗或有瘀斑，苔薄白，脉涩。治法为活血化瘀，止血调经，方选逐瘀止血汤加减。

64. 答案：E 解析：成熟卵泡直径可达18～23mm，其结构自外向内依次是卵泡外膜、卵泡内膜、颗粒细胞、卵泡腔、卵丘、放射冠、透明带。

65. 答案：D 解析：妊娠子宫从胎盘娩出逐渐恢复至未孕状态的过程称为子宫复旧，子宫复旧不是肌细胞数目的减少，而是肌细胞的缩小；循环血容量于产后2～3周恢复至未孕状态；产后3～4天可有泌乳热；产后1周内皮肤排泄功能旺盛，排出大量汗液。

66. 答案：A 解析：异位妊娠胎元阻络、气虚血瘀证，即不稳定型，症见停经后下腹一侧腹痛拒按，阴道不规则少量流血，头晕神疲，血β–hCG动态监测呈升高趋势；舌淡暗，苔薄白，脉细滑，治法为益气化瘀，消癥杀胚，方选宫外孕Ⅰ号方加减。

67. 答案：E 解析：妊娠合并尿路感染心火偏亢证，症见妊娠期间，小便频数，尿道口灼热疼痛，尿短赤，小腹拘急，发热面赤，心烦易怒，口干苦或口舌生疮；舌尖红，苔黄而干，脉细滑数，治法为清心泻火通淋，方选导赤散加减。

68. 答案：A 解析：临产开始的主要标志是有规律而逐渐增强的子宫收缩，持续30秒及以上，间歇5～6分钟，并伴有进行性宫颈管消失，宫口扩张和胎先露部下降。假临产、胎儿下降感及见红属先兆临产的表现。

69. 答案：D 解析：排卵期出血肾阴虚证，症见经间期少量出血，色鲜红，质稠，腰膝酸软，头晕耳鸣，手足心热；舌红，少苔，脉细数。治法为滋肾养阴，固冲止血，方选加减一阴煎。

70. 答案：B 解析：治疗淋病可使用的抗生素包括青霉素类、壮观霉素、喹诺酮类。

71. 答案：C 解析：声音嘶哑，是喉返神经受到肿瘤直接侵犯或转移淋巴结压迫引起的早期临床症状。

72. 答案：A 解析：患者血压160/110mmHg，尿蛋白（++），考虑为子痫前期，西医治疗应休息，镇静，解痉，降压，合理扩容，必要时利尿，密切监测母胎状态，适时终止妊娠。

73. 答案：E 解析：患儿眼睑及下肢浮肿，左上臂见一疖肿，尿蛋白（++），红细胞（++），细胞管型（+），白细胞11.3×10⁹/L，中性粒细胞82%，血沉110mm/h，肌酐140μmol/L，尿素氮8.5mmol/L，血清补体C₃0.5g/L，抗链"O"800U，故考虑急性肾小球肾炎；小便黄赤而少，烦热口渴，头身困重，有近期疖毒史，舌质红，苔黄腻，脉滑数，为湿热内侵证。治疗急性肾小球肾炎湿热内侵证首选五味消毒饮和小蓟饮子。

74. 答案：B 解析：患者妊娠 24 周，HBsAg（+），HBeAg（+），HBcAb（+），考虑为妊娠合并病毒性肝炎；症见面目周身发黄，其色晦暗，呕恶纳少，脘腹胀满，体倦便溏，舌质淡，苔白腻，脉濡，中医辨证为湿邪困脾证，治法为健脾化湿，养血安胎，方选胃苓汤加减。

75. 答案：E 解析：外伤后左侧腹部剧烈腹痛，压痛反跳痛，肌紧张，后出现休克，考虑为脾破裂，一般需积极手术治疗。轻度损伤可用黏合剂止血。对于不可修补的损伤脾脏，可行脾切除术。对于 5 岁以下儿童不宜行全脾切除术，应保留副脾或脾组织自体移植。

76. 答案：D 解析：腹痛绵绵，时作时止，痛时喜按，面色少华，神疲乏力，手足不温，食后腹胀，大便偏稀，考虑为腹痛的脾胃虚寒证。治法：温中理脾，缓急止痛。方药：小建中汤合理中丸加减。

77. 答案：B 解析：肠梗阻患者，症见腹痛腹胀，痞满拒按，恶心呕吐，无排气排便，发热，口渴，小便黄赤，舌质红，苔黄燥，脉洪数，中医辨证为肠腑热结证，治法为活血清热，通里攻下，方选复方大承气汤加减。

78. 答案：C 解析：环口苍白圈，咽喉红肿，可见脓液，颈部、躯干、四肢见弥漫性红色皮疹，以皮肤皱褶处为多，舌质红，苔薄黄，脉浮数，考虑为猩红热的邪侵肺卫证。

79. 答案：A 解析：持续高热 5 天，口咽潮红，手掌足底潮红，面部、躯干部初现皮疹，颈部臖核肿大，考虑为皮肤黏膜淋巴结综合征；微恶风，口渴喜饮，无汗，舌边尖红，苔薄黄，脉浮数，考虑为卫气同病证，选方为银翘散合白虎汤。

80. 答案：E 解析：咳嗽喘息，声高息涌，喉间哮吼痰鸣，胸膈满闷，咳痰黄稠，身热，口渴咽干，大便秘结，舌红，苔黄腻，脉滑数，考虑为支气管哮喘，热性哮喘证，选方为麻杏石甘汤。

81. 答案：B 解析：皮肤瘙痒症的物理疗法可选用紫外线照射、皮下输氧、淀粉浴、糠浴或矿泉浴等。

82. 答案：D 解析：患者指端隐痛，继而刺痛，灼热肿胀，发红不明显，指末节呈蛇头状，舌红，苔黄，脉数，考虑为脓性指头炎火毒结聚证，治法为清热解毒，首选五味消毒饮加减。

83. 答案：D 解析：咳嗽日久不愈，晨起及夜间明显，咽痒阵咳，情志变化时咳甚，胸胁胀痛，烦躁易怒，舌红，苔少，脉弦细，考虑为慢性咳嗽的肝火犯肺证，选方为黛蛤散合泻白散。

84. 答案：C 解析：产后 1 个月，腰膝、足跟痛，艰于俯仰，头晕耳鸣，夜尿多，舌淡暗，脉沉细弦，考虑为产后关节痛肾虚证，治法为补肾养血，强腰壮骨，方选养荣壮肾汤加减。

85. 答案：C 解析：ASA Ⅲ 级，并存疾病较严重，体力活动受限，但尚能应付日常活动。

86. 答案：E 解析：全身性感染虚陷证可见局部肿势已退，疮口腐肉已尽，而脓水稀薄色灰，或偶带绿色，新肉不生，状如镜面，光白板亮，不知疼痛；全身热不退，形神委顿，纳食日减，或有腹痛便泻，自汗肢冷，气息短促；舌淡，苔薄白或无苔，脉沉细或虚大无力。治宜温补脾肾，治法为附子理中汤加减。

87. 答案：A 解析：产后 10 日恶露不绝，考虑为晚期产后出血；症见量较多，色鲜红或紫红，质黏稠，有臭气，面色潮红，口燥咽干，舌红，苔少，脉细数，中医辨证为血热证，治法为清热凉血，安冲止血，方选保阴煎加减。

88. 答案：C 解析：子宫内膜异位症保留卵巢功能的手术，即切除盆腔内病灶及子宫，保留至少一侧或部分卵巢，又称半根治手术。适用于 Ⅲ、Ⅳ 期、症状明显且无生育要求的 45 岁以下患者。

89. 答案：C 解析：患者风心病史，妊娠期间，心悸怔忡，考虑为妊娠合并心脏病，症见气短胸闷，胸胁作痛，咳嗽气喘，口唇发绀；舌质紫暗，脉弦涩或结代，中医辨证为气虚血瘀证，治法为益气化瘀，通阳安胎，方选补阳还五汤合瓜蒌薤白半夏汤加减。

90. 答案：A 解析：18 岁，月经未初潮，考虑为原发性闭经；症见体质虚弱，全身发育欠佳，第二性征发育不良，腰腿酸软，头晕耳鸣，倦怠乏力，夜尿频多，面色晦暗，眼眶暗黑，舌淡暗，苔薄白，脉沉细，中医辨证为肾气亏损证，治法为补肾益气，养血调经，方选加减苁蓉菟丝子丸加减。

91. 答案：B 解析：患者颈部发胀，胸闷，有痰难咳，舌暗红有瘀斑，脉涩，考虑为甲状腺腺瘤的痰凝血瘀证，治法为活血化瘀，软坚化痰，方用海藻玉壶汤合神效瓜蒌散加减。

92. 答案：C 解析：肋骨骨折，症见胁肋刺痛，痛处固定，局部见瘀斑、瘀点，呼吸及咳嗽时疼痛加重，舌质紫暗，脉象沉涩，中医辨证为气滞血瘀证，治法为活血化瘀，理气止痛，首选复元活血汤加减。

93.答案：C 解析：循环超负荷是指在输血中或输血后，突发心率加快、呼吸急促、发绀或咳吐血性泡沫痰。静脉压升高，颈静脉怒张，肺部可闻及大量湿啰音。胸片有肺水肿表现。

94.答案：D 解析：手癣皮疹以角质层肥厚、干燥、脱屑、皲裂为主，自觉疼痛；舌质淡红，苔薄白，脉细，考虑为手癣血虚风燥证，治以养血祛风，首选方剂为当归饮子加减。

95.答案：A 解析：患者不孕，症见月经先期，经期延长，淋漓不断，赤白带下，腰骶酸痛，少腹坠痛，低热起伏；舌红，苔黄腻，脉弦数，中医辨证为湿热内蕴证，治法为清热除湿，活血调经，方选仙方活命饮加减。

96.答案：C 解析：时值夏令，患儿头痛胸闷，肢体困倦，苔黄腻，脉数，考虑为暑邪感冒。

97.答案：B 解析：子宫内膜癌症见阴道流血，色紫暗质稠，带下量多，色黄如脓，恶臭，胸闷腹痛，腰酸疼痛，口干咽苦，便秘溲赤，舌质红，苔黄腻，脉滑数或弦数，中医辨证为湿热瘀毒证，治法为清热解毒，活血化瘀，方选黄连解毒汤加减。

98.答案：C 解析：乳腺纤维腺瘤的表现为乳房内可扪及单个或多个圆形或卵圆形肿块，质地坚韧，表面光滑，边缘清楚，无粘连，极易推动。

99.答案：A 解析：患者产后小便不通，症见小腹坠胀疼痛，倦怠乏力，气短懒言，面色㿠白，舌淡，苔薄白，脉缓弱，考虑为肺脾气虚证，治法为益气生津，宣肺利水，方选补气通脬饮。

100.答案：C 解析：患者肾损伤，症见腰痛，活动不利，或可触到腰部或腹部肿块，血尿或夹有血块，小便涩痛不爽，面色无华，舌紫或有瘀斑，脉弦涩，中医辨证为瘀血内阻证，治法为活血祛瘀止痛，方选桃红四物汤加减。

101.答案：B 解析：舌上、舌边溃烂，考虑为疱疹性口炎；溃烂，色赤疼痛，烦躁多啼，口干欲饮，小便短黄，舌尖红，苔薄黄，指纹紫，考虑为心火上炎证，选方为泻心导赤散。

102.答案：E 解析：急性乳腺炎大量使用抗生素后，症见乳房结块，质硬不消，微痛不热，皮色暗红，日久不消，无明显全身症状，舌质瘀紫，苔薄白，脉弦涩，中医辨证为气血凝滞证，治法为疏肝活血，温阳散结，首选四逆散加减。

103.答案：B 解析：近半年经前及经期狂躁易怒，头痛头晕，口苦咽干，面红目赤，口舌生疮，溲黄便干，经行吐衄，舌质红，苔薄黄，脉弦滑数，中医辨证为经前期综合征心肝火旺证，治法为疏肝解郁，清热调经，方选丹栀逍遥散加减。

104.答案：C 解析：一侧耳下腮部漫肿疼痛，咀嚼不便，考虑为流行性腮腺炎；轻微发热，一侧耳下腮部漫肿疼痛，边缘不清，触之痛甚，咀嚼不便，舌质红，舌苔薄黄，脉浮数，考虑为邪犯少阳证，选方为柴胡葛根汤。

105.答案：A 解析：口腔、舌面满布白屑，考虑为鹅口疮；面赤唇红，烦躁不宁，吮乳啼哭，大便干结，小便短黄，舌红，苔黄厚，指纹紫滞，考虑为心脾积热证，选方为清热泻脾散。

106.答案：D 解析：53岁，近3年阵发性烘热汗出，考虑为绝经综合征；症见头晕目眩，腰膝酸软，口燥咽干，月经紊乱，月经先期，月经量时多时少，色鲜红，质稠，失眠多梦，健忘，阴部干涩，感觉异常，溲黄便秘，舌红，少苔，脉细数，中医辨证为肝肾阴虚证，治法为滋养肝肾，育阴潜阳，方选杞菊地黄丸加减。

107.答案：C 解析：神经纤维瘤特点包括：呈多发性，数目不定，几个甚至上千个不等；肿瘤沿神经干走向生长，多呈念珠状，或呈蚯蚓结节状；皮肤出现咖啡斑，其分布与神经瘤分布无关。

108.答案：C 解析：HGB 100g/L，RBC 3.8×10^{12}/L，WBC 9.5×10^9/L，MCHC 29%，MCV 76fL/dL，两目干涩，腰膝酸软无力，考虑为营养性缺铁性贫血的肝肾阴虚证。

109.答案：B 解析：月经停闭10个月，查雄激素水平偏高，B超示双卵巢多囊性改变，考虑为多囊卵巢综合征；症见头晕耳鸣，腰膝酸软，手足心热，便秘溲黄；舌红，少苔，脉细数，中医辨证为肾阴虚证，治法为滋阴补肾，调补冲任，方选左归丸加减。

110.答案：B 解析：患者妊娠40天，恶心呕吐，食入即吐，考虑为妊娠剧吐；症见呕吐酸水苦水，口苦咽干，头晕而胀，胸胁胀痛，舌质红，苔薄黄，脉弦滑数，中医辨证为肝胃不和证，治法为清肝和胃，降逆止呕，方选橘皮竹茹汤加黄连或黄连温胆汤合左金丸。

111.答案：E 解析：阴道镜一般用于宫颈疾病的检查，不孕症时较少应用。

112.答案：B 解析：梦中尿出，寐不安宁，易哭易惊，白天多动少静，记忆力差，五心烦热，形体较瘦，舌红少苔，脉沉细而数，考虑为遗尿的心肾失交证，选方为交泰丸合导赤散。

113. 答案：B 解析：大便闭涩，嗳气频作，肠鸣矢气，胸胁痞闷，腹中胀痛，舌质红，苔薄白，脉弦，考虑为便秘的气机郁滞证，选方为六磨汤。

114. 答案：B 解析：尿血淡红，小便频数，纳食减少，精神疲惫，面色苍黄，气短声低，头晕耳鸣，腰膝酸软，形寒肢冷，便溏，舌质淡，苔白，脉沉弱，考虑为尿血的脾肾两虚证，选方为济生肾气丸。

115. 答案：A 解析：黄癣皮损为以毛发为中心的黄癣痂，伴鼠尿臭味，发展缓慢，毛发脱落，形成永久性脱发。

116. 答案：E 解析：慢性前列腺炎患者，症见少腹、睾丸、会阴胀痛不适，舌有瘀点，脉弦滑，考虑为气滞血瘀证，治法为活血化瘀，行气止痛，方用前列腺汤加减。

117. 答案：D 解析：患者双下肢发凉麻木，时有小腿部抽痛及间歇性跛行，近来足痛转为持久性静止痛，夜间尤甚，往往抱膝而坐，足背动脉搏动消失。结合患者年龄较大，且有高血压病史，考虑为动脉硬化性闭塞症。

118. 答案：A 解析：口腔两颊黏膜近白齿处见麻疹黏膜斑，考虑为麻疹；发热咳嗽，喷嚏流涕，两目红赤，泪水汪汪，畏光羞明，咽喉肿痛，舌质偏红，苔薄黄，脉浮数，考虑为邪犯肺卫证（初热期），选方为宣毒发表汤。

119. 答案：A 解析：近半年时发少腹部隐痛，痛连腰骶，劳累时加重，考虑为盆腔炎性疾病后遗症；症见带下量多，色黄，质黏稠，胸闷纳呆，口干不欲饮，大便溏，小便黄赤，舌体胖大，色红，苔黄腻，脉弦数，考虑为湿热瘀结证，治法为清热利湿，化瘀止痛，方选银甲丸或当归芍药散。

120. 答案：D 解析：外阴奇痒难忍，自外用达克宁栓无明显好转，局部皮肤黏膜粗糙肥厚，考虑为外阴慢性单纯性苔藓；症见灼热疼痛，带下量多，色黄气秽，平素胸闷烦躁，口苦口干，溲赤便秘，舌红，苔黄腻，脉弦数，中医辨证为湿热下注证，治法为清热利湿，通络止痒，方选龙胆泻肝汤加减。

121. 答案：B 解析：患儿头部数枚结块，肿势小，根脚坚硬，未破者如鳝拱头，一处未愈，

他处又生，相连五枚，头皮窜空，中医诊断为蝼蛄疖。

122. 答案：A 解析：经行时间延长，带血时间常在10天左右，考虑为子宫内膜不规则脱落（经期延长）；症见量少，色深红，混杂黏液，质稠，平时带下量多、色黄臭秽，腰腹胀痛，小便短赤，大便黏滞，舌红，苔黄腻，脉滑数，中医辨证为湿热蕴结证，治法为清热利湿，止血调经，方选固经丸。

123. 答案：D 解析：患儿粪便镜检有蛔虫卵，为蛔虫病；脐周腹痛，时作时止，饮食不振，日见消瘦，大便不调，面色萎黄，大便下虫，睡眠不安，寐中磨牙，爱挖鼻孔，咬衣角，嗜食泥土，考虑蛔虫证。治疗蛔虫病蛔虫证首选使君子散。

124. 答案：B 解析：突发高热，抽痉，颈项强直，考虑为急惊风；狂躁不安，剧烈头痛，神昏谵妄，口渴，皮肤发斑发疹，舌质深红，苔黄燥，考虑为温热疫毒 – 气营两燔证，选方为清瘟败毒饮。

125. 答案：C 解析：产后2周，因天气炎热，出现身热多汗，口渴心烦，体倦少气，小便短赤，舌红，少津，脉虚数，考虑为产褥中暑暑伤津气证，治法为清热解暑，益气生津，方选清暑益气汤。

126. 答案：A 解析：多食善饥，口渴多饮，形体消瘦，大便燥结，小便频数，舌红，苔黄，脉数，空腹血糖8.0mmol/L，考虑为儿童期糖尿病的胃燥津伤证，选方为白虎加人参汤合增液汤。

127. 答案：B 解析：患者孕8月余，血压160/110mmHg，尿蛋白（+++），突发四肢抽搐，两目直视，牙关紧闭，角弓反张，为子痫发作；颜面潮红，舌红苔薄黄，脉弦细滑，证属肝风内动证，治当滋阴清热，平肝息风，方选羚角钩藤汤。

128. 答案：D 解析：久泻不止，大便清稀，澄澈清冷，完谷不化，形寒肢冷，面色㿠白，精神萎靡，睡时露睛，舌淡苔白，指纹色淡，考虑为小儿腹泻病的脾肾阳虚泻，选方为附子理中汤合四神丸。

129. 答案：B 解析：患者经行腹痛逐渐加重，后穹隆可触及蚕豆大小的触痛性结节，考虑为子宫内膜异位症；症见喜按喜温，月经经量多，色淡质稀，面色少华，神疲乏力，纳差便溏，舌淡暗，边有齿痕，苔白腻，脉细无力，中医辨证为气虚血瘀证，治法为益气活血，化瘀散结，方选理冲汤

加减。

130～132. 答案：B、A、A　解析：患者月经周期正常，体温呈双相型，说明有排卵，经量过多为月经过多；经色深红、质稠，尿黄便结，舌红苔黄，脉滑数，为血热证，治法为清热凉血，固冲止血，方选保阴煎。

133～135. 答案：B、A、A　解析：腹股沟直疝多见于老年男性体弱者，其基本表现与斜疝相似，但其包块位于腹股沟内侧和耻骨结节的外上方，多呈半球状，从不进入阴囊，不伴有疼痛及其他症状，起立时出现，平卧时消失，因其基底部较宽，容易还纳，极少发生嵌顿，还纳后指压内环不能阻止其出现。发生部位为腹股沟三角，其外侧边是腹壁下动脉，内侧边为腹直肌外侧缘，底边为腹股沟韧带。此区无腹肌覆盖，腹横筋膜又比其他部位薄弱，易发生疝，故又称直疝三角。早期可试用疝带治疗，但手术加强腹股沟三角仍是最有效的治疗手段。

136～138. 答案：A、D、A　解析：患儿皮肤瘀斑，色暗淡，血小板计数 $30×10^9/L$，网织红细胞计数 1.4%，骨髓象示巨核细胞增加，有成熟障碍，考虑免疫性血小板减少症。神疲乏力，面色萎黄，食欲不振，大便溏泄，头晕心悸，舌淡红，苔薄，脉细弱，为气不摄血证。免疫性血小板减少症临床以出血为主要症状，血小板计数 $<100×10^9/L$，急性型大多 $<20×10^9/L$。过敏性紫癜多见于下肢、臀部皮肤，为出血性斑丘疹，呈对称分布，伸侧面多于屈侧面，血小板不减少。再生障碍性贫血，以贫血为主要表现，除出血及血小板减少外，呈全血细胞减低现象。免疫性血小板减少症气不摄

血证治疗当益气健脾，摄血养血，选方为归脾汤。

139～140. 答案：D、B　解析：年龄 0～2 岁，上呼吸道感染每年 7 次，下呼吸道感染每年 3 次；年龄 3～5 岁，上呼吸道感染每年 6 次，下呼吸道感染每年 2 次；年龄 6～12 岁，上呼吸道感染每年 5 次，下呼吸道感染每年 2 次以上。

141～142. 答案：D、A　解析：滴虫性阴道炎西医首选甲硝唑。心烦口苦，胸胁、少腹胀痛，舌质红，苔黄腻，脉弦数，辨为肝经湿热证，方选龙胆泻肝汤。外阴阴道假丝酵母菌病，西医治疗首选制霉菌素。阴部瘙痒，如虫行状，为滋生湿虫证，方选萆薢渗湿汤。

143～144. 答案：D、E　解析：两个直肠柱下端之间有半月形黏膜皱襞，称为肛瓣；栉膜是齿线与括约肌之间的肛管上皮，是皮肤与黏膜的过渡区，皮薄而致密，色苍白而光滑。栉膜区是肛管最狭窄的地带。

145～146. 答案：A、E　解析：基础体温单相，表明无排卵，子宫内膜形态可能为子宫内膜增生（包括单纯型增生、复杂型增生和不典型增生，后者不属于异常子宫出血范畴）、增殖期子宫内膜及萎缩型子宫内膜；黄体功能不足，一般见分泌期内膜腺体分泌不良，内膜活检显示分泌反应落后 2 日。

147～148. 答案：A、E　解析：小儿急性肾小球肾炎最常见的病因是 A 组乙型溶血性链球菌感染。疱疹性咽峡炎由柯萨奇 A 组病毒所致。

149～150. 答案：C、D　解析：风痛痛无定处，忽彼忽此，走注甚速，遇风则剧，见于行痹等；气痛攻痛无常，时感抽掣，喜缓怒甚，见于乳癖等。